共用試験対策シリーズ

3 神 経 第3版

編/リブロ・サイエンス編集部
画/永井 恒志　東京大学大学院医学系研究科法医学講座

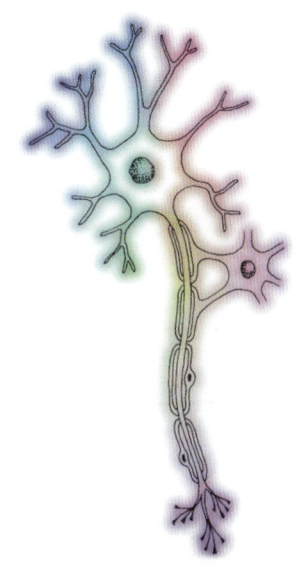

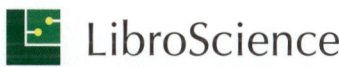

カラー口絵 1

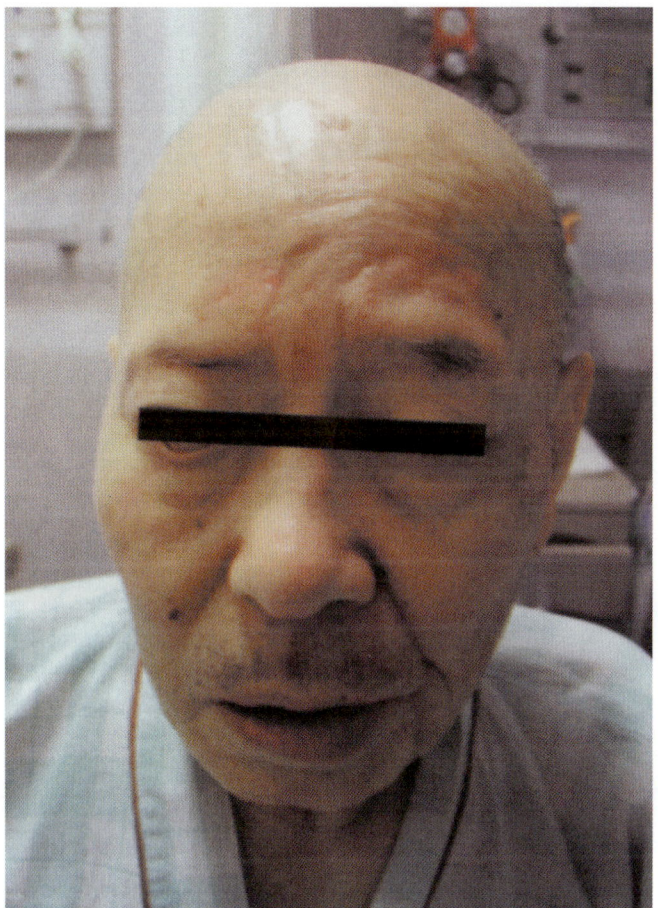

Q41 ☞ p.50

カラー口絵 2

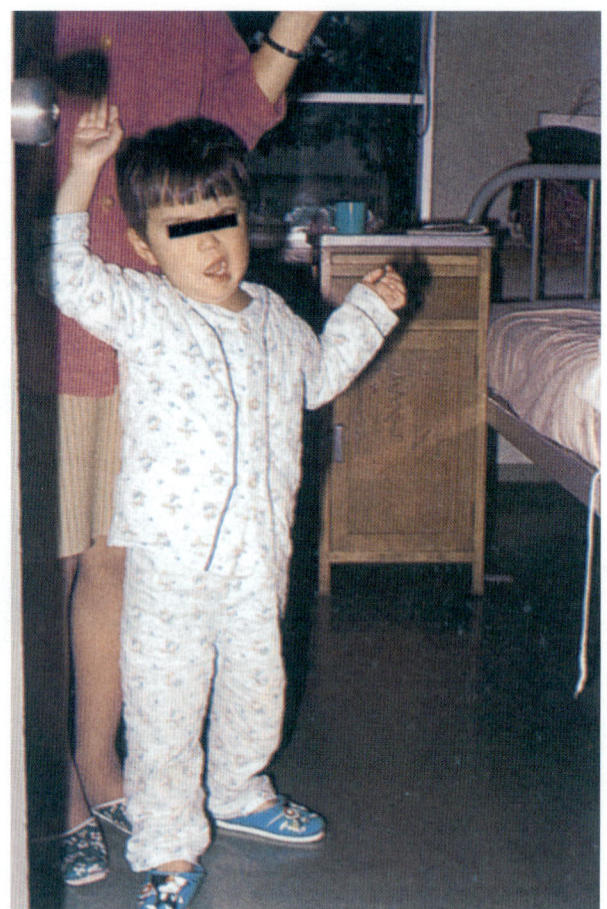

Q60 ☞ p.71

カラー口絵 3

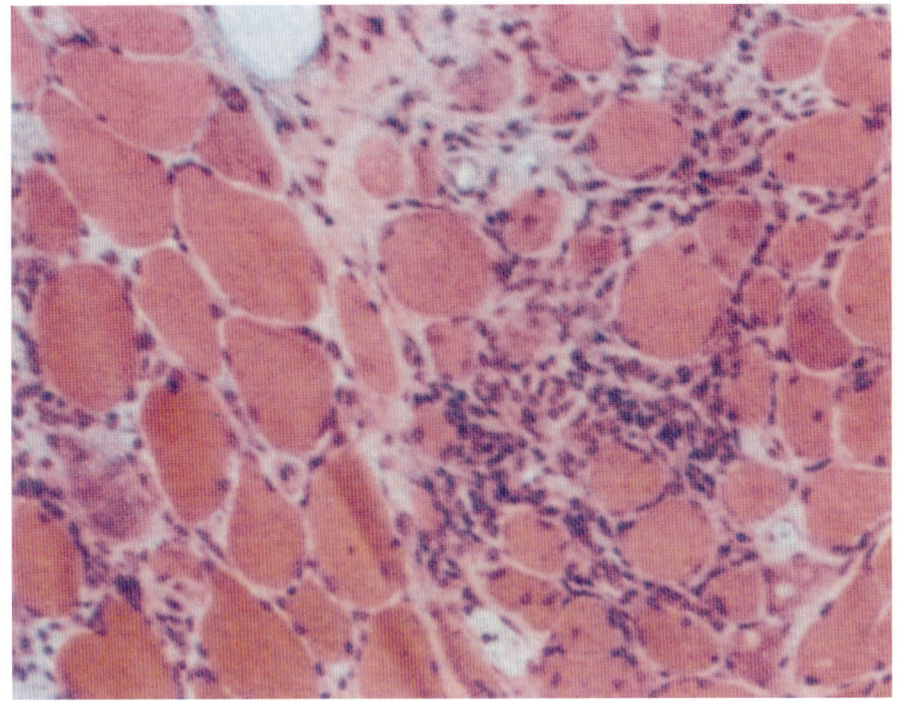

Q111 ☞ p.137

カラー口絵 4

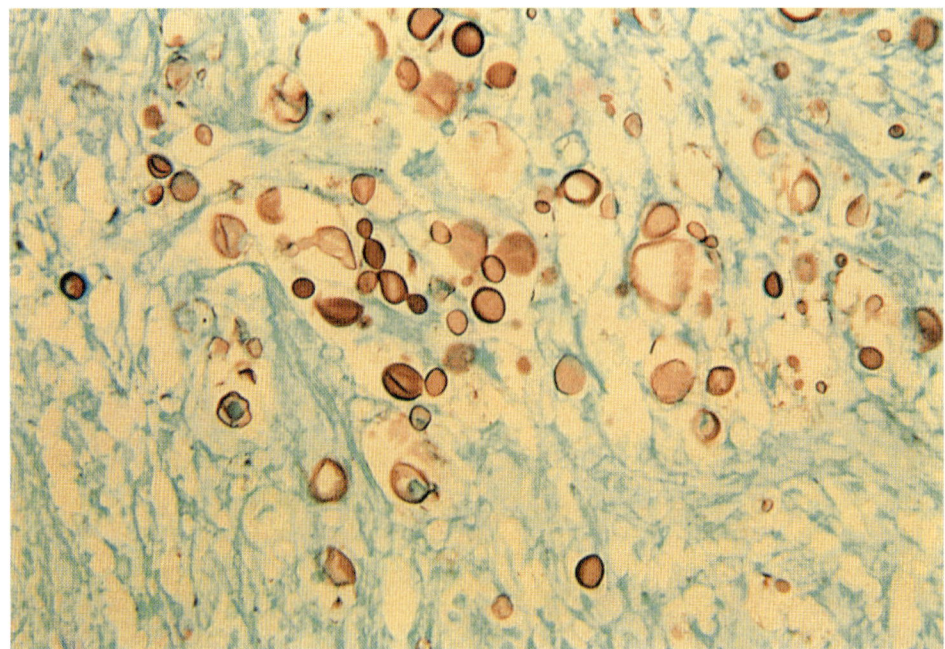

Q179b ☞ p.241

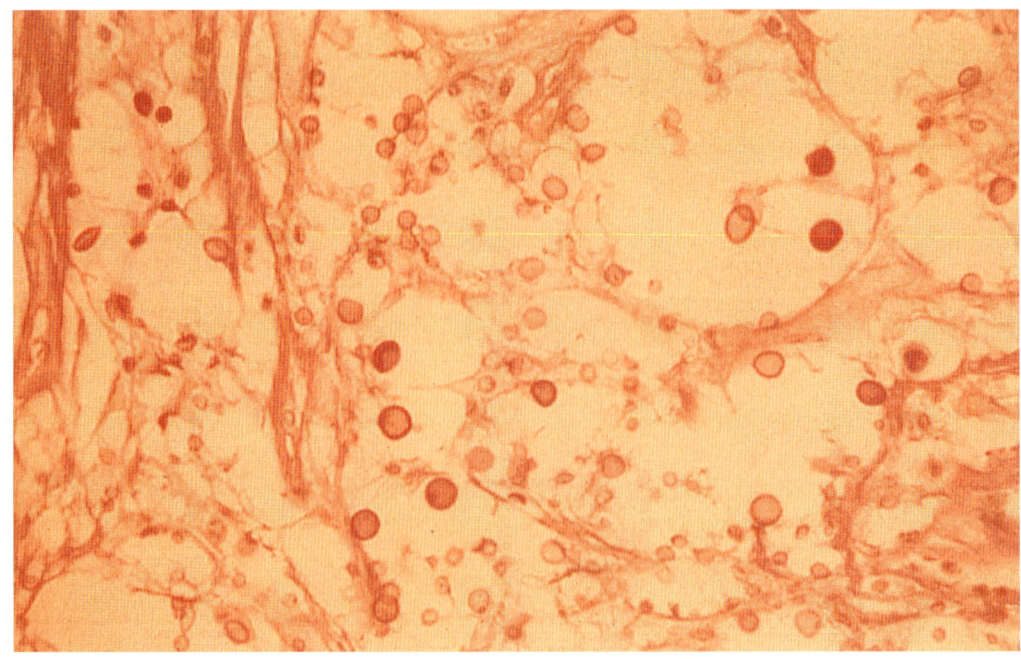

Q179c ☞ p.241

カラー口絵 5

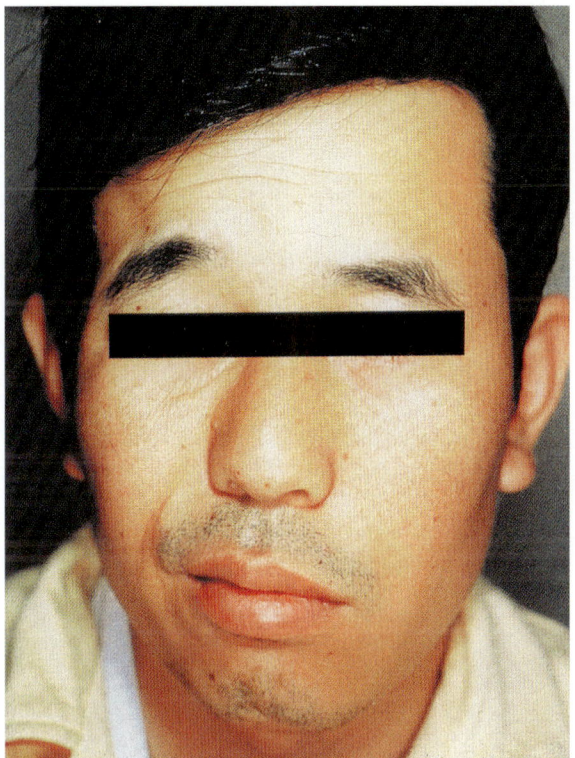

Q 218 ☞ p.302

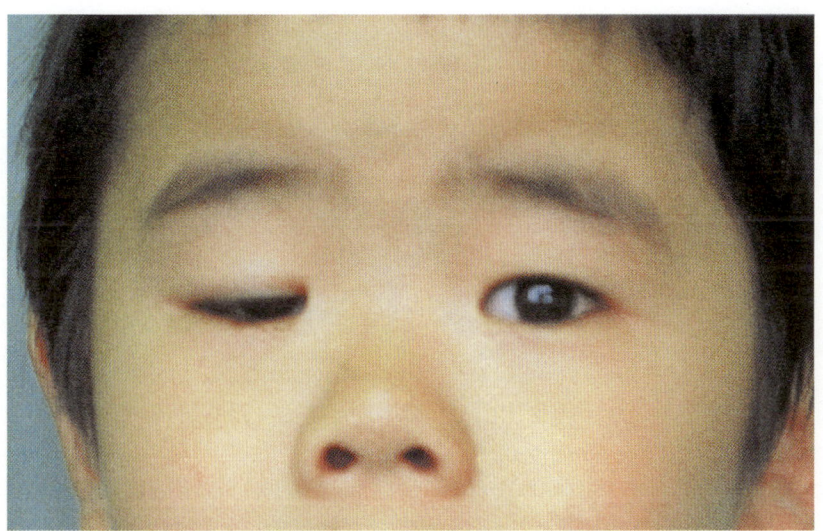

Q 225 ☞ p.312

共用試験対策シリーズの特徴

共用試験とは、医学生が臨床実習（クリニカル・クラークシップ）へ進む前の到達度をチェックするための評価試験です。数年のトライアルの段階を経て、2005年度より全国の医科大学・大学医学部において本格導入されました。

臨床実習が始まるまでに医学生が習得しておくべき基本的態度・知識・技能は『医学教育モデル・コア・カリキュラム（平成22年度改訂版）』（文部科学省のWebサイト）にその詳細が示されており、下記よりダウンロードが可能です。

http://www.mext.go.jp/b_menu/shingi/chousa/koutou/033-1/toushin/1304433.html

本シリーズは、そのカリキュラムの「C．人体各器官の正常構造と機能、病態、診断、治療」を各テーマ毎に復元問題とオリジナル問題を交えながら編集したものです。

本書の特徴は、**①模擬トレーニングができる付録のNetCBT**、**②理解を助けるユニークなイラスト**、そして**③質の高いオリジナル問題**の3点に集約されます。

---

① CBT（computer-based testing）対策：共用試験は全問題がコンピュータを使って出題されます。「問題を解いて解説を読む」という従来の書籍だけの勉強法では限界があります。そこで、本シリーズでは、本試験をシミュレーションできるように、書籍に収載された問題のうち180題をNetCBTに収録し、本番と同じ形式で、毎回シャッフルされて出題されるようデザインしました。さらに、本試験以上に工夫を加えた点としては、正答率がその場で表示されることと、解いた問題の掲載ページがNetCBTにも表示されるため、書籍と連動（⚡マークで表示）しながら知識を習得できる点にあります。

②ビジュアルな編集：コア・カリキュラムの各章の目次を網羅し、要点解説と復元問題・オリジナル問題を付けています。そして、視覚的にインパクトを与えるため、各テーマ毎にユニークで印象に残るイラストを配置し、要点整理（ポイント）とイラストを見ればそれぞれのテーマの全体像を把握できるように工夫されています。

③オリジナル問題：学んだ知識を血肉とするために腐心して作成されたオリジナル演習問題および復元問題を200〜250題、各巻毎に収載しました。共用試験はもちろん、卒業試験や国家試験対策の基礎力養成にも最適です。

本書を共用試験対策の教材として存分に活用して頂ければ幸いです。

リブロ・サイエンス編集部

医学教育モデル・コア・カリキュラム
― 教育内容ガイドライン（平成 22 年度改訂版）―

A. 基本事項

1. 医の原則
(1) 医の倫理と生命倫理
(2) 患者の権利
(3) 医師の義務と裁量権
(4) インフォームドコンセント

2. 医療における安全性確保
(1) 安全性の確保
(2) 医療上の事故等への対処と予防
(3) 医療従事者の健康と安全

3. コミュニケーションとチーム医療
(1) コミュニケーション
(2) 患者と医師の関係
(3) 患者中心のチーム医療

4. 課題探求・解決と学習の在り方
(1) 課題探求・解決能力
(2) 学習の在り方
(3) 医学研究への志向の涵養
(4) 生涯学習への準備
(5) 医療の評価・検証

B. 医学・医療と社会

(1) 社会・環境と健康
(2) 地域医療
(3) 疫学と予防医学
(4) 生活習慣と疾病
(5) 保健、医療、福祉と介護の制度
(6) 死と法
(7) 診療情報
(8) 臨床研究と医療

C. 医学一般

1. 生命現象の科学
(1) 生命現象の物質的基礎
(2) 生命の最小単位－細胞
(3) 生物の進化と多様性
(4) 生態と行動

2．個体の構成と機能
  (1) 細胞の構成と機能
  (2) 組織・各臓器の構成、機能と位置関係
  (3) 個体の調節機構とホメオスタシス
  (4) 個体の発生
  (5) 生体物質の代謝
  (6) 遺伝と遺伝子

3．個体の反応
  (1) 生体と微生物
  (2) 免疫と生体防御
  (3) 生体と放射線・電磁波・超音波
  (4) 生体と薬物

4．病因と病態
  (1) 遺伝子異常と疾患・発生発達異常
  (2) 細胞傷害・変性と細胞死
  (3) 代謝障害
  (4) 循環障害
  (5) 炎症と創傷治癒

D．人体各器官の正常構造と機能、病態、診断、治療

  (1) 血液・造血器・リンパ系
  (2) 神経系　← 本書で取り扱ったテーマ（詳細目次はviページをご覧下さい）
  (3) 皮膚系
  (4) 運動器（筋骨格）系
  (5) 循環器系
  (6) 呼吸器系
  (7) 消化器系
  (8) 腎・尿路系（体液・電解質バランスを含む）
  (9) 生殖機能
  (10) 妊娠と分娩
  (11) 乳　房
  (12) 内分泌・栄養・代謝系
  (13) 眼・視覚系
  (14) 耳鼻・咽喉・口腔系
  (15) 精神系

E．全身におよぶ生理的変化、病態、診断、治療

  (1) 感染症
  (2) 腫　瘍
  (3) 免疫・アレルギー疾患
  (4) 物理・化学的因子による疾患
  (5) 成長と発達

(6) 加齢と老化
(7) 人の死

F. 診療の基本

1. 症候・病態からのアプローチ

　　ショック、発熱、けいれん、意識障害・失神、チアノーゼ、脱水、全身倦怠感、肥満・やせ、黄疸、発疹、貧血、出血傾向、リンパ節腫脹、浮腫、動悸、胸水、胸痛、呼吸困難、咳・痰、血痰・喀血、めまい、頭痛、運動麻痺・筋力低下、腹痛、悪心・嘔吐、嚥下困難・障害、食思（欲）不振、便秘・下痢、吐血・下血、腹部膨隆（腹水を含む）・腫瘤、蛋白尿、血尿、尿量・排尿の異常、月経異常、関節痛・関節腫脹、腰背部痛

2. 基本的診療知識
    (1) 薬物治療の基本原理
    (2) 臨床検査
    (3) 外科的治療と周術期管理
    (4) 麻　酔
    (5) 食事と輸液療法
    (6) 医用機器と人工臓器
    (7) 放射線等を用いる診断と治療
    (8) 内視鏡を用いる診断と治療
    (9) 超音波を用いる診断と治療
    (10) 輸血と移植
    (11) リハビリテーション
    (12) 介護と在宅医療
    (13) 緩和医療・慢性疼痛

3. 基本的診療技能
    (1) 問題志向型システム
    (2) 医療面接
    (3) 診療記録
    (4) 臨床判断
    (5) 身体診察
    (6) 基本的臨床手技

G. 臨床実習

1. 診療の基本
2. 診察法
3. 基本的臨床手技
4. 診療科臨床実習
5. 地域医療臨床実習

神経系

一般目標

神経系の正常構造と機能を理解し、主な神経系疾患の病因、病態生理、症候、診断と治療を学ぶ。

【構造と機能】 ……………………………………………………………………… 1

①神経系の一般特性 …………………………………………………………… 1

到達目標：
(1) 中枢神経系と末梢神経系の構成を概説できる。………………………………… 2
(2) 脳の血管支配と血液脳関門を説明できる。……………………………………… 6
(3) 脳のエネルギー代謝の特徴を説明できる。……………………………………… 10
(4) 主な脳内神経伝達物質（アセチルコリン、ドパミン、ノルアドレナリン、グルタミン酸）とその作用を説明できる。………………………………… 13
(5) 髄膜・脳室系の構造と脳脊髄液の産生と循環を説明できる。……………… 16

②脊髄と脊髄神経 ……………………………………………………………… 21

到達目標：
(1) 脊髄の構造、機能局在と伝導路を説明できる。……………………………… 22
(2) 脊髄反射（伸張反射、屈筋反射）と筋の相反神経支配を説明できる。…… 27
(3) 脊髄神経と神経叢（頸神経叢、腕神経叢、腰仙骨神経叢）の構成および主な骨格筋支配と皮膚分布を概説できる。……………………………… 32

③脳幹と脳神経 ………………………………………………………………… 41

到達目標：
(1) 脳幹の構造と伝導路を説明できる。…………………………………………… 42
(2) 脳神経の名称、核の局在、走行・分布と機能を概説できる。……………… 45
(3) 脳幹の機能を概説できる。……………………………………………………… 52

④大脳と高次機能 ……………………………………………………………… 55

到達目標：
(1) 大脳の構造を説明できる。……………………………………………………… 56
(2) 大脳皮質の機能局在（運動野・感覚野・言語野・連合野）を説明できる。… 58
(3) 記憶、学習の機序を辺縁系の構成と関連させて概説できる。……………… 65

⑤運動系 ··· 69
　到達目標：
　(1) 随意運動の発現機構を錐体路を中心として概説できる。······················· 70
　(2) 小脳の構造と機能を概説できる。··· 73
　(3) 大脳基底核（線条体、淡蒼球、黒質）の線維結合と機能を概説できる。········ 78

⑥感覚系 ··· 81
　到達目標：
　(1) 痛覚、温度覚、触覚と深部感覚の受容機序と伝導路を説明できる。········ 82
　(2) 視覚、聴覚・平衡覚、嗅覚、味覚の受容機序と伝導路を概説できる。········ 86

⑦自律機能と本能行動 ··· 95
　到達目標：
　(1) 交感神経系と副交感神経系の中枢内局在、末梢分布、機能と伝達物質を
　　 概説できる。··· 96
　(2) 視床下部の構造と機能を内分泌および自律機能と関連づけて概説できる。······· 101
　(3) ストレス反応と本能・情動行動の発現機序を概説できる。······················ 104

【診断と検査の基本】 ·· 109
　到達目標：
　(1) 脳・脊髄CT・MRI検査で得られる情報を説明できる。··························· 110
　(2) 神経系の電気生理学的検査（脳波、筋電図、末梢神経伝導速度）で得られる
　　 情報を説明できる。··· 119
　(3) 脳血管撮影検査で得られる情報を説明できる。······································· 131
　(4) 神経・筋生検で得られる情報を説明できる。··· 136

【症　候】

①運動障害と不随意運動 ·· 139
　到達目標：
　(1) 小脳性・前庭性・感覚性運動障害を区別して説明できる。······················ 140
　(2) 振戦を概説できる。··· 144
　(3) その他の不随意運動（ミオクローヌス、舞踏運動、ジストニア）を
　　 概説できる。··· 147

②歩行障害 ··· 151
　到達目標：
　(1) 歩行障害を病態に基づいて分類できる。··· 152

③言語障害 157

到達目標：

(1) 失語症と構音障害の違いを説明できる。.. 158

(2) 言語障害を病態に基づいて分類できる。.. 162

④頭蓋内圧亢進 169

到達目標：

(1) 脳浮腫の病態を説明できる。... 170

(2) 急性・慢性頭蓋内圧亢進の症候を説明できる。.. 174

(3) 脳ヘルニアの種類と症候を説明できる。.. 176

【疾　患】

①脳・脊髄血管障害 181

到達目標：

(1) 脳血管障害（脳梗塞、脳内出血、くも膜下出血）の病態、症候と診断を
説明できる。... 182

(2) 脳血管障害の治療とリハビリテーションを概説できる。............................. 201

(3) 脊髄血管障害を概説できる。.. 206

②認知症と変性疾患 209

到達目標：

(1) 認知症の病因を列挙できる。.. 210

(2) 認知症をきたす主な病態（Alzheimer型認知症、脳血管性認知症）の
症候と診断を説明できる。.. 213

(3) Parkinson病の病態、症候と診断を説明できる。... 218

(4) 筋萎縮性側索硬化症を概説できる。.. 222

(5) 脊髄小脳変性症を概説できる。... 227

③感染性・炎症性・脱髄性疾患 233

到達目標：

(1) 脳炎・髄膜炎の病因、症候と診断を説明できる。.. 234

(2) 多発性硬化症の病態、症候と診断を説明できる。.. 245

(3) 脳膿瘍を概説できる。... 250

④脳・脊髄腫瘍 255

到達目標：

(1) 主な脳・脊髄腫瘍の分類と好発部位を説明し、病態を概説できる。........... 256

⑤頭部外傷 ... 273

到達目標：
(1) 頭部外傷の分類を説明できる。 ... 274
(2) 急性硬膜外・硬膜下血腫の症候と診断を説明できる。 ... 277
(3) 慢性硬膜下血腫の症候と診断を説明できる。 ... 281
(4) 頭部外傷の治療とリハビリテーションを概説できる。 ... 285

⑥末梢神経疾患 ... 291

到達目標：
(1) ニューロパチーの病因（栄養障害、中毒、遺伝性）と病態を分類できる。 ... 292
(2) Guillain-Barré症候群の症候、診断を説明できる。 ... 297
(3) Bell麻痺の症候、診断と治療を説明できる。 ... 301
(4) 主な神経痛（三叉・肋間・坐骨神経痛）を概説できる。 ... 305

⑦筋疾患 ... 309

到達目標：
(1) 重症筋無力症の病態、症候と診断を説明できる。 ... 310
(2) 進行性筋ジストロフィーの病因、分類、症候と診断を説明できる。 ... 314
(3) 周期性四肢麻痺を概説できる。 ... 319
(4) ミトコンドリア脳筋症を概説できる。 ... 322

⑧発作性疾患 ... 327

到達目標：
(1) てんかん（小児を含む）の分類、診断と治療を説明できる。 ... 328
(2) ナルコレプシーを概説できる。 ... 336

⑨先天性と周産期脳障害 ... 339

到達目標：
(1) 脳性麻痺の病因、病型、症候とリハビリテーションを説明できる。 ... 340
(2) 水頭症の種類、症候と診断を説明できる。 ... 342
(3) 脊髄空洞症を概説できる。 ... 348
(4) 二分脊椎を概説できる。 ... 352

index ... 357

本書の使い方

- 本書は「復元問題」＋「クォリティの高いオリジナル予想問題」から構成されています。

- NetCBTにアクセスしていただくことで（巻末にアクセスナンバーが綴じ込んであります）、インターネット上で行うCBT（computer-based testing）を利用できます。本書の中から150問（30問×5セット）、さらに復元問題を30問収録しました。

  正答率が表示されるので、理解度をその場で確認できます。解答画面には本書の掲載ページが併せて表示されるので、書籍で直ちに再確認し、確実に知識を習得することができます。

- **共用試験対策用の格好の自習教材**であると同時に、卒業試験・医師国家試験対策にも活用できます。

- NetCBTは、巻末綴じ込み内にあるアクセスナンバーを入力すればすぐにご利用いただけます。

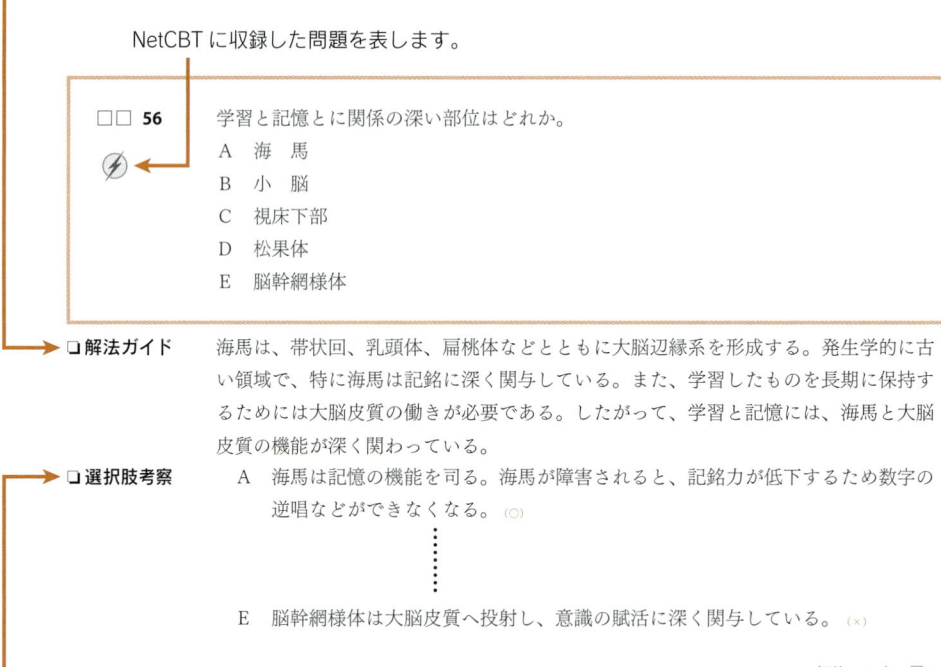

● core curriculum

構造と機能
①神経系の一般特性

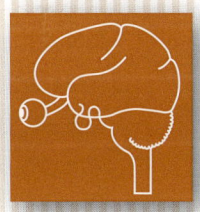

到達目標 1 中枢神経系と末梢神経系の構成を概説できる。

Point

[中枢神経と末梢神経]
- 神経系の構造は中枢神経と末梢神経の2つに分けられる。
- 中枢神経は脳（大脳、脳幹、小脳）と脊髄、末梢神経は脳神経（12対）、脊髄神経（31対）および自律神経（交感神経、副交感神経）より構成される。

[組　織]
- 神経系は神経細胞（ニューロン）と神経膠細胞（ニューログリア）とからなる。
- 神経膠細胞は、中枢神経系には星状膠細胞（アストロサイト）、小膠細胞（ミクログリア）、乏突起膠細胞（希突起膠細胞、オリゴデンドロサイト）などがあり、末梢神経系にはSchwann（シュワン）細胞がある。
- 神経細胞には、一般に、細胞核を含む神経細胞体とそこから突出した短い樹状突起と長い軸索がある。軸索には髄鞘（ミエリン）と呼ばれる別の細胞が取り巻いている。中枢神経では乏突起膠細胞が、末梢神経ではSchwann細胞がそれぞれ髄鞘を形成している。
- 神経線維は髄鞘の有無によって有髄線維と無髄線維に分けられる。髄鞘が巻き付いている部分は白く見えるので白質と呼ばれ、神経細胞体が集まっている部位は肉眼的に灰色に見えることから灰白質と呼ばれる。

図1　神経の分類

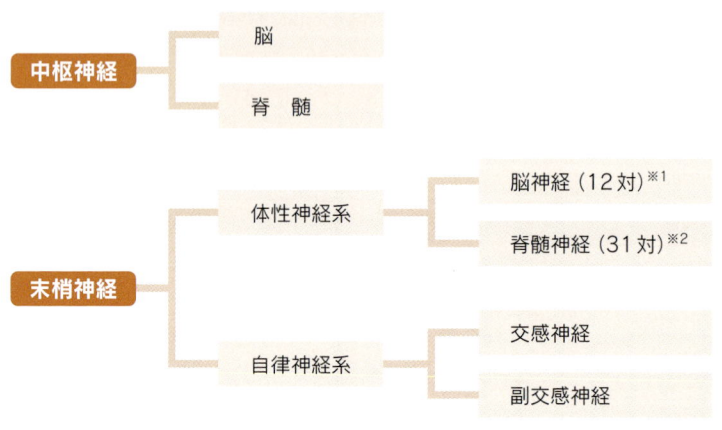

```
中枢神経 ─┬─ 脳
         └─ 脊髄

末梢神経 ─┬─ 体性神経系 ─┬─ 脳神経（12対）※1
         │              └─ 脊髄神経（31対）※2
         └─ 自律神経系 ─┬─ 交感神経
                       └─ 副交感神経
```

- 神経は中枢神経と末梢神経に分けることができるが、脳神経は末梢神経に属することに注意する。
- また脊髄自体は中枢神経だが、脊髄から出る脊髄神経は末梢神経であることにも注意する。

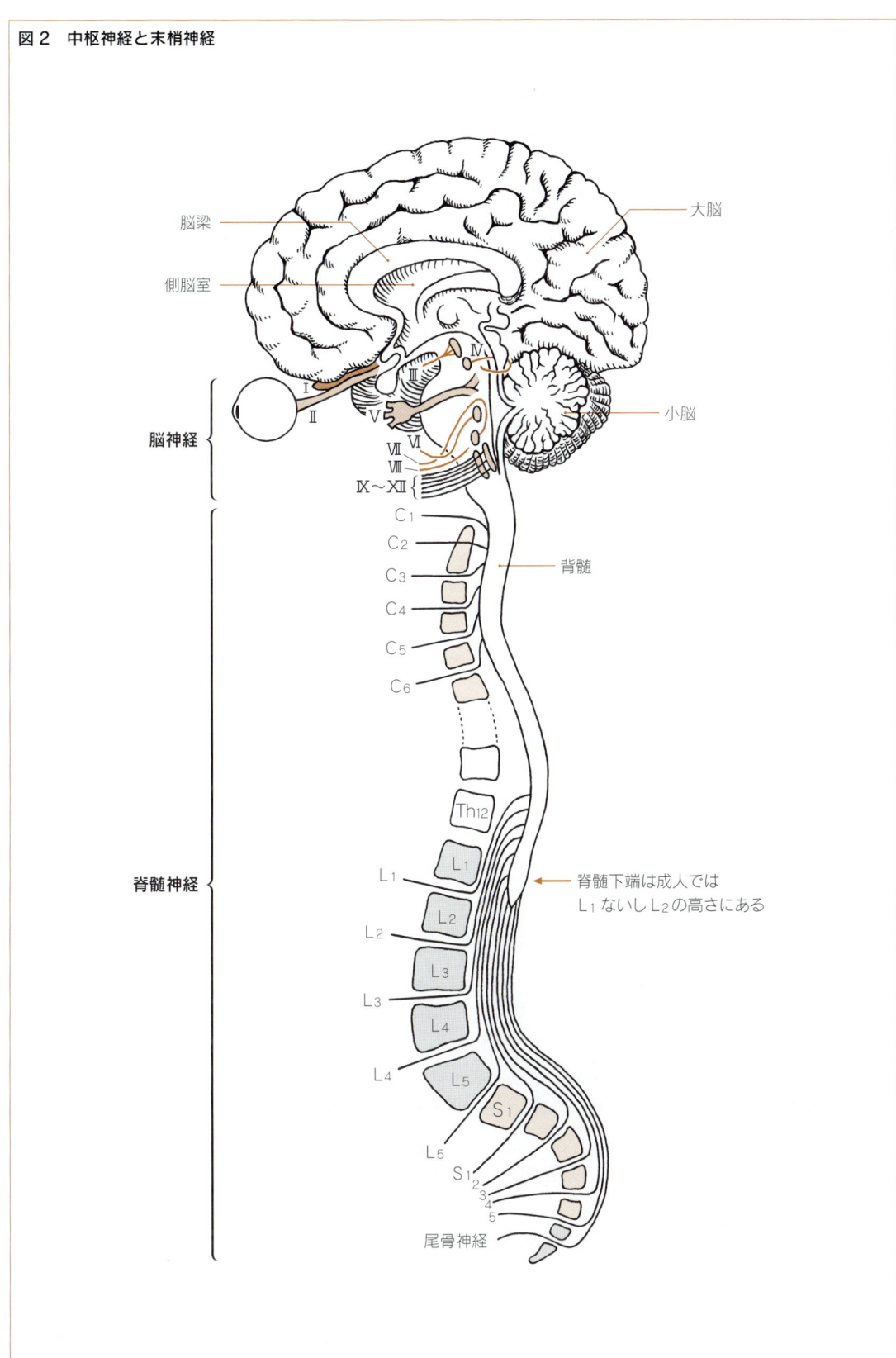

図2 中枢神経と末梢神経

図3 神経細胞（運動ニューロン）

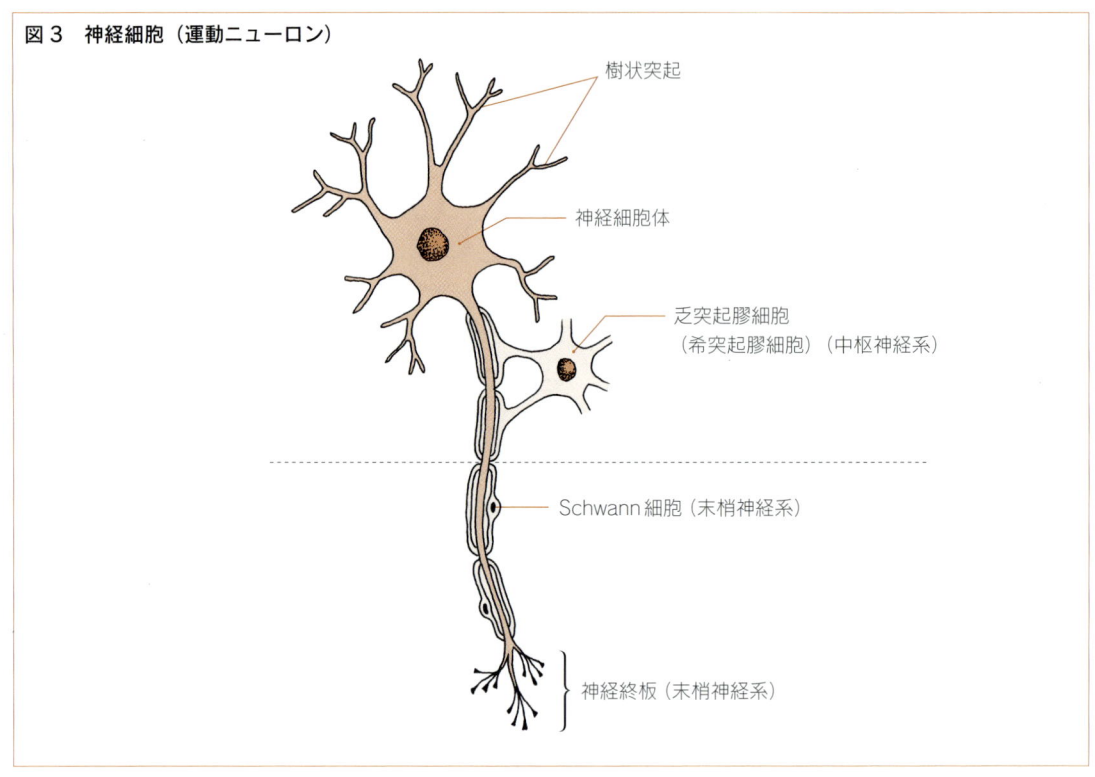

---

 1 中枢神経系を構成する**細胞**でないのはどれか。
- A 錐体細胞
- B 顆粒細胞
- C 乏突起膠細胞
- D Schwann 細胞
- E Purkinje 細胞

❏ **解法ガイド**　中枢神経を構成する細胞は、神経細胞と神経膠細胞に分けられる。中枢神経の髄鞘を形成しているのは乏突起膠細胞であるが、末梢神経の髄鞘を形成しているのは Schwann 細胞である。

❏ **選択肢考察**
- A 錐体細胞は神経細胞である。大脳皮質第Ⅲ層や第Ⅴ層、海馬、海馬傍回などに存在している。(○)
- B 顆粒細胞も神経細胞である。大脳皮質第Ⅱ層や第Ⅳ層、海馬歯状回、小脳などに存在している。(○)
- C 乏突起膠細胞は中枢神経細胞の髄鞘を形成している。(○)
- D Schwann 細胞は末梢神経の髄鞘を形成する細胞である。(×)
- E 小脳皮質に存在する細胞である。(○)

解答：D（*i*M 4 54）

□□ **2** 中枢神経に**属さない**のはどれか。

A　視　床
B　小　脳
C　脊　髄
D　延　髄
E　脳神経

❏ 解法ガイド　　神経は中枢神経と末梢神経に分けることができる。中枢神経には大脳、間脳、中脳、橋、延髄、小脳、脊髄がある。一方、末梢神経には脳神経と脊髄神経がある。脳神経は12対、脊髄神経は31対からなる。

❏ 選択肢考察　　A　視床は間脳にあり、中枢神経に属する。(○)
　　　　　　　　B　小脳は脳幹の背側に位置する。中枢神経に属する。(○)
　　　　　　　　C　脊髄は中枢神経に属する。(○)
　　　　　　　　D　延髄は中枢神経に属する。(○)
　　　　　　　　E　脳神経は脳から出る末梢神経のことで12対ある。ただし、第Ⅰ・Ⅱ脳神経（嗅神経と視神経）は中枢神経に分類する考え方もある。(×)

解答：E（*iM* ④ 2）

□□ **3** 自律神経が**存在しない**のはどれか。

A　動眼神経
B　顔面神経
C　頸神経
D　胸神経
E　仙骨神経

❏ 解法ガイド　　自律神経は交感神経と副交感神経に分けられる。交感神経は第1〜12胸神経、および第1、2腰神経に存在している。副交感神経は、第Ⅲ、Ⅶ、Ⅸ、Ⅹ脳神経、および第2〜4仙骨神経に存在している。

❏ 選択肢考察　　A　動眼神経（Ⅲ）には副交感神経が存在する。(○)
　　　　　　　　B　顔面神経（Ⅶ）にも副交感神経が存在する。(○)
　　　　　　　　C　頸神経には自律神経は存在しない。(×)
　　　　　　　　D　胸神経には交感神経が存在する。(○)
　　　　　　　　E　仙骨神経には副交感神経が存在する。(○)

解答：C（*iM* ④ 64）

到達目標 2 脳の血管支配と血液脳関門を説明できる。

Point
- 脳は2つの動脈系（内頸動脈系と椎骨・脳底動脈系）により栄養されている。
- 内頸動脈は前大脳動脈と中大脳動脈に分かれ、椎骨動脈は左右が下部脳幹前面で合して脳底動脈になった後、左右の後大脳動脈に分かれる。
- 内頸動脈は後交通動脈によって後大脳動脈と結ばれ、左右の前大脳動脈は前交通動脈によって結ばれることでWillis動脈輪（ウイリス）が形成される。これらの血管は互いに交通があるため、一部血管が閉塞しても虚血状態に陥らないように働いている。
- 大脳半球の外側部の大部分は中大脳動脈により栄養されており、前・内側は前大脳動脈、後・内側は後大脳動脈により栄養されている。

[血液脳関門]
- 脳の毛細血管では内皮細胞どうしが非常に密に結合しており、細胞間隙を介した物質輸送を大きく制限している（血液脳関門）。
- 脳にとって必要なO_2、CO_2、ブドウ糖が容易に通過できるのに対し、ナトリウム、カリウム、カルシウム、マグネシウム、クロールなどのイオンは自由に通過できない。

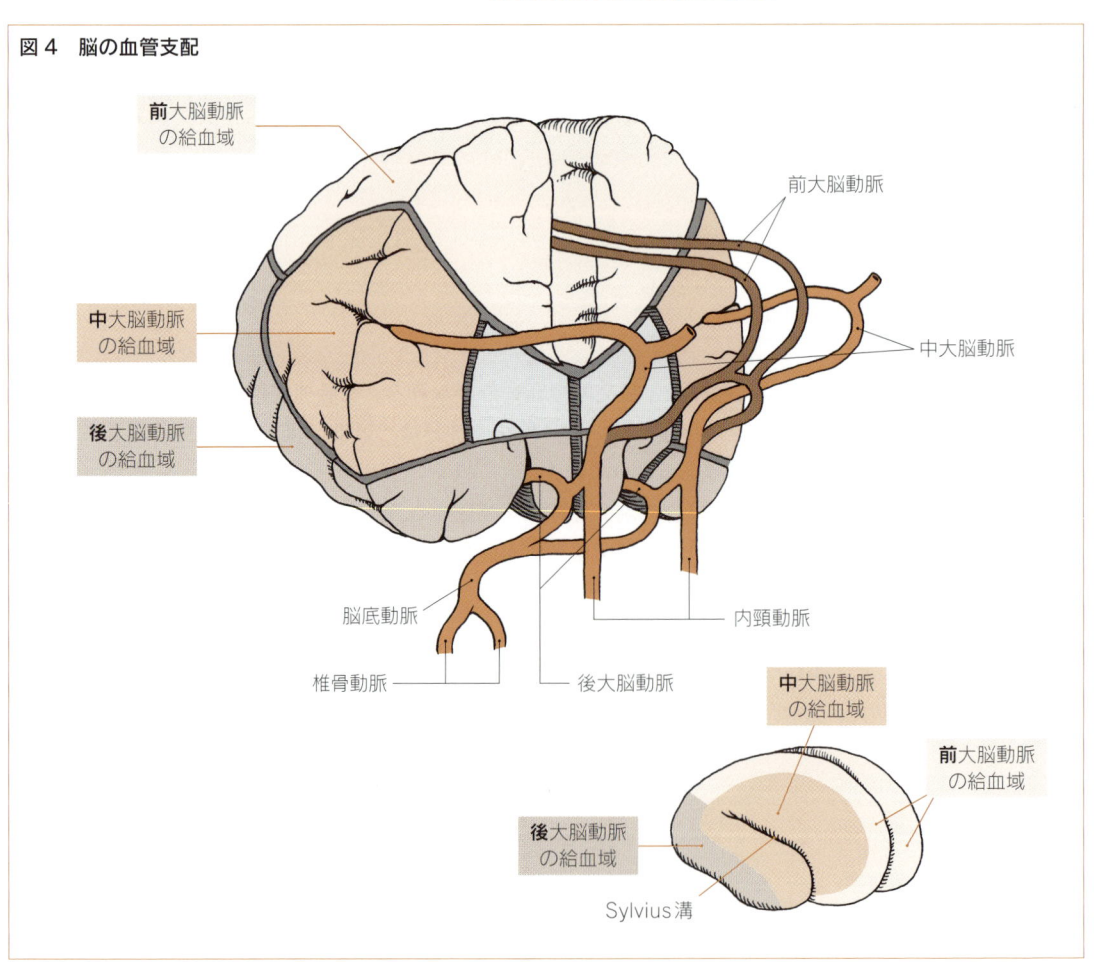

図4 脳の血管支配

図5 血液脳関門

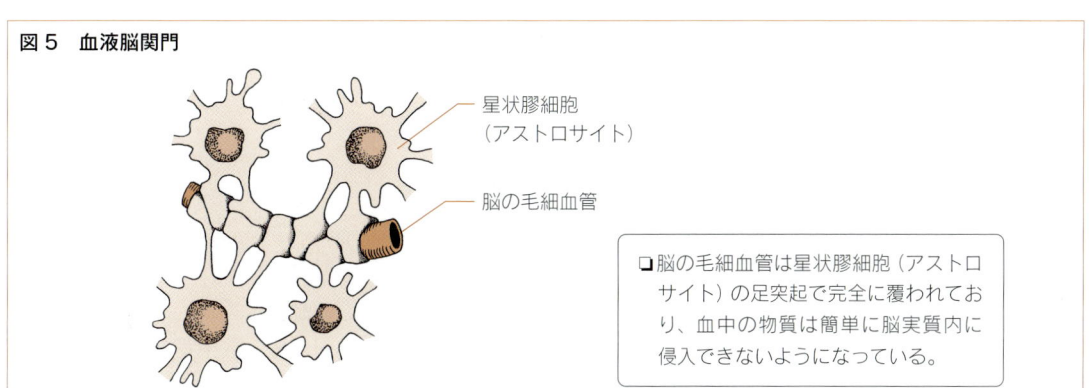

星状膠細胞（アストロサイト）

脳の毛細血管

□ 脳の毛細血管は星状膠細胞（アストロサイト）の足突起で完全に覆われており、血中の物質は簡単に脳実質内に侵入できないようになっている。

□□ 4 内頸動脈の頭蓋内第1分岐動脈はどれか。
　　A　中大脳動脈　　　　B　前大脳動脈　　　　C　前交通動脈
　　D　前脈絡叢動脈　　　E　眼動脈

□解法ガイド　　脳は、それぞれ左右の椎骨動脈と内頸動脈の計4本の血管から栄養を受けている。内頸動脈は、頭蓋外では枝を出さず、頭蓋骨を通過する際、すなわち側頭骨錐体内部の頸動脈管内を走る際、頸鼓動脈という細枝を出す。頭蓋骨内に入った後は、硬膜を貫く直前で、頭蓋内第1分岐動脈に相当する眼動脈を分岐する。その後、前大脳動脈・後交通動脈・前脈絡叢動脈を分岐し、中大脳動脈となって終わる。
　　一方、椎骨動脈から血液の供給を受けているのは、後下小脳動脈・前下小脳動脈・脳底動脈・上小脳動脈・後大脳動脈などである。

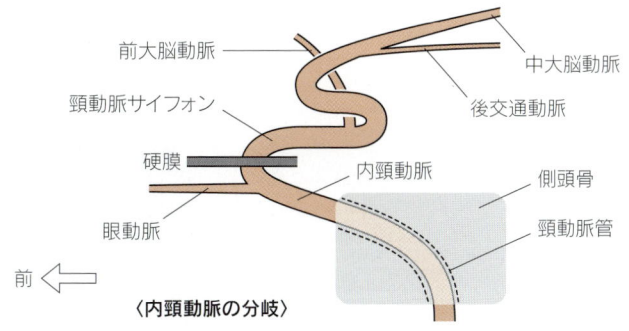

〈内頸動脈の分岐〉

□選択肢考察　A　中大脳動脈は内頸動脈から血液供給を受けるが、頭蓋内第1分岐動脈ではない。(×)
　　B　前大脳動脈も頭蓋内第1分岐動脈ではない。(×)
　　C　前交通動脈も頭蓋内第1分岐動脈ではない。(×)
　　D　前脈絡叢動脈は内頸動脈から分岐するが、頭蓋内第1分岐動脈ではない。(×)
　　E　眼動脈は内頸動脈が頭蓋骨内に入った後、硬膜を貫く直前で、最初に分岐する動脈である。(○)

解答：E（*iM* 4 46）

☐☐ **5** 正しいのはどれか。

A 後下小脳動脈は椎骨動脈から分岐する。
B 前下小脳動脈は後大脳動脈から分岐する。
C 後脈絡叢動脈は椎骨動脈から分岐する。
D レンズ核線条体動脈は内頸動脈から分岐する。
E 右椎骨動脈は大動脈弓から分岐する。

❏ **解法ガイド**　　脳は、その重量が全体重の 2 ％にすぎないにもかかわらず、酸素消費量は体全体の 20 ％を占める。脳への血液供給は左右の内頸動脈・椎骨動脈の 4 本で行われる。内頸動脈は後交通動脈によって後大脳動脈と結ばれ、左右の前大脳動脈は前交通動脈によって結ばれることで Willis 動脈輪を形成し、一部血管が閉塞しても脳血流が途絶えないようになっている。

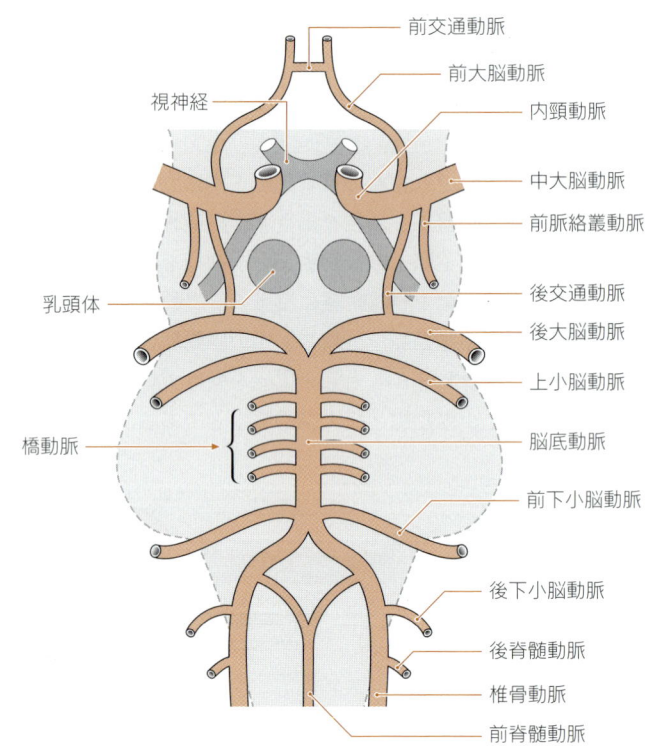

❏ **選択肢考察**

A 後下小脳動脈は椎骨動脈から分岐する。(○)
B 前下小脳動脈は脳底動脈から分岐する。(×)
C 後脈絡叢動脈は後大脳動脈から分岐する。(×)
D レンズ核線条体動脈は中大脳動脈から分岐する。(×)
E 右椎骨動脈は大動脈弓ではなく右鎖骨下動脈から分岐する。(×)

解答：A（*iM* ④ 49）

□□ **6** 血液脳関門を最も**通過しにくい**のはどれか。

A　ブドウ糖
B　エタノール
C　酸　素
D　二酸化炭素
E　ナトリウムイオン

❏ **解法ガイド**　　血液脳関門は、脳内毛細血管の内皮細胞からなる中枢神経系の関門である。脳の毛細血管内皮細胞どうしは非常に密に結合しており、細胞間隙を介した輸送を大きく制限している。また、P‐glycoproteinなどの異物排泄トランスポーターによる能動的な排泄により、脳内から速やかに異物を血液中へと排泄する。こうした排出システムも関門機構の一つであると考えられている。

　　この血液脳関門のおかげで、脳神経が必要とする物質が脳内に取り込まれ、不要な物質はシャットアウトすることが可能となっている。つまり、酸素や二酸化炭素、ブドウ糖など脳にとって必要なものは通過できるのに対し、ナトリウム、カリウム、カルシウム、マグネシウム、クロールなどのイオンは、その濃度変化が神経活動に多大な影響を与えるため自由に透過できないようになっている。エタノールは脳神経にとって必要な物質ではないが、血液脳関門を通過してしまう（だから、人は酔っ払う）。

解答：E

| 到達目標 3 | 脳のエネルギー代謝の特徴を説明できる。

Point
- 脳は代謝がきわめて活発な臓器である。酸素を用いてブドウ糖を分解する好気的代謝によってエネルギーを得ている。
- ブドウ糖の脳内貯蔵量は需要に比して少ないため、脳は低血糖や低酸素状態におかれると非常に弱い。

図6 脳のエネルギー代謝

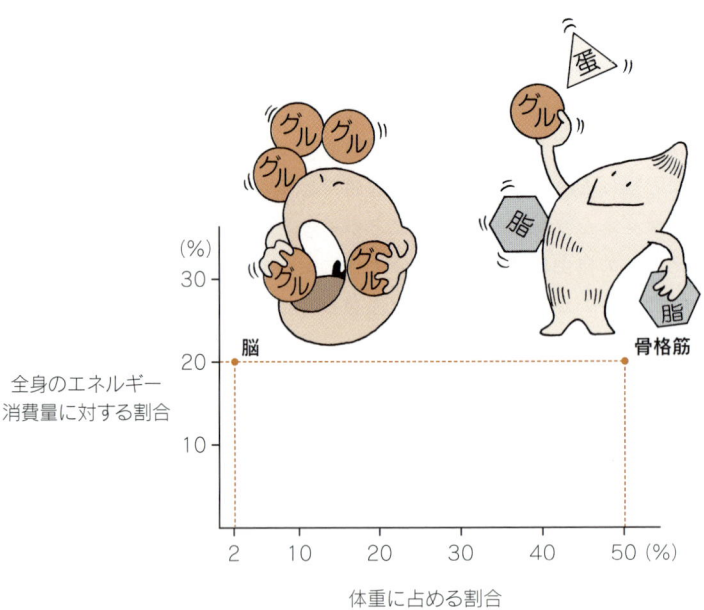

□脳のエネルギー代謝における重要ポイント

①骨格筋は体重の50％を占めるのに対して、**脳はわずか2％だが全身のエネルギー消費量に対する割合はともに20％**である。
⇒小児では脳のエネルギー消費割合は50％にも達する。

②骨格筋はグルコース（ブドウ糖）、蛋白質、脂肪をエネルギー源として利用できるが、**脳はグルコースしか利用できない**。
⇒頭を使って疲れると糖分が欲しくなる。

③骨格筋は嫌気的条件下でもエネルギー生成を行うことができるが、**脳はもっぱら酸素に依存してエネルギー生成を行っている**。
⇒無酸素状態が3～4分も続けば脳細胞は不可逆的変性を起こし始める。

□□ **7** 正常な安静時に脳がエネルギー源として最もよく用いているのはどれか。

A ケトン体　　　　B ブドウ糖　　　　C コレステロール
D 中性脂肪　　　　E 乳　酸

❑ **解法ガイド**　　生理的な脳の活動はブドウ糖を有酸素代謝することによって得られるエネルギーによってまかなわれている。脳は、安静にしていても1日120g、1時間に5gものブドウ糖を消費する。脳はブドウ糖と酸素からATPを産生して用いている。脳内のブドウ糖の貯蔵量は使用量に比べて小さいので、ブドウ糖や酸素の供給減少は直ちに脳機能に障害を生じる。

❑ **選択肢考察**　　A　飢餓状態では脳でもケトン体が利用されるが、正常時の脳ではケトン体がエネルギー源として利用されることはない。(×)
　　　　　　　　　　B　脳はブドウ糖をエネルギー源として用いている。(○)
　　　　　　　　　　C　コレステロールがエネルギー源として利用されることはない。(×)
　　　　　　　　　　D　中性脂肪がエネルギー源として利用されることはない。(×)
　　　　　　　　　　E　運動時では乳酸が一部エネルギー源として利用されることがあるが、メインはブドウ糖である。(×)

解答：B（*iM* ④ 3）

□□ **8** 脳血流量の増加に最も強く関与する動脈血の変化はどれか。

A　pHの上昇
B　二酸化炭素分圧の低下
C　二酸化炭素分圧の上昇
D　酸素分圧の低下
E　酸素分圧の上昇

❑ **解法ガイド**　　健常者の脳へは1分間に700〜800mlの血液が流れている。この血流量は、血圧が多少変化しても、脳血管自体が拡張・収縮をすることによって、自動的に一定に保たれるようになっている（autoregulation）。脳血管を拡張させる因子は、酸素分圧の低下、pHの低下、二酸化炭素分圧の上昇などがある。反対に、酸素分圧の上昇、pHの上昇、二酸化炭素分圧の低下は、脳血管を収縮させる。なかでも二酸化炭素は血液脳関門を通過しやすいため、二酸化炭素分圧の上昇が最も強く脳血管の拡張をきたす。

❑ **選択肢考察**　　A　pHの上昇は脳血管を収縮させ、脳血流量を低下させる。(×)
　　　　　　　　　　B　二酸化炭素分圧の低下は脳血管を収縮させる。(×)
　　　　　　　　　　C　二酸化炭素は血液脳関門を通過しやすいため、その分圧の上昇は、最も強く脳血管を拡張させる。(○)
　　　　　　　　　　D　酸素分圧の低下によって脳血管は拡張するが、二酸化炭素分圧の上昇による効果のほうが強い。(×)
　　　　　　　　　　E　酸素分圧の上昇によって脳血管は収縮する。(×)

解答：C（*iM* ④ 48）

| □□ 9 | 正常体温で心肺機能が停止した場合、回復不能の脳損傷が起こる時点はどれか。 |

A　1分以内
B　1〜2分
C　5〜7分
D　10〜15分
E　20〜30分

❏ **解法ガイド**　　脳は正常時には50〜60m*l*/分の酸素と80〜90mg/分のブドウ糖を消費している。これらの供給が急に著しく低下すると脳の神経細胞は不可逆的な損傷を受ける。完全虚血状態に陥った場合は5分までが回復できる限度とされている（「4＝死」と覚える。4分を超えると死んでしまう）。ただし、低体温やバルビタール系薬剤の使用によって脳代謝が低下している場合は、5分以上の脳循環停止があっても神経損傷は可逆的である。

❏ **選択肢考察**
A　1分以内であれば脳神経への損傷は可逆的である。(×)
B　1〜2分でも脳神経への損傷は可逆的である。(×)
C　5〜7分だと脳神経への損傷は不可逆的である。この時点が回復不能な脳損傷が起こる時点である。(○)
D　10〜15分は回復不能な脳損傷が起こる時点としては長すぎる。(×)
E　20〜30分は回復不能な脳損傷が起こる時点としては長すぎる。(×)

解答：C（*i*M ④ 3）

到達目標 4 主な脳内神経伝達物質（アセチルコリン、ドパミン、ノルアドレナリン、グルタミン酸）とその作用を説明できる。

Point

- 一つの神経細胞から別の神経細胞への情報伝達はシナプスという特殊な細胞間結合によって行われており、この伝達は化学物質を介して行われる。それらの化学物質を神経伝達物質と呼ぶ。
- 神経伝達物質には、アセチルコリン、ノルアドレナリン、ドパミン、グルタミン酸、セロトニン、GABA（γ-アミノ酪酸）などがあり、興奮性に作用するものと抑制性に作用するものがある。
- アセチルコリンは交感神経節前線維、副交感神経の節前・節後線維、神経筋接合部の興奮性伝達物質である。
- ノルアドレナリンは交感神経節後線維の興奮性伝達物質である。
- ドパミンは運動調節、ホルモン調節、快の感情、意欲、学習などに関わる興奮性伝達物質である。
- グルタミン酸は中枢神経系における主要な興奮性伝達物質である。
- GABAは中枢神経系の主要な抑制性神経伝達物質である。

図7 脳内神経伝達物質の働き

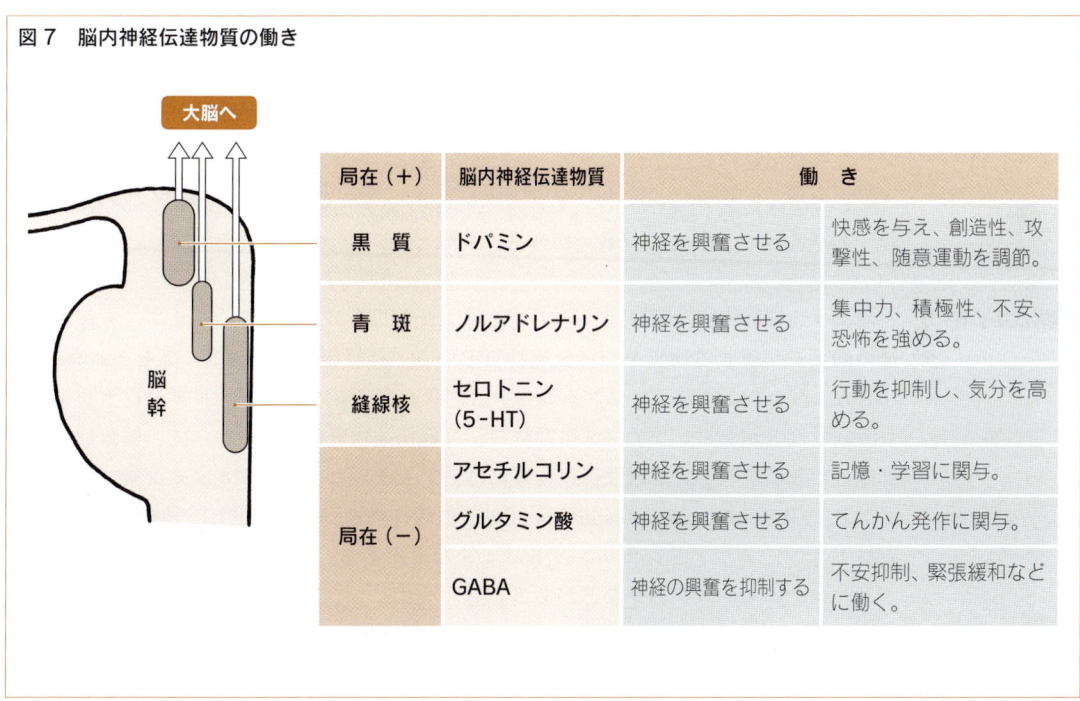

局在（+）	脳内神経伝達物質	働き	
黒質	ドパミン	神経を興奮させる	快感を与え、創造性、攻撃性、随意運動を調節。
青斑	ノルアドレナリン	神経を興奮させる	集中力、積極性、不安、恐怖を強める。
縫線核	セロトニン（5-HT）	神経を興奮させる	行動を抑制し、気分を高める。
局在（−）	アセチルコリン	神経を興奮させる	記憶・学習に関与。
	グルタミン酸	神経を興奮させる	てんかん発作に関与。
	GABA	神経の興奮を抑制する	不安抑制、緊張緩和などに働く。

☐☐ **10** アセチルコリンが**神経伝達物質でない**のはどれか。

A 交感神経節後線維
B 交感神経節前線維
C 副交感神経節後線維
D 副交感神経節前線維
E 下位運動神経

❏ **解法ガイド** アセチルコリンは交感神経・副交感神経の節前線維の神経伝達物質であり、副交感神経の節後線維や下位運動神経の神経伝達物質でもある。交感神経節後線維の神経伝達物質はノルアドレナリンである。

❏ **選択肢考察**
A 交感神経節後線維の神経伝達物質はノルアドレナリンである。(×)
B 交感神経節前線維の神経伝達物質はアセチルコリンである。(○)
C 副交感神経節後線維の神経伝達物質はアセチルコリンである。(○)
D 副交感神経節前線維の神経伝達物質はアセチルコリンである。(○)
E 下位運動神経の神経伝達物質はアセチルコリンである。(○)

解答：A (*iM* ④ 53)

☐☐ **11** 抑制性神経伝達物質はどれか。

A アセチルコリン　　B サブスタンスP　　C GABA〈γ-アミノ酪酸〉
D ドパミン　　　　　E グルタミン酸

❏ **解法ガイド** 隣接する神経細胞の間にはシナプスと呼ばれる間隙があり、そのシナプスを越えて神経の興奮を伝達する物質を神経伝達物質という。神経伝達物質には、アセチルコリン、GABA、グルタミン酸、サブスタンスP、グリシン、ドパミン、ノルアドレナリン、セロトニンなどがある。シナプス後神経は、神経伝達物質の種類によって、興奮性または抑制性に制御される。興奮性伝達物質には、アセチルコリン、グルタミン酸、サブスタンスP、VIP (vasoactive intestinal peptide、血管作動性腸ペプチド)、一酸化窒素 (NO)、セロトニン、ノルアドレナリン、ドパミンなどがある。抑制性伝達物質には、GABA、グリシン、ソマトスタチンなどがある。

❏ **選択肢考察**
A アセチルコリンは神経筋接合部、交感神経節前線維、および副交感神経節前・節後線維の興奮性神経伝達物質である。(×)
B サブスタンスP（P物質）は、痛覚の伝達などに関与する興奮性神経伝達物質である。(×)
C GABAは中枢神経系に広く分布する抑制性神経伝達物質である。(○)
D ドパミンは運動調節、ホルモン調節、快の感情、意欲、学習などに関わる興奮性神経伝達物質である。(×)
E グルタミン酸は中枢神経系における主要な興奮性神経伝達物質であり、記憶・学習などの高次脳機能に重要な役割を果たしている。(×)

解答：C (*iM* ④ 54)

☐☐ **12** 脳内ドパミン作動性神経について**誤っている**のはどれか。

A 黒質緻密部から線条体に投射する。
B 中脳腹側被蓋野から辺縁系へ投射する。
C 赤核後核から辺縁系に投射する。
D 視床下部弓状核から下垂体間葉へ投射する。
E 青斑核から大脳皮質へ投射する。

❏ **解法ガイド** 脳内ドパミン作動性神経は、
①黒質緻密部から線条体（尾状核と被殻）に投射する
②中脳腹側被蓋野から嗅結節、中隔、側坐核、扁桃体、梨状葉などの辺縁系へ投射する
③赤核後核から辺縁系に投射する
④視床下部弓状核から下垂体間葉へ投射する
などの集団に分類される。

❏ **選択肢考察**
A 黒質緻密部から線条体に投射したドパミン神経は多数の神経終末に分岐し、線条体には全脳ドパミン量の80％が含まれる。線条体のドパミンの減少はParkinson病を引き起こす。(○)
B 中脳腹側被蓋野から辺縁系へ投射するドパミン神経は報酬系行動や情動に関与すると言われ、統合失調症との関連が深い。(○)
C 赤核後核から辺縁系に投射する経路も存在する。(○)
D 視床下部弓状核から下垂体間葉へ投射し、プロラクチンの分泌抑制をしている。(○)
E 青斑核から大脳皮質へ投射するのは、主にノルエピネフリン作動性神経である。(×)

解答：E

到達目標 5 髄膜・脳室系の構造と脳脊髄液の産生と循環を説明できる。

Point

- 髄膜は脳および脊髄の被膜で、最外層より硬膜、くも膜、軟膜の順に並ぶ。くも膜と軟膜の間がくも膜下腔で、脳脊髄液で満たされている。
- 脳脊髄液は主として脳室の脈絡叢で産生される。
- 健常成人の脳脊髄液量はおよそ100～150mLである。その産生量は1日約500mLであるので、1日に3～4回髄液は循環することになる。
- 発生の過程で神経管の内腔が広がったものが脳室である。終脳では左右の側脳室、間脳では第三脳室、中脳では中脳水道、橋の後方で第四脳室となり、下方は脊髄の中心管に連なる。
- 脳脊髄液の循環は、側脳室→Monro孔（モンロー）→第三脳室→中脳水道→第四脳室→Magendie孔（マジャンディー）（第四脳室正中口）・Luschka孔（ルシュカ）（第四脳室外側口）・脊髄中心管→くも膜下腔→脳表の槽→くも膜顆粒→静脈洞→静脈となっている。

図8 脳脊髄液の産生と循環

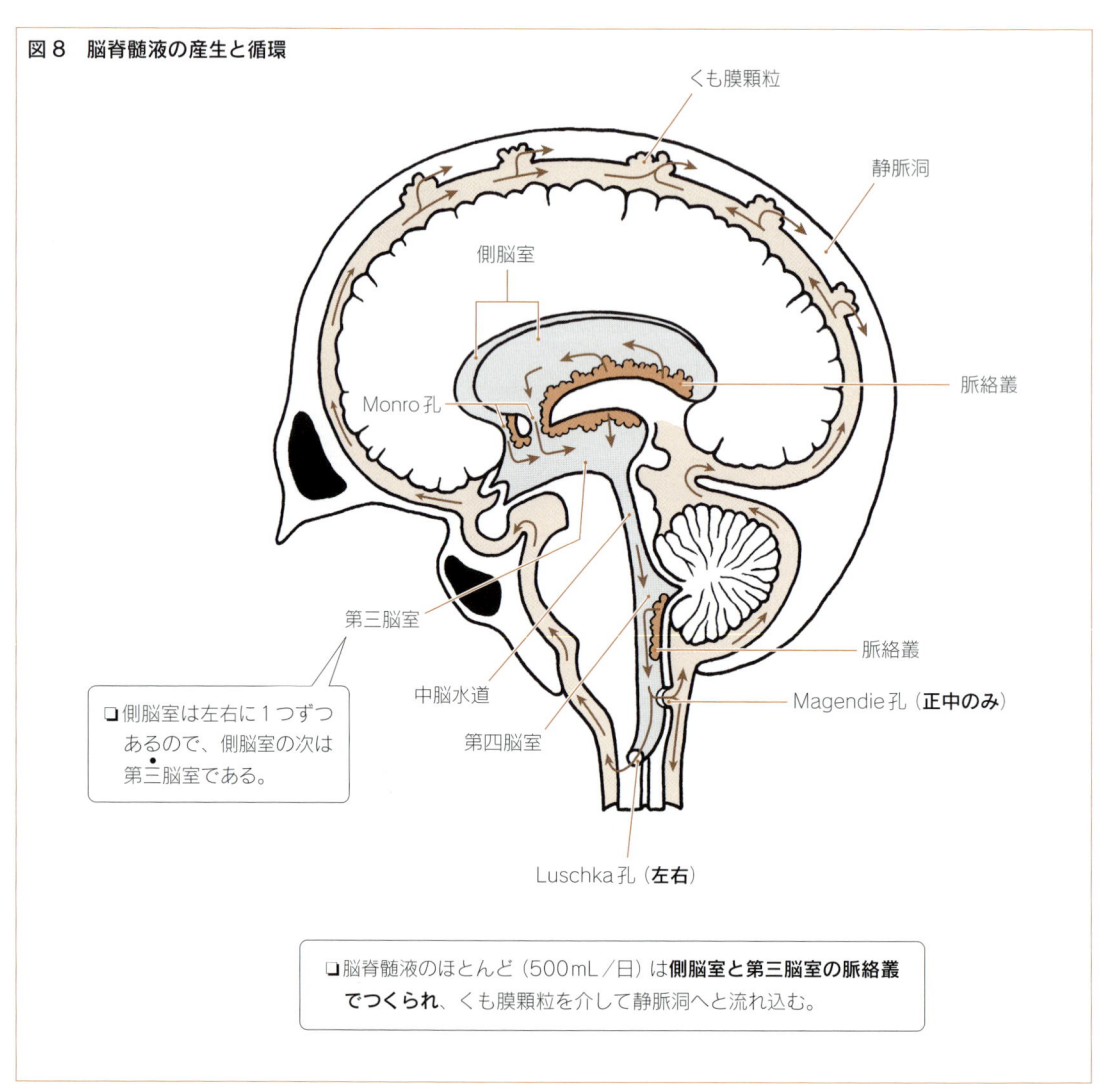

- 側脳室は左右に1つずつあるので、側脳室の次は第三脳室である。

- 脳脊髄液のほとんど（500mL／日）は**側脳室と第三脳室の脈絡叢**でつくられ、くも膜顆粒を介して静脈洞へと流れ込む。

□□ **13** 健常な成人の値として正しいのはどれか。
　A　脳血流量は300ml/分である。
　B　脳脊髄液圧は300〜500mmH₂Oである。
　C　酸素消費量は200〜250ml/分である。
　D　脳脊髄液の存在量は100〜150mlである。
　E　5g/分のブドウ糖を消費している。

❏ **解法ガイド**　健常成人の脳脊髄液量は100〜150mlであり、脳室（両側脳室、第三脳室、第四脳室）内に約20ml、大槽に約30ml、脊髄くも膜下腔に約80mlが分布している。また、全身の臓器のうち、酸素消費量が最大である脳は、その重量1.4kgで体重の約2％しかないのにもかかわらず、全身の約20％にあたる酸素を消費している。その反面、筋肉のように酸素を貯蔵するミオグロビンをもち合わせていないので、供給された酸素は、一瞬にして使い果たされてしまい、常時酸素が供給され続けなければならない。

❏ **選択肢考察**
　A　脳血流量は700〜800ml/分である。(×)
　B　脳脊髄液圧は70〜150mmH₂Oである。(×)
　C　脳の酸素消費量は50〜60ml/分であり、正常安静時の全身酸素消費量を250ml/分とすると全酸素の約20％が脳で消費されていることになる。(×)
　D　脳脊髄液の存在量は100〜150mlである。(○)
　E　正常安静時で、ブドウ糖の消費量は5g/時間（1日に120g）である。(×)

解答：D（*iM* ④ 3、27）

❏ **参 考 事 項**

人間の脳の重さ(g)

新生児	6か月	7〜8歳	成　人
400	800	1,260	1,400

大人と子供の脳の比較

	6　歳	大　人
脳を流れる血液の量	全身の50％	全身の20％
脳の酸素消費量	全身の50％	全身の20％
体重に占める脳の重さ	6.6％	2.2％

14 健常成人の1日における脳脊髄液産生量はおおよそどのくらいか。

A 50 mL/日
B 100 mL/日
C 500 mL/日
D 1,000 mL/日
E 1,500 mL/日

解法ガイド 　脳脊髄液は主に側脳室脈絡叢によって、一部は第四脳室脈絡叢や脳室上衣細胞によって産生され、その量は1日に約500 mLである。脳脊髄液は100〜150 mL存在するので、1日3〜5回交換されている。

解答：C（*iM* ④ 27）

---

15 脳脊髄液について**誤っている**のはどれか。

A 主に側脳室の脈絡叢で産生される。
B 側脳室からMonro孔を通じて第三脳室に流れる。
C Magendie孔は第四脳室の正中側に開く。
D くも膜顆粒で吸収された後、静脈洞に入る。
E 第四脳室から中脳水道を通ってくも膜下腔へ流れる。

解法ガイド 　脳脊髄液の大部分は側脳室脈絡叢で産生される。一部脳室上衣細胞からも産生されるが、量はわずかである。脈絡叢は血管に富んだ一種の腺で、脳脊髄液の再吸収も行っている。脳脊髄液の流れ方は、側脳室→Monro孔→第三脳室→中脳水道→第四脳室→Magendie孔（第四脳室正中口）・Luschka孔（第四脳室外側口）・脊髄中心管→くも膜下腔→脳表の槽→くも膜顆粒→静脈洞→静脈、となっている。

選択肢考察
A 脳脊髄液は、主に側脳室の脈絡叢で産生される。(○)
B Monro孔は左右の側脳室から第三脳室へと通じる孔である。(○)
C Magendie孔は第四脳室の正中側に開き、Luschka孔は第四脳室の左右外側に開く。これらの孔を通じてくも膜下腔へ流れる。(○)
D 脳脊髄液は、くも膜顆粒で吸収された後、静脈洞に入る。(○)
E 第三脳室から中脳水道を通って第四脳室へ流れる。(×)

解答：E（*iM* ④ 26〜27）

☐☐ **16**　Arnold-Chiari 奇形を伴う水頭症の成人女性の単純 MRI T1 強調横断像（a）と造影 MRI T1 矢状断像（b）とを示す。
　　閉塞部位はどれか。
　　A　Monro 孔
　　B　第三脳室
　　C　中脳水道
　　D　Luschka 孔
　　E　Magendie 孔

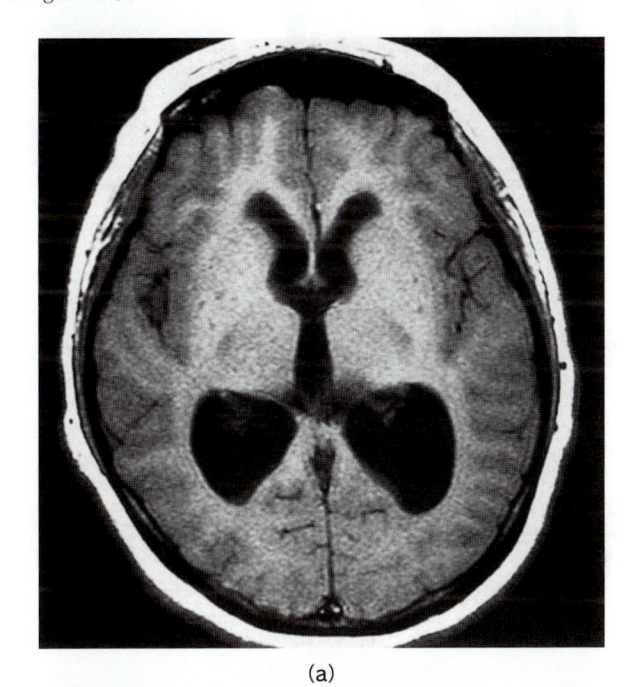

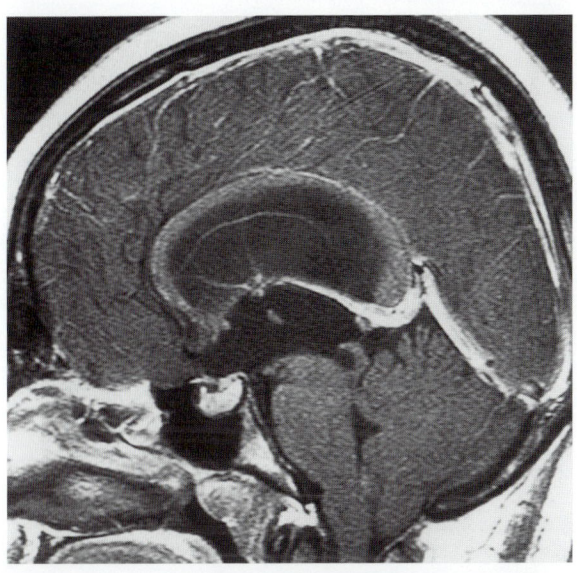

(a)

(b)

❏ 解法ガイド　　MRI T1横断像からは側脳室と第三脳室の著明な拡大を認める。MRI T1矢状断像からは第三脳室の拡大による脳梁の上方への膨隆を認めるが、第四脳室の拡大は認めない。この所見から閉塞部位は第三脳室と第四脳室の間、すなわち中脳水道であることが分かる。

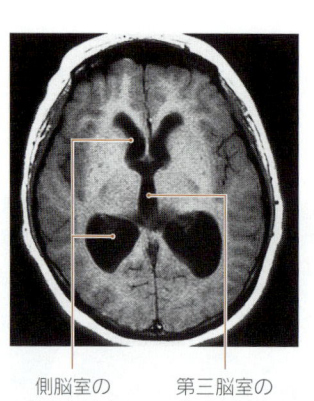

脳梁の上方への偏位

側脳室の著明な拡大　第三脳室の著明な拡大　第四脳室は正常　下垂した小脳

❏ 臨床診断　　Arnold-Chiari奇形を伴う水頭症。
❏ 選択肢考察
　A　Monro孔で閉塞した場合は一側の側脳室の拡大は生じるが、第三脳室の拡大は生じない。(×)
　B　第三脳室で閉塞した場合は両側の側脳室の拡大がみられる。(×)
　C　中脳水道で閉塞した場合は、両側の側脳室と第三脳室の拡大を生じる。(○)
　D　第四脳室の出口であるLuschka孔、Magendie孔で閉塞した場合は第四脳室に強い全脳室系の拡大が認められる。これをDandy-Walker症候群と呼ぶ。(×)
　E　上述。(×)

解答：C（*iM* 4 27）

● core curriculum

Chapter 2

構造と機能
②脊髄と脊髄神経

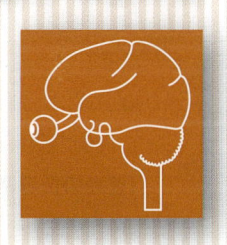

到達目標 1 脊髄の構造、機能局在と伝導路を説明できる。

Point

[脊髄の構造]
- 成人における脊髄は、上方は大後頭孔で延髄に続き、下方はL₁〜₂の高さで脊髄円錐として終わる。途中2か所の膨大部（頸膨大部、腰膨大部）を有する。
- 脊髄の前外側に前根（運動線維の出路）、後外側に後根（感覚線維の入路）がある。前根と後根は脊髄の外側で合流する。
- 脊髄の横断面をみると、内側に灰白質があり、外側に白質がある。
- 灰白質はH字型をしており（中央を中心管が貫く）、腹側に突出した部分を前角、背側に突出した部分を後角と呼ぶ。また、胸髄〜腰髄上部にかけて、前角と後角の中間に側方へ突出した部分があり、これを側角（中間質外側部）と呼ぶ。
- 前角には運動神経細胞が、後角には知覚神経細胞が、そして側角には自律神経細胞が主に集まっている。
- 白質は、前索、側索、後索に分けられる。頸髄においては後中間溝が存在するため、後索はさらに、内側の薄束と外側の楔状束に分けられる。

[運動の伝導路]
- 随意運動を行うには、大脳皮質（前頭葉）から脊髄の側索・前角細胞に至る上位運動ニューロンと、それ以降の骨格筋へと降りていく下位運動ニューロンという2つの神経が必要である。
- 前頭葉中心前回の運動野から発した上位運動ニューロンは錐体路（外側皮質脊髄路、前皮質脊髄路、皮質核路）を形成する。

[感覚の伝導路]
- 表在感覚（温度覚、痛覚）は、脊髄神経節を通って後根より入り、脊髄レベルで交叉し、外側脊髄視床路を上行する。そして視床を経て、頭頂葉中心後回などへ刺激が伝わる。
- 深部感覚（振動覚、位置覚）は、脊髄神経節から後根を経て脊髄に入るが、表在感覚のように脊髄レベルでは交叉せずに、同側性に後索を上行する。その後、延髄に至り、毛帯交叉を介して内側毛帯を通り視床→頭頂葉の感覚野へと刺激が伝わる。

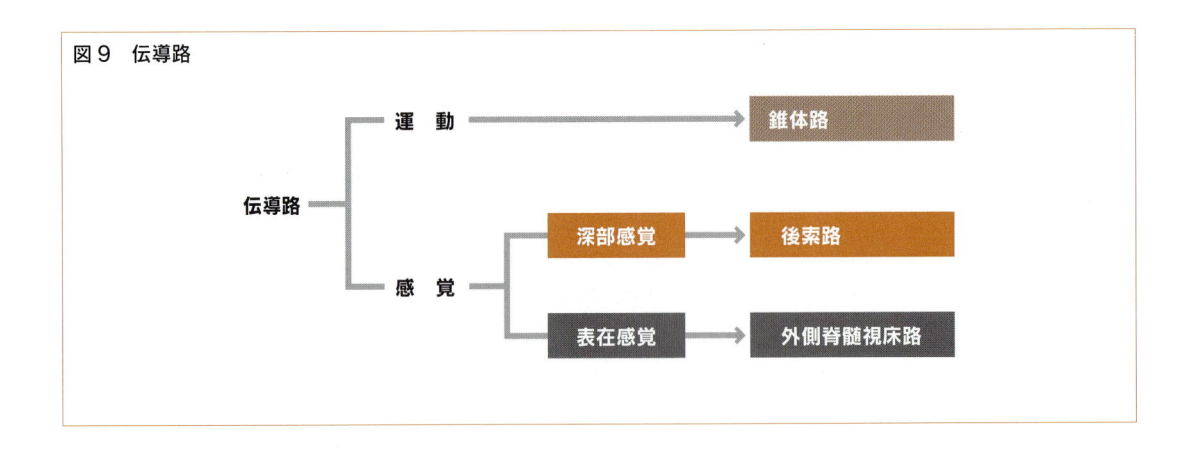

図9 伝導路

```
                    運 動 ─────────────→ 錐体路
伝導路 ─┤
                                深部感覚 ──→ 後索路
                    感 覚 ─┤
                                表在感覚 ──→ 外側脊髄視床路
```

図10 運動神経路と感覚神経路

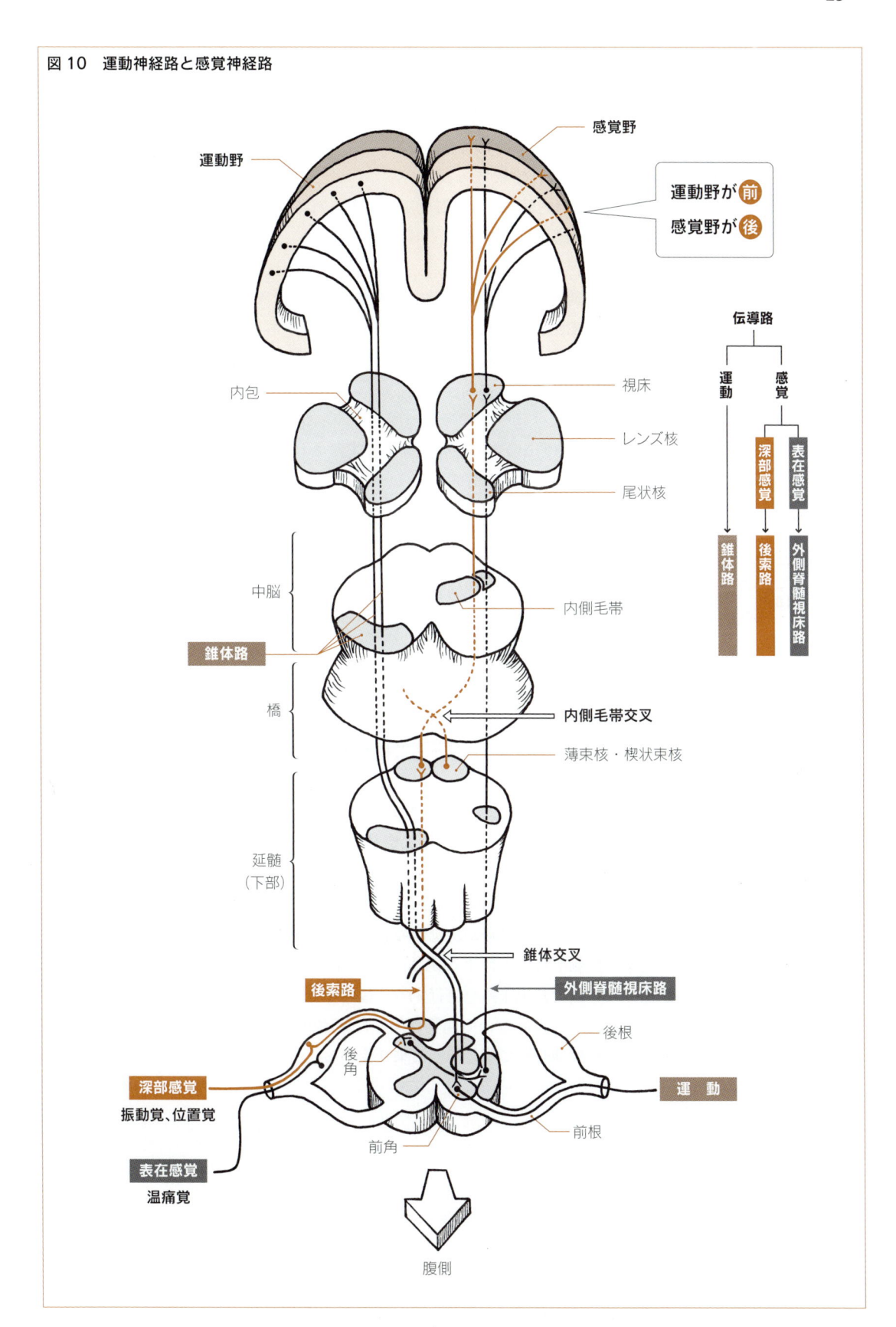

☐☐ 17　脊髄について**誤っている**のはどれか。

A　頸膨大部の最大部は第6頸髄節に位置する。
B　前根と後根は合流して椎間孔を通る。
C　横断面で灰白質はH字状である。
D　1本の前脊髄動脈と2本の後脊髄動脈で栄養されている。
E　下端は第3〜4腰椎に位置する。

❏解法ガイド　　脊髄の下端は脊髄円錐と呼ばれ、健常成人では第1〜2腰椎の高さに位置している。

❏選択肢考察
A　脊髄には頸膨大部と腰膨大部の2か所の膨大部がある。頸膨大部の最大部は第6頸髄節に位置する。腰膨大部の最大部は第12胸椎に位置する。(○)
B　前根と後根は合流して椎間孔を通る。(○)
C　横断面で灰白質はH字状である。(○)
D　1本の前脊髄動脈と2本の後脊髄動脈で栄養されている。(○)
E　下端は第1〜2腰椎に位置する。(×)

解答：E（*iM* ④ 23〜25）

☐☐ 18　正しいのはどれか。

A　錐体路は脊髄の前索を下行する。
B　前脊髄視床路は識別触覚が伝わる経路である。
C　外側脊髄視床路は延髄より上では内側毛帯と呼ばれる。
D　温痛覚は後索を上行する。
E　交感神経遠心路は中間質外側核から前根を通り髄外に出る。

❏選択肢考察
A　頸部以下の筋を支配する上位運動神経の通り道である錐体路は、80％が外側皮質脊髄路を下行し、20％が前皮質脊髄路を下行する。外側皮質脊髄路は延髄で交叉した後、脊髄側索を下行する。(×)
B　前脊髄視床路は非識別触覚が伝わる経路である。(×)
C　後索を上行してきた神経が、延髄の高さで二次感覚神経に乗り換え、正中を交叉した後、内側毛帯を上行する。(×)
D　温痛覚は外側脊髄視床路を上行する。後索を上行するのは深部感覚である。(×)
E　交感神経遠心路は胸髄の中間質外側核に始まり、前根を通って脊髄の外に出て、その後、交感神経幹で節後神経に乗り変わる。(○)

解答：E（*iM* ④ 24〜25）

19 脊髄後索を上行するのはどれか。

A 温　覚
B 冷　覚
C 痛　覚
D 非識別触覚
E 関節位置覚

❏ **解法ガイド**　　温度覚や痛覚などの表在感覚は、刺激による興奮が脊髄神経節に核を有する一次感覚神経によって伝えられ、脊髄後根から脊髄内に入る。その後、後角で二次感覚神経に乗り換えて、入った同じ高さで灰白交連を通って正中を交叉し、外側脊髄視床路を上行する。視床に到達した後は三次感覚神経に乗り換えて、頭頂葉の中心後回へ投射する。

　　一方、識別触覚や振動覚や関節位置覚などの深部感覚は、感覚受容器の興奮が脊髄神経節に核を有する一次感覚神経を通じて後根から入った後、同側性に後索を上行する。その後、延髄の高さで二次感覚神経に乗り換え、正中を交叉して内側毛帯を上行し視床に至る。視床で三次感覚神経に乗り換え、頭頂葉の中心後回などの体性感覚野に伝わる。

❏ **選択肢考察**
A 温度覚は外側脊髄視床路を上行する。(×)
B 上述。(×)
C 痛覚も外側脊髄視床路を上行する。(×)
D 非識別触覚は温痛覚と同様に、後角で二次感覚神経に乗り換えた後、灰白交連を通って正中を交叉し、外側ではなく、前脊髄視床路を上行する。(×)
E 位置覚は脊髄後根から入った後、同側の後索を延髄まで上行する。(○)

解答：E（*iM* 4 25）

> **20** 頸髄上部レベルの神経局在で正しいのはどれか。
> A 錐体路では、上肢を支配する神経は、下肢を支配する神経よりも外側を走行する。
> B 外側脊髄視床路では、上肢からの感覚を伝える神経は、下肢の神経よりも外側を走行する。
> C 後索では、上肢からの感覚を伝える神経は、下肢の神経よりも外側を走行する。
> D 上肢を支配する下位運動神経の核は前角に存在する。
> E 交感神経の核が側角に存在する。

❏ 解法ガイド　　伝導路の層構造について理解しているかを問う問題である。例えば、錐体路を下行する上位運動神経は、内側から順番に、C→T→L→Sと順序よく並んでいる。これは支配レベルが高いほど早く前角に向かうため、より内側を走行していたほうが前角に到達しやすいからである。同様の仕組みが、後索路や外側脊髄視床路についても言える。すなわち、内側から順番に、C→T→L→Sと順序よく並んでいるのである。大事なポイントは仙髄に下行する神経、仙髄から上行する神経は常にいちばん外側を走行しているという点である。

❏ 選択肢考察　　A 錐体路では、上肢を支配する神経、すなわち頸髄レベル（C）の神経は、下肢を支配する神経、すなわち腰髄レベル（L）の神経よりも内側を走行する。(×)
　　B 外側脊髄視床路でも同様に、上肢からの感覚を伝える神経（C）は、下肢からの感覚を伝える神経（L）よりも内側を走行する。(×)
　　C 後索でも同様に、上肢からの感覚を伝える神経（C）は、下肢からの感覚を伝える神経（L）よりも内側を走行する。(×)
　　D 上肢を支配する下位運動神経の核は前角に存在する。(○)
　　E 頸髄上部レベルでは交感神経の核は灰白質に存在しないので、側核（中間質外側核）そのものが存在しないわけだから、側角も存在しない。(×)

解答：D （*iM* 4 25）

到達目標 2　脊髄反射（伸張反射、屈筋反射）と筋の相反神経支配を説明できる。

Point

［伸張反射］
- 腱を引き伸ばすことによって筋肉を受動的に引き伸ばすと、反射的にその筋肉は収縮を起こす。これを伸張反射という。腱を打腱器で叩いて調べる膝蓋腱反射はその代表的な例である。
- この反射はⅠa求心性線維が興奮することによって起こる単シナプス性反射である。

［屈曲反射］
- 画鋲を踏んだときにみられるように、四肢の一部の皮膚に強い疼痛刺激を与えると、刺激を受けた肢を引っ込めて刺激から遠ざかろうとする。これを屈曲反射という。
- 屈曲反射は多シナプス（2ないし3シナプス）性反射である。

［相反神経支配］
- 相反神経支配とは、伸張反射と拮抗反射のように、ある刺激により一方が興奮し、他方が抑制されるような神経支配のことをいう。

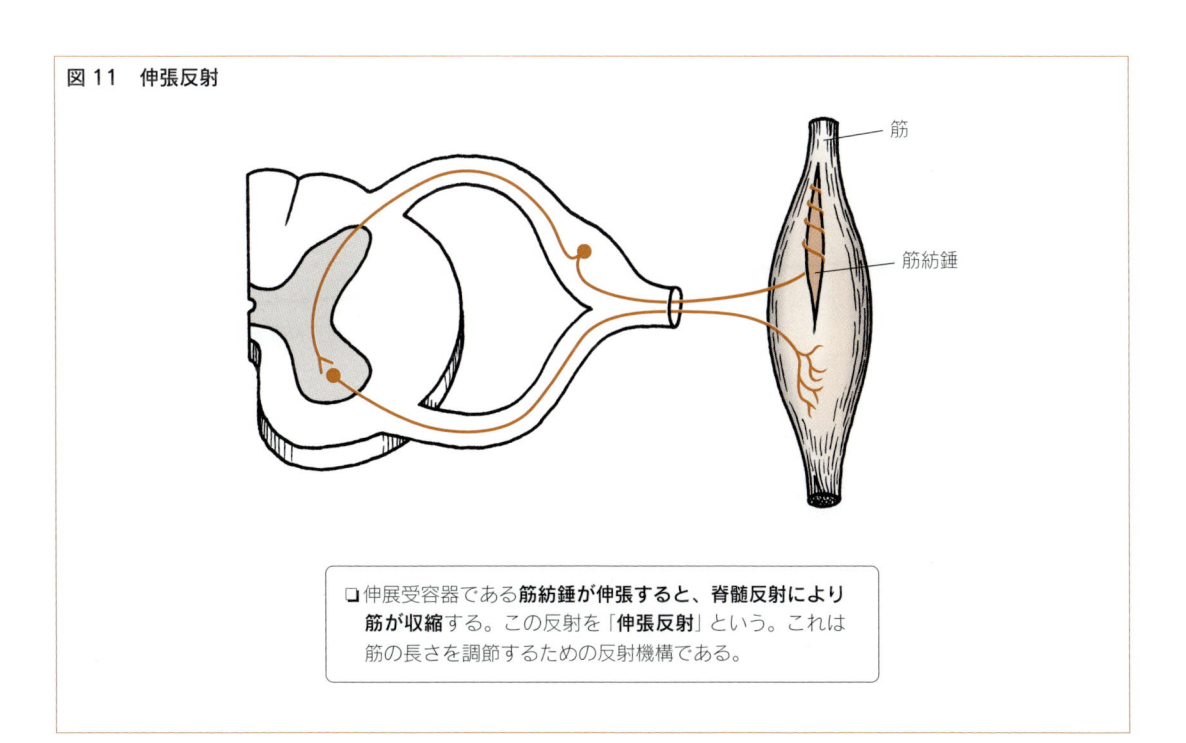

図11　伸張反射

- 伸展受容器である**筋紡錘が伸張**すると、脊髄反射により**筋が収縮**する。この反射を「**伸張反射**」という。これは筋の長さを調節するための反射機構である。

図12 画鋲を踏んだときの下肢の主な反射

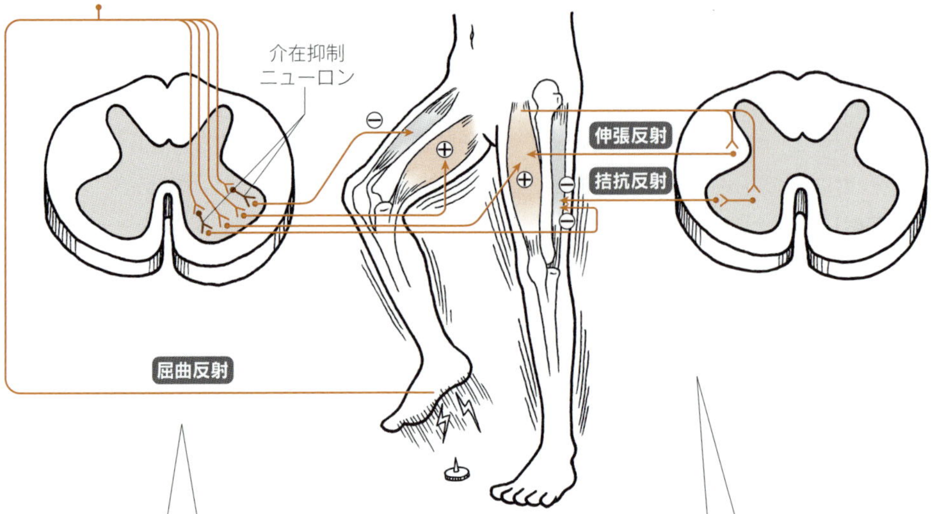

介在抑制ニューロン

伸張反射
拮抗反射

屈曲反射

- 例えば、画鋲を踏んだときのように皮膚に強い痛み刺激が加わると、危険回避のために屈曲筋が反射的に収縮する。これを「**屈曲反射**」という。
- しかし、実際には片足を上げただけでは転倒するため、対側の足も伸筋が伸びて反射的に地面を踏んばるなど複雑な反射が一瞬のうちに同時に起こる。

- 運動をするためには伸筋が収縮したときに屈筋は緩み、屈筋が収縮したときには伸筋が緩まねばならない。同時に収縮したのでは運動ができない。そこで片方の筋群が緊張したときにもう一方の筋群（拮抗筋）が反射的に抑制される反射が用意されている。これを「**拮抗反射**」といい、このような神経支配のしくみを「**相反神経支配**」という。

□□ **21** 伸張反射について正しいのはどれか。
A 深部反射ともいう。
B 腱紡錘が伸展され興奮することで始まる。
C 引き伸ばされた筋肉が反射によって伸張する。
D 多シナプス性反射である。
E 遠心性神経線維はIa線維である。

❏ 解法ガイド　腱を打腱器などで叩いて、腱を引き伸ばすことによって筋肉を受動的に引き伸ばすと、反射的にその筋肉は収縮を起こす。これを伸張反射と呼ぶ。この反射のメカニズムは、興奮性の単シナプス性回路である。具体的には、以下のとおりとなる。
　①腱を叩くことにより筋が引き伸ばされると、筋肉内部の筋紡錘が引き伸ばされる。
　②引き伸ばされた筋紡錘の錘内筋に終末する求心性線維（Ia求心性線維）が興奮する。
　③Ia求心性線維の興奮は、後根から脊髄に入り、前角のα運動神経に伝えられる。
　④α運動神経の興奮は、伸長された筋肉に伝えられ、同筋が収縮する。

❏ 選択肢考察
A 臨床的には深部反射とも呼ばれる。(○)
B 腱紡錘ではなく、筋紡錘が伸展され興奮することで始まる。(×)
C 引き伸ばされた筋肉が反射によって収縮する。(×)
D 単シナプス性反射である。(×)
E Ia線維は遠心性ではなく求心性線維である。(×)

解答：A （*iM* ④ 91）

□□ **22** 正しいのはどれか。
A Golgi腱器官は張力受容器である。
B Golgi腱器官からの感覚線維はIa群線維である。
C 筋紡錘は錘外筋線維と直列関係にある。
D Ⅱ群線維はIb群線維より伝導速度が速い。
E 錘内筋はα運動神経によって支配されている。

❏ 解法ガイド　骨格筋には感覚受容器として筋紡錘とGolgi腱器官があり、筋紡錘は筋の長さの変化を、Golgi腱器官は張力の変化を中枢に伝えている。筋の感覚神経線維はⅠ・Ⅱ・Ⅲ群に分けられる。筋紡錘ラセン型終末からはIa群線維が、筋紡錘散型終末からはⅡ群線維が、Golgi腱器官からはIb群線維が、それぞれ興奮を伝えている。

❏ 選択肢考察
A Golgi腱器官は張力受容器である。(○)
B Golgi腱器官からの感覚線維はIb群線維である。(×)
C 筋紡錘は錘外筋線維と平行して存在する。直列の関係にあるのは錘内筋である。
D 伝導速度は神経線維の直径が太いⅠ線維のほうがⅡ群線維よりも速い。
E 錘内筋はγ運動神経によって支配されている。錘内筋が収縮することで筋紡錘が伸張され、引き続いて伸張反射が起こることによって、錘外筋線維群が収縮する。その結果、錘外筋線維群の長さは筋紡錘－錘内筋の長さに揃うことになる。

解答：A （*iM* ④ 55〜56）

☐☐ 23　相反神経支配について正しいのはどれか。
　　A　伸張反射と屈曲反射の神経支配関係のことである。
　　B　伸張反射では、拮抗筋も同時に収縮する。
　　C　拮抗反射は単シナプス反射である。
　　D　拮抗筋を支配する運動神経は興奮する。
　　E　Ⅰa抑制が関与している。

❏解法ガイド　　伸張反射についてもう一度考えてみる。伸筋と屈筋のように拮抗関係にある筋の一方が引き伸ばされて反射的に収縮を起こすとき、拮抗するもう一方の筋肉は弛緩する。これはどういうメカニズムで起こっているのであろうか。一方の筋肉が伸張するとその筋肉内の筋紡錘も伸張し、Ⅰa求心性線維が興奮する。この興奮は、抑制性の介在神経を介して、拮抗筋を支配するα運動神経を抑制する。そのため、拮抗筋は弛緩する。この反射を拮抗反射（Ⅰa抑制）と呼ぶ。このように、拮抗反射は2シナプス性である。拮抗反射により拮抗筋が抑制されることにより、伸張反射による筋の反射性収縮が可能になるわけである。また、伸張反射と拮抗反射のように、ある刺激により一方が興奮し、他方が抑制されるような神経支配を相反神経支配という。

❏選択肢考察　　A　伸張反射と拮抗反射の神経支配関係のことである。(×)
　　B　伸張反射では、拮抗筋は同時に弛緩する。(×)
　　C　拮抗反射は2シナプス性反射である。(×)
　　D　拮抗筋を支配する運動神経は抑制される。(×)
　　E　Ⅰa抑制が関与している。(○)

解答：E

> □□ 24　右足底に痛み刺激を与えたときの屈曲反射について正しいのはどれか。
> 　A　左股関節の伸展がみられる。
> 　B　右股関節の伸展がみられる。
> 　C　左股関節の屈曲がみられる。
> 　D　右股関節の屈曲がみられる。
> 　E　左膝関節の伸展がみられる。

❏解法ガイド　　四肢の一部の皮膚に疼痛などの刺激を与えると、刺激を受けた肢を引っ込めて刺激から遠ざかろうとする反射が起こる。これを屈曲反射という。屈曲反射の神経回路は2ないし3シナプス性の多シナプス性神経回路である。具体的には、
　①皮膚に刺激を与えると、皮膚に終わるⅢ群求心性線維が興奮する。
　②興奮は、Ⅲ群求心性線維を経て後根から脊髄内に入る。
　③脊髄内に入ると後角に至り、興奮性あるいは抑制性介在神経にシナプス結合する。
　④興奮性介在神経は屈筋を支配するα運動神経に興奮性に結合する。
　⑤抑制性介在神経は伸筋を支配するα運動神経に抑制性に結合する。
　⑥その結果、屈筋は収縮し、伸筋は弛緩して、肢を屈曲することになる。
となる。

❏選択肢考察　　A　左股関節の伸展がみられるのは、交叉性伸展反射である。刺激を与えた肢に屈曲反射が起こると同時に、反対側の肢が伸展する。この刺激と反対側に起こる反射を交叉性伸展反射という。(×)
　　B　右股関節は屈曲する。(×)
　　C　左股関節の屈曲はみられない。(×)
　　D　刺激を与えた肢に屈曲反射が起こるので、右股関節は屈曲する。(○)
　　E　左膝関節の伸展も交叉性伸展反射である。(×)

解答：D

到達目標 **3** 脊髄神経と神経叢（頸神経叢、腕神経叢、腰仙骨神経叢）の構成および主な骨格筋支配と皮膚分布を概説できる。

Point
- 脊髄には31対の脊髄神経が出入りする（頸神経8対、胸神経12対、腰神経5対、仙骨神経5対、尾骨神経1対）。
- 末梢神経系で、神経細胞体が集まったところを「神経節」といい（知覚性神経節や自律神経節）、神経線維が多数集まったり枝分かれし互いに交通・吻合しているところを「神経叢」という。
- 脊髄神経では頸神経叢、腕神経叢、腰神経叢、仙骨神経叢がある。
- **頸神経叢**：第1〜4頸神経（C_1〜C_4）の前枝からなる。横隔神経もこれより分枝する。
- **腕神経叢**：第5頸神経〜第1胸神経（C_5〜Th_1）で構成される。筋皮神経、正中神経、尺骨神経、橈骨神経、および腋窩神経が含まれる。
- **腰神経叢**：第12胸神経〜第4腰神経（Th_{12}〜L_4）の前枝からなる。大腿神経、閉鎖神経などがある。
- **仙骨神経叢**：第4腰神経〜第4仙骨神経（L_4〜S_4）よりなる。上殿神経、下殿神経、坐骨神経など。
- 脊髄神経はそれぞれ決まった皮膚の領域の感覚を支配し、これを皮膚分節（デルマトーム）という。

図13　上肢・下肢の骨格筋の神経支配

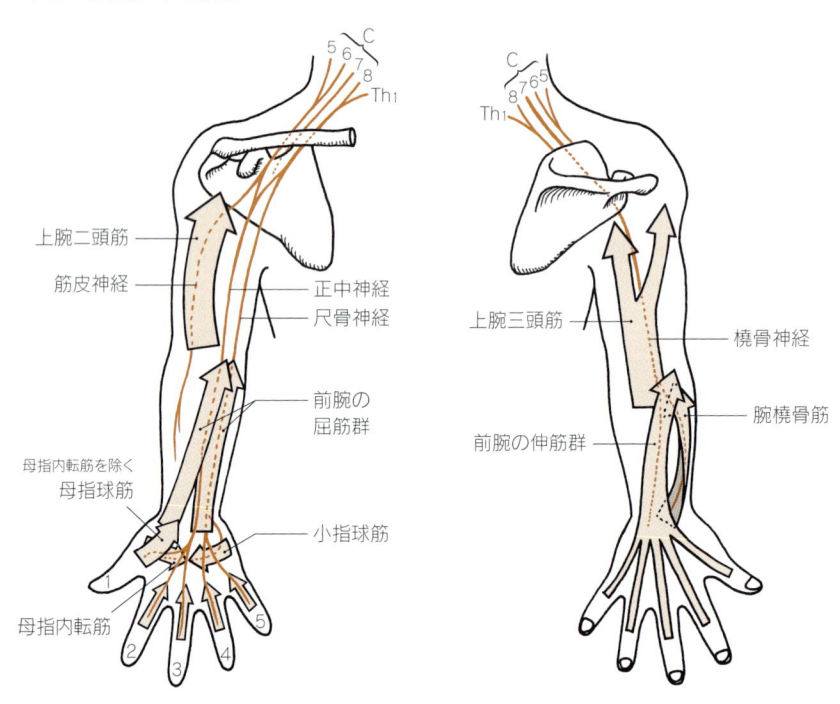

上肢の骨格筋の神経支配
- 筋皮神経 — 上腕二頭筋
- 正中神経 — 前腕屈筋群、母指内転筋を除く母指球筋、第2、3、(4) 指
- 尺骨神経 — 前腕屈筋群、母指内転筋、小指球筋、第4、5指
- 橈骨神経 — 上腕三頭筋、腕橈骨筋、前腕の伸筋群

図14 皮膚分節

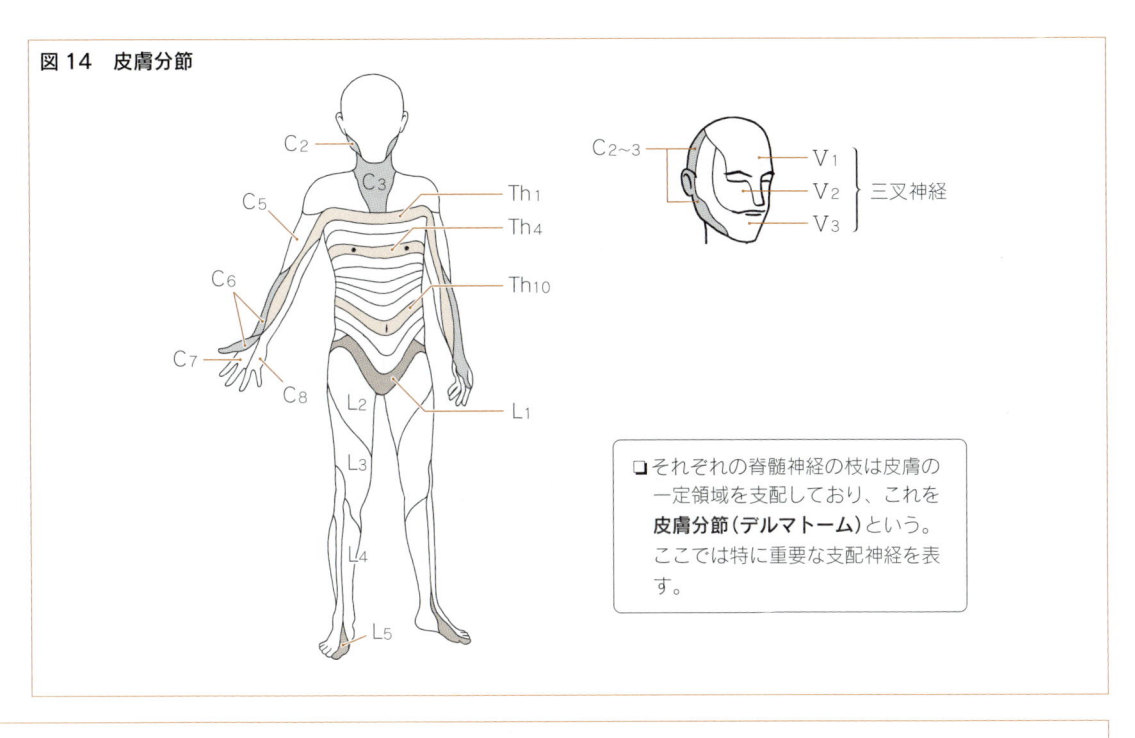

□ それぞれの脊髄神経の枝は皮膚の一定領域を支配しており、これを**皮膚分節（デルマトーム）**という。ここでは特に重要な支配神経を表す。

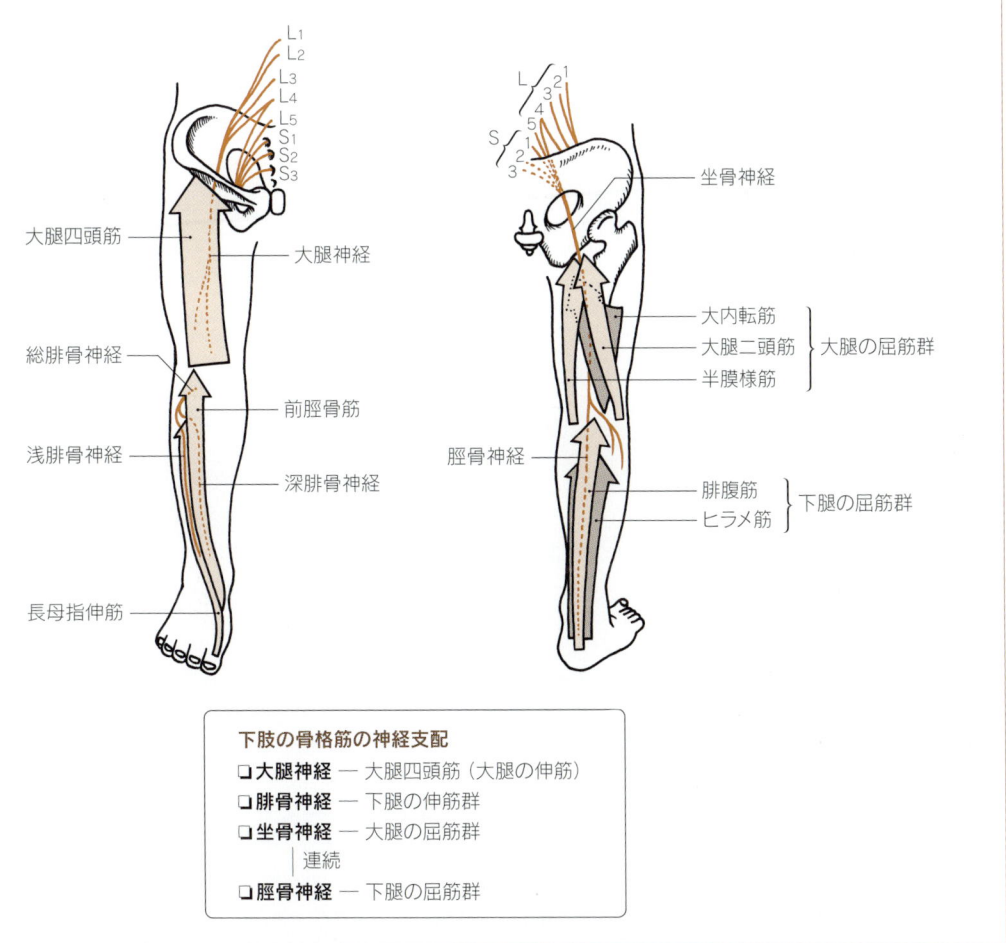

下肢の骨格筋の神経支配
- □ **大腿神経** — 大腿四頭筋（大腿の伸筋）
- □ **腓骨神経** — 下腿の伸筋群
- □ **坐骨神経** — 大腿の屈筋群
  - 連続
- □ **脛骨神経** — 下腿の屈筋群

25 頸神経叢について**誤っている**のはどれか。

A 第1頸神経から第4頸神経の前枝で構成される。
B 皮枝は胸鎖乳突筋の後縁から皮下に出る。
C 筋枝は後項筋群を支配する。
D 副神経と合流して舌骨下筋群を支配する。
E 横隔神経が含まれている。

❏ **解法ガイド** 　頸神経叢は、頸部とその周辺を支配している。第1頸神経から第4頸神経の前枝からなり、胸鎖乳突筋に覆われている。皮枝は胸鎖乳突筋の後縁から皮下に出て、小後頭神経、大耳介神経、頸横神経、鎖骨上神経に分かれ、筋枝は後項筋群に分枝し、副神経と合流して胸鎖乳突筋と僧帽筋に、また、舌下神経と合流しながら舌骨下筋群にも枝を送っている（これを頸神経ワナという）。さらに横隔神経が分枝するが、これは前斜角筋の前を下行して胸腔に入り、心嚢と縦隔胸膜の間を通り横隔膜に達する。

❏ **選択肢考察**
A 第1頸神経から第4頸神経の前枝で構成される。(○)
B 皮枝は胸鎖乳突筋の後縁から皮下に出る。(○)
C 筋枝は後項筋群を支配している。(○)
D 頸神経ワナとして、舌下神経と合流しながら舌骨下筋群に枝を送っている。(×)
E 横隔神経は頸神経叢に含まれる。(○)

解答：D（*i*M ④ 42）

> **26** 腕神経叢の上神経幹を**経由しない**のはどれか。
>
> A 肩甲上神経　　B 筋皮神経　　C 正中神経
> D 橈骨神経　　E 尺骨神経

❏ 解法ガイド　　腕神経叢は第5頚神経～第1胸神経（C_5～Th_1）で構成される。C_5・C_6は上神経幹、C_7は中神経幹、C_8・Th_1は下神経幹となる。この3つの神経幹がそれぞれ2枝に分かれる。それぞれの神経幹からの3枝を合わせて後神経束（C_5～Th_1）となり、上・中神経幹の分枝が合流して外側神経束（C_5～C_7）となり、下神経幹の枝はそのまま内側神経束（C_8、Th_1）となる。

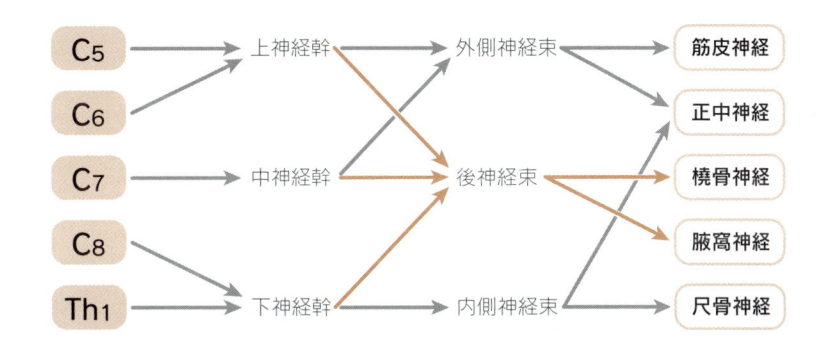

❏ 選択肢考察
A 肩甲上神経はC_5・C_6からなり、上神経幹を経由する。(○)
B 筋皮神経はC_5・C_6からなり、上神経幹を経由する。(○)
C 正中神経はC_5～Th_1からなり、上神経幹を経由する。(○)
D 橈骨神経はC_5～Th_1からなり、上神経幹を経由する。(○)
E 尺骨神経は内側神経束（C_8、Th_1）から起こり、下神経幹を経由しているので、上神経幹を経由しない。(×)

解答：E （*iM* ④ 43）

> **27** 二重神経支配の筋はどれか。
>
> A 短母指屈筋　　B 短母指伸筋　　C 短母指外転筋
> D 母指内転筋　　E 母指対立筋

❏ 解法ガイド　　短母指屈筋は正中神経と尺骨神経の二重支配である。その他の二重神経支配となっている筋には、虫様筋と深指屈筋（いずれも正中神経と尺骨神経）がある。

❏ 選択肢考察
A 短母指屈筋は正中神経と尺骨神経の二重支配である。(○)
B 短母指伸筋は橈骨神経支配である。(×)
C 短母指外転筋は正中神経支配である。(×)
D 母指内転筋は正中神経支配である。(×)
E 母指対立筋は正中神経支配である。(×)

解答：A

□□ **28** デルマトームについて**誤っている**組合せはどれか。

A 母　指 ——————————— 第6頸神経
B 前胸部乳頭 ——————————— 第4胸神経
C 臍　部 ——————————— 第10胸神経
D 鼠径部 ——————————— 第1腰神経
E 肛門周囲 ——————————— 第1仙骨神経

解法ガイド　　脊髄神経は決まった皮膚の領域の感覚を支配している。これを皮膚分節（デルマトーム）という。

選択肢考察
A 母指は第6頸神経支配である。(○)
B 前胸部乳頭は第4胸神経支配である。(○)
C 臍部は第10胸神経支配である。(○)
D 鼠径部は第1腰神経支配である。(○)
E 肛門周囲は第5仙骨神経支配である。(×)

解答：E（*iM* ④ 42〜43）

□□ **29** 腰神経叢に**含まれない**のはどれか。

A 陰部大腿神経
B 閉鎖神経
C 大腿神経
D 坐骨神経
E 腸骨鼠径神経

解法ガイド　　腰神経叢は、第12胸神経〜第4腰神経の前枝からなる。腰椎横突起と大腰筋との間に位置し、筋枝は腹筋、大腿の内側面・前面の筋を支配し、皮枝は外陰部、鼠径部、大腿の前面・内側面、下腿の内側面を支配する。

選択肢考察
A 陰部大腿神経は陰部枝と大腿枝の2枝に分かれる。陰部枝は男性では陰嚢に分布し、女性では陰唇に分布する。大腿枝は大腿前面の皮膚に分布する。(○)
B 閉鎖神経は、閉鎖動脈とともに閉鎖管を通った後、皮枝は大腿内側面の皮膚に分布し、筋枝は大腿内転筋群を支配する。(○)
C 大腿神経は、鼠径靱帯の下を通って大腿動脈に沿って下行する。皮枝は大腿前面の皮膚へ分布する。最大の皮枝である伏在神経は膝関節の内側で皮下に出た後、下行して下腿と足背の内側面に分布する。筋枝は骨盤腔内で腸腰筋を支配する。骨盤から出た後は大腿四頭筋などを支配する。(○)
D 坐骨神経は仙骨神経叢に含まれる。(×)
E 腸骨鼠径神経は、皮枝は陰嚢または陰唇の皮膚に分布する。筋枝は側腹筋を支配する。(○)

解答：D（*iM* ④ 43）

30 坐骨神経の支配を受けないのはどれか。

A　大腿二頭筋
B　大内転筋
C　半膜様筋
D　半腱様筋
E　大腿筋膜張筋

❏ 解法ガイド　　坐骨神経は、人体の中で最大の末梢神経である。梨状筋下孔から大腿後方に出た後、坐骨結節と大転子の中間点の内側を通過して、大腿二頭筋長頭と大内転筋の間を垂直に下行する。大腿二頭筋・半膜様筋・半腱様筋などの大腿屈筋群と、大内転筋の一部を支配する。膝窩の上方で外側の総腓骨神経と内側の脛骨神経に分かれる。

❏ 選択肢考察
A　大腿二頭筋は坐骨神経支配である。(○)
B　大内転筋は坐骨神経支配である。(○)
C　半膜様筋は坐骨神経支配である。(○)
D　半腱様筋は坐骨神経支配である。(○)
E　大腿筋膜張筋は上殿神経支配である。(×)

解答：E

> **31** 46歳の男性。1年前から両手のしびれがあり、最近、しびれの悪化と歩行障害とを認めたため来院した。深部反射は、下顎反射正常、上腕二頭筋反射消失、上腕三頭筋反射亢進、膝蓋腱反射亢進およびアキレス腱反射亢進がみられた。
> 最も考えられる障害部位はどれか。
> A　第1、2頸髄
> B　第3、4頸髄
> C　第5、6頸髄
> D　第7、8頸髄
> E　第1、2胸髄

❏ 解法ガイド　身体所見　#1　46歳の男性。1年前からの両手のしびれ感⇒慢性経過。
　　　　　　　　　　　#2　最近、しびれの悪化と歩行障害が出現⇒悪化傾向。
　　　　　　　検査所見　深部腱反射で、
　　　　　　　　　　　#1　下顎反射正常⇒橋より上部は正常。
　　　　　　　　　　　#2　上腕二頭筋反射消失⇒第5、6頸髄領域障害。
　　　　　　　　　　　#3　上腕三頭筋反射亢進⇒第7、8頸髄領域より上方障害。
　　　　　　　　　　　#4　膝蓋腱反射亢進⇒第3、4腰髄領域より上方障害。
　　　　　　　　　　　#5　アキレス腱反射亢進⇒第5腰髄、第1仙髄より上方障害。

❏ 臨床診断　頸椎椎間板ヘルニアの疑い。

❏ 解法サプリ　深部反射の正常、消失、亢進の違いによって、脊髄の障害レベルを推定する。脊髄側索を通る錐体路が障害されれば、障害部位より下位では腱反射は亢進する。脊髄前角および前根が障害されれば、障害部位と同高で腱反射は低下または消失する。本症例では、上腕二頭筋反射消失、上腕三頭筋反射亢進なので、障害レベルを第5、6頸髄と考えれば合理的に説明がつく。

❏ 選択肢考察　A　第1、2頸髄障害では上腕二頭筋反射が亢進する。(×)
　　　　　　　B　第3、4頸髄障害では上腕二頭筋反射は亢進する。(×)
　　　　　　　C　第5、6頸髄レベルで、反射弓が通る後根、後角、前角、前根のいずれかが障害されれば、上腕二頭筋反射は消失・低下する。また、同レベルで側索が障害されれば、それ以下の上腕三頭筋反射や膝蓋腱反射は亢進する。(○)
　　　　　　　D　第7、8頸髄障害では上腕三頭筋反射が消失する。(×)
　　　　　　　E　第1、2胸髄障害では上腕二頭筋反射と上腕三頭筋反射は正常である。(×)

解答：C

□□ **32** 52歳の男性。2週前から右肩甲部の痛みと右上肢への放散痛とを訴えて来院した。頸部単純MRI T2強調画像を示す。

本例で筋力が最も低下している筋はどれか。

A 僧帽筋
B 三角筋
C 虫様筋
D 長母指屈筋
E 小指外転筋

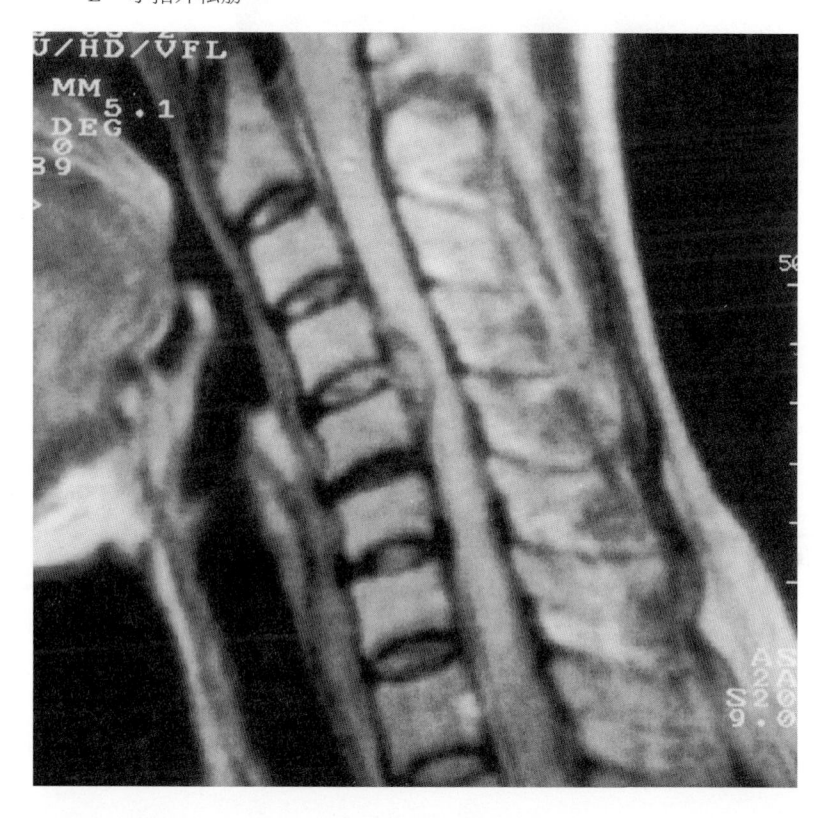

❏ **解法ガイド** 身体所見 #1 52歳の男性。2週前から右肩甲部の痛みを訴えた⇒障害部位としては、デルマトームで第5頸髄〜第5胸髄くらいまでの範囲を疑う。

#2 右上肢への放散痛を伴う⇒第4頸髄〜第2胸髄までの障害を疑う。

画像所見 MRIでは、

#1 第4頸椎と第5頸椎間の髄核が後方に突出し、脊髄を前方から圧迫している⇒臨床症状およびMRI所見からは第5頸神経の障害が疑われる。

❏ **臨床診断** 第4、5頸椎の椎間板ヘルニア。

❏ **解法サプリ** 第4、5頸椎の椎間板ヘルニアでは、第5頸神経が圧迫され障害されることが多い。「第5頸神経によって支配されている筋が、最も障害され、筋力低下などの症状を示すはずである」と考える。

図中ラベル:
- 後縦靱帯
- 頸髄
- 髄核の後方脱出 ⇒ 椎間板ヘルニア
- C₂, C₃, C₄, C₅, C₆

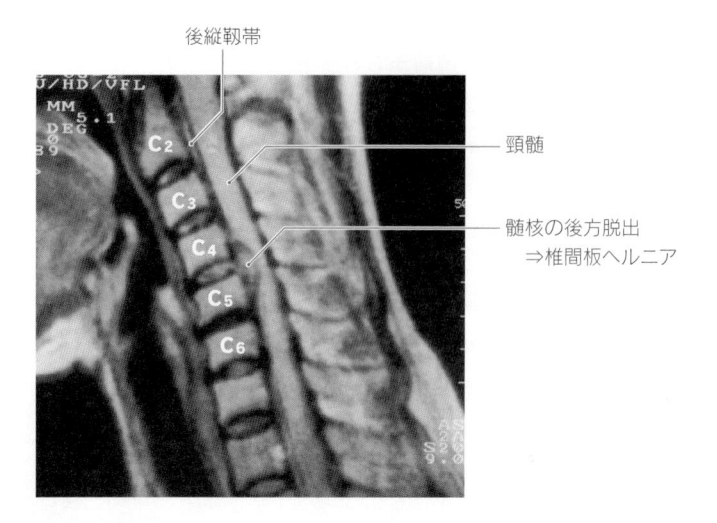

❏ **選択肢考察**

A 僧帽筋は、副神経の外枝および頸神経叢の筋枝 C₂〜C₄ の支配を受けている。第5頸神経の障害では僧帽筋の筋力の低下は起こらない。(×)

B 三角筋は、腋窩神経の支配で、髄節では C₅〜C₆ を受けている。本例では第5頸神経が圧迫・障害されていると考えられる。したがって、三角筋の筋力が低下している可能性が高い。(○)

C 虫様筋は、第1〜2虫様筋が正中神経で、第3〜4虫様筋が尺骨神経で支配されており、髄節では、C₈〜Th₁ 支配である。第5頸神経の障害では虫様筋の筋力の低下は起こらない。(×)

D 長母指屈筋は、正中神経支配で、C₈〜Th₁ からの神経を受けている。したがって、第5頸神経の障害では長母指屈筋の筋力の低下は起こらない。(×)

E 小指外転筋は、尺骨神経掌枝の深枝の支配で、C₈〜Th₁ からの神経を受けている。したがって、第5頸神経の障害では小指外転筋の筋力の低下は起こらない。(×)

解答：B

● core curriculum

Chapter 3

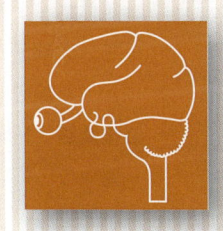

構造と機能
③脳幹と脳神経

到達目標 1 脳幹の構造と伝導路を説明できる。

Point

[脳幹（中脳、橋、延髄）]
- 脳幹は上から中脳、橋、延髄の順で構成され、脳神経が出入りし、さまざまな神経伝導路が存在する。
- 中脳の腹側面に大脳脚があり、背側面には上丘、下丘と呼ばれる2対の隆起がある。
- 橋は中脳と延髄に挟まれ、腹側面は膨隆し、左右両側は中小脳脚を経て小脳へと連なる。腹側面正中には脳底溝という脳底動脈が走る溝がある。背面は第四脳室に面し、菱形窩の上半部を占める。
- 延髄は脊髄より続く部分で、腹側正中側にある錐体交叉により脊髄とほぼ境される。延髄には前正中裂、後正中溝のほか、両側に前後の外側溝があり、腹側部、外側部および背側部に分けられる。脊髄から続く前正中裂の両側が膨隆しており、錐体と呼ばれる。

[伝導路]
- **錐体路**：大脳皮質から発した一次ニューロンは、中脳の大脳脚→橋の腹側底部→延髄の錐体を下行する。大部分が錐体交叉で交叉し、脊髄の側索を通ることから外側皮質脊髄路と呼ばれる。交叉しなかった線維は前皮質脊髄路として脊髄前索を下行する。
- **後索路**：振動覚や位置覚の一次ニューロンは、後角から入って同側性に後索を上行し、延髄に至り、薄束核・楔状束核でニューロンを変え、毛帯交叉を介して内側毛帯を通り視床に至る。

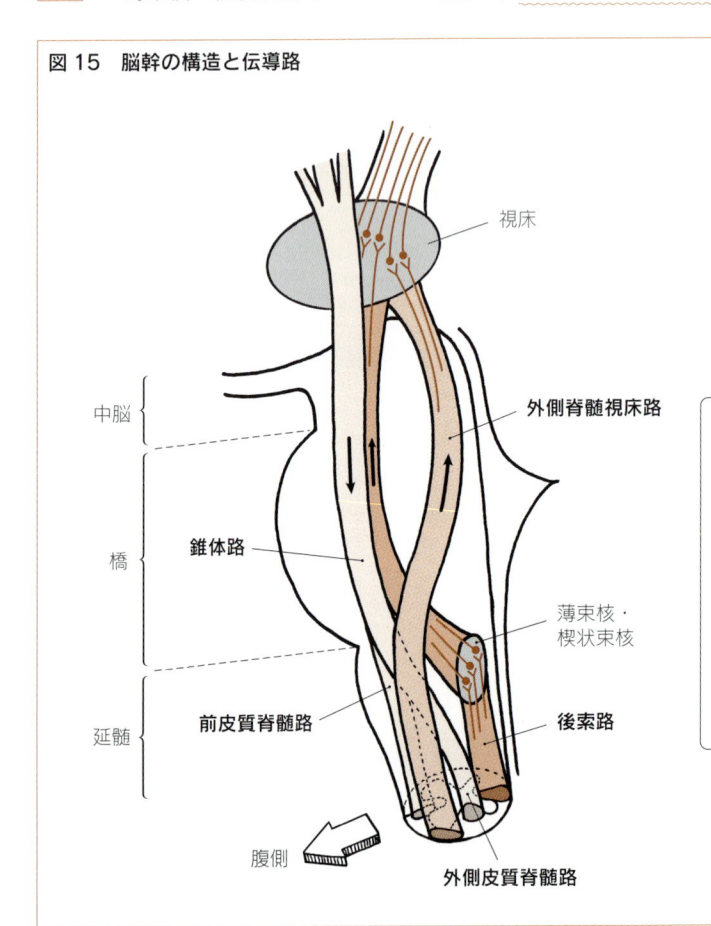

図15 脳幹の構造と伝導路

- 外側脊髄視床路は延髄では外側を通るが、橋に入ると背側を走るようになる。
- 後索路は延髄で核を乗り換えた後、交叉して内側毛帯を形成する。
- 薄束核と楔状束核は延髄の背側にある。
- 皮質脊髄路の大部分は延髄レベルで交叉する（錐体交叉）。

33 延髄外側が障害されたときに損傷を受ける伝導路はどれか。
A 錐体路
B 内側毛帯
C 三叉神経脊髄路
D 内側縦束
E 中小脳脚

□ 解法ガイド　延髄外側には外側脊髄視床路、三叉神経脊髄路、下小脳脚、舌咽・迷走神経核、網様体などが存在している。これらが栄養血管の閉塞などによって障害された疾患を、Wallenberg症候群と呼ぶ。

□ 選択肢考察
A 錐体路は腹側底部を通過するので障害されない。(×)
B 内側毛帯も内側を上行するので障害されない。(×)
C 三叉神経脊髄路は障害される。(○)
D 内側縦束は内側を通るので障害されない。(×)
E 中小脳脚ではなく、下小脳脚が障害される。(×)

解答：C（*iM* ④ 24〜25、162）

34 誤っているのはどれか。
A 錐体路は橋の腹側を下行する。
B 内側毛帯は延髄から中脳にかけて背側に移動する。
C 三叉神経毛帯は橋背部を上行する。
D 横橋線維は中小脳脚を通って小脳皮質に至る。
E 外側毛帯は上丘に終わる。

□ 解法ガイド　脳幹部の主だった神経伝導路について知っておく必要がある。

□ 選択肢考察
A 錐体路は中脳の大脳脚、橋の腹側底部、延髄の錐体を下行する。(○)
B 内側毛帯は頸以下の深部感覚を伝え、延髄から中脳にかけて背側に移動する。(○)
C 三叉神経毛帯は三叉神経の二次感覚神経のことで、頭部の識別性触圧覚と温痛覚を視床に伝える伝導路である。橋背部を上行する。(○)
D 橋核にある神経の軸索は横橋線維として横走し、大部分は交叉し、反対側の中小脳脚を通って小脳皮質に終止する（苔状線維）。(○)
E 外側毛帯は聴覚の伝導路であり、下丘に終わる。(×)

解答：E（*iM* ④ 62、164）

□□ **35** 55歳の男性。突然右半身が麻痺したため来院した。足底を刺激したときの写真を示す。
病変部はどれか。

A 内包前脚　　　B 橋底部　　　C 小脳皮質
D 脊髄前角　　　E 末梢知覚神経

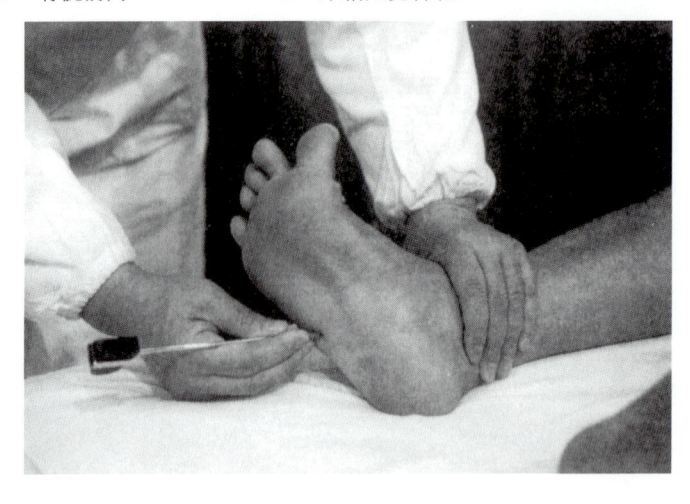

❏ **解法ガイド**　身体所見 #1　55歳の男性。突然右半身が麻痺した⇒突然の発症であり、脳血管障害が疑われる。

検査所見 #1　右足底を術者が刺激すると患者の母趾が背屈している⇒Babinski反射陽性であることから錐体路障害がある。

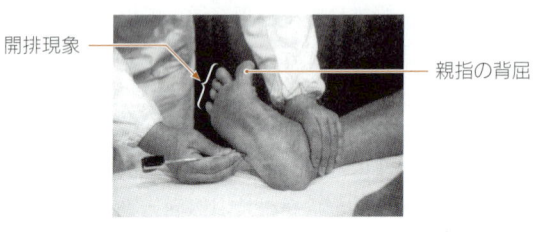

開排現象　　　親指の背屈

❏ **臨床診断**　脳血管障害の疑い。
❏ **解法サプリ**　足底の外側部を後ろから前に擦ったとき、正常では母趾が底屈するのに対し、母趾が背屈した場合、Babinski反射陽性という。Babinski反射陽性をみたときは、錐体路障害を考える。また、本例のように、母趾以外の足趾が背屈することがあるが、これは開排現象と呼ばれ、Babinski反射陽性と同じ意味をもつ。

❏ **選択肢考察**　A　錐体路は内包前脚ではなく、内包後脚を下行する。(×)
B　錐体路は橋底部を通るので同部位の障害が考えられる。(○)
C　小脳皮質の障害では運動障害をきたすが、Babinski反射が陽性になることはない。(×)
D　脊髄前角は、錐体路下位運動神経の起始部で、これが障害された場合は支配レベルの腱反射が低下・消失する。Babinski反射は出現しない。(×)
E　末梢知覚神経の障害では、Babinski反射は出現しない。(×)

解答：B (*i*M 4 94)

| 到達目標 2 | 脳神経の名称、核の局在、走行・分布と機能を概説できる。

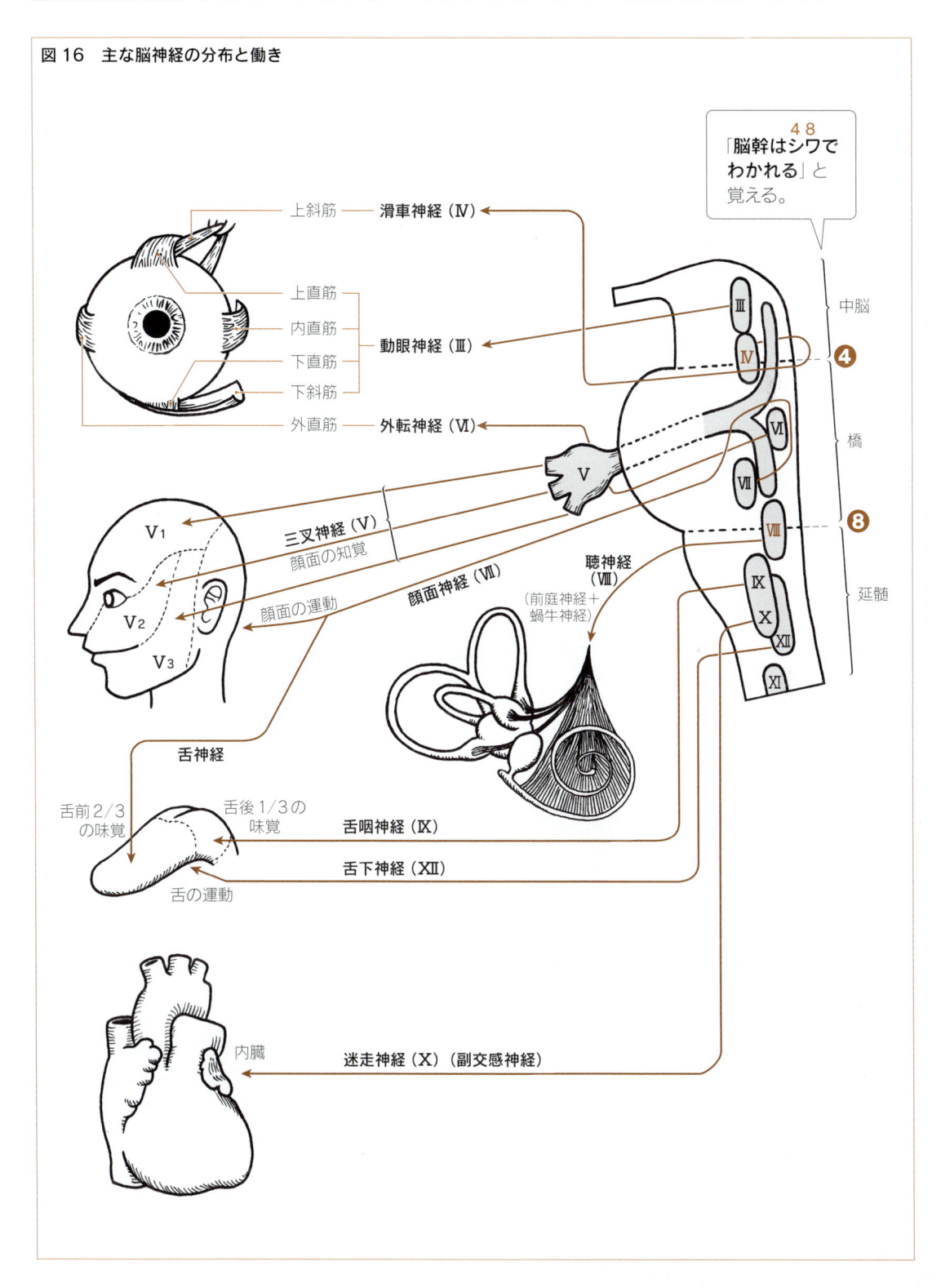

図16　主な脳神経の分布と働き

「脳幹はシワでわかれる」と覚える。[48]

- 上斜筋 — 滑車神経（Ⅳ）
- 上直筋
- 内直筋 — 動眼神経（Ⅲ）
- 下直筋
- 下斜筋
- 外直筋 — 外転神経（Ⅵ）

三叉神経（Ⅴ）
顔面の知覚
- V₁
- V₂
- V₃

顔面の運動
顔面神経（Ⅶ）

聴神経（Ⅷ）
（前庭神経＋蝸牛神経）

舌神経
舌前2/3の味覚
舌後1/3の味覚 — 舌咽神経（Ⅸ）
舌下神経（Ⅻ）
舌の運動

内臓 — 迷走神経（Ⅹ）（副交感神経）

中脳／橋／延髄

3　構造と機能③　脳幹と脳神経

> **Point**
> ❏ 脳からは12対の脳神経が出入りする。12対の脳神経のうち、嗅神経（Ⅰ）と視神経（Ⅱ）は直接大脳に入るが、第Ⅲ～Ⅻ脳神経は脳幹から出入りする。
> ❏ 脳神経の名称、核の局在、および走行のポイントを以下に示す。

表1　脳神経の走行と局在

脳神経	名称	核の局在	走行
Ⅰ	嗅神経	直接、大脳に入る	篩骨篩板を介して嗅球へと至る。
Ⅱ	視神経		視神経管を通る。
Ⅲ	動眼神経	中脳	上眼窩裂を通る。
Ⅳ	滑車神経		
Ⅴ	三叉神経	橋	第1枝（眼神経）：上眼窩裂を通る。 第2枝（上顎神経）：正円孔を通る。 第3枝（下顎神経）：卵円孔を通る。
Ⅵ	外転神経		上眼窩裂を通る。
Ⅶ	顔面神経		内耳孔を通る。
Ⅷ	内耳神経		
Ⅸ	舌咽神経	延髄	頸静脈孔を通る。
Ⅹ	迷走神経		
Ⅺ	副神経		
Ⅻ	舌下神経		舌下神経管を通る。

□□ 36	顔面神経核の存在部位はどれか。
	A　視　床
	B　視床下部
	C　中　脳
	D　橋
	E　延　髄

❏ 解法ガイド　　　脳神経核の存在する部位についてまとめる。
　　　　　　　　　中脳 ……Ⅲ、Ⅳ（動眼神経、滑車神経）
　　　　　　　　　橋 ………Ⅴ～Ⅷ（三叉神経、外転神経、顔面神経、聴神経）
　　　　　　　　　延髄 ……Ⅸ～Ⅻ（舌咽神経、迷走神経、副神経、舌下神経）
❏ 選択肢考察　　　D　　解法ガイド参照。（○）

解答：D（*iM* ④ 39）

□□ 37	上眼窩裂を通過しないのはどれか。
	A　動眼神経
	B　滑車神経
	C　三叉神経
	D　外転神経
	E　顔面神経

❏ 解法ガイド　　　上眼窩裂を通過する神経は、動眼神経、滑車神経、三叉神経第1枝（＝眼神経）、外転神経である。
❏ 選択肢考察　　　E　　顔面神経は上眼窩裂を通らない。内耳孔を通る。解法ガイド参照。（○）

解答：E（*iM* ④ 33）

□□ **38**　動眼神経の障害でみられないのはどれか。

A　瞳孔散大
B　眼瞼下垂
C　眼球外転障害
D　眼球上転障害
E　眼球下転障害

❏ 解法ガイド　　動眼神経は外眼筋として眼瞼挙筋、上直筋、下直筋、内直筋、下斜筋を支配し、内眼筋として瞳孔括約筋、毛様体筋（Müller筋）を支配している。

❏ 選択肢考察
A　瞳孔括約筋の障害によって、瞳孔は散大する。(○)
B　眼瞼挙筋の障害によって、眼瞼は下垂する。(○)
C　眼球外転障害は起こらない。(×)
D　上直筋の障害によって、眼球上転障害が生じる。(○)
E　下直筋の障害によって、眼球下転障害が生じる。(○)

解答：C（*iM* ④ 32〜34）

□□ **39**　延髄に存在しない神経核はどれか。

A　下オリーブ核
B　三叉神経主知覚核
C　前庭神経核
D　疑　核
E　迷走神経背側運動核

❏ 解法ガイド　　延髄に存在する神経核には、舌下神経核、迷走神経背側運動核、孤束核、三叉神経脊髄路核、下オリーブ核、疑核などがある。

❏ 選択肢考察
A　下オリーブ核にある神経の軸索は、交叉した後、下小脳脚を上行し小脳皮質に至る（登上線維）。(○)
B　三叉神経主知覚核は橋に存在する。延髄に存在するのは三叉神経脊髄路核である。(×)
C　前庭神経核は延髄から橋にかけて存在する大きな核である。(○)
D　疑核にある神経の軸索は、舌咽神経として茎突咽頭筋と上部咽頭筋を支配したり、迷走神経として喉頭筋群を支配している。(○)
E　迷走神経背側運動核からは、副交感神経の遠心路の節前線維が出ており、舌咽神経と迷走神経に入った後、胸部臓器や腹部臓器の近傍にある神経節で節後神経に接続する。(○)

解答：B（*iM* ④ 38）

☐☐ **40**　53歳の男性。4日前から右眼痛が生じ、2日前から右眼瞼が下がり、物が二重に見えるようになったので来院した。神経学的所見では右前頭部の表在感覚が低下している。右眼は外転位で、内転はできない。瞳孔径は右6mm、左4mm。視力は正常。項部硬直はない。四肢の筋力、深部腱反射および深部感覚はいずれも正常。
　　病変部位として最も考えられるのはどれか。
　A　大脳前頭葉
　B　脳　梁
　C　中脳腹側部
　D　海綿静脈洞
　E　頸静脈孔部

❏ 解法ガイド　[身体所見] #1　53歳の男性が4日前から右眼痛を生じている⇒炎症が疑われる。
　　　　　　　　　#2　その2日後から右眼瞼が下がり、物が二重に見えるようになった⇒動眼神経の障害を疑う。
　　　　　　[検査所見] #1　右前頭部の表在感覚は低下している⇒右の三叉神経第1枝の障害。
　　　　　　　　　#2　右眼は外転位で内転はできない⇒右眼の内直筋が障害され、相対的に外直筋の作用が強くなり、外転していることが分かる。右動眼神経の障害を考える。
　　　　　　　　　#3　瞳孔径は右6mm、左4mm⇒右瞳孔散大があり、右動眼神経の障害を考える。
　　　　　　　　　#4　項部硬直はない⇒髄膜刺激症状はないので、髄膜炎、くも膜下出血は否定的。
　　　　　　　　　#5　四肢の筋力、深部腱反射および深部感覚はいずれも正常⇒錐体路障害はない。

❏ 臨床診断　　Tolosa‐Hunt症候群の疑い。

❏ 解法サプリ　Tolosa‐Hunt症候群は、海綿静脈洞前部の肉芽腫病変によって脳神経のⅢ、Ⅳ、V₁、Ⅵが障害される疾患である。一側性の眼痛が反復し、眼痛に続いて外眼筋麻痺が出現し、複視を訴える。ステロイド薬によく反応する。

❏ 選択肢考察　A　前頭葉の障害ならば上位運動神経が障害されるので、対側上下肢に痙直性の運動麻痺がみられるはずである。(×)
　　　　　　B　脳梁の障害では、体性感覚に関する半球間離断症状である「他人の手徴候」などが有名だが、本問ではもちろんそうした記載はない。(×)
　　　　　　C　中脳腹側部の障害では、動眼神経の障害を説明することができるが、大脳脚を下行する錐体路も障害されているはずである。その場合、対側の片麻痺を認めるが、本例では片麻痺はない。(×)
　　　　　　D　海綿静脈洞の外側壁に沿って上眼窩裂が存在し、動眼神経、滑車神経、三叉神経第1枝の眼神経、外転神経が走行している。Tolosa‐Hunt症候群では、炎症の波及によって上眼窩裂を通過する神経が障害されることがある。本例では動眼神経と三叉神経第1枝の障害が同時に生じているので、海綿静脈洞が最も疑われる。(○)
　　　　　　E　頸静脈孔は舌咽神経、迷走神経、副神経が通っている。頸静脈孔の障害では本例のような症状を説明することはできない。(×)

解答：D（*iM* ④ 51）

□□ **41** 70歳の男性。前日寝苦しかったため、クーラーをかけて寝た。本日の朝食時にみそ汁を飲んだところ、口からこぼれてしまい、顔がゆがんでいることに気付いたため来院した。来院時の写真（⇒カラー口絵）を示す。

正しいのはどれか。
A 右の前頭筋に麻痺はない。
B 左の眼輪筋に麻痺がある。
C 左の口輪筋に麻痺がある。
D 中枢性の顔面神経麻痺である。
E Bell麻痺が疑われる。

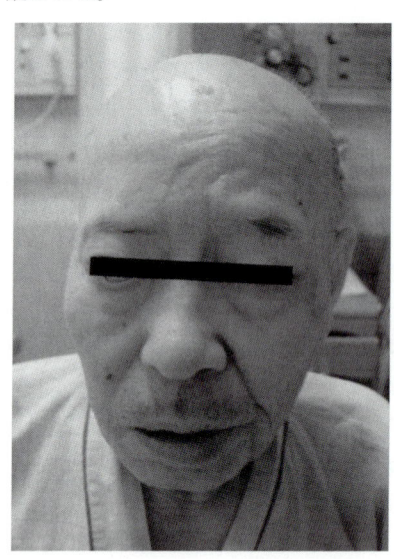

❏ **解法ガイド** 身体所見 ＃1 70歳の男性。前日寝苦しかったため、クーラーをかけて寝た⇒以下の症状から顔面神経麻痺をきたしており、Bell麻痺が最も考えられるわけだが、Bell麻痺はしばしば一側の顔面に寒冷刺激が加わった後に発症するので、そのことを示唆するコメントと受け取れる。

＃2 本日の朝食時にみそ汁を飲んだところ、口からこぼれてしまい、顔がゆがんでいることに気付いた⇒味噌汁が口からこぼれることから、口輪筋収縮が不良であることが分かる。顔がゆがんでいるのは、一側顔面神経が麻痺を起こしている可能性を示唆している。

画像所見 来院時の写真では、
＃1 右の口角部が垂れ下がっており、鼻唇溝も左に比べると浅いことが分かる。
＃2 額の皺も右側では左側よりも浅く、眉毛も右側のほうが左側よりもやや垂れ下がっている。
＃3 画像所見＃1・2より末梢性の右顔面神経麻痺が考えられる。

❏ **診 断** 末梢性右顔面神経麻痺（Bell麻痺の疑い）。

❏ **解法サプリ** 額の皺寄せのように顔面の上方の筋肉の運動を司る下位運動神経核は、大脳半球からの上位運動ニューロンによって両側性に支配されているが、口輪筋のように下方の筋肉は一側性支配である。下位運動神経核を出た神経線維は左右同側に一側性に（つまり、

右の顔面神経核から出た顔面神経は顔面の右半分を支配して)、顔面の上方・下方に分布している。したがって下位運動ニューロンの障害では障害側と同側性に顔面上半・下半とも麻痺を生じるが、上位運動ニューロンの障害では 反対側の下半のみが麻痺する。具体的には、一側の顔面全体（上も下も）が麻痺している場合は麻痺側と同側の下位運動ニューロンの障害であり、額の皺寄せが可能で、顔面下方のみの麻痺ならば、麻痺と反対側の上位運動ニューロンの障害を考えるというわけである。

本問の場合、右側の額の皺が浅くなっており、このことから下位運動ニューロンの障害であることが分かる。下位運動ニューロンの障害で麻痺のことを末梢性麻痺、上位運動ニューロンの障害で麻痺のことを中枢性麻痺と呼ぶので、末梢性顔面神経麻痺である。末梢性の場合、同側性の障害なので、障害側は右側ということになる。

顔面神経麻痺の原因には、Bell麻痺、Ramsay Hunt症候群、ポリオ、Hansen病、側頭骨骨折、Möbius症候群、Foville症候群、Millard-Gubler症候群、Guillain-Barré症候群、サルコイドーシス（Heerfordt症候群）などがあるが、原因が不明なものは、Bell麻痺と診断される。近年、Bell麻痺の多くは単純ヘルペスウイルスの再活性化が原因で起こることが判明した。一側の顔面に寒冷刺激が加わった後に突然発症することが多い。患側の兎眼（眼瞼閉鎖が不十分)、鼻唇溝が浅い、口角が下がる、鼓索神経障害による舌前2/3の味覚低下などがみられるが、膝神経節に潜伏する水痘・帯状疱疹ウイルスが免疫力の低下に伴って再活性化して生じるRamsay Hunt症候群とは異なり、聴覚障害は生じない点が鑑別のポイントである。数か月から半年で自然治癒するが、病態は神経浮腫による絞扼性麻痺なので、浮腫の軽減を目的にステロイド薬投与が行われることもある。

❏ 選択肢考察

A 右の額の皺寄せができていないので、前頭筋に麻痺を認める。前頭筋は額に皺を寄せるための筋肉である。(×)
B 左の眼輪筋は正常である。右の眼輪筋に麻痺があるものと思われる。(×)
C 左の口輪筋は正常である。右口角が垂れ下がっており、右口輪筋に麻痺がある。(×)
D 右の額の皺寄せができていないことから末梢性の顔面神経麻痺と診断される。(×)
E 寒冷刺激によって誘発されて突然起こった右末梢性顔面神経麻痺であることから、Bell麻痺が最も考えられる。(○)

解答：E（*iM* ④ 112）

到達目標 3 脳幹の機能を概説できる。

Point

- 脳幹には、呼吸中枢、覚醒（意識）中枢、睡眠中枢など生命維持に不可欠な神経核が存在する。

[呼吸中枢]
- 延髄は血中 CO_2 濃度などに基づいて呼吸運動を調節している（第1巻「呼吸器」参照）。

[覚醒（意識）中枢]
- 覚醒あるいは意識の中枢は脳幹網様体にある。

[睡眠中枢]
- 睡眠には REM（rapid eye movement、急速眼球運動）睡眠と non-REM 睡眠がある。
- REM 睡眠には青斑核が関与し、脳波は覚醒時に似る反面、骨格筋の緊張は消失している。
- non-REM 睡眠には縫線核が関与し、脳波は徐波化する。

[脳幹反射]
- 脳幹反射には対光反射、角膜反射、毛様脊髄反射、眼球頭反射、前庭反射、咽頭反射、咳反射がある。脳死判定基準における脳幹反射の消失とはこの7つの反射の消失のことをいう。

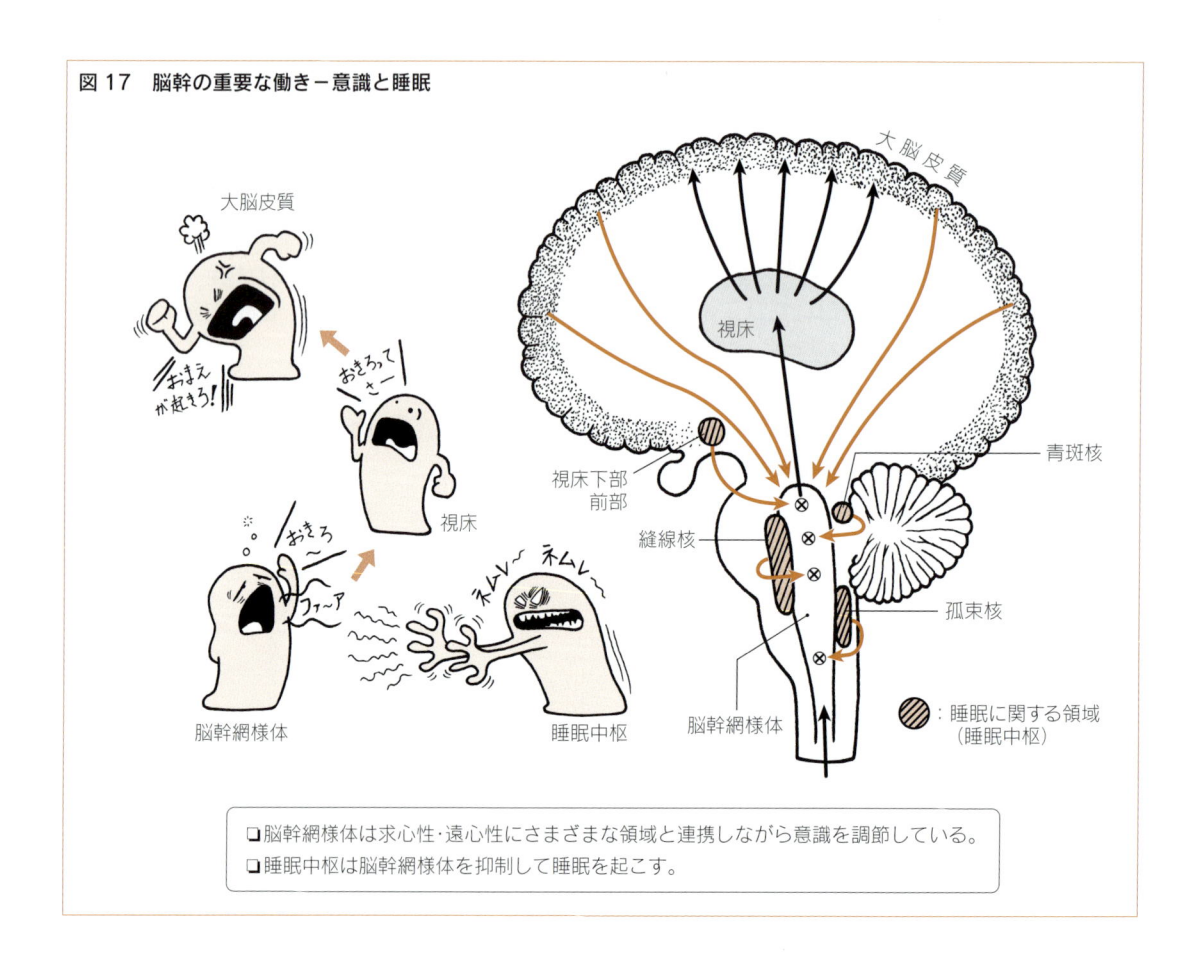

図17 脳幹の重要な働き－意識と睡眠

- 脳幹網様体は求心性・遠心性にさまざまな領域と連携しながら意識を調節している。
- 睡眠中枢は脳幹網様体を抑制して睡眠を起こす。

42 覚醒状態を司る中枢はどれか。

A　小脳皮質
B　中脳四丘体
C　淡蒼球
D　大脳皮質
E　中脳網様体

❏解法ガイド　　覚醒の中枢は中脳網様体、視床下部後部が考えられている。反対に、睡眠（＝抑制系）の中枢としては視床下部前部、尾状核、視床汎性投射系などが考えられている。覚醒の中枢という代わりに、意識の中枢という言葉が使われることがある。意識という言葉には種々の意味があるが、ふつう意識中枢という場合の意識とは「覚醒」とほぼ同義である。

❏選択肢考察
A　小脳皮質は覚醒の中枢ではない。(×)
B　中脳四丘体は覚醒の中枢ではない。(×)
C　淡蒼球は覚醒の中枢ではない。(×)
D　大脳皮質は覚醒の中枢ではない。(×)
E　中脳網様体は覚醒の中枢と考えられている。(○)

解答：E（*iM* ④ 55）

43 脳死判定基準に含まれないのはどれか。

A　毛様脊髄反射消失
B　咳反射消失
C　前庭反射消失
D　眼球頭反射消失
E　下顎反射消失

❏解法ガイド　　脳死の判定基準には、深昏睡、瞳孔固定、平坦脳波、自発呼吸の消失、脳幹反射の消失があるが、そのうち脳幹反射には具体的に、対光反射、角膜反射、毛様脊髄反射、眼球頭反射、前庭反射、咽頭反射、咳反射の7つがある。

❏選択肢考察　　E　下顎反射の消失は判定基準に含まれない。(×)

解答：E（*iM* ④ 71）

☐☐ 44　REM睡眠に関与している神経核はどれか。
　　A　孤束核
　　B　縫線核
　　C　青斑核
　　D　疑核
　　E　赤核

❏解法ガイド　　セロトニン作動性神経の核である縫線核を破壊すると不眠が生じる。特にnon‐REM睡眠が生じなくなる。一方、ノルアドレナリン作動性神経の核である青斑核を破壊するとREM睡眠のみが減少する。このことから、縫線系のセロトニン作動性神経がnon‐REM睡眠を誘発させ、青斑核のノルアドレナリン作動性神経がREM睡眠を発現させると考えられている。さらに、REM睡眠発現には青斑核に加えて、その周囲の網様体、延髄上部の大細胞網様体なども深く関与しているといわれる。

❏選択肢考察　　C　青斑核はREM睡眠に関与している。(○)

解答：C（*iM* ④ 129）

☐☐ 45　閉じ込め症候群〈locked‐in症候群〉について正しいのはどれか。
　　A　脳幹網様体の意識中枢が障害されている。
　　B　大脳皮質の広範な障害によって引き起こされる。
　　C　錐体外路症状を中心とした障害である。
　　D　瞬目による意思疎通が可能である。
　　E　嚥下運動は可能である。

❏解法ガイド　　閉じ込め症候群（locked‐in症候群）は、橋上部2/3の両側底部の障害によって、随意的な四肢の運動麻痺が起こり、無言無動になる疾患である。橋被蓋や中脳被蓋は障害されておらず、意識は清明で、随意的な眼球運動や瞬目は保たれている。

❏選択肢考察　　A　脳幹網様体の意識中枢は障害されていない。(×)
　　　　　　　　B　橋両側底部の障害によって引き起こされる。(×)
　　　　　　　　C　主要症状は錐体路障害を中心とした四肢麻痺である。(×)
　　　　　　　　D　瞬目による意思疎通が可能である。(○)
　　　　　　　　E　嚥下運動は障害されている。(×)

解答：D（*iM* ④ 72）

● core curriculum

Chapter 4

構造と機能
④大脳と高次機能

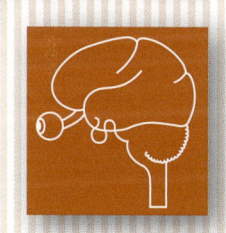

| 到達目標 1 | 大脳の構造を説明できる。

Point
- 大脳は大脳縦裂により左右の大脳半球に分けられる。
- 半球表面には脳溝と呼ばれる多数の溝があり、脳溝と脳溝の間の隆起部を脳回という。主な脳溝に、①中心溝、②外側溝（Sylvius 溝）、③頭頂後頭溝の3つがある。
- それぞれの半球は、上述の脳溝により、前頭葉、頭頂葉、後頭葉、側頭葉の4つの脳葉に分けられる。
- 大脳の表面（大脳皮質）は灰白質で神経細胞体が存在しており、6層構造をなす新皮質よりなる。大脳皮質は新皮質で大部分を占められており、系統発生学的に古い古皮質である嗅脳（嗅覚に関与）や大脳辺縁系は大脳底面や脳梁周囲に限局している。
- 大脳の深部は白質で、大脳髄質と呼ばれ、有髄線維でできている。
- 大脳髄質の深部には、大脳基底核と呼ばれる灰白質が存在しており、運動の調節に関与している。
- 大脳基底核は尾状核、被殻、淡蒼球、前障、扁桃体などの核により構成されている。
- 間脳は大脳と中脳をつなぐ位置にあり、視床、視床上部、視床下部からなる。
- 脳幹は中脳、橋、延髄からなり、脳神経核や呼吸中枢・意識（覚醒）中枢など生命維持に不可欠な中枢が存在している。

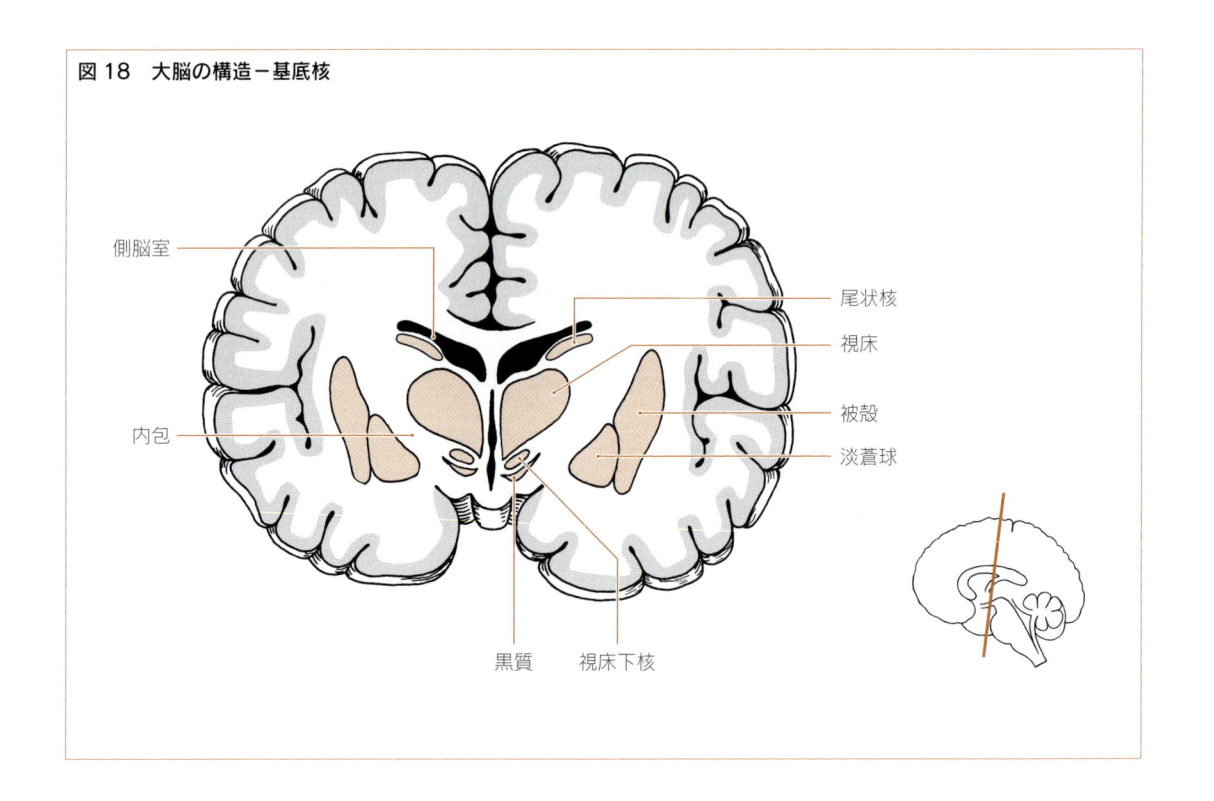

図18　大脳の構造－基底核

（側脳室、内包、尾状核、視床、被殻、淡蒼球、黒質、視床下核）

□□ 46　大脳の構造で正しいのはどれか。
　　A　白質は灰白質よりも外側に分布している。
　　B　大脳皮質の平均的な厚さは6mmである。
　　C　新皮質は5層に分かれている。
　　D　前頭葉と頭頂葉は中心溝で隔てられる。
　　E　大脳皮質の全表面積は約1m²である。

❑ 解法ガイド　　大脳の表面は灰白質で大脳皮質と呼ばれ神経細胞体が存在している。一方、深部は白質で大脳髄質とも呼ばれ、各部を連絡する有髄線維でできている。

❑ 選択肢考察
　　A　灰白質が白質よりも外側に分布している。(×)
　　B　大脳皮質の厚さは1.5〜4.5mmほどあり、平均的な厚さは2.5mmである。脳回の縁の部分で最も厚く、脳溝の底で最も薄い。(×)
　　C　新皮質は6層構造からなる。(×)
　　D　前頭葉と頭頂葉は中心溝で隔てられる。(○)
　　E　大脳溝と大脳回の全表面を覆う表面積は約2,250cm²である。(×)

解答：D（*iM* ④ 16〜17）

□□ 47　間脳に存在するのはどれか。
　　A　視　床
　　B　黒　質
　　C　赤　核
　　D　淡蒼球
　　E　尾状核

❑ 解法ガイド　　間脳は大脳と中脳を結ぶ位置に存在する脳部位を指す。視床、視床下部、視床上部、松果体などからなる。

❑ 選択肢考察
　　A　視床は間脳を構成する脳部位の一つである。(○)
　　B　黒質は中脳に存在する。(×)
　　C　赤核は中脳に存在する。(×)
　　D　淡蒼球は大脳基底核を構成する脳部位である。(×)
　　E　尾状核は大脳基底核を構成する脳部位である。(×)

解答：A（*iM* ④ 18）

到達目標 2 大脳皮質の機能局在（運動野・感覚野・言語野・連合野）を説明できる。

Point
- ❏ 大脳は主な脳溝により、前頭葉、頭頂葉、後頭葉、側頭葉の4つに分けられる。
- ❏ 前頭葉は自発性、思考、運動などの中枢が存在する。ヒトとして最高の精神機能を司る、とされる。一次運動野がある。
- ❏ 側頭葉は嗅覚、味覚、聴覚などの中枢のほか、記憶や情動の中枢が存在する。
- ❏ 頭頂葉の中心後回には知覚の最高中枢である一次体性感覚野が存在する。
- ❏ 後頭葉には視覚の中枢が存在する。
- ❏ 大脳皮質には運動野、体性感覚野、聴覚野、嗅覚野、味覚野、言語野、連合野など、機能の諸中枢が局在している。Brodmann（ブロードマン）による分類（機能により52の領野に分けた）が用いられる。

[運動野]
- ❏ 運動野は中心溝の前方にある。
- ❏ 錐体路系の中枢である一次運動野は中心前回（Brodmann 4野）に存在する。

[感覚野]
- ❏ 感覚野は中心溝の後方にある。
- ❏ 一次体性感覚野は中心後回（Brodmann 3、1、2野）に存在する。表在感覚（温覚、痛覚）、深部感覚（位置覚、振動覚）が投影される。

[言語野]
- ❏ 優位半球の前頭葉に運動性言語野（Broca中枢〈ブローカ〉）がある（Brodmann 44、45野）。（優位半球とは言語中枢の存在する側をいう。右利きの場合はほとんど左側が優位半球となる）。
- ❏ 優位半球の側頭葉に感覚性言語野（Wernicke中枢〈ウエルニッケ〉）が存在する（Brodmann 22、39、40野）。

[連合野]
- ❏ 前頭連合野、頭頂連合野、側頭連合野がある。
- ❏ 前頭連合野は、感情表出、社会性などに関わる。
- ❏ 頭頂連合野は頭頂葉から後頭葉にまたがって存在し、感覚および運動の連合を行っている。優位半球では時間認識を、劣位半球では空間認識を行っている。
- ❏ 側頭連合野は、判別、認知、記憶などに関わる。

図19 大脳皮質の機能局在

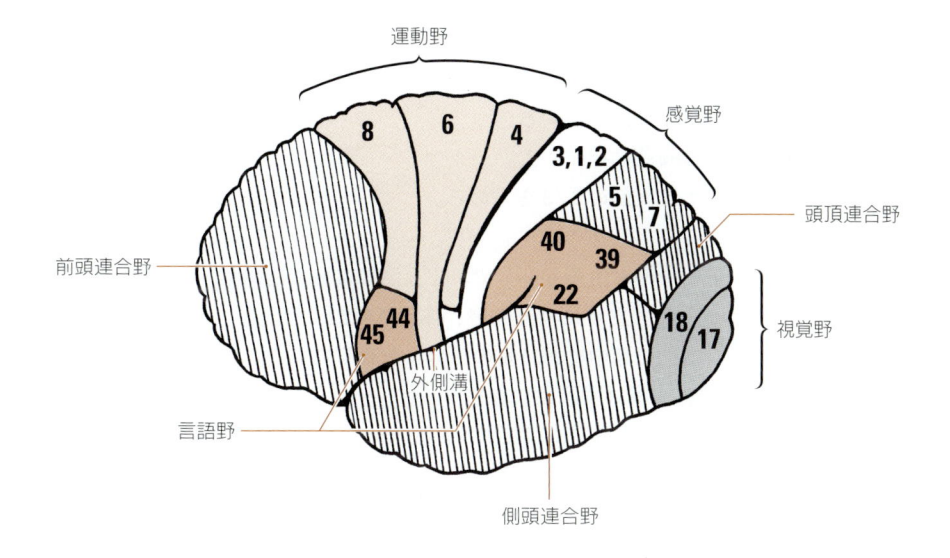

運動野 — 8, 6, 4
感覚野 — 3, 1, 2
前頭連合野
頭頂連合野 — 5, 7
40, 39, 22
45, 44
外側溝
言語野
側頭連合野
視覚野 — 18, 17

運動野

- **4野**
  一次運動野。錐体路系の中枢。

- **6、8野**
  二次運動野。錐体外路系の中枢。一次運動野の活動を細かく調整する。
  この部の障害では「**失行**」が起こる。

感覚野

- **3、1、2野**
  一次体性感覚野。温痛覚、触覚など体性感覚の中枢。
  ※二次体性感覚野：外側溝の端あたりを縁上回といい、その前方あたりに二次体性感覚野があるとされており、やはり体性感覚を受けとるといわれている。

- **5、7野**
  体性感覚連合野。感覚情報の意味付けを行っている。
  この部の障害では「**失認**」が起こる。

連合野

- 運動野、広い意味での感覚野（体性感覚、聴覚、視覚）、言語野を除く大脳皮質の領域を「**連合野**」といい、**認識や思考という非常に高度な脳機能に関わる**といわれている。

- **前頭連合野**
  判断力、感情、社会性など人間性の本質に関わる部位である。

- **頭頂連合野**
  感覚的、視覚的な認識に関わる部位である。

- **側頭連合野**
  判別、情動、記憶に関わる部位である。

言語野

- 言語中枢のある大脳半球を「**優位半球**」という。

- **22、39、40野**
  Wernicke中枢。**感覚性言語中枢**ともいい、言語、文字の理解を行う。
  この部の障害では「**感覚性失語**」、「**失読**」が起こる。

- **44、45野**
  Broca中枢。**運動性言語中枢**ともいい、運動野に連絡して言葉を発する働きをする。
  この部の障害では言葉がうまく言えなくなる「**運動性失語**」が起こる。

4 構造と機能④ 大脳と高次機能

☐☐ **48** 正しいのはどれか。
A　Wernicke 中枢は前頭葉に存在する。
B　Broca 中枢は頭頂葉に存在する。
C　聴覚野は後頭葉に存在する。
D　視覚野は側頭葉に存在する。
E　連合野は大脳表面の2/3を占める。

❏ **解法ガイド**　大脳は脳の中で最も主要な部分で、主な溝によって前頭葉、側頭葉、頭頂葉、後頭葉に分けられる。大脳皮質には運動野、体性感覚野、視覚野、聴覚野、嗅覚野、味覚野、言語野など、機能の諸中枢が特定の部分に分布している。

❏ **選択肢考察**
A　Wernicke 中枢は側頭葉に存在する。(×)
B　Broca 中枢は前頭葉に存在する。(×)
C　聴覚野は側頭葉に存在する。(×)
D　視覚野は後頭葉に存在する。(×)
E　連合野は大脳表面の2/3を占める。(○)

解答：E（*iM* ④ 17）

☐☐ **49** 頭頂葉病変に最も関係が深いのはどれか。
A　黄斑回避を伴う同名半盲
B　発動性低下
C　半側空間無視
D　精神聾
E　把握反射

❏ **解法ガイド**　頭頂葉は中心溝の後部、Sylvius 外側溝の延長と頭頂後頭溝とが交わる領域をいう。中心後回には一次体性感覚野があり、体表面の触・痛・温・位置などの感覚の中枢となっている。さらに頭頂葉は感覚の統合、認知、構成の中枢である。優位半球側の頭頂葉の障害では、失書、失算などが現れる。劣位半球側の頭頂葉の障害では、半側空間無視、半側身体失認、病態失認などが現れる。

❏ **選択肢考察**
A　黄斑回避を伴う同名半盲は対側後頭葉の障害でみられる。(×)
B　発動性低下は前頭葉の障害で起こる。(×)
C　半側空間無視は、劣位半球側の頭頂葉の障害で起こる。(○)
D　精神聾は両側側頭葉の障害でみられる。(×)
E　把握反射は前頭葉の障害でみられる。(×)

解答：C（*iM* ④ 66）

50 大脳皮質の機能と部位との組合せで**誤っている**のはどれか。

A 聴理解 ――――――――― 側頭葉
B 体性感覚 ――――――――― 頭頂葉
C 言語表出 ――――――――― 前頭葉
D 視覚 ――――――――― 後頭葉
E 言語記憶 ――――――――― 頭頂葉

□ 解法ガイド　大脳皮質には機能局在が存在していて、前頭葉は意欲・思考・高等感情、頭頂葉は認識・構成・高位感覚、側頭葉は記憶、後頭葉は視覚を、それぞれ司っている。

□ 選択肢考察
A 聴理解は感覚性言語中枢であるWernicke中枢が関与するが、Wernicke中枢は側頭葉にあるので正しい。(○)
B 温痛覚や深部感覚などの体性感覚は頭頂葉に中枢がある。(○)
C 言語表出は運動性言語中枢であるBroca中枢が関与する。Broca中枢は前頭葉にあるので正しい。(○)
D 後頭葉は視覚の中枢であるので正しい。(○)
E 言語記憶は記憶の中枢である側頭葉によって司られている。(×)

解答：E（*iM* ④ 65〜66）

51 左半球の損傷で起こりやすい症状はどれか。

A 半側無視　　　B 左同名半盲　　　C 病態失認
D Broca失語　　E 着衣失行

□ 解法ガイド　大脳半球は言語中枢が存在する側を優位半球、存在しない側を劣位半球と分けるが、一般的に右利きの人では、優位半球は左半球で、劣位半球は右半球となる。優位半球である左半球の障害でみられる症状には、Broca失語やWernicke失語のほかにGerstmann(ゲルストマン)症候群（失書、失算、左右失認、手指失認）などがある。

□ 選択肢考察
A 半側無視は劣位半球頭頂葉の障害によってみられる症状であるので、一般的には右半球の障害の際に生じる。(×)
B 左同名半盲は視交叉より中枢側の右側視神経路の障害で生じる。左半球の障害では生じない。(×)
C 病態失認は自分の片麻痺などの症状を認識しない状態のことで、劣位半球の頭頂葉の障害の際にみられる。(×)
D Broca失語は自発語が貧困化する非流暢性の失語である。Broca失語の責任病巣は優位半球の下前頭回後部（Broca中枢）、中心後回下部、下頭頂小葉、島葉前部である。(○)
E 着衣失行は衣類を着たり、脱いだりする動作ができないことで、原因は、脳血管障害、脳腫瘍などによって、右側、劣位半球の頭頂葉から後頭葉が障害されることによる。(×)

解答：D（*iM* ④ 66）

52　右半球損傷の症状で**誤っている**のはどれか。
　A　直線の2等分点が左側に寄る。
　B　左手の位置に無関心である。
　C　左装具のベルトを締め忘れる。
　D　左側に置かれた食べ物を残す。
　E　訓練室の場所を間違える。

❏ 解法ガイド　　大脳半球は言語中枢が存在する側を優位半球、存在しない側を劣位半球と分けるが、一般的に右利きの人では右半球は劣位半球となる。脳梗塞などで右頭頂葉が障害されると、左半側空間無視や病態失認などの症状を認める。左半側空間無視を調べるテストには、線分2等分試験があるが、これは紙に書かれた線分を2等分したところに線を引いてもらうという簡単なテストである。左半側空間無視がある場合は、線分の左半分が無視されるので、2等分線が右に寄ったところに引かれてしまう。

❏ 選択肢考察　　A　右半球損傷で左半側空間無視があると、直線の2等分点は右側に寄る。（×）
　B　左半側空間無視では、左手の位置に無関心となる。（○）
　C　左半側空間無視があると、装具のベルトを締め忘れることがある。（○）
　D　左半側空間無視では、左側に置かれた食べ物を認識しないため残してしまう。（○）
　E　左半側空間無視のために、訓練室の場所を間違えることもある。（○）

解答：A（*iM* ④ 66）

53　話しかけられると正常に応答できるが、書かれた文章が理解できなくなり、書字も不可能となった。
　可能性の最も高い病変部位は優位大脳半球のどこか。
　A　前頭葉
　B　頭頂葉
　C　側頭葉
　D　後頭葉
　E　辺縁系

❏ 解法ガイド　　話しかけられると正常に応答できるということから、認知症や失語症の可能性は低い。書かれた文章を読んで理解することができないのは、失読という。読みは、仮名の読みが不良で、漢字の読みは良好のことが多い。漢字は一種の絵として認知されているからである。また書字もできないことを失書という。書くほうは、仮名・漢字とも障害されることが多い。病巣は優位半球側の頭頂葉である。

解答：B（*iM* ④ 66）

❏❏ **54**　55歳の男性。3か月前から仕事中ふらっと出かけてしまうなどの奇妙な行動が出現した。そのため休職になったが悩む様子もなかった。1か月前から終日ぼんやりと過ごすようになった。診察時は何を聞いても的確に答えず笑うばかりである。
　　　この患者で最も考えられる病変部位はどこか。
　　　A　前頭葉
　　　B　頭頂葉
　　　C　側頭葉
　　　D　後頭葉
　　　E　視　床

❏ 解法ガイド　身体所見　#1　55歳の男性。3か月前から仕事中ふらっと出かけてしまうなどの奇妙な行動が出現した⇒行動異常や人格変化は前頭葉の障害を疑わせる。
　　　　　　　　　#2　そのため休職になったが悩む様子もなかった⇒深刻味がないのは現実検討能力が低下しているためと考えられる。
　　　　　　　　　#3　1か月前から終日ぼんやりと過ごすようになった⇒意欲の低下であり、前頭葉機能の障害を示唆する所見である。
　　　　　　　　　#4　診察時は何を聞いても的確に答えず笑うばかりである⇒診察の場面であるのに笑ってばかりいることから、状況判断ができずにいることが分かる。的確な答えが返ってこないのは思考力、判断力が障害されていることを疑わせる。
❏ 診　　断　　前頭葉障害。
❏ 解法サプリ　　前頭葉は意欲、思考、判断、人格の中枢であり、前頭葉の機能が低下すると意欲が低下して一日中何もしなくなったり、思考力も低下するために現実検討能力が障害されてしまう。
❏ 選択肢考察　　A　本例では、意欲の低下、思考力の低下が認められ、前頭葉の障害が考えられる。(○)
　　　　　　　　B　頭頂葉の障害では失認や半側空間無視などがみられるが、本例ではそうした症状は認めていない。(×)
　　　　　　　　C　側頭葉の障害では記憶障害をきたすが、本例では記憶障害を示唆する所見はみられない。(×)
　　　　　　　　D　一側後頭葉の障害では、黄斑回避を伴う対側の同名半盲が認められる。(×)
　　　　　　　　E　視床の障害では、わずかな刺激または自発的に、視床障害側の反対側に長い持続性の激しい痛みが生じる「視床痛」などの感覚障害が認められる。(×)

解答：A（*iM* 4 65）

□□ 55　失外套症候群について正しいのはどれか。
　A　意思の疎通ができる。
　B　呼吸運動が障害されている。
　C　眼球運動はみられない。
　D　四肢の運動機能は欠如している。
　E　睡眠と覚醒のリズムは障害されている。

❏ 解法ガイド　　失外套症候群では、大脳皮質が広範に障害されているため、随意的な運動がみられない。しかし、脳死とは異なり脳幹機能は障害されていないため自発呼吸は保たれる。失外套症候群は特殊な型の意識障害であり、一見すると覚醒しているかのように開眼しているが、命令に従えず、自発的発語もない。眼球運動や嚥下運動はあるが、四肢の随意的な運動は欠如している。通常、除皮質硬直の状態（上肢は屈曲、下肢は伸展した状態）を示す。

❏ 選択肢考察
　A　意思の疎通はできない。(×)
　B　呼吸運動は障害されていない。(×)
　C　眼球運動はみられる。(×)
　D　四肢の随意的な運動は欠如している。(○)
　E　失外套症候群では脳幹機能は障害されないので、睡眠と覚醒のリズムは保たれる。(×)

解答：D（*iM* ④ 72）

到達目標	
3	記憶、学習の機序を辺縁系の構成と関連させて概説できる。

Point
- 大脳辺縁系は海馬、帯状回、扁桃体、乳頭体などからなる。発生学的に古い領域で、脳梁に沿って存在する。
- 摂食、情動、性行動などの本能的な欲求を司ったり、記憶に関与している。
- 海馬は記憶に関与し、扁桃体は情動に関与している。
- 記憶は記銘、保持、想起から成り立っている。記銘は「新たに覚えること」であり、海馬を介して側頭葉に至る経路が関与している。保持は「側頭葉に記憶した内容を保存しておくこと」であり、想起は「側頭葉に保存してある記憶内容を思い出すこと」である。

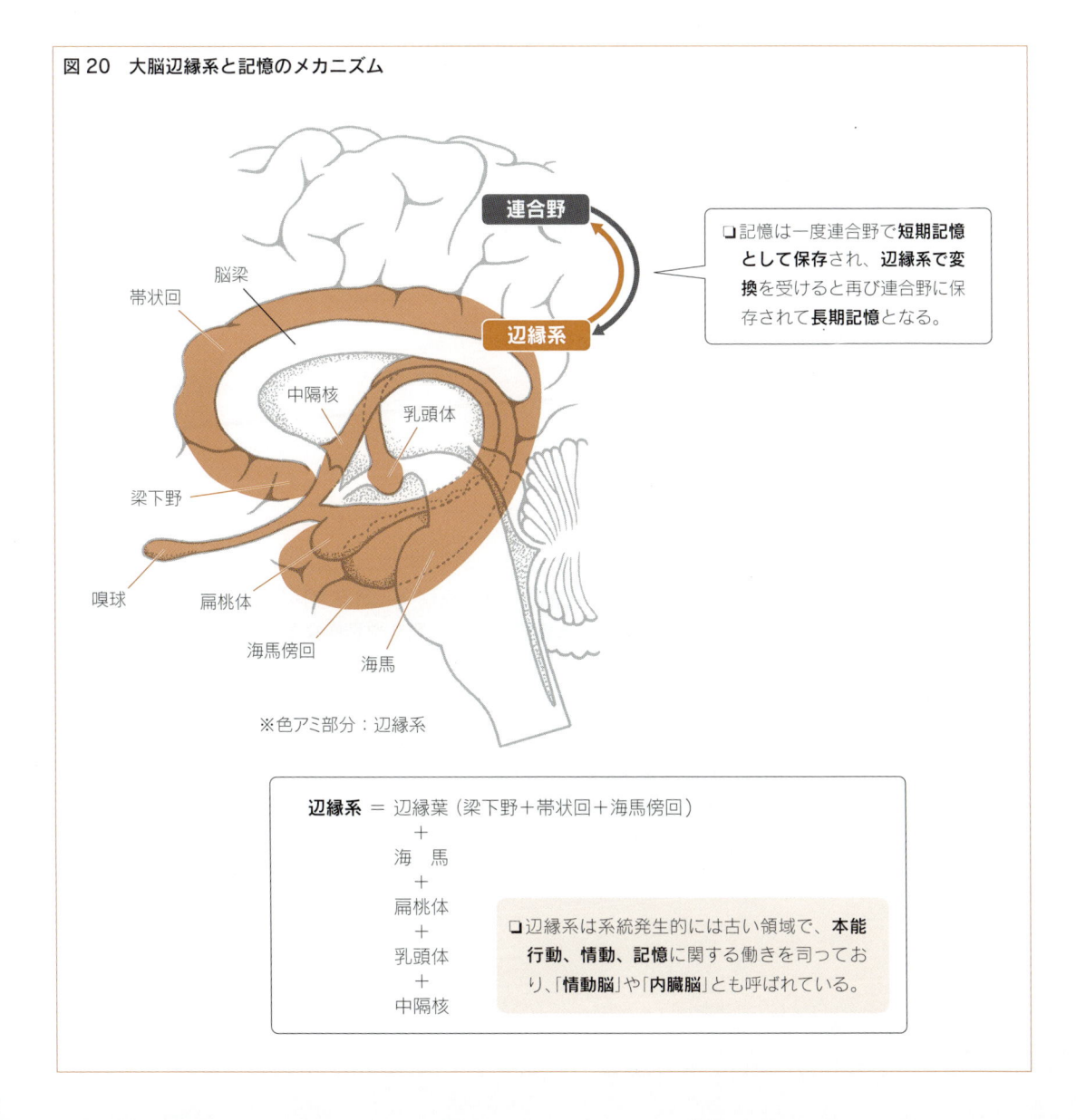

図20 大脳辺縁系と記憶のメカニズム

連合野
辺縁系

□ 記憶は一度連合野で**短期記憶**として保存され、辺縁系で変換を受けると再び連合野に保存されて**長期記憶**となる。

（ラベル：脳梁、帯状回、中隔核、乳頭体、梁下野、嗅球、扁桃体、海馬傍回、海馬）

※色アミ部分：辺縁系

辺縁系 ＝ 辺縁葉（梁下野＋帯状回＋海馬傍回）
　　　　＋
　　　　海　馬
　　　　＋
　　　　扁桃体
　　　　＋
　　　　乳頭体
　　　　＋
　　　　中隔核

□ 辺縁系は系統発生的には古い領域で、**本能行動、情動、記憶**に関する働きを司っており、「情動脳」や「内臓脳」とも呼ばれている。

□□ **56** 学習と記憶とに関係の深い部位はどれか。
A　海　馬
B　小　脳
C　視床下部
D　松果体
E　脳幹網様体

❏ **解法ガイド**　　海馬は、帯状回、乳頭体、扁桃体などとともに大脳辺縁系を形成する。発生学的に古い領域で、特に海馬は記銘に深く関与している。また、学習したものを長期に保持するためには大脳皮質の働きが必要である。したがって、学習と記憶には、海馬と大脳皮質の機能が深く関わっている。

❏ **選択肢考察**　　A　海馬は記憶の機能を司る。海馬が障害されると、記銘力が低下するため数字の逆唱などができなくなる。(○)
B　小脳は主に運動調節に関与している。(×)
C　視床下部は自律神経系や内分泌系の中枢である。(×)
D　松果体はメラトニンの産生・分泌を行っている。(×)
E　脳幹網様体は大脳皮質へ投射し、意識の賦活に深く関与している。(×)

解答：A（*iM* ④ 17）

□□ **57** 大脳辺縁系の機能として**誤っている**のはどれか。
A　快・不快感
B　睡　眠
C　情　動
D　本能的欲求
E　記　憶

❏ **解法ガイド**　　大脳辺縁系は、記憶に関する機能を有するほか、摂食や性欲などの本能的な欲求を司ったり、それらが満たされたときの快感や、怒りや恐怖などの情動にも深く関与している。

❏ **選択肢考察**　　A　大脳辺縁系の中でも扁桃体は快・不快感などに関与している。(○)
B　睡眠は睡眠中枢のある視床下部が関係している。(×)
C　情動は大脳辺縁系が関与している。(○)
D　本能的欲求も大脳辺縁系が関与している。(○)
E　海馬は記憶と深く関与している。(○)

解答：B（*iM* ④ 17）

58 63歳の男性。物忘れを主訴に家族に伴われて来院した。1年前から物忘れに気付いていたが、最近では大事な物の置き忘れが目立っている。診察時、意識は清明で病歴聴取にも協力的である。
この患者の記銘力を調べるのに適切な問い掛けはどれか。
A 「今日は何月何日ですか」
B 「りんごとみかんの類似点は何ですか」
C 「日本の首都はどこですか」
D 「100から7を引いてください」
E 「これから言う数字を逆から言ってください。2－8－6」

❏ 解法ガイド 身体所見 #1 63歳の男性。物忘れを主訴⇒Alzheimer型認知症や脳血管性認知症を疑う。
　　　　　　　#2 最近では大事な物の置き忘れが目立っている⇒漸次進行性の疾患を疑う。Alzheimer型認知症は漸次進行性であるが、脳血管性認知症は階段状に悪化する。
❏ 診　　断　　Alzheimer型認知症の疑い。
❏ 解法サプリ　Alzheimer型認知症は、45～65歳に発病する大脳の萎縮性疾患で、認知症に伴う失語、失行、失認をみる疾患である。認知症症状としては記銘力障害が初期からみられ、漸次進行する。海馬には短期記憶（記銘）を行う中枢があり、Alzheimer型認知症でも病初期から海馬の萎縮を認める。
❏ 選択肢考察　A 時間的な見当識を問う質問である。(×)
　　　　　　　B 思考力を問う質問である。(×)
　　　　　　　C すでに知っている内容を想起できるかを問う質問である。(×)
　　　　　　　D 計算力を問う質問である。(×)
　　　　　　　E 記銘力を調べる質問である。(○)

解答：E (*iM* 4 73)

● core curriculum

Chapter 5

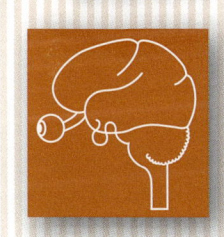

構造と機能
⑤運動系

到達目標 1　随意運動の発現機構を錐体路を中心として概説できる。

Point

- 中心前回の運動野から発した上位運動ニューロンは錐体路を形成する。以下の３つの経路がある。
  - ①**外側皮質脊髄路**：内包後脚を経て延髄で交叉したあと脊髄側索を下行する。錐体路の80％を占める。
  - ②**前皮質脊髄路**：内包後脚を経るが、延髄では交叉せずに脊髄前索を下行する。
  - ③**皮質核路**：大脳皮質を発した頭や顔を動かす上位運動ニューロンは、錐体交叉に至る前に脳神経の運動核に至るので、皮質核路（from 皮質 to 核）と呼ばれる。

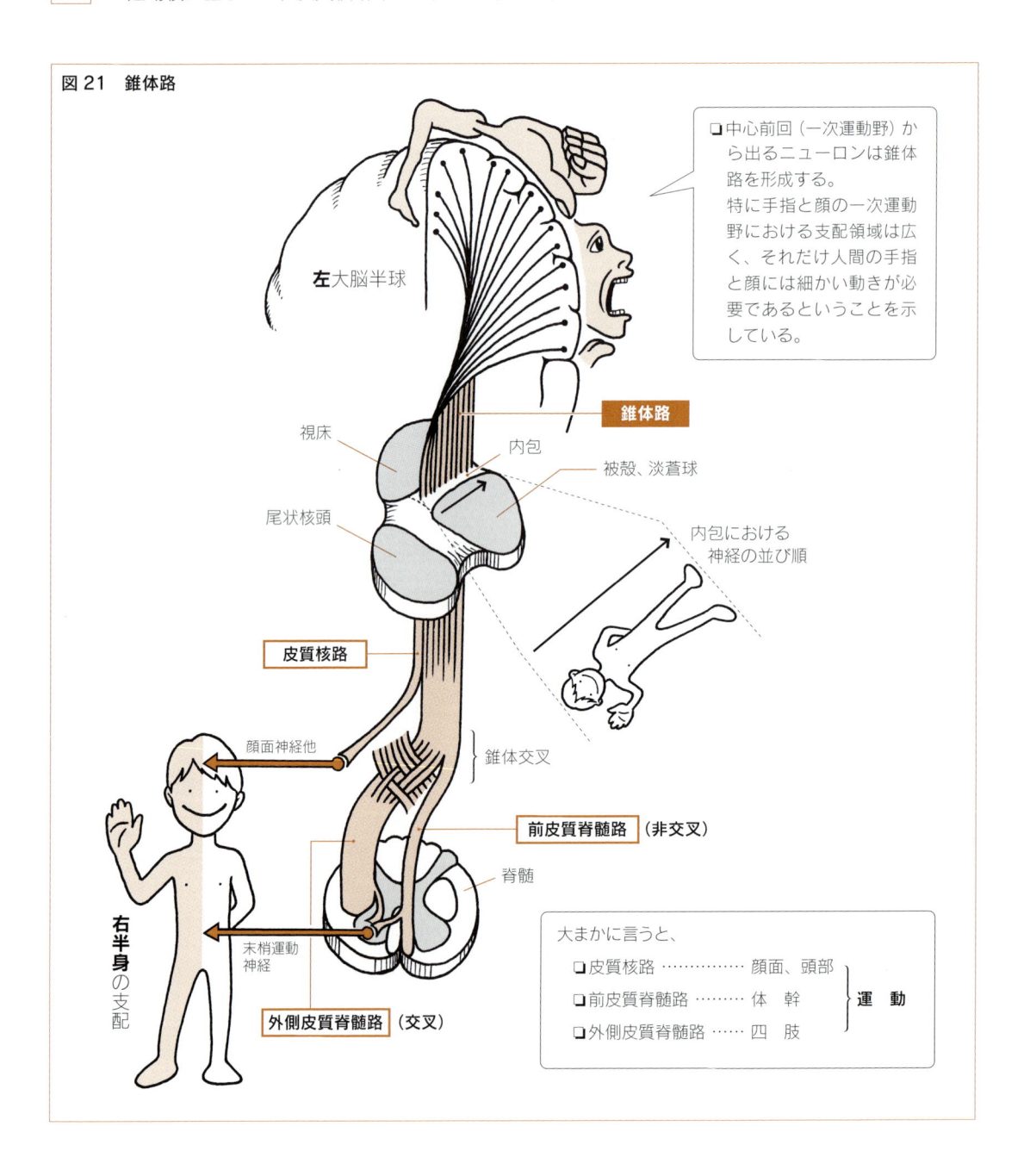

図21　錐体路

- 中心前回（一次運動野）から出るニューロンは錐体路を形成する。
- 特に手指と顔の一次運動野における支配領域は広く、それだけ人間の手指と顔には細かい動きが必要であるということを示している。

左大脳半球
視床
尾状核頭
内包
被殻、淡蒼球
錐体路
内包における神経の並び順
皮質核路
顔面神経他
錐体交叉
前皮質脊髄路（非交叉）
脊髄
末梢運動神経
外側皮質脊髄路（交叉）
右半身の支配

大まかに言うと、
- 皮質核路　……………　顔面、頭部
- 前皮質脊髄路　………　体　幹
- 外側皮質脊髄路　……　四　肢

運動

□□ **59** 錐体路が通るのはどれか。

A 内包前脚
B 内包後脚
C 中脳被蓋
D 橋被蓋
E 延髄外側

❑ 解法ガイド　　錐体路は前頭葉中心前回から発し、内包後脚を通り、中脳の大脳脚を下行し、橋の腹側底部を通って延髄錐体を下行する。延髄で交叉したあと、脊髄側索を下行し、脊髄前角細胞に至る。延髄で交叉するのは錐体路の80％を占め、残りは交叉せずに脊髄前索を下行する。前者を外側皮質脊髄路、後者を前皮質脊髄路と呼ぶ。

❑ 選択肢考察　　A 内包前脚は通らない。(×)
B 内包後脚を通る。(○)
C 中脳では大脳脚を下行している。(×)
D 橋の腹側底部を通る。(×)
E 錐体路の80％は延髄錐体交叉で交叉する。(×)

解答：B（*iM* ④ 57）

□□ **60** 5歳の男児。歩行障害と食物が口からこぼれることとを訴えて来院した。「バンザイ」をさせたときの全身写真（⇒カラー口絵）を示す。
考えられる障害部位はどれか。

A 左側内包後脚　　B 左側大脳脚　　C 右側大脳脚
D 左側橋腹側部　　E 右側橋腹側部

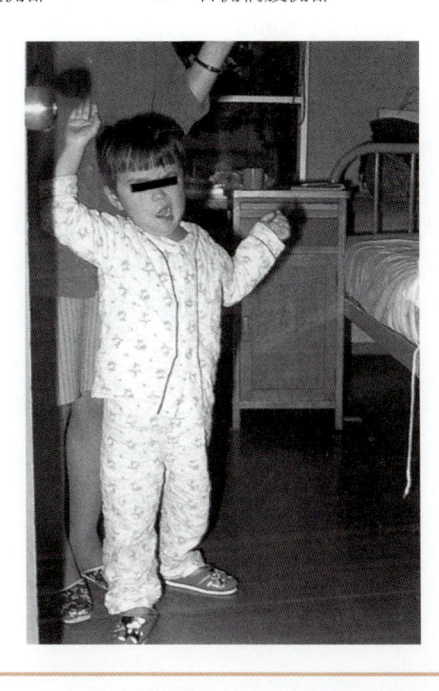

❏ 解法ガイド 身体所見 ＃1 5歳の男児。歩行障害と食物が口からこぼれる⇒顔面神経麻痺と四肢の運動麻痺が考えられる。

画像所見 バンザイをしたときの写真では、
＃1 左上肢の挙上が不十分である⇒左上肢の筋力低下が考えられる。
＃2 左下肢は外転している⇒左下肢の筋力低下が歩行障害の原因になっているかもしれない。
＃3 顔面は非対称であり、右口角は下垂しており、右鼻唇溝が浅くなっている⇒これらから右の顔面神経麻痺の存在が疑われる。
＃4 画像所見＃1～3より左上下肢の筋力低下と右顔面神経麻痺が考えられる。

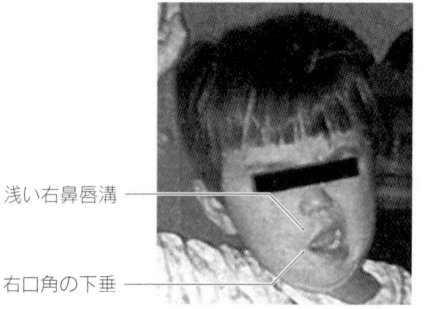

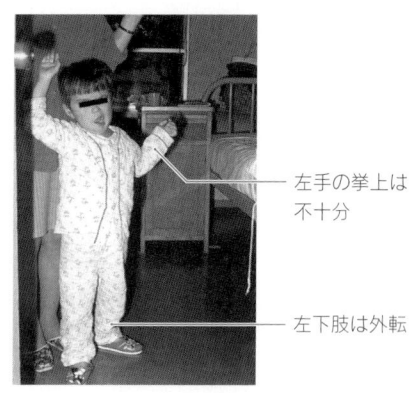

浅い右鼻唇溝
右口角の下垂
左手の挙上は不十分
左下肢は外転

❏ 臨床診断　　橋グリオーマの疑い（右橋腹側における顔面神経障害と錐体路障害）。

❏ 解法サプリ　　顔面神経麻痺は右に、上下肢の筋力低下は左にあることから、交代性片麻痺が考えられる。この交代性片麻痺を一つの責任病巣で説明できるかどうかを考える。左上下肢の筋力低下の原因が、錐体路障害による上位運動神経の障害によるものであると考えると、病巣部位として右側の橋腹側底部が考えられる。錐体路は橋腹側底部を下行したあと、延髄で反対側に交叉するので、錐体路が右側橋で障害された場合は、左上下肢の筋力低下をもたらす。また、末梢性顔面神経麻痺が考えられ、顔面神経は橋腹側から橋外に出るので、障害側と同側に症状が現れることになる。

❏ 選択肢考察　　A　左側の内包後脚の障害では、顔面神経麻痺も上下肢の運動麻痺も同じ右側に生ずる。交代性片麻痺となることはない。(×)
B　左側の大脳脚の障害でも、顔面神経麻痺と片麻痺は同じ右側に生じる。(×)
C　右側の大脳脚の障害では、顔面神経麻痺と片麻痺は同じ左側に生じる。(×)
D　左側の橋腹側部の障害では、左顔面神経麻痺と右片麻痺の交代性片麻痺をきたす。(×)
E　本症例の麻痺を説明できる。(○)

解答：E（*iM* ② 87）

到達目標 2 小脳の構造と機能を概説できる。

Point
- 小脳は発生学的に古いものから原小脳、古小脳、新小脳に分かれる。解剖学的には、片葉小節葉、前葉、後葉に分けられ、それぞれが原小脳、古小脳、新小脳に一致している。
- 小脳は脳幹の背側に位置し、正中部の虫部と左右の小脳半球に分かれる。
- 脳幹とは小脳脚で連絡している。小脳脚には上・中・下の3対があり、それぞれ中脳、橋、延髄と連絡している。
- 上小脳脚は小脳からの出力線維が走っている。
- 中小脳脚は橋核から小脳への入力線維（苔状線維）が走っている。
- 下小脳脚は下オリーブ核から小脳への入力線維（登上線維）が走っている。
- 原小脳（片葉小節葉に一致）は、主に前庭神経核と連絡し、平衡感覚に関与する。
- 古小脳（前葉に一致）は、主に脊髄小脳路からの入力を受け、姿勢保持に関与する。
- 新小脳（後葉に一致）は、主に橋核からの入力を受け、運動の調節に関与する。

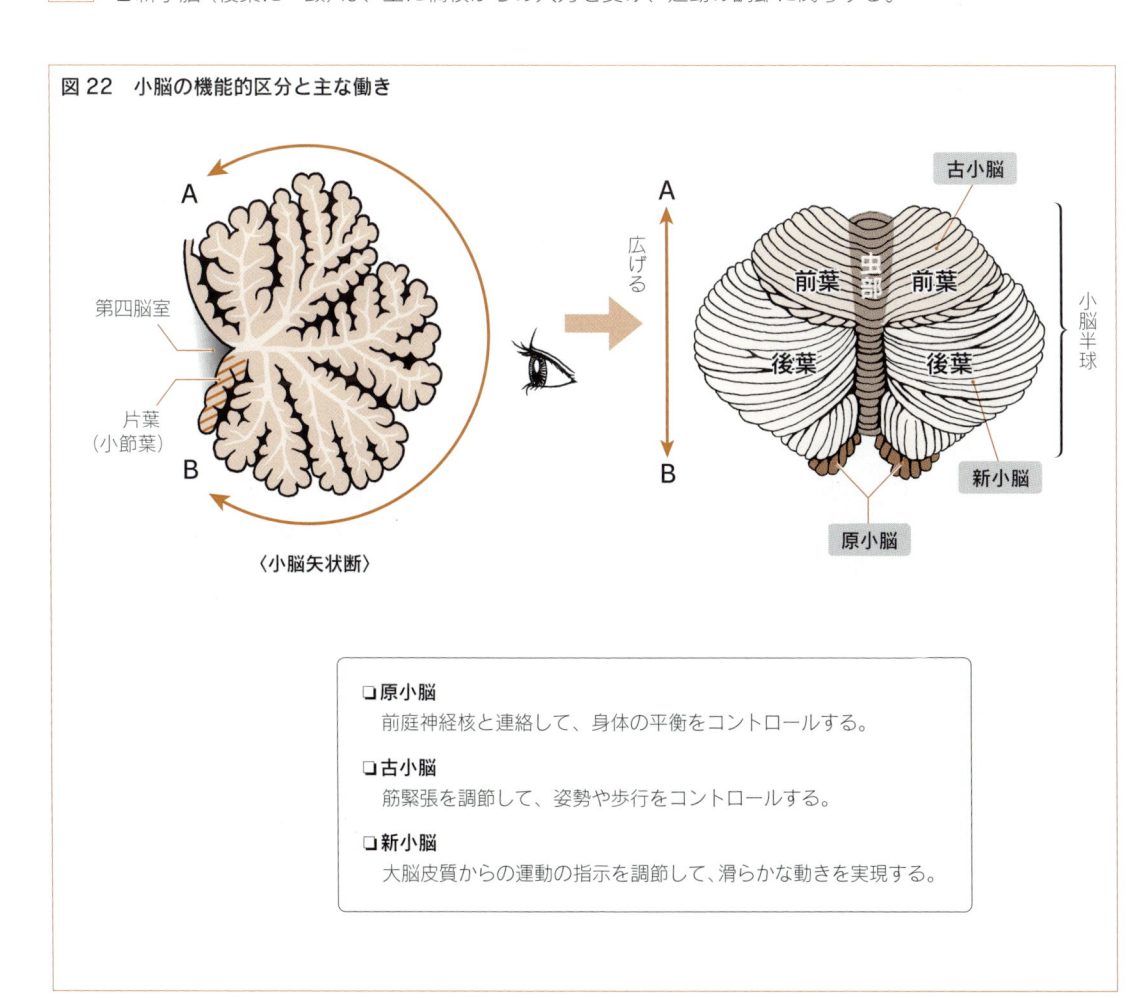

図22 小脳の機能的区分と主な働き

〈小脳矢状断〉

- **原小脳**
  前庭神経核と連絡して、身体の平衡をコントロールする。
- **古小脳**
  筋緊張を調節して、姿勢や歩行をコントロールする。
- **新小脳**
  大脳皮質からの運動の指示を調節して、滑らかな動きを実現する。

61 小脳について正しいのはどれか。

A 古小脳は大脳皮質からの運動の指令を調節している。
B 原小脳は筋緊張の調節によって姿勢や歩行を制御する。
C 新小脳は前庭からの入力を受ける。
D 下小脳脚は下オリーブ核から小脳への入力線維が通過する。
E 中小脳脚は小脳から出力線維が通過する。

解法ガイド　小脳は発生学的に、古いものから原小脳、古小脳、新小脳に分けられる。解剖学的には、片葉小節葉、前葉、後葉に分けられるが、それぞれが原小脳、古小脳、新小脳に一致している。小脳脚は3つあり、中小脳脚と下小脳脚は小脳への入力線維が、上小脳脚は小脳からの出力線維が走っている。

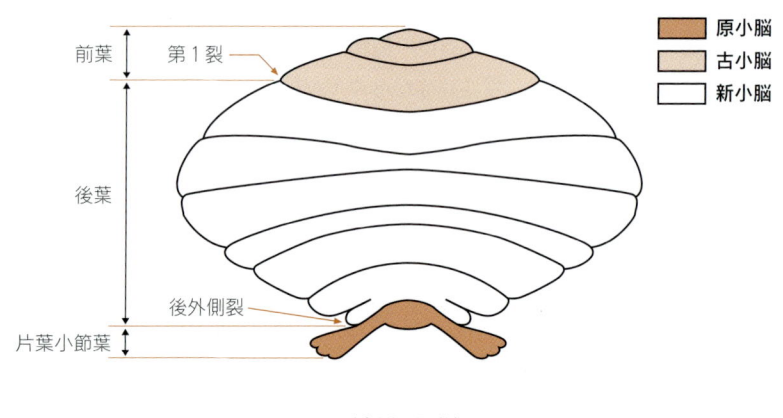

〈小脳の区分〉

選択肢考察
A 古小脳は筋緊張の調節によって姿勢や歩行を制御する。(×)
B 原小脳は前庭からの入力を受け、身体の平衡を制御する。(×)
C 新小脳は大脳皮質からの運動の指令を調節している。(×)
D 下小脳脚は下オリーブ核から小脳への入力線維が通過する。(○)
E 中小脳脚は橋核から小脳への入力線維が通過する。(×)

解答：D (*iM* 4 22)

62 神経核と線維連絡している小脳皮質との組合せで正しいのはどれか。

A　室頂核 ────────────── 前庭小脳
B　球状核 ────────────── 小脳虫部
C　栓状核 ────────────── 小脳半球外側部
D　歯状核 ────────────── 小脳半球外側部
E　前庭神経核 ────────── 小脳半球虫部傍部

❏ 解法ガイド　　小脳核には室頂核、球状核、栓状核、歯状核の4つがある。正中側から外側にかけて、順番に室頂核（fastigeal N）、球状核（globose N）、栓状核（emboliform N）、歯状核（dentate N）と並ぶので、アメリカの医学生はこの配列を内側から"Fatty Girls Eat Doughnuts."と覚えるようだ。

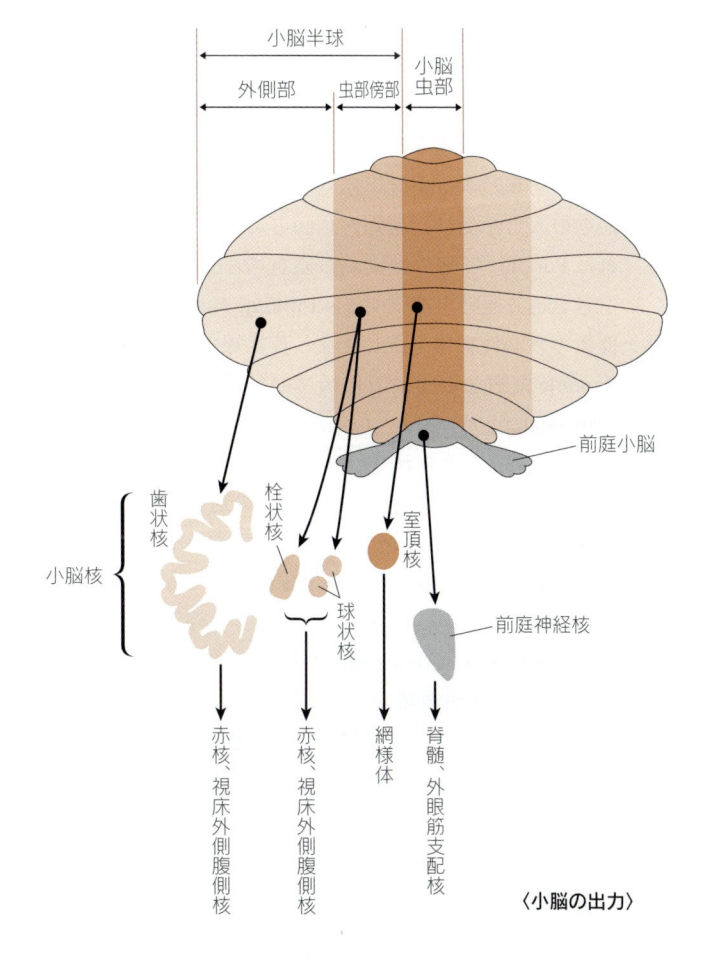

〈小脳の出力〉

❏ 選択肢考察　　A　室頂核は小脳虫部からの線維連絡を受ける。(×)
B　球状核は小脳半球虫部傍部からの線維連絡を受ける。(×)
C　栓状核も小脳半球虫部傍部からの線維連絡を受ける。(×)
D　歯状核は小脳半球外側部からの線維連絡を受ける。(○)
E　前庭神経核は前庭小脳（片葉小節葉）からの線維連絡を受ける。(×)

解答：D（*iM* 4 22）

☐☐ **63** 登上線維を発する核はどれか。
A 赤　核
B 橋　核
C 下オリーブ核
D 歯状核
E 胸髄核

❏ **解法ガイド**　　登上線維は、下オリーブ核に由来するオリーブ小脳路線維の終末である。この登上線維は下小脳脚を経て小脳に入り、Purkinje細胞の樹状突起に興奮性シナプス結合している。一方、苔状線維は脊髄、前庭神経核、網様体、橋核から小脳へ入力する線維群を総称する。そのなかでも橋核から小脳に入る線維群が最も大きく、臨床上も重要となる。この橋核から入る苔状線維は中小脳脚を経て、小脳顆粒細胞に達している。オリーブ橋小脳萎縮症（OPCA）などで障害される。

　　苔状線維からの信号は顆粒細胞へ伝達され、顆粒細胞の平行線維からPurkinje細胞の樹状突起に伝達され統合される。1つのPurkinje細胞はその樹状突起より、1本の登上線維と8万本の平行線維（顆粒細胞の軸索）を経由して25万〜100万本の苔状線維からの入力を受け、運動が意図どおりに行われているかを解析して、両者に解離があればPurkinje細胞の軸索から髄質の小脳核−上小脳脚を経由して、大脳皮質や脳幹へ信号を送り運動を補正する。Purkinje細胞の軸索は小脳からの主な出力経路である。2種類の求心性線維（登上線維と苔状線維）を同時に繰り返し刺激すると、平行線維とPurkinje細胞との間の情報伝達の効率が長期にわたって減少する「長期抑圧」（long-term depression）という現象がみられるが、これは運動を学習し記憶する基本的メカニズムであると考えられている。

❏ **選択肢考察**
A 歯状核、球状核、栓状核からの遠心性線維を受けている。(×)
B 橋核からは苔状線維が出ていて中小脳脚を通って小脳顆粒細胞へ至る。(×)
C 下オリーブ核からは登上線維が出ていて、下小脳脚を通って小脳皮質のPurkinje細胞へ連絡している。(○)
D 歯状核はPurkinje細胞からの線維を受けており、歯状核からは赤核や視床腹外側核へ遠心性線維が出ている。(×)
E 胸髄核（Stilling核）は第8胸髄から第2腰髄にある。後脊髄小脳路の中継核である。(×)

解答：C（*iM* ④ 23）

□□ 64　指鼻試験を行ったところ、図に示すような所見が得られた。
　　　　最も考えられる病変はどれか。
　　　　A　前頭葉
　　　　B　頭頂葉
　　　　C　側頭葉
　　　　D　後頭葉
　　　　E　小　脳

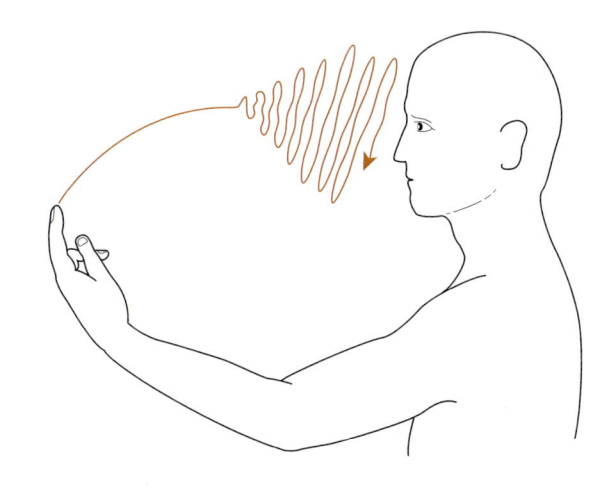

❏ 解法ガイド　　指鼻試験は小脳性運動障害の有無を調べるための検査である。指が鼻に近づくと震えていることが分かる。これは企図振戦の所見と考えられる。

❏ 選択肢考察
　　　　A　前頭葉障害では小脳性運動障害をきたすことはない。(×)
　　　　B　頭頂葉障害では小脳性運動障害をきたすことはない。(×)
　　　　C　側頭葉障害では小脳性運動障害をきたすことはない。(×)
　　　　D　後頭葉障害では小脳性運動障害をきたすことはない。(×)
　　　　E　指鼻試験陽性は小脳性運動障害で認められる。(○)

解答：E（*iM* ④ 96）

| 到達目標 3 | 大脳基底核（線条体、淡蒼球、黒質）の線維結合と機能を概説できる。 |

Point

- 大脳基底核は大脳髄質の深部にある灰白質で、尾状核、被殻、淡蒼球、前障、扁桃体などの核により構成されている（黒質、赤核も機能的な結びつきが強いため大脳基底核に含まれる）。
- 尾状核と被殻を合わせて新線条体、淡蒼球を古線条体、被殻と淡蒼球を合わせてレンズ核と呼ぶ。
- 大脳基底核は錐体外路系の中枢である（延髄の錐体を通らないので錐体外路という）。
- 大脳基底核は運動の調節に関与しており、その障害により錐体外路症状として不随意運動が現れる。

　　尾状核障害 ───── 舞踏病様運動（四肢の律動性運動）
　　レンズ核障害 ───── アテトーゼ（手指のゆっくりした運動）
　　視床下核障害 ───── バリスム（四肢の大きく激しい運動）
　　黒質障害 ───── 安静時振戦（安静時の指先の規則的な震え）
　　赤核障害 ───── ミオクローヌス（電撃様の短い急激な筋の収縮）

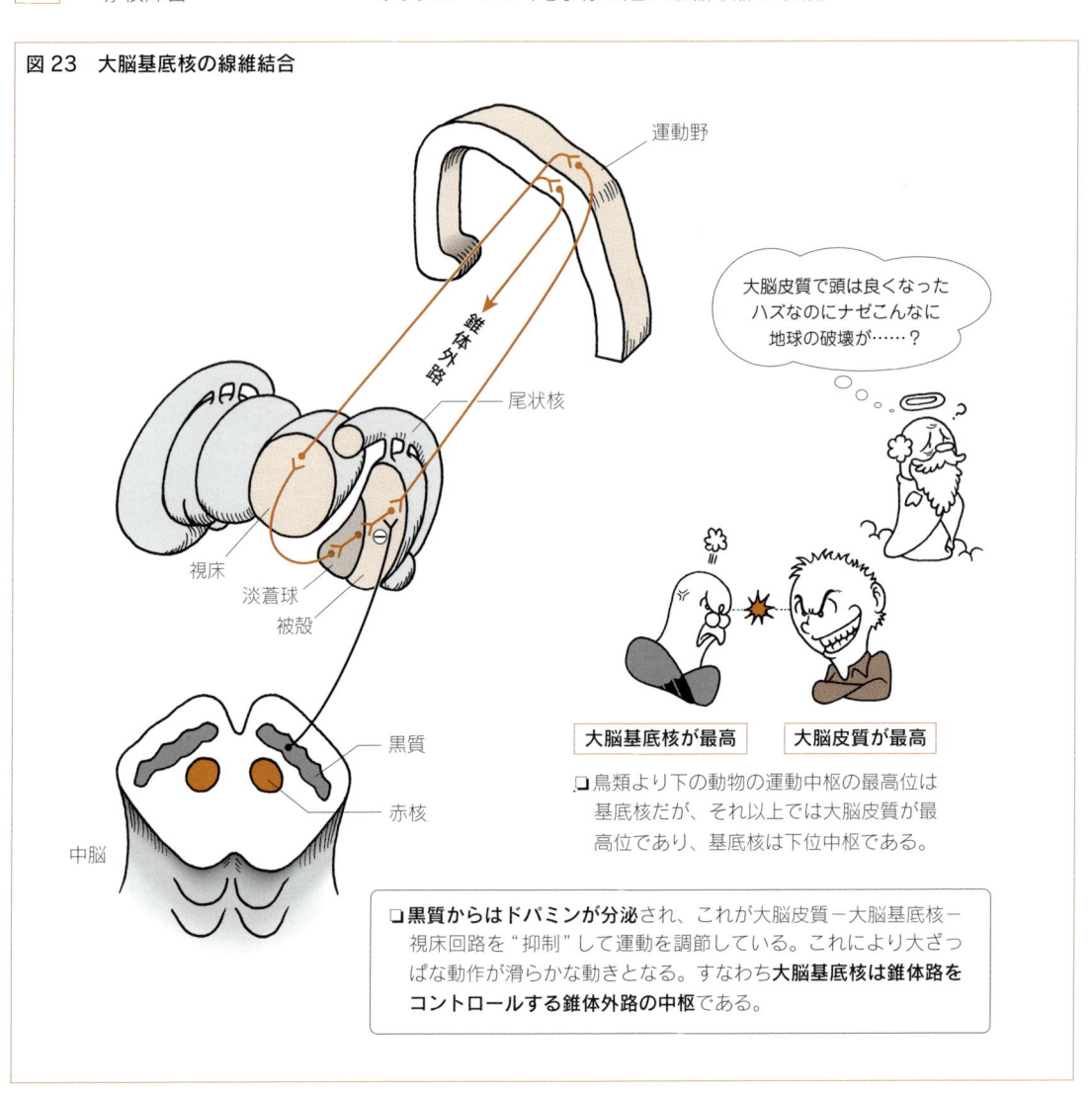

図23　大脳基底核の線維結合

（運動野、錐体外路、尾状核、視床、淡蒼球、被殻、黒質、赤核、中脳）

大脳皮質で頭は良くなったハズなのにナゼこんなに地球の破壊が……？

| 大脳基底核が最高 | 大脳皮質が最高 |

- 鳥類より下の動物の運動中枢の最高位は基底核だが、それ以上では大脳皮質が最高位であり、基底核は下位中枢である。

- **黒質からはドパミンが分泌され**、これが大脳皮質－大脳基底核－視床回路を"抑制"して運動を調節している。これにより大ざっぱな動作が滑らかな動きとなる。すなわち**大脳基底核は錐体路をコントロールする錐体外路の中枢**である。

□□ 65 正しいのはどれか。
　　A　尾状核と淡蒼球を合わせて新線条体という。
　　B　視床は大脳基底核に含まれる。
　　C　淡蒼球は原線条体ともいう。
　　D　扁桃体は古線条体ともいう。
　　E　被殻と淡蒼球を合わせてレンズ核という。

❏ 解法ガイド　　大脳基底核は、扁桃体、淡蒼球、被殻、尾状核、前障からなる。尾状核と被殻を合わせて新線条体、淡蒼球を古線条体、扁桃体を原線条体、被殻と淡蒼球を合わせてレンズ核と呼ぶ。そのほか、黒質、赤核、視床下核なども含む。視床は大脳基底核と密接に連絡しているが、大脳基底核には含まれない。

❏ 選択肢考察　　A　尾状核と被殻を合わせて新線条体という。(×)
　　B　視床は大脳基底核には含まれない。(×)
　　C　淡蒼球は古線条体ともいう。(×)
　　D　扁桃体は原線条体ともいう。(×)
　　E　被殻と淡蒼球を合わせてレンズ核という。(○)

解答：E（*iM* ④ 18〜19）

□□ 66 障害部位と不随意運動の特徴について正しい組合せはどれか。
　　A　尾状核　――――――――――　四肢の大きな激しい運動
　　B　レンズ核　―――――――――　四肢の律動性運動
　　C　視床下核　―――――――――　片側顔面の素早い表情運動
　　D　黒　質　――――――――――　安静時の指先の規則的な震え
　　E　赤　核　――――――――――　手指のゆっくりした反復性運動

❏ 解法ガイド　　大脳基底核の障害では、さまざまな不随意運動が現れる。

❏ 選択肢考察　　A　尾状核の障害では、四肢の律動性運動、すなわち舞踏病様運動がみられる。(×)
　　B　レンズ核の障害では、アテトーゼという手指のゆっくりした反復性運動がみられる。(×)
　　C　視床下核の障害では、バリスムと呼ばれる、投げたり蹴ったりするような四肢の大きな激しい運動がみられる。(×)
　　D　黒質の障害では、安静時に指先の規則的な震えがみられる。これを安静時振戦という。(○)
　　E　赤核の障害では、電撃様の短い急激な筋の収縮であるミオクローヌスがみられる。(×)

解答：D（*iM* ④ 238〜239）

□□ 67 線条体から淡蒼球へ投射する神経の伝達物質はどれか。
　A　GABA〈γ-アミノ酪酸〉
　B　セロトニン
　C　ドパミン
　D　ノルアドレナリン
　E　アセチルコリン

解法ガイド　大脳皮質から興奮性の神経伝達が線条体に入ると、線条体からは抑制性の神経伝達が淡蒼球に送られる。淡蒼球から抑制性の神経伝達が視床へ送られ、視床からは興奮性の神経伝達が大脳皮質に返される。これが大脳皮質－大脳基底核のループである。よって、線条体から淡蒼球へは抑制性のGABA作動性神経が投射している。

　また、このループの活動性を修飾するのが、黒質から線条体への入力で、神経伝達物質はドパミンである。このドパミンが減少すると、淡蒼球から視床への抑制が強くなり、運動が抑制される。線条体でのドパミンが減少するParkinson病では無動・寡動がみられる。

選択肢考察　A　解法ガイド参照。(○)

解答：A（*iM* ④ 54、230）

● core curriculum

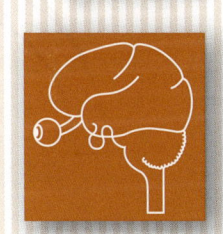

Chapter 6

構造と機能
⑥感覚系

到達目標 1 痛覚、温度覚、触覚と深部感覚の受容機序と伝導路を説明できる。

Point
- 体性感覚には表在感覚（温覚、痛覚）と深部感覚（位置覚、振動覚、圧覚）がある。
- 表在感覚は後根から脊髄内に入って同高で対側へ交叉し、外側脊髄視床路を通り視床に伝えられる。温度覚はRuffini小体（温覚）とKrause小体（冷覚）、痛覚は自由神経終末が感覚受容器である。
- 深部感覚は後索路を上行し、薄束核と楔状束核で神経を乗り換え、内側毛帯として対側の視床に至る。触覚・圧覚はMeissner小体、Pacini小体、自由神経終末などが感覚受容器である。

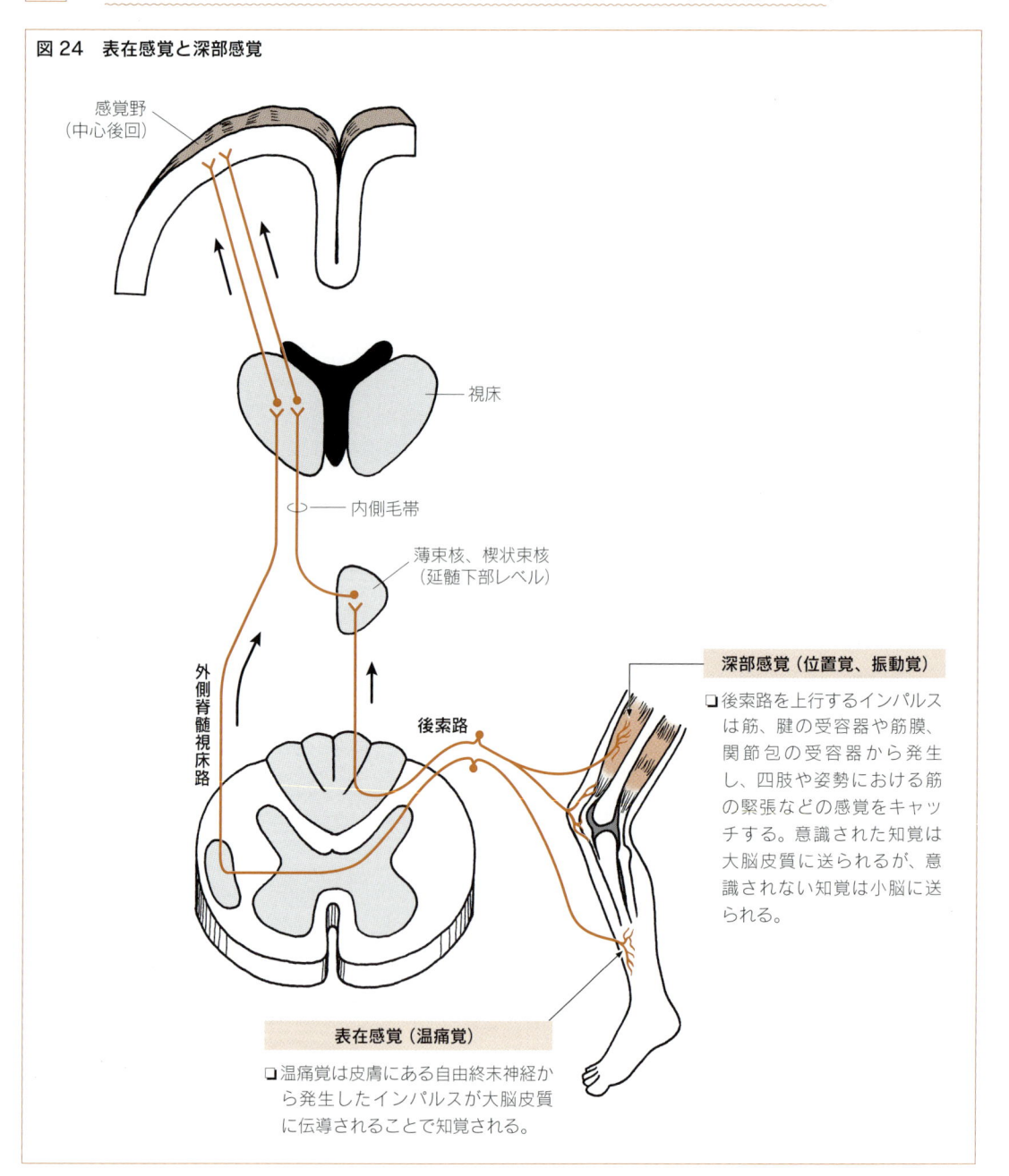

図24　表在感覚と深部感覚

図中ラベル：感覚野（中心後回）、視床、内側毛帯、薄束核、楔状束核（延髄下部レベル）、外側脊髄視床路、後索路

深部感覚（位置覚、振動覚）
- 後索路を上行するインパルスは筋、腱の受容器や筋膜、関節包の受容器から発生し、四肢や姿勢における筋の緊張などの感覚をキャッチする。意識された知覚は大脳皮質に送られるが、意識されない知覚は小脳に送られる。

表在感覚（温痛覚）
- 温痛覚は皮膚にある自由終末神経から発生したインパルスが大脳皮質に伝導されることで知覚される。

68　皮膚の感覚受容器について**誤っている**組合せはどれか。

A　痛　覚 ───────────── 自由神経終末
B　冷　覚 ───────────── Krause 小体
C　温　覚 ───────────── Ruffini 小体
D　触圧覚 ───────────── Pacini 小体
E　温痛覚 ───────────── Meissner 小体

❏ 解法ガイド　　触覚、圧覚の受容器は、Meissner 小体、Merkel 触細胞（メルケル）、自由神経終末である。温度覚は、Krause 小体（冷覚）、Ruffini 小体（温覚）。痛覚は自由神経終末である。ただし、どの受容器でも過度の刺激が加えられると、「痛覚」として反応する。例えば、温度覚では、45℃以上または17℃以下では疼痛となる。

❏ 選択肢考察　　E　解法ガイド参照。Meissner 小体は触圧覚の受容器である。(×)

解答：E（*iM* ④ 7）

69　正しいのはどれか。

A　下半身からの深部感覚は楔状束核で神経を乗り換える。
B　上半身からの深部感覚は薄束核で神経を乗り換える。
C　温痛覚は後根から髄内に入った後、同側の後索を上行する。
D　深部感覚は後根から髄内に入った同高で対側へ交叉する。
E　外側脊髄視床路は視床後外側腹側核へ上行する。

❏ 解法ガイド　　深部感覚を伝える神経路は、脊髄後根から脊髄に入り、交叉せずに脊髄後索を上行する。延髄下部の薄束核（主に下半身からの感覚）と楔状束核（主に上半身からの感覚）にて神経を乗り換え、交叉した後、内側毛帯として対側の視床まで上行する。

❏ 選択肢考察
A　下半身からの深部感覚は薄束核で神経を乗り換える。(×)
B　上半身からの深部感覚は楔状束核で神経を乗り換える。(×)
C　深部感覚は後根から髄内に入った後、同側の後索を上行する。(×)
D　温痛覚は後根から髄内に入った同高で対側へ交叉する。(×)
E　後外側腹側核は、内側毛帯や脊髄視床路の線維を受け入れ、中心後回に連絡する。(○)

解答：E（*iM* ④ 62）

□□ 70　　感覚と検査器具との組合せで**誤っている**のはどれか。

　　A　触　覚　————————————　筆
　　B　痛　覚　————————————　安全ピン
　　C　冷　覚　————————————　音叉の金属部分
　　D　位置覚　————————————　角度計
　　E　振動覚　————————————　音　叉

❏ 解法ガイド　　感覚を調べるための理学的検査にはさまざまな器具が使われる。触覚は筆、振動覚は音叉、温覚は音叉の冷たい金属部分を当てる、痛覚は歯車、位置覚は他動的に関節を動かしてみる、などによって調べる。冷覚を調べるのに、氷入り試験管を当てる場合もあるが、Q 68 のように 45℃以上または 17℃以下では温度覚ではなく痛覚として受容されるため、あまり冷たすぎる刺激は温度覚を調べたことにならないので注意が必要である。

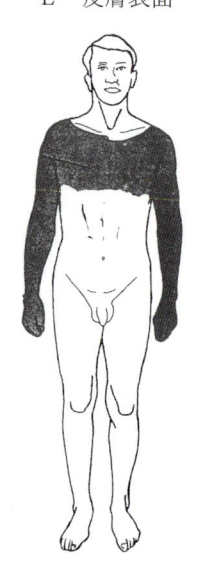

❏ 選択肢考察　　D　解法ガイド参照。(×)

解答：D（*iM* ④ 88〜89）

□□ 71　　44 歳の男性。両手が不自由になったことを主訴に来院した。10 年前から徐々に両手に力が入らなくなり、2、3 年前から両手の筋肉がやせてきた。熱い風呂の湯加減を手でみようとするときや、誤って火のついた煙草を手に落としたときなど、手に火傷を負ったことがこれまで何回かあった。意識は清明、認知症はない。両上肢遠位部の筋萎縮と筋力低下、両上肢の深部反射消失、両下肢の深部反射亢進および両側の Babinski 徴候陽性を認める。痛覚と温度覚とが著しく鈍麻している部位を示す。視力・聴力障害、構音・嚥下障害、排尿障害および触覚・深部感覚の鈍麻を認めない。

最も考えられる病変部位はどれか。

　　A　視　床　　　　B　延　髄　　　　C　脊　髄
　　D　腕神経叢　　　E　皮膚表面

解法ガイド

身体所見
- ＃1 44歳の男性。両手が不自由になった⇒神経麻痺か筋疾患か。
- ＃2 10年前から徐々に両手に力が入らなくなり、2、3年前から両手の筋肉がやせてきた⇒慢性の経過。
- ＃3 熱い風呂の湯加減を手でみようとするときや、誤って火のついた煙草を手に落としたときなど、手に火傷を負ったことがこれまで何回かあった⇒温痛覚の障害。
- ＃4 両上肢遠位部の筋萎縮と筋力低下、両上肢の深部反射消失⇒下位運動神経の障害。
- ＃5 両下肢の深部反射亢進、両側のBabinski徴候陽性⇒上位運動神経、錐体路の障害。

検査所見
- ＃1 痛覚と温度覚とが著しく鈍麻している部位⇒宙吊り型の温痛覚障害。
- ＃2 触覚・深部感覚の鈍麻を認めない⇒後索は正常。

臨床診断

脊髄空洞症の疑い。

痛覚と温度覚とが著しく鈍麻している部位が、宙吊り型であることから、病変は脊髄レベルである。特に図からは、第4頸髄から第6胸髄までの高さで、温痛覚が障害されていることが分かる。温痛覚を伝えるのは外側脊髄視床路であるが、もし第4頸髄から第6胸髄までの高さで外側脊髄視床路が障害されているとすれば、その高さ以下すべての温痛覚が障害されていなくてはならない。ところが本問では第4頸髄から第6胸髄までの高さまでに限局しているので、温痛覚を伝える神経線維が後根から入ってきた後、脊髄内を交叉して外側脊髄視床路に入る手前までの間で障害されているはずである。さらに、両上肢の下位運動神経の障害は、第5頸髄から第1胸髄までの高さでの前角神経が障害されていたと考えれば説明がつく。両下肢の上位運動神経、錐体路の障害は頸髄レベルで錐体路が障害されていたと考えれば説明がつく。

まとめると、頸髄下部から胸髄上部にかけて脊髄中心部から側方〜前方にかけて病変が存在していることが分かる。このことから、脊髄空洞症と診断される。

解法サプリ

宙吊り型の温痛覚障害といえば、脊髄空洞症をまず第一に考える。脊髄空洞症では空洞病変が側方から前方に広がり、後方へは広がらない傾向がある。したがって、後索路は障害を免れていることが多い。

選択肢考察

- A 視床の障害では感覚障害を生じるが、錐体路障害や下位運動神経の障害を説明できない。(×)
- B 延髄の障害では両上肢の下位運動神経の障害を説明できない。(×)
- C 本症は脊髄中心部で外側脊髄視床路が障害され、前方で前角細胞が障害され、側方で錐体路が障害されていると考えられる。(○)
- D 腕神経叢の障害では、表在感覚障害と深部感覚障害が混在するはずである。本例では深部感覚は障害されていない。(×)
- E 皮膚の障害では、上肢運動麻痺を生じることはない。(×)

解答：C（*iM* ④ 247）

到達目標 2　視覚、聴覚・平衡覚、嗅覚、味覚の受容機序と伝導路を概説できる。

Point

[視覚]
- 網膜に到達した光刺激による視細胞の興奮は、視神経によって眼球外へ出て、視交叉で交叉し視索となり外側膝状体へ伝えられる。そこでニューロンを変えて、視放線を形成しながら大脳皮質視覚野（Brodmann 17野）に入る。

[聴覚（蝸牛神経）]
- Cortiラセン器の有毛細胞から興奮を受け取った蝸牛神経は橋の蝸牛神経核に至り、ニューロンを乗り換え交叉しながら外側毛帯を形成して上行し、中脳の下丘核、内側膝状体に入る。内側膝状体で新しくなったニューロンは側頭葉の聴覚野（Brodmann 41野）に到達する。

[平衡覚（前庭神経）]
- 前庭および三半規管から出た前庭神経は、前庭神経節を経てから前庭神経核に入り、ニューロンを代えて、小脳に入力する。

[嗅覚]
- 臭い分子は鼻粘膜の粘液に溶け込み嗅上皮細胞の鼻粘膜の線毛を刺激する。嗅上皮細胞の軸索は篩板を貫いて上行し、嗅球に進入してその中の僧帽細胞に信号を伝える。僧帽細胞から出た軸索は嗅神経となり、梨状前皮質などの嗅覚野に伝えられる。

図25　視覚、嗅覚

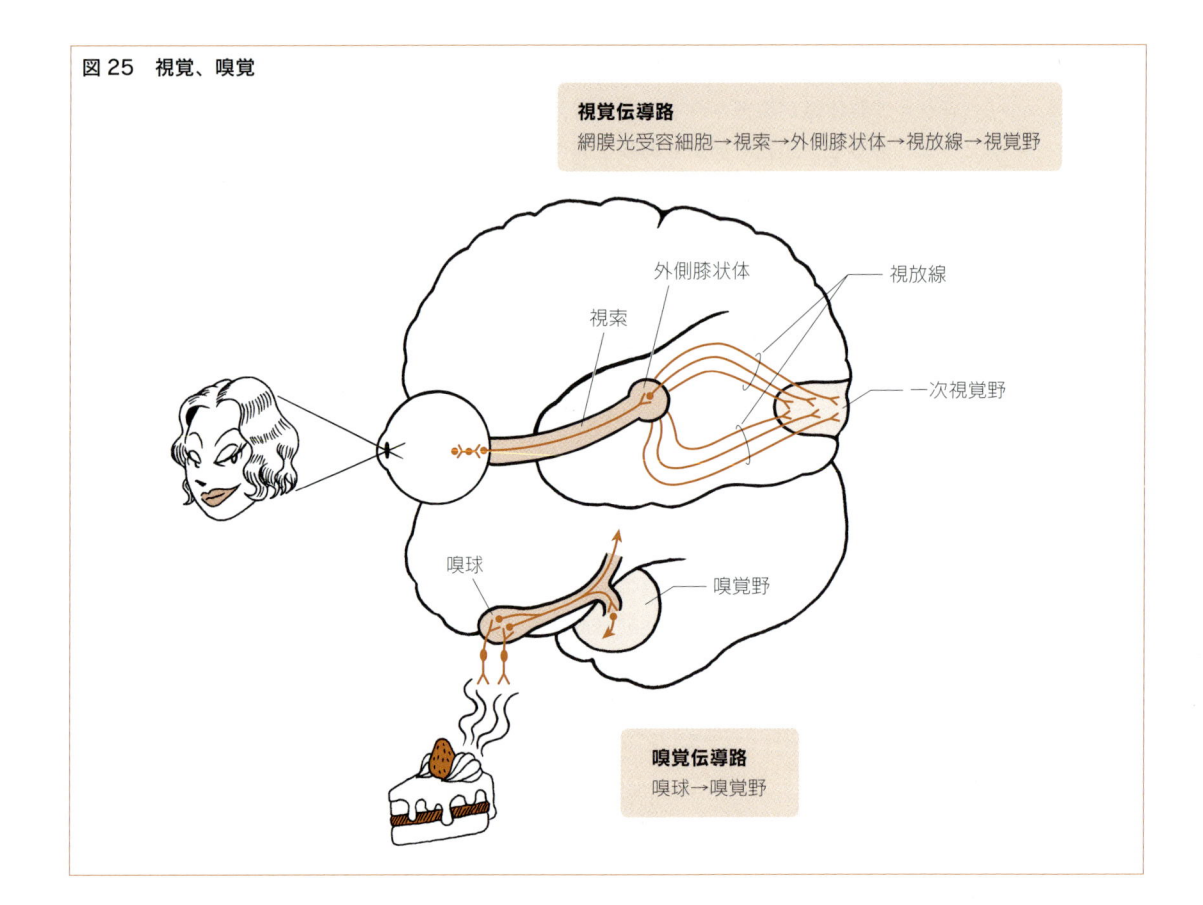

視覚伝導路
網膜光受容細胞→視索→外側膝状体→視放線→視覚野

嗅覚伝導路
嗅球→嗅覚野

Point [味　覚]
❏ 舌の前2/3の味覚は顔面神経の枝である鼓索神経によって、また舌の後ろ1/3の味覚は舌咽神経により伝えられる。これらの神経は延髄の孤束核に行き、そこでニューロンを代えて内側毛帯に入り視床に至る。視床で再びニューロンを乗り換えて大脳皮質の味覚野へと行く。

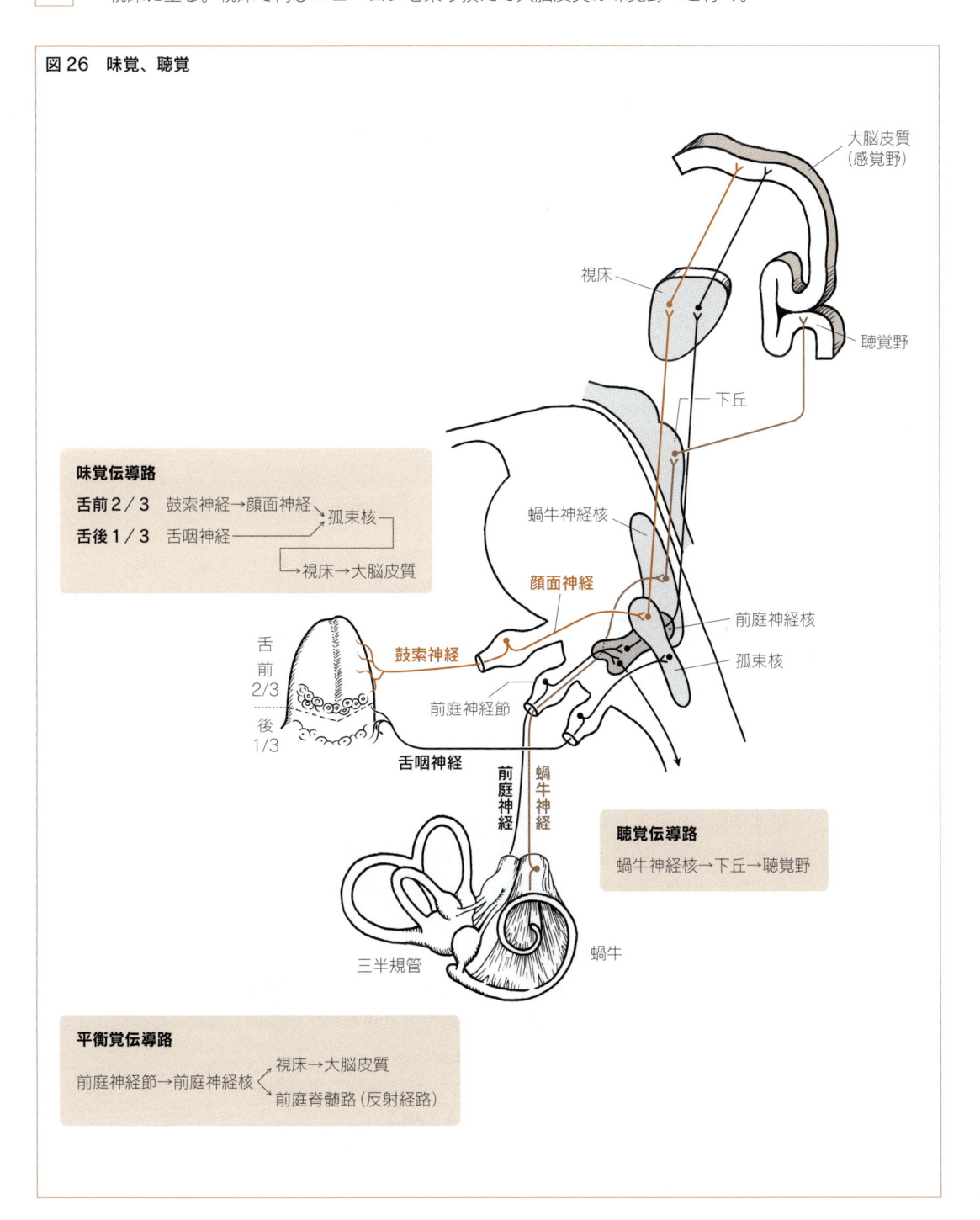

図26　味覚、聴覚

味覚伝導路
舌前2/3　鼓索神経→顔面神経　→孤束核
舌後1/3　舌咽神経　　　　　　↓
　　　　　　　　　　　　　　→視床→大脳皮質

聴覚伝導路
蝸牛神経核→下丘→聴覚野

平衡覚伝導路
前庭神経節→前庭神経核 ⎰ 視床→大脳皮質
　　　　　　　　　　　 ⎱ 前庭脊髄路（反射経路）

> ☐☐ **72** 対光反射に**関与しない**のはどれか。
> A　視神経　　　　　　B　視交叉　　　　　C　外側膝状体
> D　Edinger-Westphal核　E　毛様体神経節

❏ **解法ガイド**　　ペンライトなどを用いて一眼に光を入射させると、両眼に瞳孔縮小が起きる。これを対光反射という。網膜に到達した光刺激による視細胞の興奮は、視神経によって眼球外に出た後、視交叉で交叉し視索となって外側膝状体に伝えられるが、視索線維のうち約1％は、外側膝状体に達する直前に向きを転じて中脳の視蓋前核に終わる。この核から始まる短い神経が副交感神経節前神経に相当するEdinger-Westphal核に達する。この神経の軸索が動眼神経として中脳を出た後、毛様体神経節で節後神経に乗り換えて、光刺激に応じた瞳孔括約筋収縮を引き起こす結果、縮瞳が起こる。これが対光反射の反射経路である。

対光反射には、光が当たった瞳孔が収縮する直接反射と、反対側の動向が収縮する交感性反射とがある。

❏ **選択肢考察**　　C　解法ガイド参照。(×)

解答：C（*iM* ④ 37）

> ☐☐ **73** 網膜について**誤っている**のはどれか。
> A　錐体細胞の視覚物質はヨドプシンである。
> B　錐体細胞の数は杆体細胞の数よりも多い。
> C　杆体細胞は錐体細胞よりも光に対する感度が高い。
> D　杆体細胞は網膜周辺部に多く存在している。
> E　明順応は錐体細胞によって行われる。

❏ **解法ガイド**　　光を感じる網膜は厚さ約120ミクロンで、10層構造をしている。光を感じる視細胞は網膜の第2層（杆錐体層）にあり、明暗を認識する杆体細胞(rods)と、色を認識する錐体細胞(cones)がある。網膜には約500万〜600万の錐体細胞、1.2億〜1.4億の杆体細胞がある。明暗に敏感な杆体細胞は1光子(photon)でも感じるが、色を感じる錐体細胞は100光子以上が必要である。また、杆体は網膜周辺部に多く存在しており、視覚物質はロドプシンである。暗順応が完成するには30分以上の時間を要する。それに対し、錐体は網膜中心部に多く存在しており、3種類の細胞から構成され、赤、緑、青への反応特性を有する。視覚物質はヨドプシンである。大量の視細胞に対して、神経節細胞は100万、視神経線維の数は120万程度しかない。網膜内で複数の視細胞が1つの視神経線維に統合されているからである。

❏ **選択肢考察**　　A　錐体細胞の視覚物質はヨドプシン、杆体細胞の視覚物質はロドプシンである。(○)
B　錐体細胞の数は杆体細胞の数よりも少ない。(×)
C　杆体細胞は錐体細胞よりも光に対する感度が高い。(○)
D　杆体細胞は網膜周辺部に、錐体細胞は網膜中心部に多く存在している。(○)
E　明順応は錐体細胞によって行われる。(○)

解答：B（*iM* ④ 32）

□□ **74** 　21歳の女性。1年前から無月経であった。2週前から視野が狭くなったように感じ来院した。視力は右1.2（矯正不能）、左1.2（矯正不能）。前眼部、中間透光体および眼底に異常を認めない。視野検査の結果を示す。

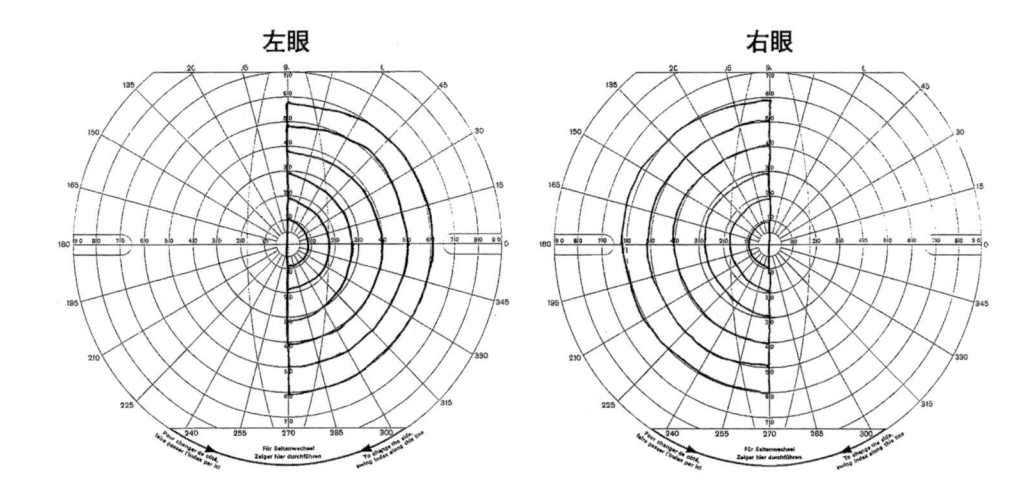

左眼　　　　　　　　　　　　　**右眼**

予想される視路の病変部位はどれか。
A ①　　　B ②　　　C ③　　　D ④　　　E ⑤

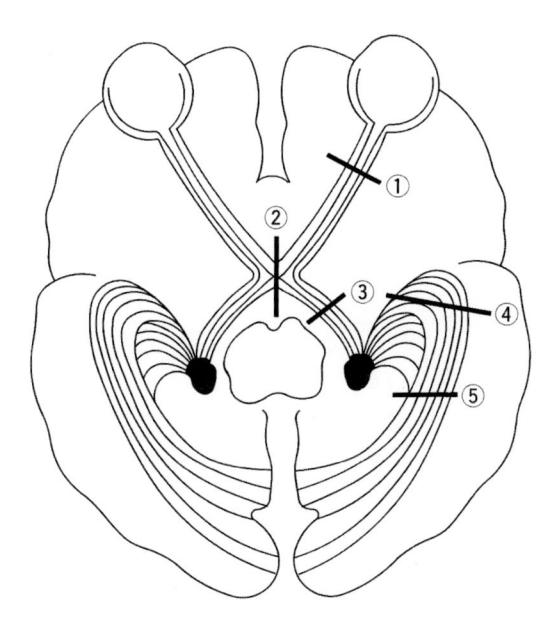

❏ **解法ガイド** 身体所見 ＃1 21歳の女性。1年前から無月経⇒視床下部、下垂体、卵巣などの内分泌系の異常。慢性経過。

＃2 2週前から視力障害が出現⇒眼科的障害か、視神経障害か。

検査所見 ＃1 視野表からは両側の耳側半盲がある。

＃2 前眼部、中間透光体や眼底に異常はみられない⇒眼球は正常であることから、視神経に問題がある。

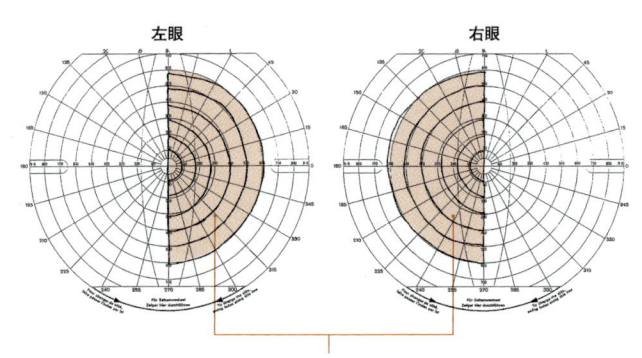

左眼　　　　　　　右眼

両鼻側の視野は保持されている。
両耳側の視野が欠損している（⇒両耳側半盲）。

❏ **臨床診断**　　下垂体腺腫の疑い。

❏ **解法サプリ**　視野表からは両耳側半盲があることが分かる。このことから視交叉における視神経の障害が疑われる。視交叉での障害では、下垂体腺腫による視神経の圧迫が最も考えられる。無月経を合併していることから、プロラクチン分泌性の下垂体腺腫の可能性が考えられる。脳MRI検査で診断を確定する。

❏ **選択肢考察**　A　①は視神経である。このレベルの障害では障害側の全視野欠損が認められる。(×)

B　②は視交叉である。このレベルの障害では両耳側半盲が認められる。(○)

C　③は視索である。このレベルの障害では対側の同名半盲が認められる。(×)

D　④は視放線の側頭葉レベルと思われる。この障害では対側上部1/4半盲が認められる。(×)

E　⑤は後頭葉である。このレベルの障害では黄斑回避を伴う対側同名半盲が認められる。(×)

解答：B（*iM* 4 105）

	75	聴覚の伝導路で正しいのはどれか。
		A　蝸牛神経核　→　外側毛帯　　→　下丘核　　　→　内側膝状体　→　側頭葉
		B　蝸牛神経核　→　外側毛帯　　→　内側膝状体　→　下丘核　　　→　側頭葉
		C　蝸牛神経核　→　下丘核　　　→　外側毛帯　　→　内側膝状体　→　側頭葉
		D　蝸牛神経核　→　下丘核　　　→　内側膝状体　→　外側毛帯　　→　側頭葉
		E　蝸牛神経核　→　内側膝状体　→　下丘核　　　→　外側毛帯　　→　側頭葉

❏ 解法ガイド　　聴覚の第1感覚神経は、Cortiのラセン器にある有毛細胞の興奮を受け取り、延髄と橋の境の高さで蝸牛神経核に入って終わる。第2感覚神経は反対側に交叉し外側毛帯に入り、中脳の下丘核に終わる。第2感覚神経が蝸牛神経核から橋下部にある上オリーブ核へ行く経路もある。その場合は上オリーブ核から下丘核に上がる神経が第3感覚神経になる。第3（または第4）感覚神経は下丘核から始まり、下丘腕をつくって上行し、脳幹の内側膝状体に達する。第4（または第5）感覚神経は聴放線をつくって側頭葉の聴覚野に達して終わる。

❏ 選択肢考察　　A　解法ガイド参照。(○)

解答：A（*iM* ④ 40）

	76	舌の前2/3の味覚を司る神経はどれか。
		A　三叉神経
		B　顔面神経
		C　内耳神経
		D　舌咽神経
		E　迷走神経

❏ 解法ガイド　　舌の前2/3の味覚は顔面神経によって伝えられる。後ろ1/3の味覚は舌咽神経によって伝えられる。解剖学的には顔面神経から分枝した鼓索神経が、下顎神経（三叉神経）の枝に合流して舌の前2/3に広がっている。

❏ 選択肢考察　　A　三叉神経は舌前2/3の温痛覚、触圧覚を司っている。(×)
　　　　　　　　B　舌前2/3の味覚を司っているのは顔面神経である。(○)
　　　　　　　　C　内耳神経は蝸牛神経と前庭神経からなるが、それぞれ聴覚と平衡感覚を司る。(×)
　　　　　　　　D　舌咽神経は舌後1/3の味覚、温痛覚、触圧覚を司っている。(×)
　　　　　　　　E　迷走神経は咽頭下端（特に喉頭蓋領域）からの味覚を伝える。(×)

解答：B（*iM* ④ 40）

77 嗅覚について**誤っている**のはどれか。
A 嗅上皮細胞は神経細胞でもある。
B 嗅上皮細胞は中鼻甲介と鼻中隔に分布している。
C 嗅上皮細胞は篩骨の篩板の穴を貫き嗅球に入る。
D 僧帽細胞の軸索は嗅索を構成する。
E 嗅球の内部で嗅神経は僧帽細胞の樹状突起とシナプス結合をもつ。

❏ 解法ガイド　　嗅覚受容細胞は嗅上皮細胞である。嗅上皮細胞は、感覚受容細胞であると同時に神経細胞であり、嗅覚伝導路における第1感覚神経にほかならない。嗅神経は約20本の神経線維の束でつくられ、篩骨の篩板の穴を貫き鼻腔の上部の上鼻甲介とこれに面した鼻中隔に分布している。臭い分子は鼻粘膜の粘液に溶け込んで嗅上皮細胞の線毛を刺激する。受容体は化学刺激に反応する。嗅上皮細胞の軸索は上行して嗅球に進入し、そこに存在する僧帽細胞（第2感覚神経）にシナプスを介し信号を伝える。僧帽細胞の軸索は嗅索を構成する。

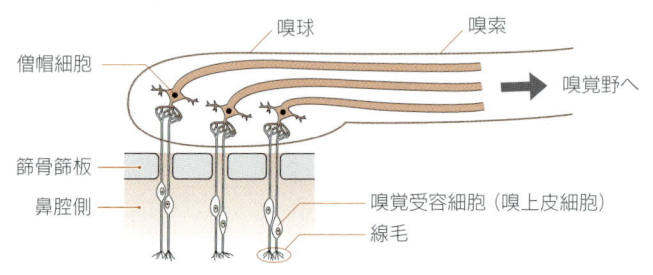

❏ 選択肢考察　　B 嗅上皮細胞は上鼻甲介と鼻中隔に分布している。(×)

解答：B (*iM* ④ 28)

---

78 嗅覚障害の原因と**ならない**のはどれか。
A 脳腫瘍　　B アレルギー性鼻炎　　C 慢性副鼻腔炎
D 頭部外傷　　E Wallenberg症候群

❏ 解法ガイド　　嗅覚障害は嗅覚路のどこかに異常がある場合に起こるが、嗅素が感覚受容細胞に到達しない場合でも起こりえる。アレルギー性鼻炎や慢性副鼻腔炎などが該当する。

❏ 選択肢考察
A 脳腫瘍、特に嗅溝部にできた髄膜腫では嗅覚障害を生じる。(○)
B アレルギー性鼻炎ではくしゃみ・水様性鼻汁・鼻閉を生じ嗅覚低下を生じる。(○)
C 慢性副鼻腔炎は鼻漏、鼻粘膜腫脹などを慢性的にきたす疾患だが、嗅覚の低下を生じる。(○)
D 頭部外傷で嗅神経が損傷されれば、嗅覚の低下を生じる。(○)
E Wallenberg症候群は延髄外側症候群のことである。障害側の顔面の温痛覚低下と頸部以下対側の温痛覚低下をきたす。そのほか、Horner症候群、構音障害、嚥下障害などをきたすが、嗅覚障害は起こさない。(×)

解答：E (*iM* ④ 28)

☐☐ **79**　60歳の女性。1年前から嗅覚の消失に気が付いた。6か月前から仕事をするのが億劫になり、2か月前から頭痛をきたすようになったため来院した。嗅覚以外は神経学的検査で異常はない。頭部単純CT像(a)と造影CT像(b)とを示す。
　　診断はどれか。
　　A　脳梗塞
　　B　うつ病
　　C　膠芽腫
　　D　髄膜腫
　　E　転移性脳腫瘍

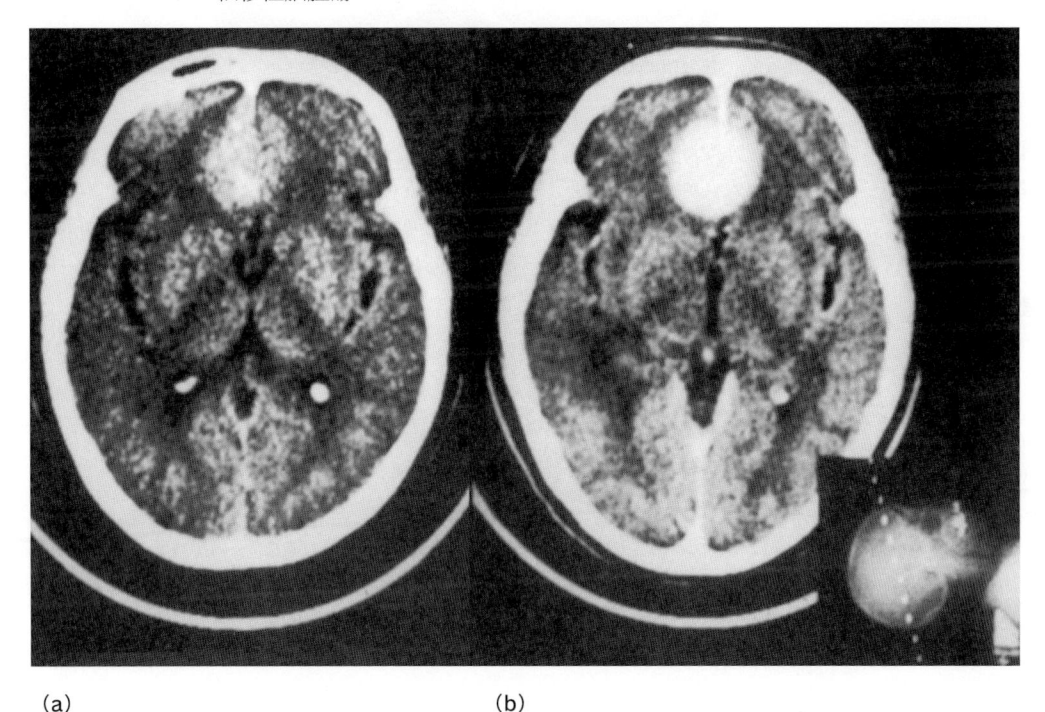

(a)　　　　　　　　(b)

❏ **解法ガイド**　身体所見　#1　60歳の女性。1年前から嗅覚消失⇒嗅神経、嗅索の障害を疑う。慢性の経過。
　　　　　　#2　6か月前から仕事をするのが億劫⇒意思発動性の低下か。
　　　　　　#3　2か月前から頭痛をきたすようになった⇒脳圧亢進症状。
　　画像所見　単純CTでは、
　　　　　　#1　前頭葉下面に周辺浮腫を伴った高吸収の腫瘤性病変を認める。
　　　　　造影CTでは、
　　　　　　#2　同部位は境界明瞭に均一に造影される。
　　　　　　#3　画像所見#1・2より嗅溝部髄膜腫(olfactory groove meningioma)が考えられる。

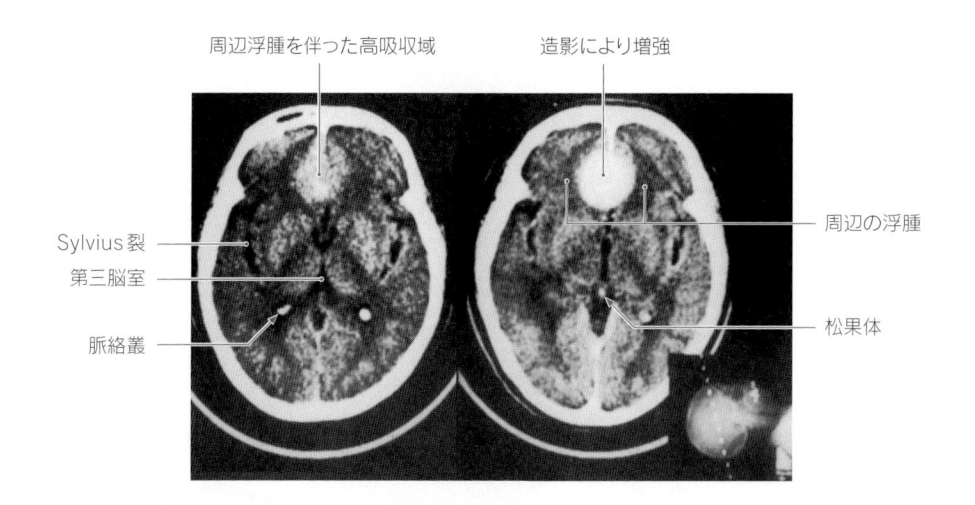

画像内ラベル（左画像）：周辺浮腫を伴った高吸収域、Sylvius裂、第三脳室、脈絡叢
画像内ラベル（右画像）：造影により増強、周辺の浮腫、松果体

- **臨 床 診 断**　　嗅溝部髄膜腫の疑い。
- **解法サプリ**　　髄膜腫は成人女性に多くみられ、緩徐進行性のため慢性的な経過をとる。本症例のように嗅溝部に生じた場合は、嗅覚障害を生じる。また腫瘍が大きくなると、前頭葉を圧迫して、意欲・発動性の低下をきたし、うつ病のような症状をみる場合もある。
- **選択肢考察**
  - A　本症は慢性的に緩徐進行性の症状をきたしており脳梗塞は考えられない。また脳梗塞の病変が造影剤でenhanceされる腫瘤性病変として描出されることはない。(×)
  - B　CT検査で前頭葉付近に病変を認めており、うつ病ではない。(×)
  - C　膠芽腫は成人大脳半球に生じる悪性腫瘍で、浸潤性が強い。症例のCT画像のように境界明瞭な腫瘤性病変はまれである。(×)
  - D　髄膜腫が嗅溝部に生じた場合は、嗅覚障害を生じる。(○)
  - E　転移性脳腫瘍の原発巣がどこであるか不明だが、原発巣に由来する何らかの症状が全くみられないことを考えると、転移性脳腫瘍の可能性は低い。また、転移性脳腫瘍では、造影CTでringed enhancementを認める。(×)

解答：D（*iM* ④ 332）

● core curriculum

Chapter 7

構造と機能
⑦自律機能と本能行動

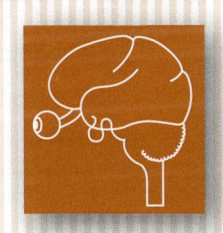

到達目標 1 交感神経系と副交感神経系の中枢内局在、末梢分布、機能と伝達物質を概説できる。

Point

- 自律神経は、呼吸、循環、消化、代謝など生命活動の基本となるホメオスターシスを維持するのに不可欠な役割を果たす。自律神経は、我々が意識することなしに生体の恒常性を調節している。
- 交感神経と副交感神経とからなり、これらの神経の機能はお互いに拮抗する。一般に内臓は交感神経と副交感神経の二重支配を受けており、遠心路と求心路がある。
- 自律神経は起始核から起こって効果器に行くまでに必ず神経節を介するが、起始核から神経節までを節前ニューロン、神経節から効果器までを節後ニューロンという。

[交感神経系]

- 交感神経の起始核はTh$_1$～L$_2$の側核（中間質外側核）である。
- 節前ニューロンの神経伝達物質はアセチルコリン（ニコチン性）で、節後ニューロンはノルアドレナリン（αおよびβアドレナリン性）である。
- 交感神経の興奮時はいわゆる「戦闘モード」で、血圧は上昇し、頻脈となり、瞳孔は散大する。発汗は増加するが、消化液の分泌は低下する。

[副交感神経系]

- 副交感神経の起始核は脳幹部と仙髄にある。
- 節前ニューロンの神経伝達物質はアセチルコリン（ニコチン性）で、節後ニューロンはアセチルコリン（ムスカリン性）である。
- 副交感神経が興奮すると消化液分泌や消化管運動は亢進する。

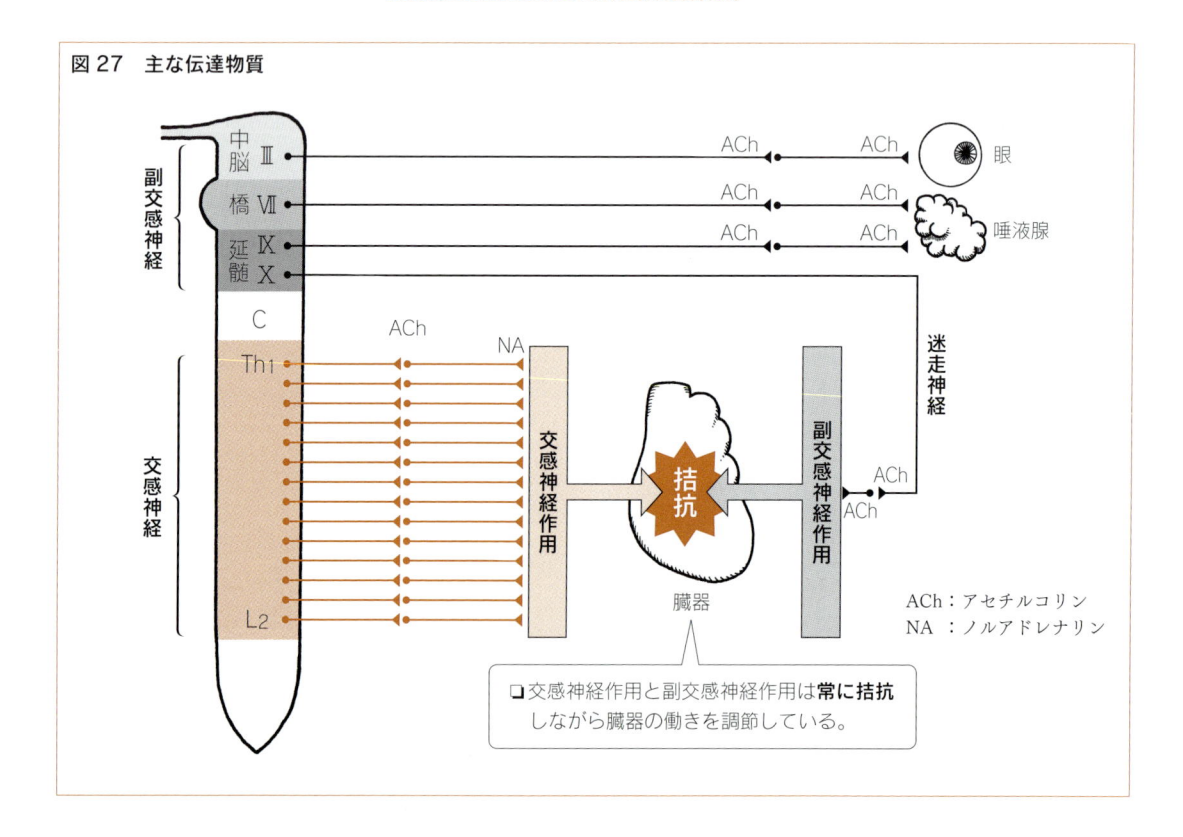

図27　主な伝達物質

ACh：アセチルコリン
NA ：ノルアドレナリン

- 交感神経作用と副交感神経作用は**常に拮抗**しながら臓器の働きを調節している。

☐☐ **80** 交感神経活動亢進の症候はどれか。
　A　徐　脈
　B　発汗過多
　C　縮　瞳
　D　唾液分泌過多
　E　気管支けいれん

❏解法ガイド　　交感神経の活動が亢進すると、血圧は上昇し、心拍数は増加し、瞳孔は散大する。発汗は増えるのに対し、唾液や消化液の分泌は低下する。消化管蠕動運動も低下する。気管支平滑筋は弛緩するので気管支は拡張する。

❏選択肢考察
　A　交感神経活動亢進では心拍数は増加するので頻脈になる。(×)
　B　交感神経活動亢進では発汗は増加する。(○)
　C　交感神経活動亢進では瞳孔は散大する。(×)
　D　交感神経活動亢進では唾液の分泌は低下する。(×)
　E　交感神経活動亢進では気管支は拡張する。(×)

解答：B（*iM* ④ 65）

☐☐ **81** 交感神経節後神経の神経伝達物質はどれか。
　A　ノルアドレナリン
　B　アドレナリン
　C　ドパミン
　D　アセチルコリン
　E　GABA

❏解法ガイド　　アセチルコリンは交感神経・副交感神経ともに、節前神経の神経伝達物質である。節後神経の神経伝達物質は、交感神経はノルアドレナリン、副交感神経はアセチルコリンである。

❏選択肢考察
　A　交感神経節後線維の神経伝達物質はノルアドレナリンである。(○)
　B　アドレナリンは副腎髄質から分泌される。(×)
　C　ドパミンは自律神経の神経伝達物質ではない。(×)
　D　アセチルコリンは交感・副交感神経節前神経の神経伝達物質である。(×)
　E　GABAは自律神経の神経伝達物質ではない。(×)

解答：A（*iM* ④ 63）

□□ 82 副交感神経が**存在しない**のはどれか。
　A　動眼神経
　B　三叉神経
　C　顔面神経
　D　舌咽神経
　E　迷走神経

❏ 解法ガイド　　自律神経は交感神経と副交感神経に分けられる。交感神経は第1～12胸神経、および第1、2腰神経に存在している。副交感神経は、第Ⅲ、Ⅶ、Ⅸ、Ⅹ脳神経、および第2～4仙骨神経に存在している。

❏ 選択肢考察
　A　動眼神経には副交感神経が存在する。(○)
　B　三叉神経には副交感神経は存在しない。(×)
　C　顔面神経にも副交感神経が存在する。(○)
　D　舌咽神経にも副交感神経が存在する。(○)
　E　迷走神経にも副交感神経が存在する。(○)

解答：B（*iM* ④ 64）

□□ 83 正しいのはどれか。
　A　交感神経節において節前神経の神経伝達物質はノルアドレナリンである。
　B　副交感神経節において節後神経にある受容体はムスカリン受容体である。
　C　交感神経節後神経の効果器側にある受容体はノルアドレナリン受容体である。
　D　副交感神経節において節前神経にある受容体はニコチン受容体である。
　E　交感神経節において節後神経にある受容体はムスカリン受容体である。

❏ 解法ガイド　　前述のように、アセチルコリンは交感神経・副交感神経ともに、節前神経の神経伝達物質である。神経節において節後神経側の受容体はともにニコチン受容体である。また、節後神経の神経伝達物質は、交感神経はノルアドレナリン、副交感神経はアセチルコリンである。交感神経の効果器側にはアドレナリン受容体が存在し、副交感神経の効果器側にはムスカリン受容体が存在している。ノルアドレナリン受容体というのは存在しない。

❏ 選択肢考察
　A　交感神経節において節前神経の神経伝達物質はアセチルコリンである。(×)
　B　副交感神経節において節後神経にある受容体はニコチン受容体である。(×)
　C　交感神経節後神経の効果器側にある受容体はアドレナリン受容体である。(×)
　D　副交感神経節において節後神経にある受容体はニコチン受容体である。(○)
　E　交感神経節において節後神経にある受容体はニコチン受容体である。(×)

解答：D（*iM* ④ 63）

☐☐ 84　　62歳の女性。朝食前に夫と散歩中、冷や汗と動悸とを訴え、まもなく意識が混濁したため救急車で来院した。5年前から糖尿病の治療のため経口血糖降下薬を服用していた。来院時、意識は傾眠状態である。
　　　この患者の意識消失発作時にみられる徴候はどれか。
　　　A　徐　脈
　　　B　発汗過多
　　　C　唾液分泌過多
　　　D　縮　瞳
　　　E　喘　鳴

❏解法ガイド　身体所見　#1　62歳の女性。朝食前に夫と散歩中、冷や汗と動悸を訴え、まもなく意識が混濁した⇒朝食前の空腹時に運動を行った結果、低血糖状態が生じている。冷や汗と動悸は交感神経刺激症状である。交感神経活動が亢進したのは、低血糖に対する防御反応だと考えられる。意識の混濁も低血糖によるものと推測される。
　　　　　　#2　経口血糖降下薬を服用していた⇒薬の副作用として低血糖を起こした可能性も考える。

❏臨床診断　低血糖による意識障害。
　　　まず血糖値の測定を行って低血糖の有無を調べることが重要である。また、検査結果が出るまでに緊急処置としてブドウ糖液の静注を行う。

❏解法サプリ　低血糖は交感神経刺激症状を引き起こす。それと同時に意識障害をもたらす。逆に、この2つをみたならば、低血糖を疑わなければならない。

❏選択肢考察　A　徐脈ではなく頻脈を生じる。(×)
　　　　　　B　発汗は増加する。(○)
　　　　　　C　唾液や胃液の分泌は抑制される。(×)
　　　　　　D　瞳孔は散大する。(×)
　　　　　　E　気管支は拡張するので、喘鳴は聴かれない。(×)

解答：B（*iM* ④ 65）

□□ 85　60歳の男性。労作性狭心症がある。冠動脈造影について担当医から説明を受けている最中に緊張のあまり気持ちが悪くなった。顔面は蒼白となって意識を失い、椅子から床へ崩れ落ちた。心拍数28/分、整。血圧96/50mmHg。下肢挙上では心拍数は増加しない。心電図所見は洞性徐脈である。
最も考えられるのはどれか。
　A　血管迷走神経性失神
　B　複雑部分発作
　C　異型狭心症
　D　急性心筋梗塞
　E　ヒステリー発作

❏ 解法ガイド　身体所見　#1　60歳の男性。労作性狭心症がある。冠動脈造影について担当医から説明を受けている最中に緊張のあまり気持ちが悪くなった⇒病状説明という強いストレス状況下に置かれている。
　　　　　　　　　　　#2　顔面は蒼白となって、意識を失い椅子から床へ崩れ落ちた⇒意識障害。
　　　　　　　検査所見　#1　心拍数28/分、整（基準60～100）と著明な徐脈⇒脳への血液循環が低下したために意識障害が起こったのかもしれない。
　　　　　　　　　　　#2　血圧96/50mmHg⇒血圧は低下している。
　　　　　　　　　　　#3　下肢挙上では心拍数は増加しない⇒通常、下肢の挙上では心臓への循環血液量が増加する結果、心拍数は増加する。しかし、本例では心拍数の増加は認めていない。このことから、心臓には副交感神経系の抑制が強く働いていると考えられる。
　　　　　　　　　　　#4　心電図所見は洞性徐脈⇒異型狭心症や急性心筋梗塞は否定的。副交感神経作用が強く働き、徐脈が起こっていると考えられる。
❏ 臨 床 診 断　血管迷走神経性失神。
❏ 解法サプリ　精神的緊張をすると交感神経が興奮するが、それが過度になると、反対に副交感神経の過剰興奮が生じ、心拍数の減少や心収縮力の低下による血圧低下が起こる。その結果、脳血液循環が低下し、脳幹部へ虚血が生じ意識障害をきたす。これを血管迷走神経性失神（vasovagal syncope）という。
❏ 選択肢考察　A　上記のとおり、血管迷走神経性失神が考えられる。(○)
　　　　　　　B　複雑部分発作では洞性徐脈や血圧低下はみられない。(×)
　　　　　　　C　異型狭心症は心電図上で虚血性変化がないことから否定される。(×)
　　　　　　　D　急性心筋梗塞も心電図所見から否定される。(×)
　　　　　　　E　ヒステリー発作では洞性徐脈や血圧低下はみられない。(×)

解答：A

| 到達目標 2 | 視床下部の構造と機能を内分泌および自律機能と関連づけて概説できる。 |

Point
- 視床下部は自律神経系および内分泌系の最高中枢である。
- 自律神経中枢としては、体温調節、摂食調節（摂食中枢、満腹中枢）、飲水調節、性行動や情動の調節などに関与し、内分泌中枢としてはさまざまなホルモンを分泌する。

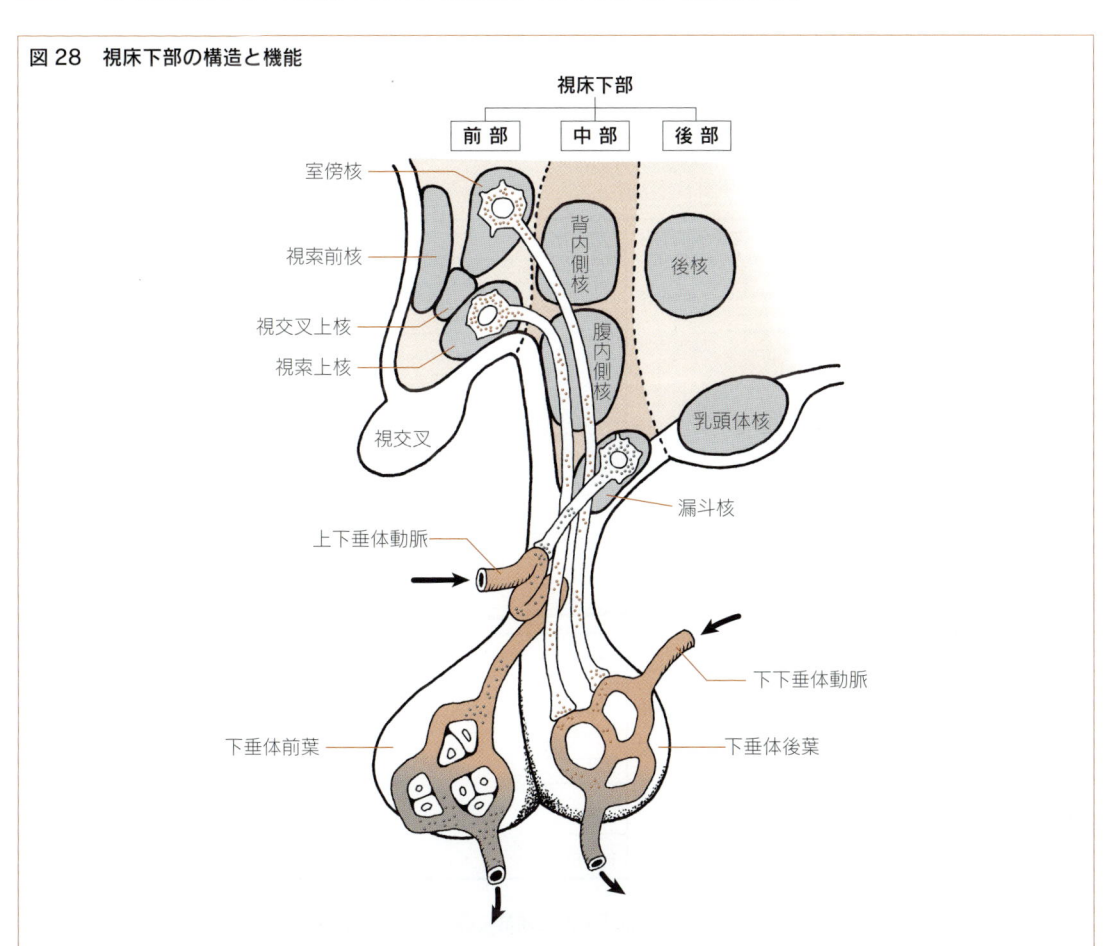

図28　視床下部の構造と機能

視床下部：前部／中部／後部

ラベル：室傍核、視索前核、視交叉上核、視索上核、視交叉、背内側核、腹内側核、後核、乳頭体核、漏斗核、上下垂体動脈、下下垂体動脈、下垂体前葉、下垂体後葉

視床下部の内分泌・自律神経系に対する主な作用

視床下部	前部	●体温調節（副交感神経の亢進）→視索前核 ●下垂体後葉ホルモンの分泌 ─ 視索上核（バソプレシン） 　　　　　　　　　　　　　　└ 室傍核（オキシトシン）
	中部	●下垂体前葉の調節→漏斗核（下垂体前葉ホルモン調節因子） ●副交感神経の調節 　→背内側核（空腹中枢も含む）、腹内側核（満腹中枢も含む）
	後部	●交感神経の調節→後核

7　構造と機能⑦　自律機能と本能行動

□□ 86　視床下部症候群について**誤っている**のはどれか。
A　肥満は視床下部にある満腹中枢の障害によって起こる。
B　性器発育不全は性腺刺激ホルモン放出ホルモンの分泌不全による。
C　尿崩症は抗利尿ホルモンの分泌過剰による。
D　体温調節中枢の障害により、高体温や低体温が起こる。
E　やせは視床下部にある摂食中枢の障害によって起こる。

❏ 解法ガイド　　視床下部の病変により起こる症状を視床下部症候群という。視床下部症候群の原因は、腫瘍、炎症、外傷、手術などが考えられるが、障害部位により種々な症状が出現する。視床下部症候群でみられる症状の頻度について以下にグラフでまとめる。

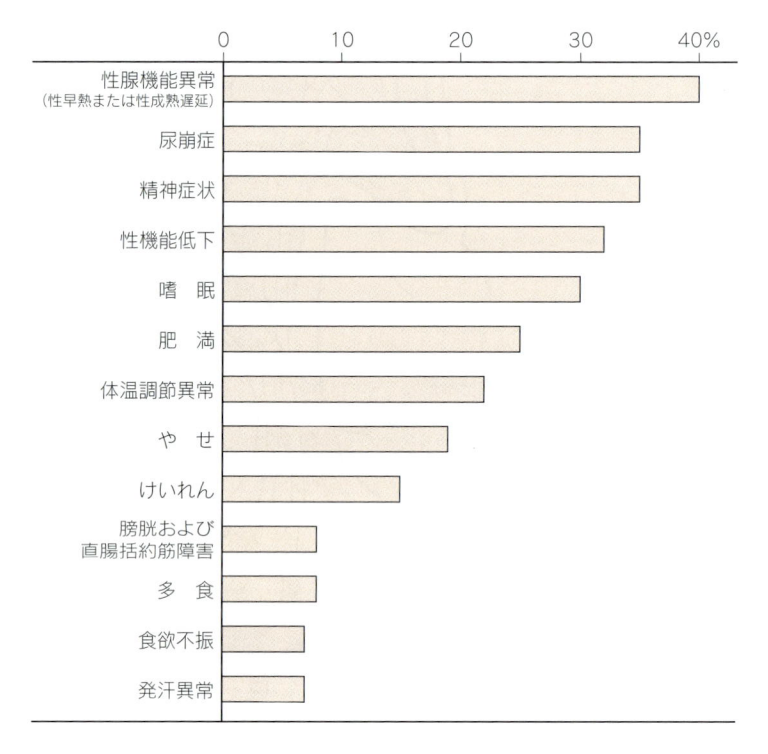

症状	頻度 (%)
性腺機能異常（性早熟または性成熟遅延）	約40
尿崩症	約35
精神症状	約35
性機能低下	約32
嗜眠	約30
肥満	約25
体温調節異常	約22
やせ	約18
けいれん	約15
膀胱および直腸括約筋障害	約8
多食	約8
食欲不振	約6
発汗異常	約6

〈視床下部症候群にみられる症状の頻度〉

(Bauer, HG: Endocrine and other clinical manifestations of hypothalamic disease: A survey of 60 cases with autopsies. *J Clin Endocrinol Metab* 14: 13-31, 1954.)

❏ 選択肢考察
A　肥満は視床下部にある満腹中枢の障害によって起こる。(○)
B　性器発育不全は性腺刺激ホルモン放出ホルモンの分泌不全による。(○)
C　尿崩症は抗利尿ホルモンの分泌低下による。(×)
D　体温調節中枢の障害により、高体温や低体温が起こる。視床下部が障害された場合の高体温症は一般の解熱薬には反応しない。(○)
E　やせは視床下部にある摂食中枢の障害によって起こる。(○)

解答：C（*iM* ④ 20、*iM* ③ 72）

□□ **87** 誤っているのはどれか。
A 漏斗核からの線維は下垂体門脈に至り下垂体後葉ホルモンを調節する。
B 室傍核は第三脳室壁近くにあり、下垂体後葉にオキシトシンを分泌する。
C 視索上核は視交叉の上部にあり、下垂体後葉にバソプレシンを分泌する。
D 視床下部腹内側核には満腹中枢がある。
E 視床下部外側野には空腹中枢がある。

❏ 解法ガイド 視床下部の主な構造と機能との関係は下表を参照のこと。

視床下部の主な構造と機能

核	機　　能
漏斗核（弓状核、隆起核）	漏斗核からの線維は、漏斗における下垂体門脈系血管起始部に至り、これを介して下垂体前葉ホルモン調節因子を分泌する。
室傍核	視床下部の前方において第三脳室壁近くにある明瞭な核で、視索上核と同様大細胞性である。 下垂体後葉にオキシトシンを分泌する。
視索上核	視交叉の後上部、室傍核の腹側に位置している。 下垂体後葉にバソプレシンを分泌する。
視索前核	視交叉上核のさらに上に隣接している。 性腺刺激ホルモン（下垂体）分泌の制御を行う。
視床下部腹内側核	満腹感を覚え食べることを停止する信号を発する満腹中枢がある。 副交感神経と関与。
視床下部外側野	食欲を覚え食べたくなる信号を発する空腹中枢（摂食中枢）がある。
後 核	乳頭体の背側、視床下部の後部にある核で、交感神経系に連絡。
乳頭体核	乳頭体核は乳頭体の内部にある核で、乳頭体内側核と乳頭体外側核とに分けられる。 嗅覚と自律神経との関係にあずかる重要な核である。 大脳辺縁系と連絡、感情形成に関与。
外側核	脳弓の外側にある。交感神経と関与。
視床下核	視床下核は視床下部の後外部において黒質の前外方にある。 大脳基底核と連絡して錐体外路系の働きをする。

❏ 選択肢考察
A 漏斗核からの線維は下垂体門脈に至り下垂体前葉ホルモンを調節する。(×)
B 室傍核は第三脳室壁近くにあり、下垂体後葉にオキシトシンを分泌する。(○)
C 視索上核は視交叉の上部にあり、下垂体後葉にバソプレシンを分泌する。(○)
D 視床下部腹内側核には満腹中枢がある。(○)
E 視床下部外側野には空腹中枢がある。(○)

解答：A （*iM* ④ 20）

| 到達目標 3 | ストレス反応と本能・情動行動の発現機序を概説できる。 |

Point
- ストレッサー（生体に対する精神的・身体的有害因子）によって生体の恒常性が乱された状態をストレスと呼び、このときにみられる生体の一連の反応を全身適応症候群という。
- 満腹中枢は視床下部の腹内側核にあり、摂食（空腹）中枢は視床下部外側野にある。
- 性欲中枢（性をしたい中枢）は、視床下部内側視索前野にある。
- 性行動中枢（性をする中枢）は、視床下部背内側核（男性）や腹内側核（女性）にある。

図29　全身適応症候群

全身適応症候群の経過

警告反応期	ショック相	ストレッサーに曝されたときの最も初期の状態を「**ショック期**」といい、ストレッサーに生体が反応できていない状態を指す。このとき生体は血圧低下、体温低下、筋緊張低下、血糖値低下など程度の差こそあるもののショック状態となっている。
	抗ショック相	ストレッサーに対して生体が起こす最初の反応で、主に交感神経の賦活と下垂体-副腎皮質系の活性化によって起こる。カテコラミンと糖質コルチコイドの分泌増加は、血圧上昇、体温上昇、筋緊張上昇、血糖値上昇などを起こして**ホメオスターシスを維持**するよう働く。
抵抗期		この時期はストレッサーに対する順応性と抵抗性を獲得する時期で、**ストレッサーと抵抗力とがバランスを保っている状態**である。しかしストレスが長期間にわたると抵抗力も徐々に低下していく。
消耗期		適応不全となると**再び警告反応期のショック相の状態に陥る**。この時期では副腎皮質機能は低下し、胸腺やリンパ節などの免疫器官も萎縮、体温も低下して、場合によっては命を落とすこともある。

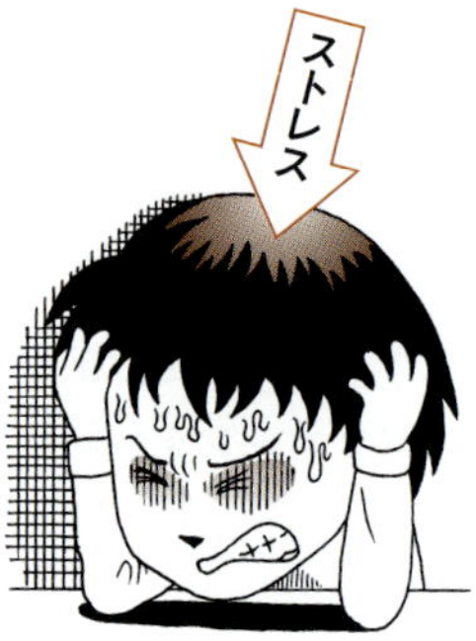

- ストレスという言葉を初めて用いたセリエ（Hans Selye）は、生体に対する身体的あるいは精神的な有害作用因子を**ストレッサー**と呼び、ストレッサーによって身体の恒常性が乱れた状態を**ストレス**（状態）と呼んだ。そしてストレス状態に対する生体の一連の反応を「**全身適応症候群**」と名付け、これを時間経過と症状の違いにより3つの段階に分けた。

☐☐ **88** 全身適応症候群の経過で**誤っている**のはどれか。
　A　警告反応期の前半ではショック状態となっている。
　B　警告反応期の後半ではホメオスタシスを維持するように働く。
　C　警告反応期の後半で糖質コルチコイドの分泌低下がみられる。
　D　抵抗期では順応性を獲得する。
　E　消耗期では免疫器官の萎縮がみられる。

❏ **解法ガイド**　　生体に曝露される、精神的あるいは身体的な有害因子をストレッサーと呼ぶ。このストレッサーによって生体内の恒常性が乱れた状態をストレスと呼ぶ。生体はストレスから元の状態に戻そうとするが、このときにみられる一連の反応を全身適応症候群と呼ぶ。全身適応症候群は3つの段階、警告反応期、抵抗期、消耗期に分けられる。さらに警告反応期は、前半のショック相と後半の抗ショック相に分けられる。抗ショック相では、交感神経の活動亢進が起こり、カテコラミン分泌が増加し、さらに視床下部－下垂体系を通じてACTHの分泌が増加し、副腎皮質から糖質コルチコイドの分泌が増加する。この抗ショック相での反応をストレス反応と呼ぶことがある。

❏ **選択肢考察**　　A　警告反応期の前半のショック相では血圧低下、体温低下などがみられ、ショック状態となっている。(○)
　B　警告反応期の後半の抗ショック相ではカテコラミン分泌が増加し、さらに糖質コルチコイドの分泌が増加して、ホメオスターシスを維持するように働く。(○)
　C　警告反応期の後半の抗ショック相では糖質コルチコイドの分泌は増加する。(×)
　D　抵抗期ではストレッサーに対して順応性と抵抗性を獲得する。(○)
　E　消耗期では再び警告反応期のショック相の状態に陥り、副腎皮質機能は低下し、免疫器官の萎縮がみられる。(○)

解答：C

□□ 89 ストレス反応として**誤っている**のはどれか。

A　ACTH分泌増加
B　胃酸分泌亢進
C　心拍数低下
D　血圧上昇
E　カテコラミン分泌増加

❏ **解法ガイド**　　全身適応症候群の抗ショック相での反応を単にストレス反応と呼ぶことがある。ストレス反応では、交感神経の活動亢進が起こり、カテコラミン分泌が増加し、さらに視床下部－下垂体系を通じてACTHの分泌が増加し、副腎皮質から糖質コルチコイドの分泌が増加する。その結果、心拍数増加、血圧上昇、発汗過多、瞳孔散大などが起こり、糖質コルチコイドの分泌亢進の結果、好中球数の増加、好酸球数の減少、胃酸の分泌上昇が生じる。

❏ **選択肢考察**　　A　ACTH分泌は増加する。(○)
B　糖質コルチコイドの作用による胃酸分泌の亢進が起こる。(○)
C　交感神経活動亢進の結果、心拍数は上昇する。(×)
D　交感神経活動亢進の結果、血圧は上昇する。(○)
E　カテコラミンの分泌は増加する。(○)

解答：C（*iM* ④ 65、*iM* ③ 45）

□□ 90　性欲中枢があるのは視床下部のどこか。
　　A　腹内側核
　　B　外側野
　　C　外側視索前野
　　D　内側視索前野
　　E　背内側核

❏ 解法ガイド　　性欲を制御している中枢には、性欲を生じさせる、すなわち「セックスがしたい」と思わせる「性欲中枢」（第1性欲中枢）と、実際に性行動を起こす「性行動中枢」（第2性欲中枢）とがある。性欲中枢は、女性も男性も視床下部の前方にある内側視索前野にあり、その大きさは、男性は女性の2倍もある。一方、性行動中枢は、直径1mm程度と非常に小さく、男性も女性も同じ大きさであるが、位置が異なる。男性の性行動中枢は背内側核にあるのに対し、女性では満腹中枢が存在する腹内側核にある。女性が恋愛をすると食欲が落ちるのは、腹内側核の興奮によって食行動が抑制されることによると考えられる。

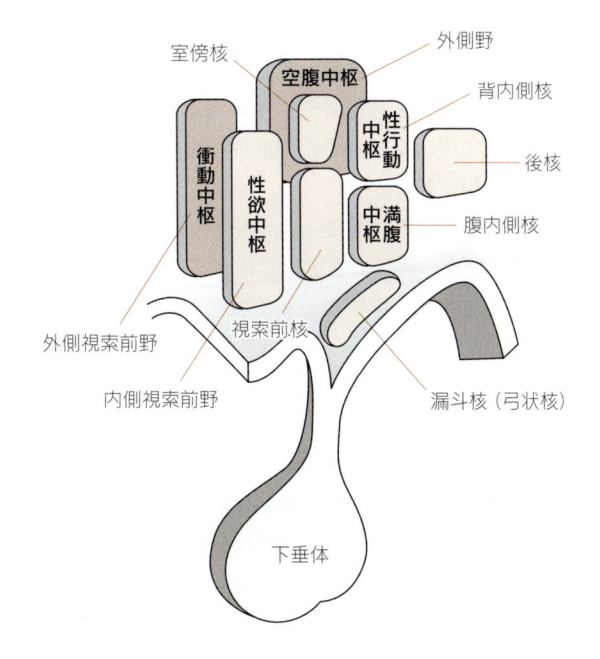

❏ 選択肢考察　　A　視床下部腹内側核には、満腹中枢と女性の性行動中枢（性をする中枢）がある。(×)
　　B　視床下部外側野には空腹中枢がある。(×)
　　C　視床下部外側視索前野には衝動中枢（何でもしたい中枢）がある。(×)
　　D　視床下部内側視索前野には性欲中枢（性をしたい中枢）がある。(○)
　　E　視床下部背内側核には男性の性行動中枢（性をする中枢）がある。(×)

解答：D

□□ 91　24歳の男性。便通異常と腹痛とを訴えて来院した。2年前から下痢性の排便で軽快する下腹部痛を繰り返していた。3か月前の転勤を機に増悪してきた。近医で注腸造影と大腸内視鏡検査とを行ったが、器質的異常はないといわれた。
この疾患の病態を把握するのに有用なのはどれか。
A　心理検査
B　便の細菌検査
C　血清電解質検査
D　腫瘍マーカー測定
E　腹部単純CT

❏解法ガイド　身体所見　#1　24歳の男性。便通異常と腹痛とを訴えて来院した⇒潰瘍性大腸炎やCrohn病を考える。
　　　　　　　　　#2　2年前から下痢性の排便で軽快する下腹部痛を繰り返していた⇒潰瘍性大腸炎やCrohn病のほかに、血便などがないことから機能性疾患、過敏性腸症候群も考える。
　　　　　　　　　#3　3か月前の転勤を機に増悪してきた⇒ストレスにより悪化。
　　　　　検査所見　#1　近医で注腸造影と大腸内視鏡検査とを行ったが、器質的異常はないといわれた⇒潰瘍性大腸炎やCrohn病などの器質的疾患は否定的。ストレスが誘因となって増悪する腸管の機能性疾患を考える。

❏臨床診断　過敏性腸症候群。

❏解法サプリ　過敏性腸症候群は腹痛と、便秘や下痢をきたす疾患である。臨床型には、常に便秘を生じるタイプ、常に下痢を生じるタイプ、便秘と下痢が交互に生じるタイプなどがある。いずれのタイプも排便によって腹痛が軽減し、ストレスによって増悪するのが特徴である。

❏選択肢考察　A　心理検査を行うことによって、患者のストレスに対する心理的防衛について明らかになる。(○)
　　　　　　B　便の細菌検査は感染性腸炎の場合に行うべき検査である。過敏性腸炎は感染性疾患ではないので有用ではない。(×)
　　　　　　C　過敏性腸症候群でも下痢が続くと低K血症となることがあるが、病態を把握するのに有用な検査とはいえない。(×)
　　　　　　D　大腸内視鏡検査で器質的疾患は否定されており、腫瘍マーカー検査をする必要はない。(×)
　　　　　　E　腹部単純CTで異常が認められることはない。(×)

解答：A（iM 7 308）

● core curriculum

Chapter
8

診断と検査の基本

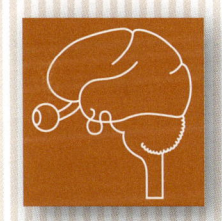

到達目標 1　脳・脊髄 CT、MRI 検査で得られる情報を説明できる。

Point

- CTは空間分解能（空気と骨のように極端に濃度が違う物質を検出する能力）がMRIよりも高い（→側頭骨や肺野の微細な病変の描出に優れている）。
- CTでは骨病変や病的石灰化の有無を診断することは容易である。
- 撮像時間はCTのほうがMRIに比べて短くて済む。
- MRIは骨によるアーチファクトがない（→トルコ鞍近傍や後頭蓋窩の病変の診断に有用である）。
- MRIは断面を自由に切ることができる（→矢状断面像を描出できるので椎間板ヘルニアや脊髄空洞症、Arnord-Chiari（アーノルド　キアリ）奇形などの中枢神経系疾患の診断に有用である）。
- MRIは組織分解能に優れている（水素原子の状態をさまざまな方法で画像化するため）。
- MRIのT1強調像では、水は低信号で黒く、脂肪は高信号で白く映る。
  一方、T2強調像では、水は高信号で白く、脂肪はやや低信号で灰色に映る。
- CTは脳出血の急性期変化の描出に関してMRIよりも優れている。
- MRIは脳梗塞急性期の虚血性変化を捉えることが可能である。CTでは脳梗塞発症後24時間以内の病巣を検出することは困難である。

図30　頭部領域におけるCTとMRIの比較

- 脳腫瘍など
- 新しい出血
- 骨病変（石灰化）
- 微小病変など
- MRIはほぼ全ての病変に適応あり
- CTのほうが描出力が優れている病変としてまずこの2つをおさえる。

頭部MRI像（T1）
- 新しい出血と骨病変以外では圧倒的にMRIのほうが優れているので、ほぼ全ての脳・脊髄病変に適応がある。

頭部CT像
- 新しい出血と骨病変（石灰化）に関してはCTのほうが優れている。
- また撮影時間の短さ、普及度、コストの面でもCTのほうが優れており、救急疾患ではCTが第一選択となる。

□□ 92　MRIがCTより診断に有用な場合はどれか。
　　A　脳出血急性期
　　B　くも膜下出血
　　C　急性硬膜下血腫
　　D　急性硬膜外血腫
　　E　脳梗塞急性期

❏解法ガイド　　MRIがCTよりも診断に有用な場合とは、脳梗塞の急性期や、MRIでは骨アーチファクトがないため、トルコ鞍近傍の病変や後頭蓋窩病変、脱髄性疾患である多発性硬化症などである。小脳梗塞や脳幹部梗塞などの病変を明らかにするにはMRIのほうが優れているが、脳の出血性病変の急性期の描出はCTが優れている。

❏選択肢考察
　A　脳出血の早期（特に24時間以内）はCTでは高吸収域として捉えることができるが、MRI上では変化はまだ生じていない。(×)
　B　くも膜下出血も、CTでは発症直後から高吸収域として捉えることができるが、MRIでは診断は困難である。(×)
　C　急性硬膜下血腫では、CTで発症直後から三日月型の高吸収域を呈するので診断できるが、MRIでは検出がむずかしい。(×)
　D　急性硬膜外血腫は、CTで発症直後から凸レンズ状の高吸収域を呈するが、MRIでの検出は困難である。(×)
　E　脳梗塞急性期では、MRIで脳梗塞発症4〜8時間後にはT1強調画像で低信号域、T2強調画像で高信号域として検出可能であるが、CTでは24時間以内に検出することはむずかしい。(○)

解答：E（*iM* ④ 121）

93 頭部CT画像で生理的石灰化を起こす部位として**誤っている**のはどれか。
　A　大脳鎌
　B　脈絡叢
　C　松果体
　D　くも膜顆粒
　E　視　床

解法ガイド　脳内で生理的石灰化を起こす部位には、

　①大脳鎌　　　　⑥上矢状洞壁
　②小脳テント　　⑦松果体
　③床間靱帯　　　⑧手綱交連
　④鞍隔膜　　　　⑨脈絡叢
　⑤くも膜顆粒　　⑩動脈壁

などが知られている。また、加齢とともに大脳基底核（主に淡蒼球）や小脳歯状核に生理的な石灰沈着をみることがある。ただし、若年者で同部に高度の石灰化がみられたり、けいれん発作などの症状がある場合には副甲状腺機能低下症やFahr（ファール）病なども念頭に置いて精査する必要がある。

選択肢考察　　E　解法ガイド参照。(×)

解答：E（*iM* ④ 120）

94 頭部CTで**増強〈enhance〉されない**のはどれか。
　A　脈絡叢
　B　下垂体茎
　C　Willis動脈輪
　D　大脳鎌
　E　淡蒼球

解法ガイド　造影剤（ヨード剤）を静注することによって、血流が豊富な組織のX線吸収値を高める操作のことを造影剤増強法という。脳腫瘍などの病変をみる際に有効な方法であるが、正常組織でも増強される部位がある。Willis動脈輪や静脈洞などの血管内腔、脈絡叢、大脳鎌や小脳テントなどの硬膜、松果体、下垂体、下垂体茎などである。

選択肢考察　　E　解法ガイド参照。(×)

解答：E（*iM* ④ 120）

□□ **95** 55歳の男性。仕事中に突然、右片麻痺と意識障害とを生じ救急車にて来院した。心電図にて心房細動が認められた。受診時頭部単純CT像を示す。
脳梗塞部位を支配している血管はどれか。

A 脳底動脈
B 前大脳動脈
C 中大脳動脈
D 後大脳動脈
E 後脈絡叢動脈

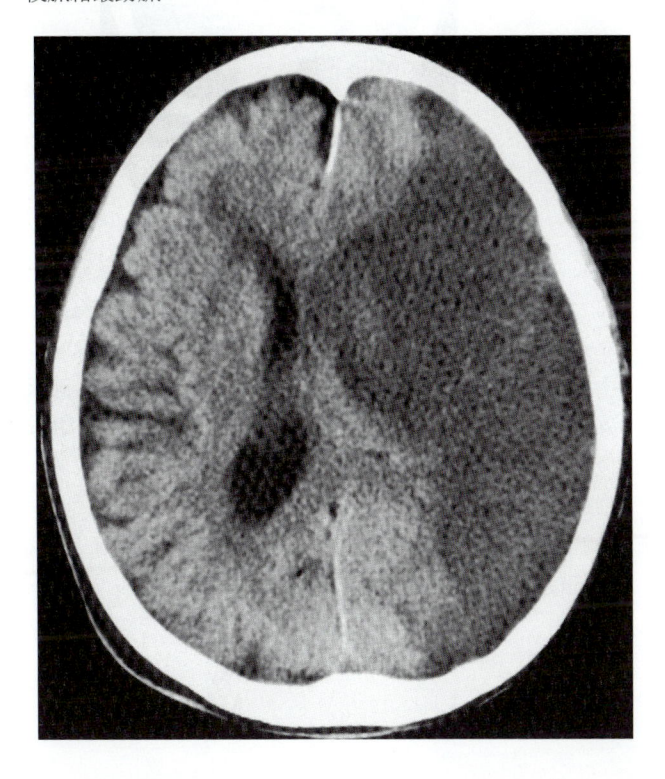

□ **解法ガイド** 身体所見 ＃1 55歳の男性。仕事中に突然、右片麻痺と意識障害とを生じた⇒突然の片麻痺と意識障害とをきたしていることから、脳血管障害が考えられる。特に仕事中ということで、昼間の活動時に起こっていることから、脳出血や脳塞栓の可能性が示唆される。右片麻痺なので、病側は左大脳半球と考えられる。

＃2 心電図にて心房細動が認められた⇒心房細動がある場合は、左房内血栓が栓子となって脳血管を閉塞して起こる脳塞栓を疑うことが重要である。

画像所見 頭部CTでは、

＃1 大脳正中構造はやや右側に偏位しており、左側に脳浮腫があることが分かる。
＃2 左側大脳皮質に広範囲な低吸収域（楔型）を認める⇒脳梗塞と診断される。
＃3 左前頭葉の内側面や左後頭葉は低吸収域を認めない⇒閉塞部位は左中大脳動脈と推測される。

正中構造の偏位

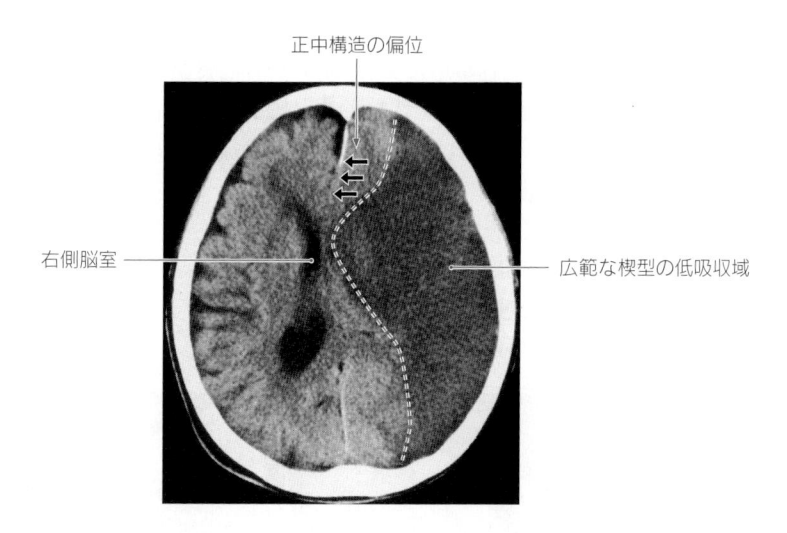

右側脳室

広範な楔型の低吸収域

- **臨 床 診 断**　　脳塞栓症の疑い。
- **選択肢考察**　　A　脳底動脈の閉塞では橋腹側部の梗塞を生じる。画像とは一致しない。(×)
　　　　　　　　　B　前大脳動脈は主に大脳半球内側面を栄養するが、画像上、内側面が低吸収域とはなっていない。(×)
　　　　　　　　　C　中大脳動脈は大脳半球の外側面を栄養する。本症例の画像をみても、大脳半球の外側面に広範な梗塞が認められるので、中大脳動脈の閉塞が最も考えられる。(○)
　　　　　　　　　D　後大脳動脈は後頭葉を灌流する。後頭葉領域に低吸収域はみられないので、後大脳動脈ではない。(×)
　　　　　　　　　E　後脈絡叢動脈は後大脳動脈の枝であり、穿通枝動脈として主に視索を栄養する。CT画像では脳の中心部に低吸収域は認められない。(×)

解答：C (*iM* 4 49)

96 65歳の男性。けいれん発作を主訴に来院した。緊急頭部造影CT (a、b) を示す。最も考えられるのはどれか。

A　もやもや病
B　くも膜下出血
C　脳塞栓
D　脳動脈瘤
E　脳動静脈奇形

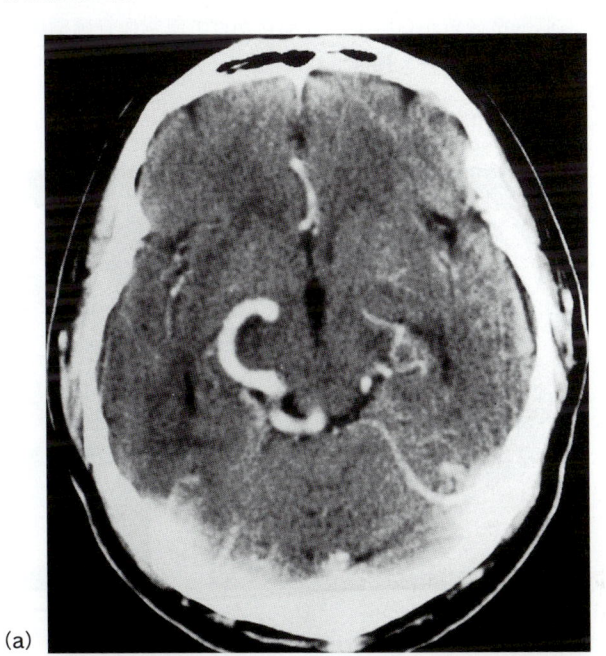

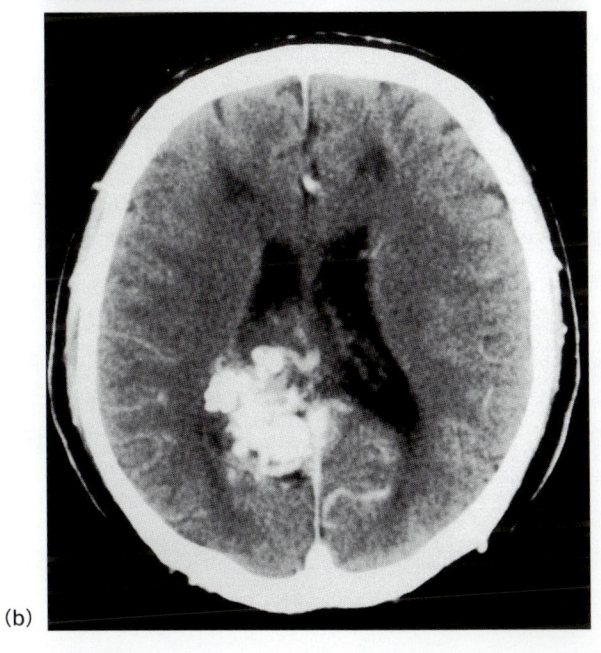

(a)

(b)

❏ **解法ガイド** 身体所見 ＃1 65歳の男性。けいれん発作を主訴に来院した⇒けいれん発作が主訴なので、てんかんを疑うが、特発性てんかんは発症年齢が20歳前後と若いので年齢的に考えにくい。中高年で初発するてんかん発作をみたときは、脳器質的疾患を疑うべきである。

画像所見 緊急頭部造影CT（a）では、

＃1 右側中脳の背側から腹側にかけて、造影剤でenhanceされた、拡大・蛇行した血管を認める⇒脳動静脈奇形の流入動脈の可能性。

緊急頭部造影CT（b）では、

＃2 右側脳室後角から脳梁膨大部にかけて異常血管腫瘤像（nidus ナイダス）を認める⇒脳動静脈奇形と診断される。

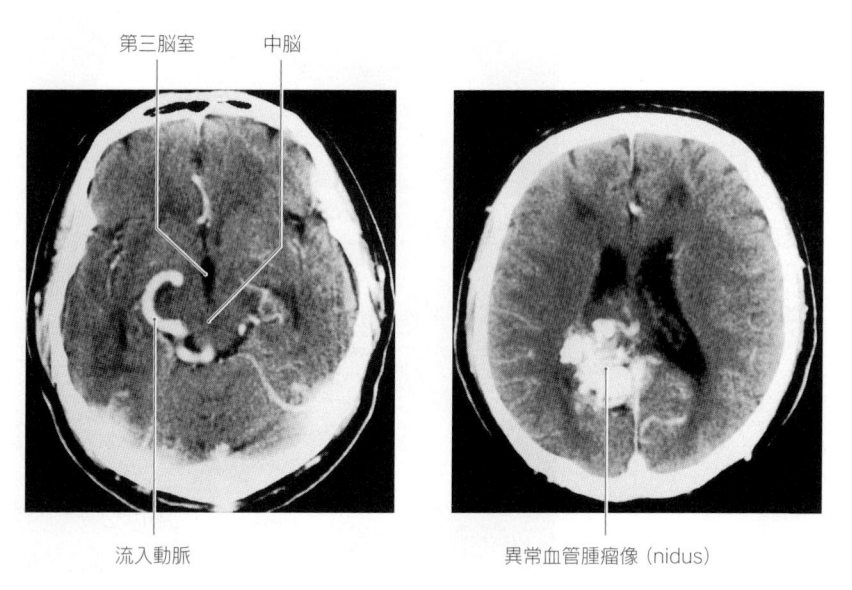

第三脳室　中脳

流入動脈　　　　　　　　　　異常血管腫瘤像（nidus）

❏ **臨床診断** 脳動静脈奇形の疑い。

❏ **解法サプリ** 脳動静脈奇形は脳の動脈と静脈の間の毛細管の先天的な形成異常である。初発症状は本症のようなけいれん発作が多い。けいれんが起こる機序は、脳動静脈奇形周囲の循環不全やnidusによる圧迫などが考えられる。

❏ **選択肢考察**　A　もやもや病はWillis動脈輪閉塞であり、小児期に過換気によって誘発される一過性片麻痺などで始まる。造影CTでは前大脳動脈や中大脳動脈が描出されず、側副血行路の発達がみられる。(×)

B　くも膜下出血は激しい頭痛で始まり、本症のようなけいれんを主症状に慢性の経過をとることはない。CTではくも膜下腔に高吸収域を認める。(×)

C　脳塞栓では突然の意識障害や皮質症候を伴って発症することが多い。また、基礎疾患に心房細動を伴うことが多い。脳塞栓のCTでは閉塞動脈領域に一致したlow density areaを認める。(×)

D　脳室内に脳動脈瘤が生じることはない。(×)

E　臨床症状および造影CT所見より、本例は脳動静脈奇形の可能性が最も考えられる。(○)

解答：E（*iM* ４ 170）

97 7歳の男児。数日前から頻回の嘔吐をきたすようになり、今朝から意識レベルが低下してきたため来院した。頭部造影MRIのT1強調画像を示す。
画像所見として**誤っている**のはどれか。

A 第四脳室の閉塞
B 小脳虫部の腫瘍性病変
C 両側側頭葉下部の壊死
D 側脳室の拡大
E 橋背側の圧排

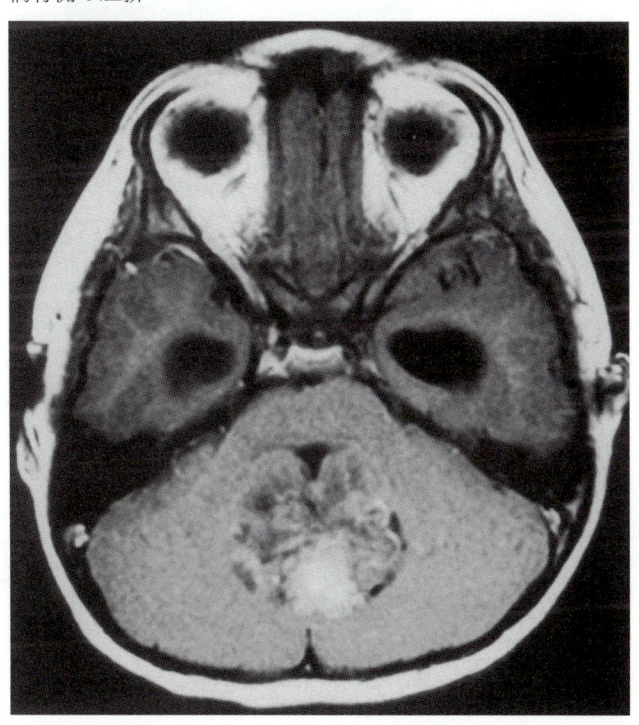

□ **解法ガイド** 身体所見 #1 7歳の男児。数日前から頻回の嘔吐をきたすようになり、今朝から意識レベルが低下してきた⇒急性の経過である。頻回の嘔吐があり、意識障害をきたしていることから、頭蓋内圧亢進が疑われる。頭蓋内圧亢進の原因としては脳内占拠性病変や閉塞性水頭症などが考えられる。

画像所見 頭部造影MRIのT1強調画像では、

#1 第四脳室の背側、すなわち小脳虫部に、腫瘍性病変があり、第四脳室を閉塞し、その前方にある橋を圧排している⇒意識障害の原因はこの腫瘍性病変によって圧排された橋において、脳幹部上行性網様体賦活系が障害された結果と考えられる。

#2 両側側頭葉下部に低吸収域が認められる⇒側脳室下角が拡大したものである。

#3 第四脳室閉塞によって閉塞性水頭症が起こり、側脳室、第三脳室、中脳水道の拡大が生じているものと考えられる。

#4 診断としては学童期に発症した小脳および脳幹部近傍に生じた腫瘍であることから、髄芽腫や上衣腫が考えられる。

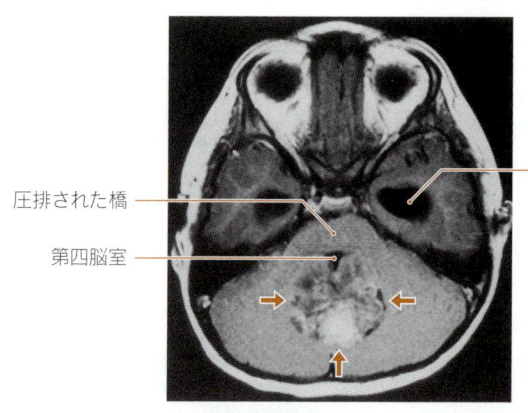

圧排された橋
拡大した側脳室下角
第四脳室
↑：小脳虫部の腫瘍

- ❏ 臨 床 診 断　　髄芽腫または上衣腫の疑い。
- ❏ 解法サプリ　　両側側頭葉下部に認められる低吸収域が、側脳室の拡大によるものであることに気付くことが重要である。これに気付くためには、第四脳室閉塞によって閉塞性水頭症が起こっていることを想像しなくてはならない。
- ❏ 選択肢考察　　C　画像所見を参照。(×)

解答：C（*iM* 4 329）

到達目標 2
神経系の電気生理学的検査（脳波、筋電図、末梢神経伝導速度）で得られる情報を説明できる。

Point

[脳　波]
- 脳神経細胞の電気活動を経皮的に増幅記録したものが脳波である。意識状態で変化する。
- 12〜14歳で成人脳波となる。

図31　覚えて得する脳波

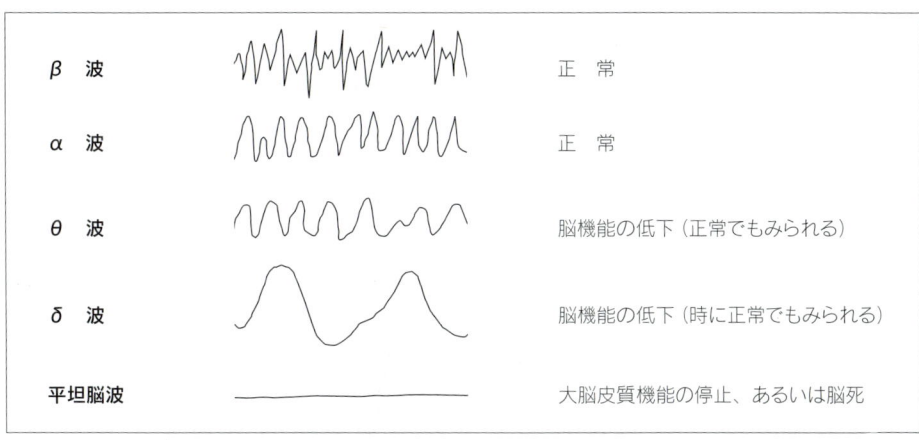

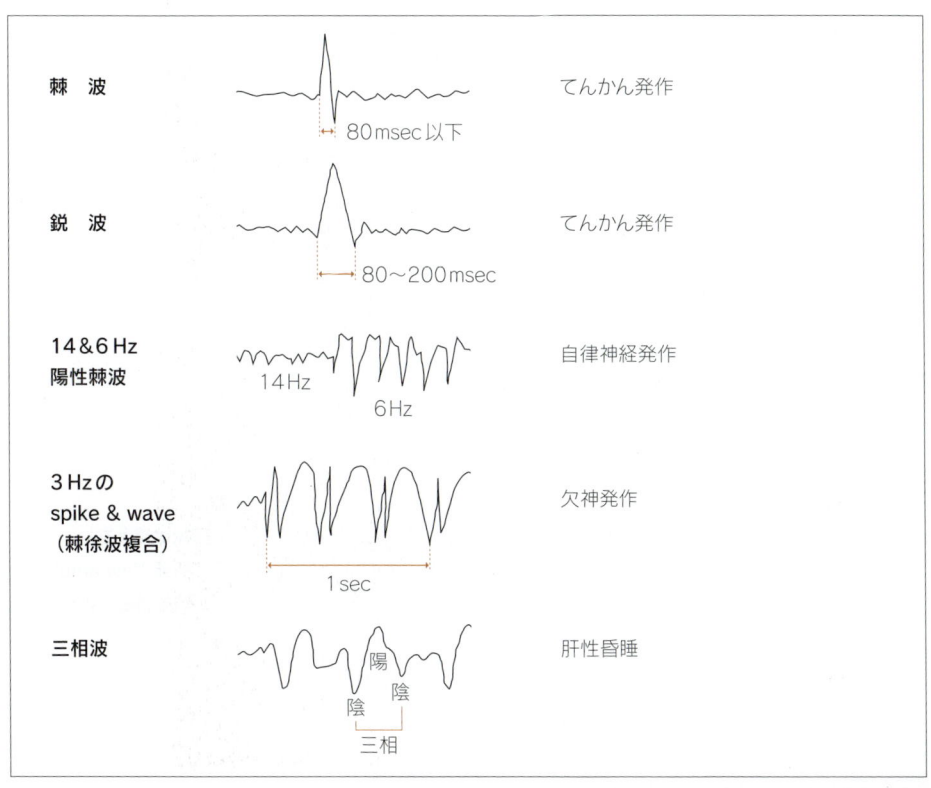

波形		所見
β波		正常
α波		正常
θ波		脳機能の低下（正常でもみられる）
δ波		脳機能の低下（時に正常でもみられる）
平坦脳波		大脳皮質機能の停止、あるいは脳死
棘波	80 msec 以下	てんかん発作
鋭波	80〜200 msec	てんかん発作
14 & 6 Hz 陽性棘波	14 Hz / 6 Hz	自律神経発作
3 Hzのspike & wave（棘徐波複合）	1 sec	欠神発作
三相波	陰-陽-陰（三相）	肝性昏睡

Point

［筋電図］

- 筋肉の収縮に伴って現れる活動電位を経時的に記録したものが筋電図である。
- 四肢の筋萎縮や筋力低下がある場合には針筋電図検査が必須である。神経原性変化か筋原性変化を判定する。
- 針筋電図検査は被検筋に針を刺入し痛みを伴うため、患者の協力は必須であり、十分にインフォームドコンセントを得る。

図32 筋電図

正常
- 各筋線維を支配している神経は別々で、その発火頻度もバラバラのため、筋電図は干渉波となる。

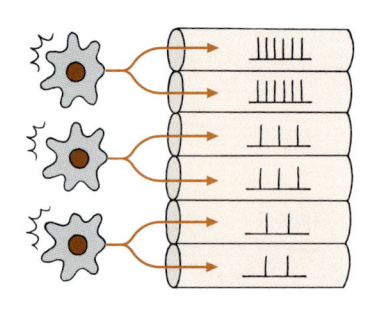

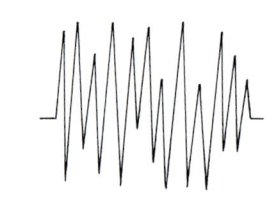

・基線は見えない。
・干渉波をつくる。

神経原性障害
- 支配神経が死ぬとその分を生き残っている神経が支配してくる。その結果、筋線維が一斉に収縮するようになる。

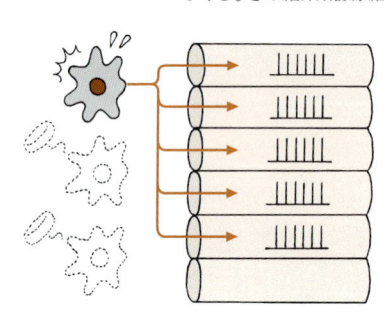

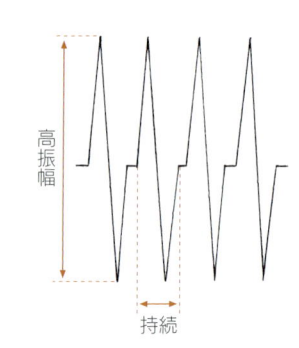

高振幅　持続

・基線は見える。
・高振幅（high amplitude）
・長時間持続（long duration）

筋原性障害
- 筋量が減るので正常筋電図の振幅を小さくした波形となる。

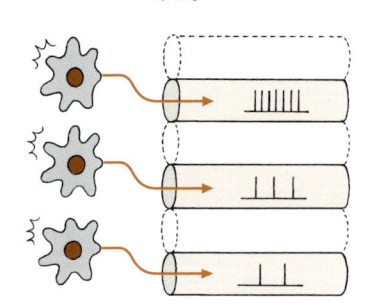

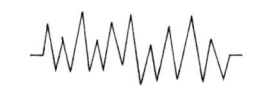

・基線は見えない。
・低振幅（low amplitude）
・短時間持続（short duration）

Point [末梢神経伝導速度検査]
- 末梢神経伝導速度は運動神経伝導速度（MCV）と感覚神経伝導速度（SCV）に分けられる。
- 経皮的に神経に電気刺激を与え、表面電極を用いてその誘発電位を記録する。
- 末梢神経障害では神経伝導速度の遅延が認められる。
- 重症筋無力症では漸減現象（waning）がみられる。
- Lambert-Eaton症候群（筋無力症候群）では漸増現象（waxing）がみられる。

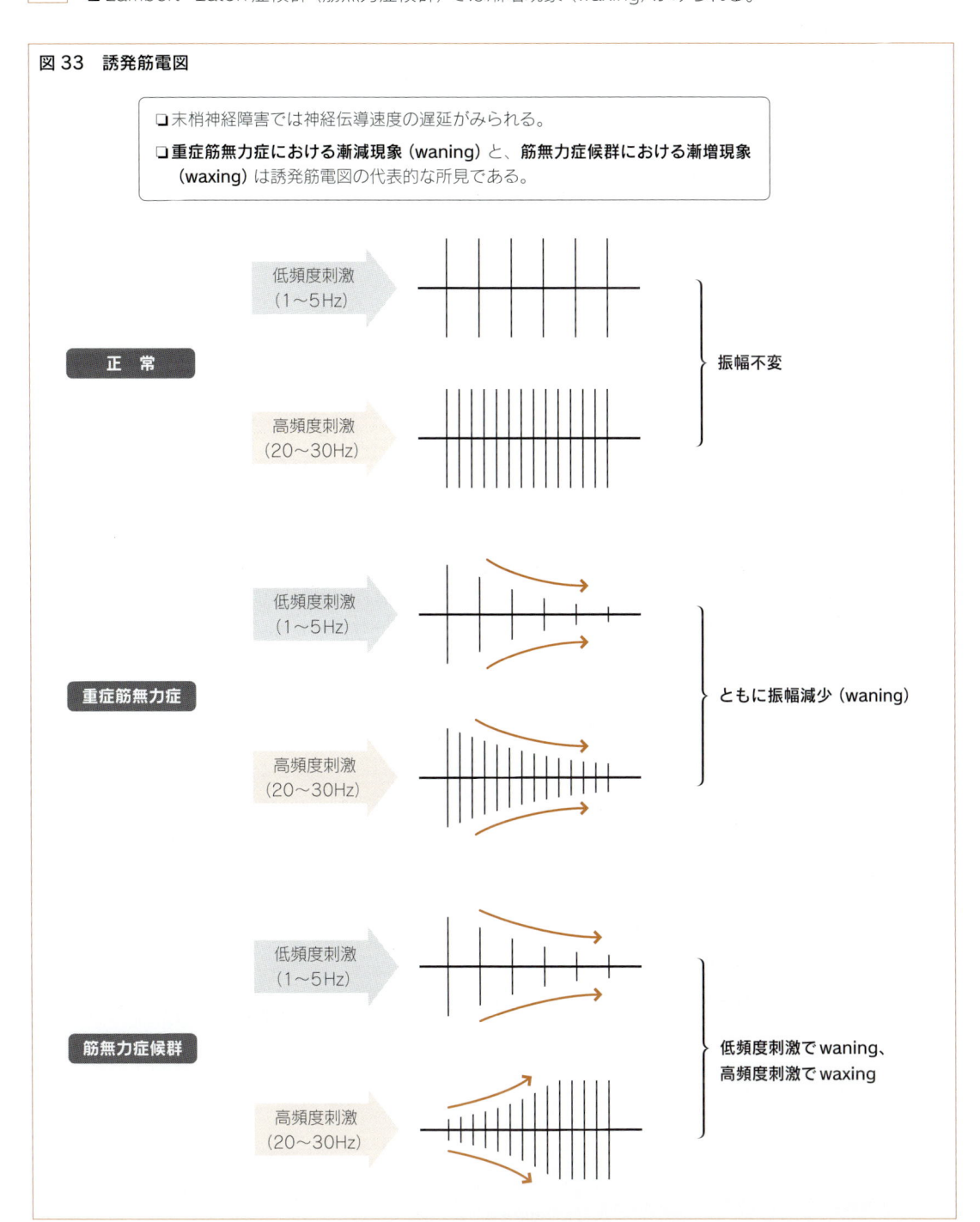

図33 誘発筋電図

- 末梢神経障害では神経伝導速度の遅延がみられる。
- **重症筋無力症における漸減現象（waning）と、筋無力症候群における漸増現象（waxing）は誘発筋電図の代表的な所見である。**

正常
- 低頻度刺激（1〜5Hz）
- 高頻度刺激（20〜30Hz）
→ 振幅不変

重症筋無力症
- 低頻度刺激（1〜5Hz）
- 高頻度刺激（20〜30Hz）
→ ともに振幅減少（waning）

筋無力症候群
- 低頻度刺激（1〜5Hz）
- 高頻度刺激（20〜30Hz）
→ 低頻度刺激でwaning、高頻度刺激でwaxing

□□ **98** 年齢と脳波との関係について**誤っている**のはどれか。
A　成長とともに基本波の周期は短縮する。
B　小児の脳波では左右非対称は必ずしも異常ではない。
C　加齢とともにα波の出現頻度が増加する。
D　成人の覚醒安静閉眼時脳波ではα波が左右対称にみられる。
E　12〜14歳でα波は10Hz前後となる。

❏ **解法ガイド**　脳波とは大脳皮質の神経細胞の電気的活動を経皮的に記録したものである。年齢とともに脳波のパターンは変化し、新生児期では全導出とも不規則な低振幅徐波であり、小児の脳波では徐波すなわちθ波が多い傾向を示すが、学童期になるとα波が中心となり、12〜14歳で成人とほぼ同じ脳波となる。健常成人の覚醒閉眼時にはα波（8〜13Hz）が左右対称にみられる。

脳波の分類

β波（ベータ波）	14〜30Hz	覚醒状態でよく現れる	速波（fast wave）
α波（アルファ波）	8〜13Hz	リラックスした状態でよく現れる	
θ波（シータ波）	4〜7Hz	うとうとした浅い睡眠でよく現れる	(slow wave)
δ波（デルタ波）	0.5〜3Hz	熟睡状態でよく現れる	徐　波

❏ **選択肢考察**
A　成長とともに基本波の周期は短縮する。(○)
B　小児の脳波では左右非対称は必ずしも異常ではない。(○)
C　高齢者では加齢の結果、徐波が多く出現する傾向がある。(×)
D　健常成人の覚醒閉眼時にはα波（8〜13Hz）が左右対称にみられる。(○)
E　小児の脳波は12〜14歳で成人とほぼ同じ脳波になる。(○)

解答：C（*iM* 4 128）

□□ **99** 健常成人のα波について正しいのはどれか。
A 前頭部に優位である。
B 振幅は一定である。
C 開眼で抑制される。
D 暗算で増強する
E 加齢で周波数は高くなる。

❏ 解法ガイド　　健常成人では安静閉眼覚醒時には8〜13Hzからなるα波が後頭優位に左右対称性に出現する。このα波は、開眼、知覚刺激、精神活動などに反応して抑制される。振幅は50μV前後の規則性のある正弦様律動波が漸増漸減を示す。ただし、振幅は左右対称部位の比較で20％以上の差はない。

❏ 選択肢考察
A 後頭部に優位である。(×)
B 振幅は正弦様律動波が漸増漸減を示す。(×)
C 開眼、知覚刺激、精神活動などに反応して抑制される。(○)
D 頭の中で暗算などの精神活動を行うとα波は抑制される。(×)
E 高齢者では加齢の結果、徐波が多く出現する傾向がある。(×)

解答：C（*iM* ④ 128〜129）

□□ **100** 脳波が**徐波化しない**のはどれか。
A 低血糖
B 睡眠
C 開眼
D 低酸素血症
E 70歳以上の健常人

❏ 解法ガイド　　脳波の波形は生体内環境の変化や意識レベルによっても変わる。覚醒開眼時ではβ波（14〜30Hz）が優位である。覚醒閉眼時ではα波（8〜13Hz）が優位である。うとうとした浅い睡眠になるとθ波（4〜7Hz）が出現し、熟睡状態ではδ波（0.5〜3Hz）が現れる。また、低血糖や低酸素血症など脳内エネルギー代謝が低下する環境に置かれたときも脳波は徐波化する。

❏ 選択肢考察
A 低血糖で脳波にθ波が現れ徐波化する。(○)
B 睡眠で脳波にθ波やδ波が現れ徐波化する。(○)
C 開眼で脳波にβ波が出現するので、徐波化しない。(×)
D 低酸素血症で脳波にθ波が現れ徐波化する。(○)
E 加齢の結果、徐波が多く出現する傾向がある。(○)

解答：C（*iM* ④ 128）

101 健常成人の睡眠脳波で正しいのはどれか。

A 瘤波、紡錘波ともに後頭部優位に出現する。
B 紡錘波の周波数は20Hz前後が多い。
C 瘤波は深睡眠時にのみみられる。
D 瘤波は紡錘波に引き続いて出現する。
E ステージ4では紡錘波は消失する。

❏ **解法ガイド** 睡眠時の脳波は、睡眠の深さによって変化し、特徴ある波形が出現する。

睡眠時の脳波

脳波像	慣用表現	国際分類	生理学的区分
低振幅脳波（興奮） ↓ α波（覚醒） ↓ 徐α波、α波断続（弛緩）	覚醒期	ステージW A波が50％time以上	覚醒
α波消失、平坦化 ↓ 低振幅θ波、β波	入眠期 （傾眠期）	ステージ1 α波が50％time未満 低振幅のさまざまな周波数の脳波	非REM睡眠 (non-REM) （ステージ3、4を徐波睡眠）
頭頂鋭波（瘤波）	浅眠期 （軽睡眠期）		
紡錘波、K複合 （背景脳波は低〜中等度振幅徐波）		ステージ2 12〜14Hz紡錘波（持続0.5秒以上）かK複合の出現	
紡錘波と高振幅δ波の混在	中等度 睡眠期	ステージ3 δ波（2Hz以下、75μV以上）が 20〜49％time	
高振幅δ波が優勢、連続 （紡錘波消失）	深睡眠期	ステージ4 δ波（2Hz以下、75μV以上）が 50％time以上	
低振幅θ波、β波 （急速眼球運動出現、筋緊張低下）	REM睡眠期	ステージREM 低振幅のさまざまな周波数の脳波 REM：（＋） EMG：最低レベル	REM睡眠

❏ **選択肢考察**
A 瘤波、紡錘波ともに中心・頭頂部優位に出現する。（×）
B 紡錘波の周波数は14Hz前後が多い。（×）
C 瘤波は浅睡眠期にのみみられる。（×）
D 紡錘波が瘤波に引き続いて出現する。（×）
E ステージ4では紡錘波は消失する。（○）

解答：E（*iM* ④ 129）

□□ 102　正しい組合せはどれか。
　　A　三相性波　──────────　精神運動発作
　　B　周期性同期性脳波異常　──────　Creutzfeldt‐Jakob 病
　　C　3 Hz 棘徐波複合　────────　West 症候群
　　D　多棘徐波複合　─────────　欠神発作
　　E　14 & 6 Hz 陽性棘波　──────　大発作

❏ 解法ガイド　　脳波はてんかんの診断において必須の検査である。てんかんの発作型によって、異常波も異なる。

❏ 選択肢考察
A　三相性波は肝性脳症、肝性昏睡でみられる。精神運動発作では側頭部棘波がみられる。(×)
B　周期性同期性脳波異常は Creutzfeldt‐Jakob 病や亜急性硬化性全脳炎 (SSPE) でみられる。(○)
C　3 Hz 棘徐波複合は欠神発作でみられる。West 症候群ではヒプスアリスミア (hypsarrhythmia) がみられる。ヒプスアリスミアは高振幅徐波の上に多焦点性の棘波が重なっている非常に不規則な印象を与える脳波像である。(×)
D　多棘徐波複合は 3〜4 c/s と速い比較的不規則な波であることが多く、棘波が 2〜3 回重なった後に徐波が続くのが典型である。ミオクロニー発作でみられる。(×)
E　大発作では多棘波や棘徐波複合が出現する。14 & 6 Hz 陽性棘波は自律神経発作でみられる。(×)

解答：B（*iM* ④ 129〜130）

□□ 103　正常筋電図について**誤っている**のはどれか。
　A　筋に針電極を刺入すると約 100 msec 以下の持続時間で刺入電位がみられる。
　B　受動的に筋を伸張させると筋電位がみられる。
　C　被検筋に全く力が入っていない安静状態では普通、筋電位はみられない。
　D　弱い収縮によって単一運動単位の筋放電が捉えやすく、波形の計測ができる。
　E　収縮が強すぎると干渉波となり、個々の波形の計測には不適当である。

❏ 解法ガイド　　四肢の筋萎縮や筋力低下がある場合、針筋電図検査が必須である。筋力低下が運動神経に起因する病態、すなわち神経原性変化か、筋自体に起因する病態、すなわち筋原性変化かを判定する。正常の運動単位電位（MUP）は 2～3 相性の電位で、振幅は数百 μV ～数 mV、持続時間は 2～10 msec である。安静時および随意収縮時について測定し、安静時電位、刺入電位、随意収縮による MUP の分析や干渉波などの所見をみる。針筋電図検査は痛みを伴う検査であり、患者の協力が必須であることから、検査に当たっての説明を根気強く行い、納得して頂いた上で実施する。

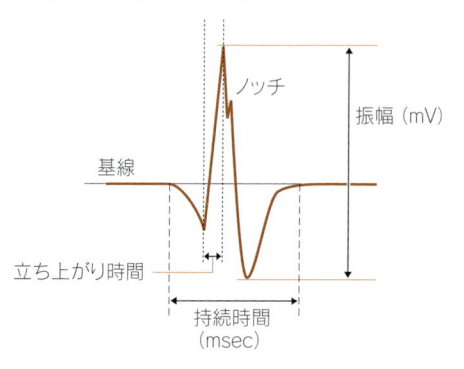

❏ 選択肢考察　　A　筋に針電極を刺入すると約 100 msec 以下の持続時間で刺入電位がみられる。(○)

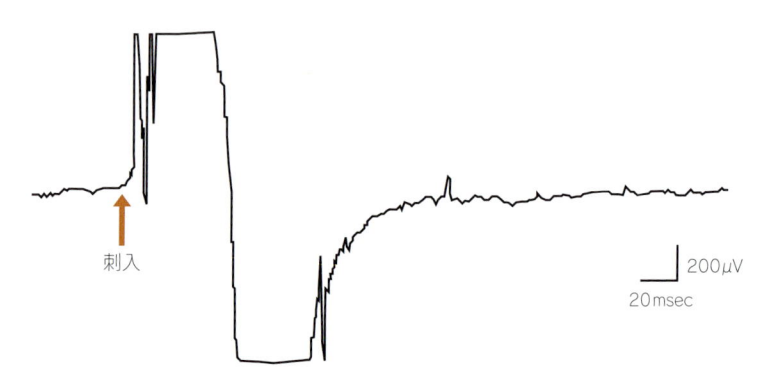

　B　筋を随意的に収縮すると筋電位がみられる。(×)
　C　被検筋に全く力が入っていない安静状態では普通、筋電位はみられない。(○)
　D　弱い収縮によって単一運動単位の筋放電が捉えやすく、波形の計測ができる。(○)
　E　収縮が強すぎると干渉波となり、個々の波形の計測には不適当である。(○)

解答：B（*iM* ④ 131）

□□ **104** 前腕筋を随意収縮したときに記録した針筋電図を示す。
考えられる障害部位はどれか。
A 大脳皮質
B 内 包
C 脊髄側索
D 脊髄前角
E 筋 肉

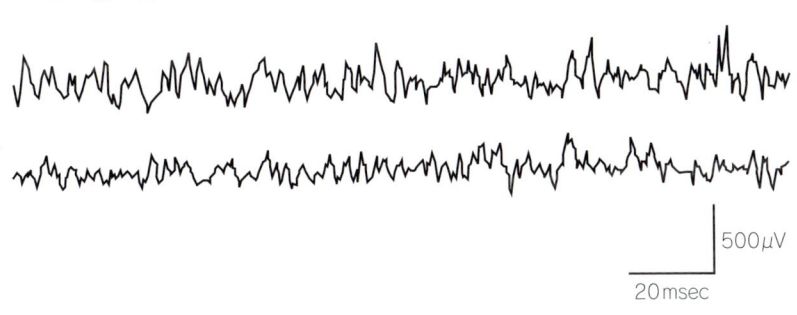

500μV
20 msec

❏ **解法ガイド**　　針筋電図検査における随意収縮時での運動電位が示されている。正常の場合は振幅が1〜5mV、持続時間が5〜15msecである。

1mV
20 msec

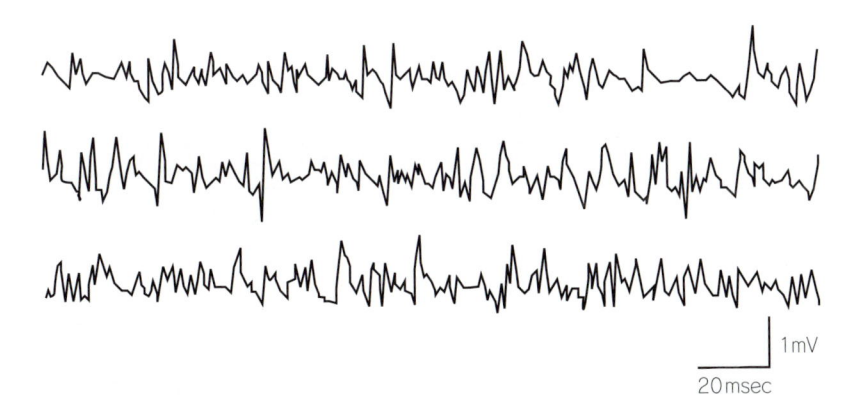

運動単位波形は干渉パターンを示しているが、低電位で持続時間の短縮を認める。これは筋原性パターンである。

❏ **選択肢考察**　　E　解法ガイドを参照。(○)

解答：E（*iM* 4 131)

☐☐ 105 正中神経の運動神経伝導速度の測定結果を示す。

末梢部刺激（手関節）	5.5 msec
中枢部刺激（肘部）	12.5 msec
M波の電位	1.0 mV
末梢－中枢の距離	24.5 cm

正しいのはどれか。
A　手関節からの終末潜時は正常である。
B　伝導速度値は50m/secである。
C　電位は正常である。
D　脊髄障害が考えられる。
E　末梢神経障害初期と診断される。

❏ **解法ガイド**　　運動神経伝導検査では、運動神経の神経幹を経皮的に近位部と遠位部の2点で別々に電気刺激し、末端の支配筋よりM波をそれぞれ導出する。両者の潜時差で2点の刺激間距離を割りm/secの単位で表したものが運動神経伝導速度（MCV）となる。

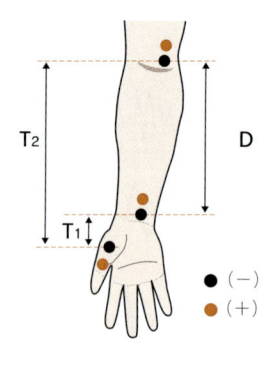

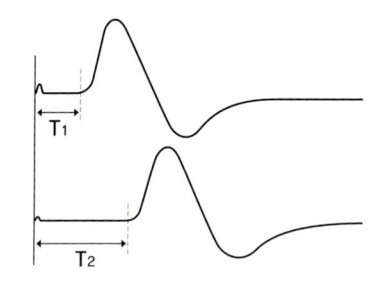

$$MCV\,(m/sec) = \frac{D}{T_2 - T_1}$$

D：刺激間距離
T₁：遠位部刺激からM波の立ち上がりまでの潜時
T₂：近位部刺激からM波の立ち上がりまでの潜時

刺激強度は、M波の振幅が増大しなくなる最大刺激より、さらに15～20％程度強い刺激である最大上刺激を用いる。

❏ **選択肢考察**　　A　手関節からの終末潜時の正常値は5.0msec以下である。(×)
B　MCV＝0.245／(12.5－5.5)×1,000＝35m/sec。正中神経の伝導速度の正常値は50～60m/secなので、神経伝導速度は低下している。(×)
C　電位は通常10mV前後である。(×)
D　脊髄障害があるかどうかは、M波の所見からだけでは不明である。(×)
E　末梢神経障害初期と診断される。(○)

解答：E（**iM** ④ 133）

106 神経伝導速度について正しいのはどれか。

A 無髄神経は有髄神経よりも速い。
B 新生児では成人よりも速い。
C 感覚神経での測定にはM波が用いられる。
D F波の潜時と振幅は一定ではない。
E F波の潜時はM波よりも短い。

解法ガイド　F波は末梢の運動神経に最大上刺激を与えた際、M波に続いて出現する筋複合波である。F波の出現は、刺激の興奮がα運動神経線維を逆行性に上行して脊髄前角細胞に達し、そこで生じた自己興奮が、同じα運動神経線維を順行性に伝搬して記録されたものである。

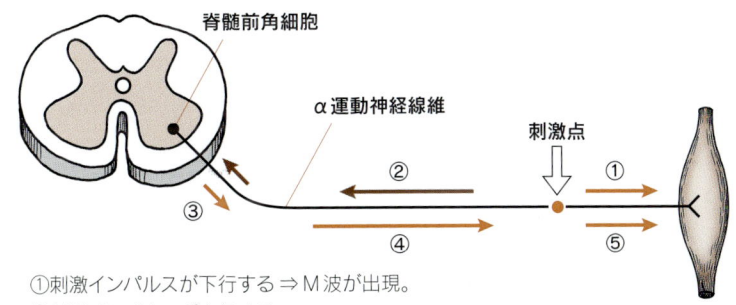

脊髄前角細胞
α運動神経線維
刺激点

①刺激インパルスが下行する ⇒ M波が出現。
②刺激インパルスが上行する。
③脊髄前角細胞に達し自己興奮が発生する。
④自己興奮インパルスが下行する。
⑤F波が出現する。

F波の特徴は、M波が得られるどの骨格筋からでも導出可能であり、振幅はM波のそれに比べて3〜5％と非常に小さく、潜時・波形・出現頻度が不定であるという点である。そのため、通常数十回の連続刺激で記録されたF波の最短潜時を、F波の潜時とするのが一般的である。

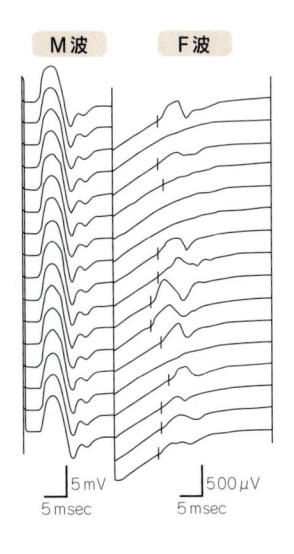

M波　F波

5mV / 5msec　　500μV / 5msec

選択肢考察
A 有髄神経のほうが無髄神経よりも速い。(×)
B 成人のほうが新生児よりも速い。(×)
C 感覚神経での測定にはH波が用いられる。(×)
D F波の潜時と振幅は一定ではない。(○)
E F波の潜時はM波よりも長い。(×)

解答：D (*iM* ④ 133)

❏ 参 考 事 項　　H波は、弱刺激では閾値の低い感覚神経（GIa線維）のみが興奮し、上行して脊髄後根より入り、脊髄前角細胞を単シナプス性に刺激して興奮させ、この興奮が脊髄前根より出るα運動神経線維を下行することにより記録される。

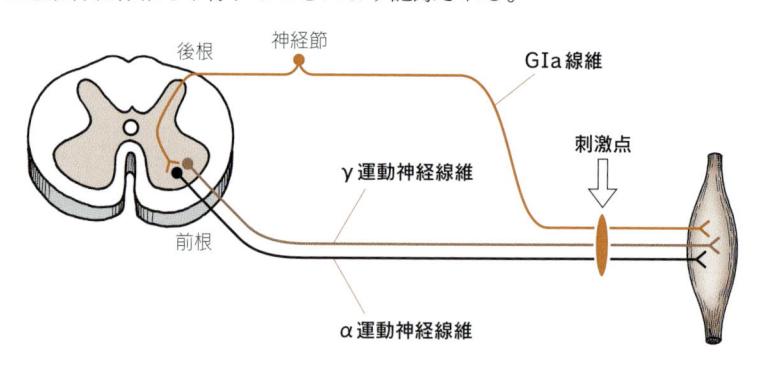

□□ **107**　両下肢の筋力低下を訴えて来院した患者において、右尺骨神経を50Hzで電気刺激したときの右小指外転筋の複合筋活動電位を示す。
筋力低下の責任病巣部位はどれか。

A　脊髄白質　　　　B　脊髄神経根　　　　C　腰部神経叢
D　神経筋接合部　　E　筋　肉

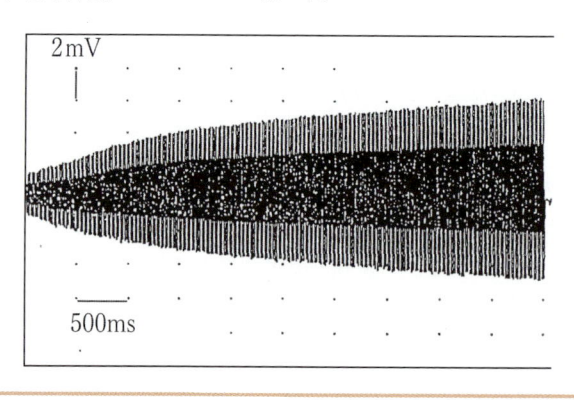

❏ 解法ガイド　　筋活動電位の所見からはwaxing（漸増現象）が認められることから、Lambert-Eaton症候群が考えられる。Lambert-Eaton症候群は抗シナプトタグミン抗体や抗Caチャネル抗体が陽性となる自己免疫疾患であり、神経筋接合部でのアセチルコリン遊離の減少によって筋力低下をきたす。したがって、責任病巣部位は神経筋接合部である。

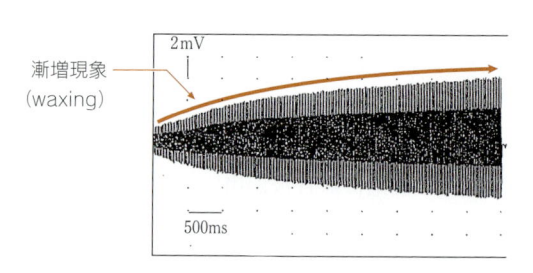

❏ 選択肢考察　　D　解法ガイド参照。（○）

解答：D

到達目標 3 脳血管撮影検査で得られる情報を説明できる。

Point
- 脳血管撮影は脳血管性病変（特に内頸動脈の閉塞・狭窄）の診断に必須の検査である。
- 脳血管撮影は左右の内頸動脈と左右の椎骨動脈の計4本の血管が造影される。
- 内頸動脈造影では前大脳動脈、中大脳動脈、およびその分枝が造影される。
- 椎骨動脈造影では後下小脳動脈、脳底動脈、後大脳動脈などが造影される。

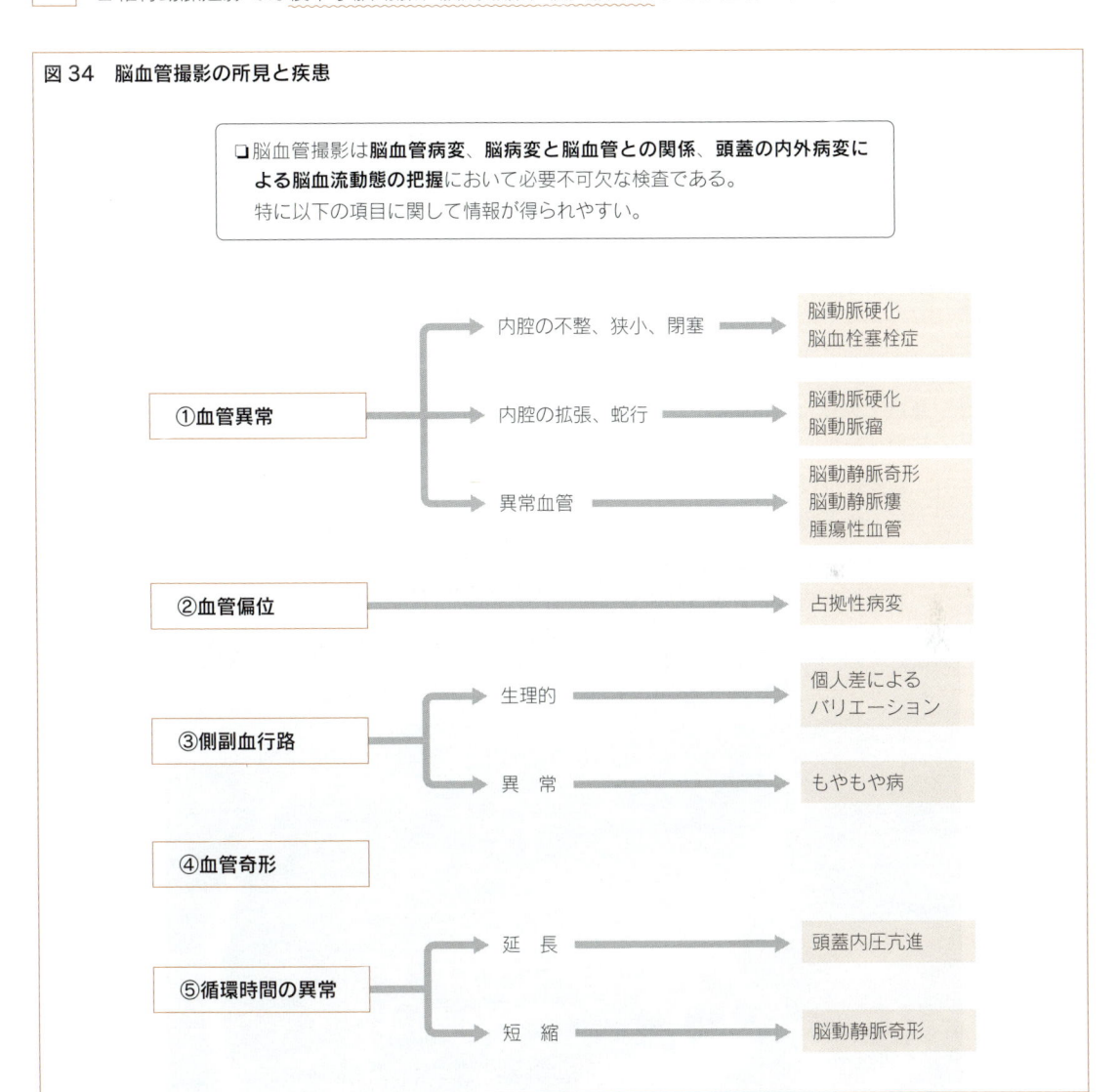

図34　脳血管撮影の所見と疾患

脳血管撮影は**脳血管病変、脳病変と脳血管との関係、頭蓋の内外病変による脳血流動態の把握**において必要不可欠な検査である。
特に以下の項目に関して情報が得られやすい。

①血管異常	内腔の不整、狭小、閉塞	→	脳動脈硬化／脳血栓塞栓症
	内腔の拡張、蛇行	→	脳動脈硬化／脳動脈瘤
	異常血管	→	脳動静脈奇形／脳動静脈瘻／腫瘍性血管
②血管偏位		→	占拠性病変
③側副血行路	生理的	→	個人差によるバリエーション
	異常	→	もやもや病
④血管奇形			
⑤循環時間の異常	延長	→	頭蓋内圧亢進
	短縮	→	脳動静脈奇形

□□ 108　正常者の椎骨動脈造影で描出される血管はどれか。
　　A　レンズ核線条体動脈　　B　脳梁周囲動脈　　C　眼動脈
　　D　前脈絡叢動脈　　　　　E　後下小脳動脈

❏解法ガイド　　脳血管撮影では左右の内頸動脈と椎骨動脈の計4本の血管が造影される。内頸動脈造影では前脈絡叢動脈、前大脳動脈、中大脳動脈、脳梁周囲動脈、レンズ核線条体動脈などが造影される。椎骨動脈系からは後下小脳動脈、前下小脳動脈、脳底動脈、上小脳動脈、後大脳動脈、後脈絡叢動脈が造影される。

❏選択肢考察　　A　中大脳動脈の枝であり内頸動脈造影で描出される。(×)
　　　　　　　　B　前大脳動脈の枝であり内頸動脈造影で描出される。(×)
　　　　　　　　C　内頸動脈から分枝するので内頸動脈造影で描出される。(×)
　　　　　　　　D　内頸動脈から分枝するので内頸動脈造影で描出される。(×)
　　　　　　　　E　椎骨動脈から分枝するので椎骨動脈造影で描出される。(○)

解答：E（*iM* ④ 126）

□□ 109　55歳の女性。2日前、排便時に突然激しい頭痛をきたし、その後嘔吐が頻回にあり、意識を失った。左眼瞼下垂、瞳孔不同（左＞右）あり。項部硬直を認め、左眼の対光反射は消失している。脳血管造影写真を示す。
　　病変部位はどこか。
　　A　後大脳動脈－後交通動脈分岐部　　　B　右前大脳動脈－前交通動脈分岐部
　　C　左前大脳動脈－前交通動脈分岐部　　D　右内頸動脈－後交通動脈分岐部
　　E　左内頸動脈－後交通動脈分岐部

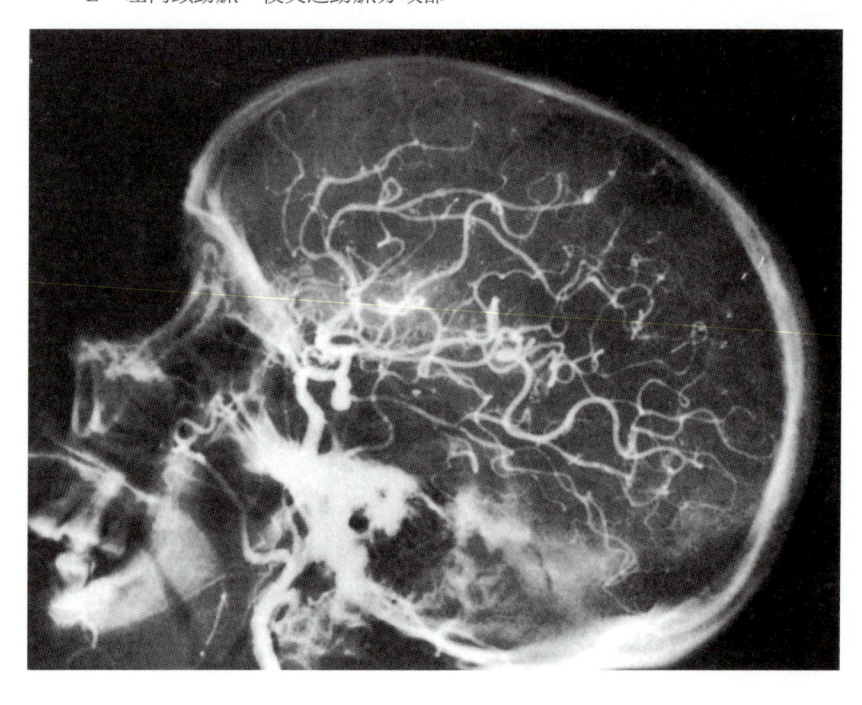

❏ 解法ガイド 身体所見 #1 55歳の女性。2日前、排便時に突然激しい頭痛をきたし、その後嘔吐が頻回にあり、意識を失った⇒突然の発症であり、脳卒中を考える。

検査所見 #1 左側での瞳孔不同・眼瞼下垂・対光反射が消失⇒左動眼神経麻痺。

#2 項部硬直⇒髄膜刺激症状であり、脳卒中の中でもくも膜下出血を考える。また、動眼神経麻痺以外に、局在神経症状がみられない点もくも膜下出血を強く疑わせる。

画像所見 脳血管造影写真では、

#1 内頸動脈−後交通動脈分岐部に動脈瘤がみられる。動眼神経麻痺が左側にあるので、動脈瘤も左側にある。したがって、この動脈造影も左内頸動脈造影であると考えられる。

以上より、左内頸動脈−後交通動脈分岐部に動脈瘤が発生し、それが破れくも膜下出血が生じた可能性が最も疑われる。

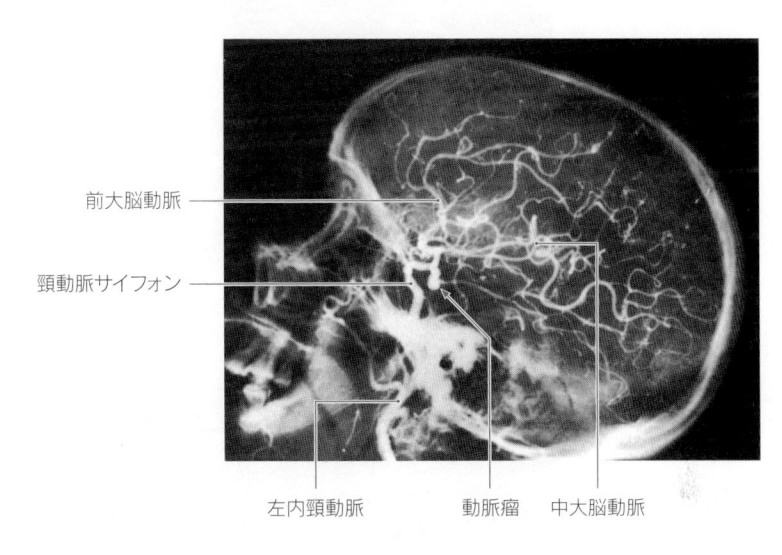

前大脳動脈
頸動脈サイフォン
左内頸動脈　動脈瘤　中大脳動脈

❏ 解法サプリ 　一般にくも膜下出血では局在神経症状はみられない。ただし、内頸動脈−後交通動脈分岐部の動脈瘤だけは例外で、動脈瘤による圧排により動眼神経麻痺を生じることがある。

❏ 選択肢考察 　A 椎骨動脈造影ではないので後大脳動脈が写ることはない。(×)
B 病変は右ではない。前大脳動脈−前交通動脈分岐部の動脈瘤が動眼神経を圧排することはない。(×)
C 前大脳動脈−前交通動脈分岐部に動脈瘤は写っていない。またその部位の動脈瘤が動眼神経を圧排することはない。(×)
D 内頸動脈−後交通動脈分岐部の動脈瘤であるが、右ではない。(×)
E 左内頸動脈−後交通動脈分岐部に動脈瘤がある。(○)

解答：E（*iM* 4 126）

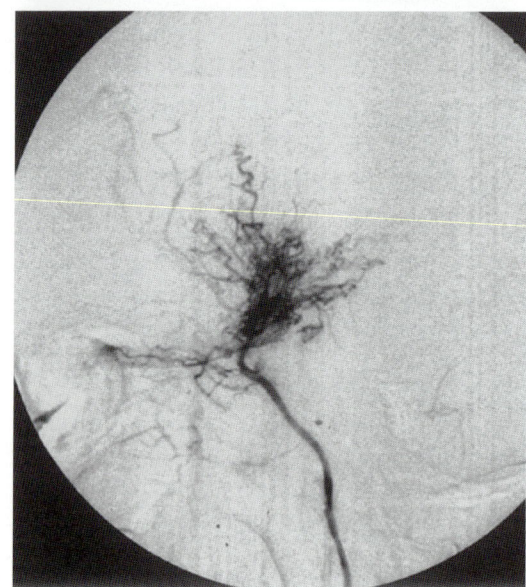

110 9歳の女児。右上下肢の脱力発作を主訴に来院した。半年前から2週に一度ほどの頻度で、フルートの練習中に右上下肢の脱力をきたし、それが30分ほどで軽快していた。神経系の診察で明らかな異常を認めない。頭部 MRI で異常を認めたので入院の上、脳血管造影を施行した。頭部単純 MRI の T2 強調像 (a) と左内頸動脈造影側面写真 (b) とを示す。

考えられるのはどれか。

A　もやもや病　　　　B　脳動静脈奇形　　　C　多発性硬化症
D　複雑部分発作　　　E　Sturge-Weber 症候群

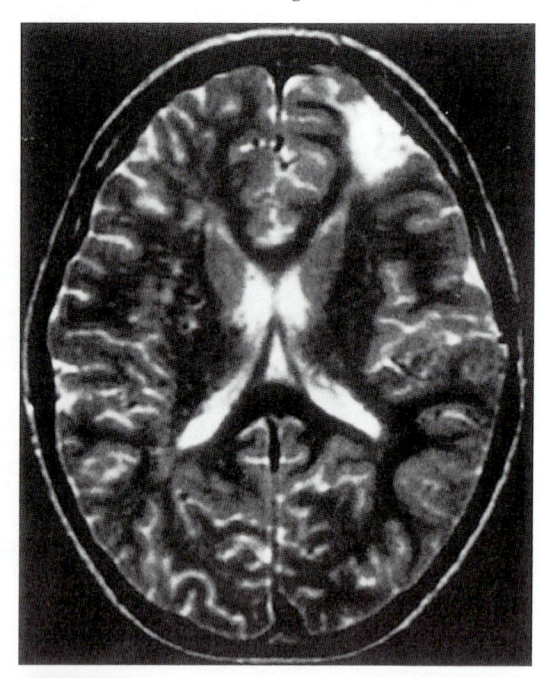

(a)

(b)

❏ **解法ガイド**　身体所見　#1　9歳の女児。右上下肢の脱力発作を主訴に来院した⇒一過性の脱力発作。

#2　半年前から2週に一度ほどの頻度で、フルートの練習中に右上下肢の脱力をきたし、それが30分ほどで軽快していた⇒フルートの練習によって過呼吸を行っていた。過呼吸では二酸化炭素分圧が低下し、呼吸性アルカローシスをきたす。動脈血中の二酸化炭素分圧の低下は脳血管を収縮させる結果、脳血流低下を招く。右上下肢の脱力発作は、脳血流低下によって顕在化された病変の存在を疑わせる。

画像所見　頭部単純MRI T2強調画像では、

#1　MRIでは血流のある所は黒く描出される（flow void）が、基底核部分にflow voidが散在していることから、もやもや血管＝側副血行路が描出されている。

左内頸動脈造影では、

#2　前大脳動脈や中大脳動脈が描出されず、側副血行路の発達がみられる。

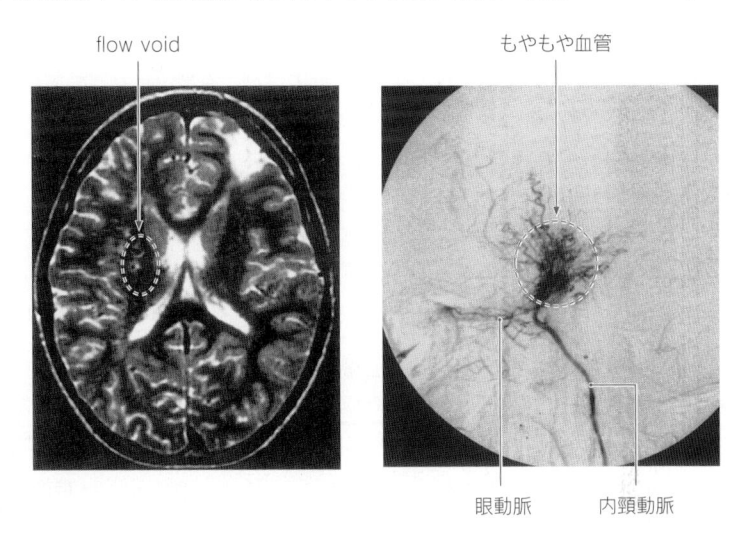

❏ **解法サプリ**　以上から、小児期に過換気によって誘発される一過性片麻痺などで始まり、内頸動脈造影にて発達した側副血行路を認めたことから、もやもや病が最も考えられる。

❏ **選択肢考察**
A　解法サプリ参照。(○)
B　脳動静脈奇形では血管造影にてfeeding arteryとて異常血管腫瘤像（nidus）を認める。(×)
C　多発性硬化症では頭部単純MRI T2強調画像にて脱髄斑が高信号域としてみられる。(×)
D　複雑部分発作において、脳血管造影で異常をきたすことはない。(×)
E　母斑症（神経皮膚症候群）の一種で、三叉神経領域（主に第1枝）の血管腫（ポートワイン斑）と同側の脳軟膜血管腫を特徴とする先天性疾患である。他の特徴的な症状としては、けいれん、精神発達遅滞、片麻痺、半盲、緑内障（牛眼）などが知られている。本症では血管腫がみられないので考えにくい。(×)

解答：A（*iM* ④ 170）

到達目標 4　神経・筋生検で得られる情報を説明できる。

Point

[神経生検]
- 神経生検は通常局所麻酔を行い、皮膚切開して神経（主に外側腓腹神経）の一部を採取する。
- 脱髄や軸索の変性の鑑別、ニューロパチーの診断に用いられる。

[筋生検]
- 筋生検は障害されている筋肉片を採取して行う。生検による合併症もほとんどない。
- 筋生検は筋萎縮を生じるような疾患に対して実施されることが多く、筋萎縮が筋原性か神経原性かの鑑別や、筋疾患に特異的な所見を検索するために行われる。
- 神経原性萎縮（下位運動ニューロンの障害によって支配筋が萎縮する）では群集萎縮（群性萎縮、group atrophy）を特徴とする。
- 筋原性萎縮（筋自体の異常による萎縮）ではびまん性、散在性の筋萎縮が認められる。

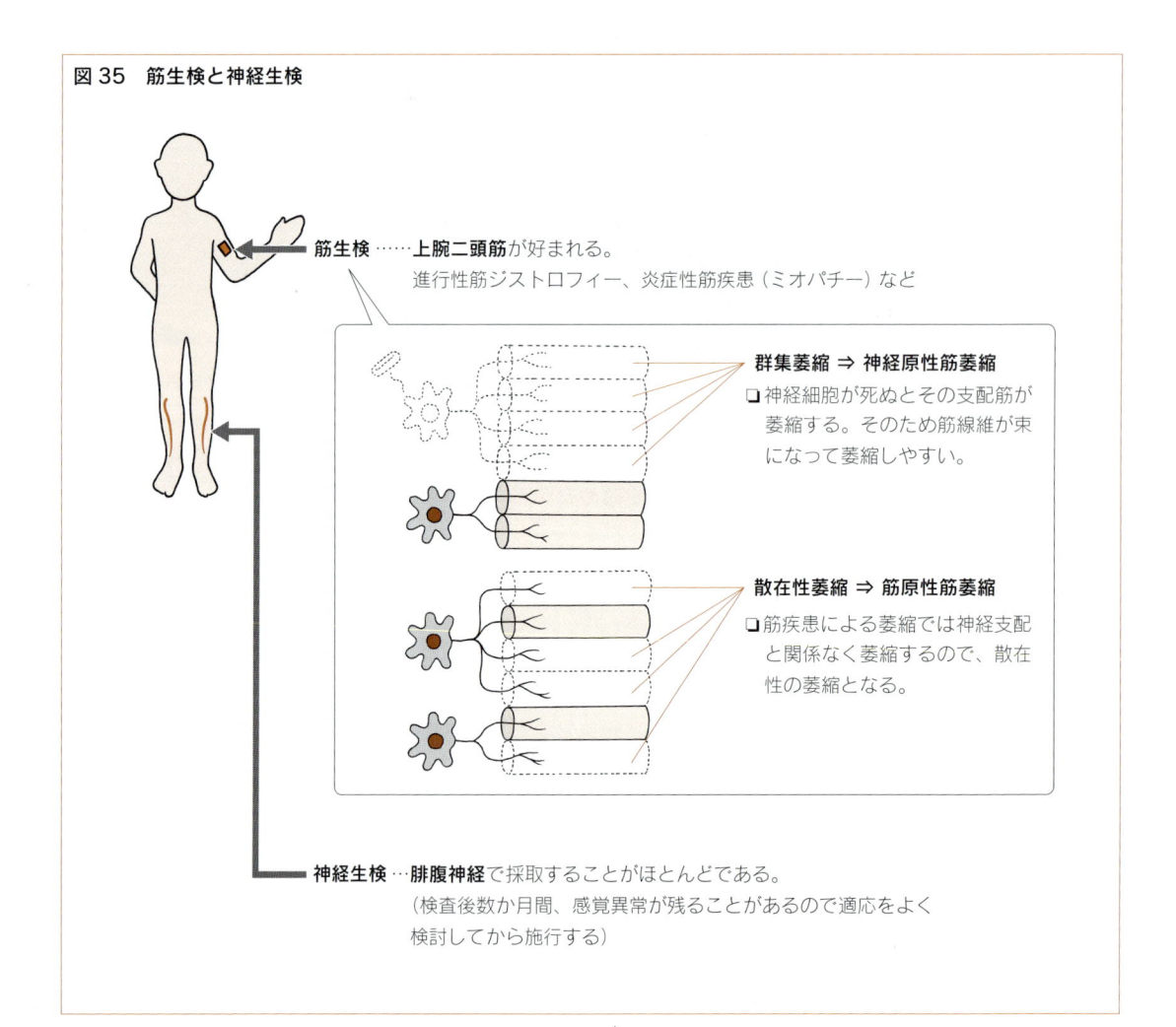

図35　筋生検と神経生検

筋生検……上腕二頭筋が好まれる。
進行性筋ジストロフィー、炎症性筋疾患（ミオパチー）など

群集萎縮 ⇒ 神経原性筋萎縮
- 神経細胞が死ぬとその支配筋が萎縮する。そのため筋線維が束になって萎縮しやすい。

散在性萎縮 ⇒ 筋原性筋萎縮
- 筋疾患による萎縮では神経支配と関係なく萎縮するので、散在性の萎縮となる。

神経生検…腓腹神経で採取することがほとんどである。
（検査後数か月間、感覚異常が残ることがあるので適応をよく検討してから施行する）

□□ **111** 大腿四頭筋生検のH-E染色標本（⇒カラー口絵）を示す。
この生検像でみられる所見はどれか。

A 孤発性筋萎縮
B 群性筋萎縮
C びまん性筋萎縮
D 好中球浸潤
E onion bulb

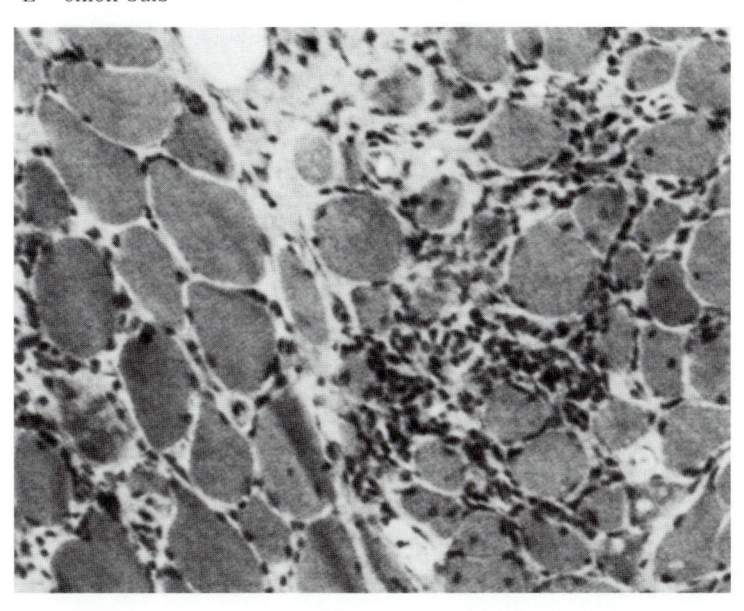

❏ **解法ガイド**　筋線維の間に多数の炎症細胞の浸潤がみられるが、単球およびリンパ球が占めており、好中球の浸潤はほとんどみられない。筋線維は全体的にびまん性に萎縮しているというより、ところどころ孤発性に萎縮しており染色性も不均一となっている。下位運動神経の障害によって生じる群性筋萎縮像はみられない。この筋生検像からは、多発性筋炎が考えられる。

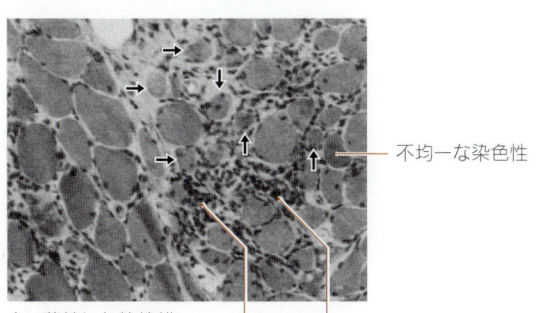

↑：萎縮した筋線維　　炎症細胞の浸潤　　不均一な染色性

❏ 選択肢考察　　　A　筋萎縮はところどころ孤発性に認められる。(○)
　　　　　　　　　B　群性筋萎縮では、筋線維が1か所に固まった形で、グループ単位で萎縮する像がみられる。本例の生検像にはそうした群性筋萎縮の所見は認められない。(×)
　　　　　　　　　C　筋線維がびまん性に萎縮してはいない。(×)
　　　　　　　　　D　浸潤している細胞は好中球ではなく、単球ないしはリンパ球である。(×)
　　　　　　　　　E　onion bulbは末梢神経生検においてみられる所見である。onion bulbは、末梢神経において脱髄と再生が繰り返し起こったために、Schwann細胞の突起が軸索の周りに過剰に巻きついて生じたもので、Charcot‐Marie‐Tooth病、Déjerine‐Sottas病、慢性炎症性脱髄性多発根神経炎（CIDP）などでみられる。(×)

解答：A（*iM* ④ 139）

□□ **112**　末梢神経生検について**誤っている**のはどれか。
　A　生検後に感染症が合併することがある。
　B　局所麻酔下で行う。
　C　脱髄と軸索の変性が区別できる。
　D　腓腹神経または浅橈骨神経が用いられる。
　E　通常は針生検で行われる。

❏ 解法ガイド　　末梢神経生検は、脱髄と軸索の変性の鑑別やニューロパチーを診断するために行われる。通常は局所麻酔を行い、皮膚を少し切開して直視下に神経の一部を採取する。外側腓腹神経または浅橈骨神経が用いられる。合併症としては、神経の恒久的損傷による症状や比較的まれだが皮膚切開を伴うので感染症などがある。

❏ 選択肢考察　　　A　生検後に感染症が合併することがある。(○)
　　　　　　　　　B　局所麻酔下で行う。(○)
　　　　　　　　　C　脱髄と軸索の変性が区別できる。(○)
　　　　　　　　　D　腓腹神経または浅橈骨神経が用いられる。(○)
　　　　　　　　　E　通常は皮膚を少し切開して直視下生検が行われる。(×)

解答：E（*iM* ④ 139）

● core curriculum

Chapter 9

症　候
①運動障害と不随意運動

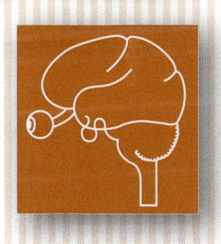

到達目標 1　小脳性・前庭性・感覚性運動障害を区別して説明できる。

Point
- 運動障害（協調運動の障害）の原因には小脳性、脊髄性および前庭性がある。
- 運動の調節系である小脳が障害されると小脳性運動障害をきたす。運動障害の中で最も多い。
- 深部感覚（特に位置覚）が障害されると姿勢の制御ができなくなる（脊髄後索病変や末梢神経病変による深部知覚障害）。これを脊髄性運動障害という。
- 平衡機能を司る前庭が障害されると前庭性運動障害をきたす。
- 小脳性運動障害とそれ以外の運動障害を鑑別するのにRomberg（ロンベルグ）徴候が用いられる。「閉眼すると失調が増悪する」場合をRomberg徴候陽性とする。
- 小脳性運動障害では「開眼時・閉眼時ともに同様にふらふらしている」のでRomberg徴候陰性である。また、小脳性では構音障害（断綴性言語）があるのも一つの特徴である。

図36　運動障害の鑑別

運動障害 …… 随意運動の協調が障害された状態のことで**小脳障害によることが最も多い。**
- 小脳性 …… 協調運動の中枢である小脳の障害によって起こる運動障害
- 脊髄性 …… 脊髄後索の障害により深部感覚が異常になるため発生する運動障害
- 前庭性 …… 前庭系の障害によって起こる平衡覚異常による運動障害

	小脳性	脊髄性	前庭性
Romberg徴候※	(−)	(＋)	(＋)
深部感覚障害	(−)	(＋)	(−)
眼　振	(＋)	(−)	(＋)
構音障害	(＋)	(−)	(−)
歩行の特徴	酔っ払い歩行／酔っ払いのようにふらふら歩く	慎重歩行／足元を見ながら一歩一歩進めるように歩く	傾き歩行／前庭系障害側に倒れそうになりながら歩く

※Romberg徴候：開眼時には起立保持が可能であるのに対して閉眼時にはこれが著しく障害される現象で、下半身からの深部感覚が侵されたときに出現する。

113 Romberg徴候が陰性であるのはどれか。

A 脊髄癆
B 亜急性連合性脊髄変性症
C 晩発性皮質性小脳萎縮症
D Déjerine症候群〈延髄内側症候群〉
E Friedreich失調症

□ 解法ガイド　Romberg徴候は運動障害のある患者に対して行われる検査である。閉眼によって運動障害が増悪する場合、Romberg徴候を陽性とする。運動障害の原因が小脳障害によるものか、それ以外によるものかを判定する。Romberg徴候が陽性となるのは脊髄後索病変や末梢神経病変による深部感覚障害、前庭神経障害などの場合である。小脳性運動障害の場合は、Romberg徴候は陰性である。すなわち、閉眼によって運動障害は増悪しない。

□ 選択肢考察
A 脊髄癆は梅毒が原因で生じる。脊髄後根および後索の障害をきたすのでRomberg徴候は陽性となる。(×)
B 亜急性連合性脊髄変性症は、ビタミンB_{12}欠乏の際にみられることがある。脊髄後根および後索、側索の障害をきたすのでRomberg徴候は陽性となる。(×)
C 晩発性皮質性小脳萎縮症は小脳皮質の変性疾患である。小脳性運動障害をきたすので、Romberg徴候は陰性である。(○)
D Déjerine症候群（延髄内側症候群）は、延髄内側の内側毛帯が障害されるため、深部感覚障害を生じ、Romberg徴候は陽性となる。(×)
E Friedreich失調症は主に常染色体劣性遺伝で起こる脊髄後根、後索、脊髄小脳路、錐体路に変性が生じる疾患である。特に、薄束核とClarke核に変性が強い。脊髄後索が障害されるので、Romberg徴候は陽性となる。(×)

解答：C（*iM* ④ 95）

114 小脳性運動障害を示唆する所見として**誤っている**のはどれか。

A　回内回外反復運動不能
B　踵膝試験陽性
C　Romberg徴候陽性
D　指鼻試験陽性
E　断綴性言語

❏ **解法ガイド**　小脳性運動障害では、酔っ払ったような歩き方をする小脳性運動障害性歩行、企図振戦、断綴性言語、測定障害（指鼻試験陽性や踵膝試験陽性）、変換運動障害（回内回外反復運動不能）などがみられる。Romberg徴候は陰性である。

❏ **選択肢考察**
A　手を挙上させて手の裏表を交互にみせるように指示するのが、回内回外反復運動の診方である。この運動が不能な場合は小脳性運動障害を考える。（○）
B　踵膝試験は、被検者を仰臥位に寝かせて、一方の踵を他方の膝につけて、また元に戻すことを繰り返す試験で、これができないときは測定障害であり、小脳性運動障害を疑う。（○）
C　小脳性運動障害では、Romberg徴候は陰性である。（×）
D　指鼻試験は被検者の示指で自分の指先と医者の指先とを往復させる検査で、これができないときは測定障害であり、小脳性運動障害を疑う。（○）
E　断綴性言語は言葉が滑らかに出なくなり途切れ途切れになったり、調子が急に変わったりする発語のことである。酔っ払いの話し方に似ている。小脳性運動障害を疑う。（○）

解答：C（*iM* ④ 95）

> 115　52歳の女性。1年前から歩行時によろけるようになり、半年前から階段を降りにくくなった。認知症はないが、言語は不明瞭である。四肢の筋緊張が低下し、歩行は不安定で、開脚性である。Romberg徴候は陰性。踵膝試験は両側拙劣であるが、四肢腱反射は正常、Babinski徴候は陰性である。知覚障害はない。
> 病巣と考えられるのはどれか。
> A　大脳皮質
> B　脳　幹
> C　小　脳
> D　延　髄
> E　末梢神経

❏ 解法ガイド　[身体所見]　#1　52歳の女性。1年前から歩行時によろけるようになり、半年前から階段を降りにくくなった⇒下肢筋力低下や運動障害を考える。
　　　　　　　[検査所見]　#1　小脳性運動障害性歩行（失調性歩行）⇒小脳障害、深部感覚障害。
　　　　　　　　　　　　　#2　認知症はないが、言語は不明瞭である⇒構音障害や失語症などを考える。
　　　　　　　　　　　　　#3　四肢の筋緊張が低下し、歩行は不安定で、開脚性である⇒小脳性運動障害を考える。
　　　　　　　　　　　　　#4　Romberg徴候は陰性。踵膝試験は両側拙劣である⇒小脳性運動障害を考える。
　　　　　　　　　　　　　#5　四肢腱反射は正常、Babinski徴候は陰性である。知覚障害はない⇒錐体路障害や末梢性運動神経麻痺、感覚神経麻痺はない。

❏ 解法サプリ　小脳性運動障害を示唆する所見が並んでおり、患者の「歩行時によろけるようになり、半年前から階段を降りにくくなった」という訴えは、小脳性運動障害によるものと考えられる。

❏ 選択肢考察　A　大脳皮質障害では小脳性運動障害をきたす可能性は低い。(×)
　　　　　　　B　脳幹障害では、脳神経麻痺による症状が出るはずであるが、本症ではみられない。(×)
　　　　　　　C　小脳障害が最も考えられる。(○)
　　　　　　　D　延髄障害では、特に延髄外側症候群で下小脳脚が障害された場合に同側性に小脳性運動障害をきたすことがある。ただし、舌咽神経や迷走神経の障害による症状、Horner症候群、対側の頸部以下の温痛覚障害と同側の顔面の温痛覚障害を認めるので、本症例とは一致しない。(×)
　　　　　　　E　四肢腱反射は正常、知覚障害はないことから、末梢神経障害はないと考えられる。(×)

解答：C（*iM* ④ 96）

| 到達目標 2 | 振戦を概説できる。 |

Point
- 振戦とは伸筋と屈筋が比較的リズミカルに交互に収縮する不随意運動をいう。
- 振戦には安静時振戦、姿勢時振戦、企図振戦がある。
- 安静時振戦は力を抜いたときにみられ、随意運動中に減弱する。Parkinson病に特徴的である。
- 姿勢時振戦はある一定の動作・姿勢時（上肢の挙上など）に出現する。本態性振戦に特徴的である。
- 企図振戦は何かをしようとする際に震えが起こり、目標に近づくほど振戦が出現する（指鼻試験）。小脳性運動障害に特徴的である。

図37 振戦の種類

安静時振戦	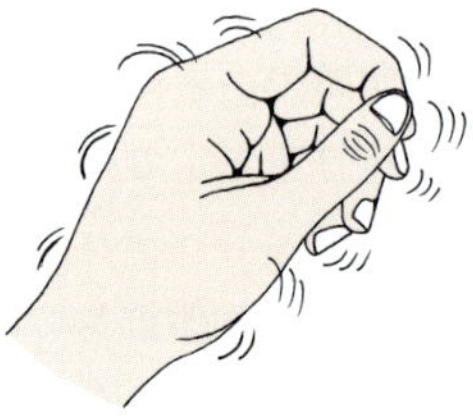	・力を抜いたときに出現する振戦である（黒質変性→Parkinson病）。 ・Parkinson病では親指と他の指で丸薬を丸めるような振戦のため「丸薬丸め振戦（pill-rolling tremor）」とも呼ばれている。
姿勢時振戦	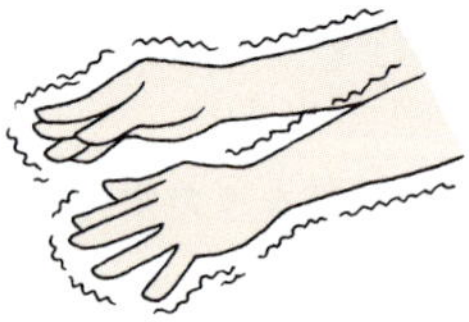	・本態性振戦でみられやすい。上肢挙上など、ある一定の姿勢をとると出現する（大脳基底核障害→本態性振戦）。
運動時振戦	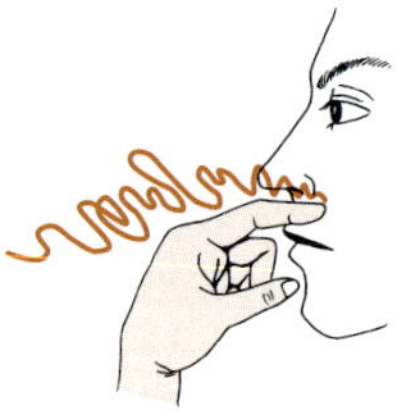	・運動時に出現する振戦で、企図振戦とほぼ同義語。 ・小脳障害で出現する指鼻試験で図のようにギザギザの軌跡を描く。 ・小脳障害では測定障害（＋）。

116 姿勢時振戦がみられるのはどれか。

- A　Parkinson 病
- B　本態性振戦
- C　脊髄小脳変性症
- D　筋萎縮性側索硬化症
- E　Duchenne 型筋ジストロフィー

❏ 解法ガイド　　振戦とは周波数や振幅が同じ速さ、大きさで行われる不随意運動である。振戦には安静時振戦、姿勢時振戦、企図振戦がある。上肢を挙上するなどある姿勢をとった場合に出現するのを姿勢時振戦といい、本態性振戦で特徴的である。安静時に力を抜いたときに振戦が現れ、随意運動中は減弱するのを安静時振戦といい、Parkinson 病で特徴的である。指を目標に近づけようとした場合に、近づくにつれて出現するのを企図振戦といい、小脳性運動障害で特徴的である。

❏ 選択肢考察
- A　Parkinson 病では安静時振戦が特徴的である。(×)
- B　本態性振戦では上肢を挙上したときなど、ある一定の姿勢をとったときに振戦が出現し、安静時では消失する。(○)
- C　脊髄小脳変性症では企図振戦が特徴的である。(×)
- D　筋萎縮性側索硬化症では振戦はみられない。(×)
- E　Duchenne 型筋ジストロフィーでは振戦はみられない。(×)

解答：B（*iM* ④ 238）

117 安静時に記録された筋電図を示す。
最も考えられる疾患はどれか。

- A　急性ジストニア
- B　Parkinson 病
- C　本態性振戦
- D　小脳性運動障害
- E　バリスム

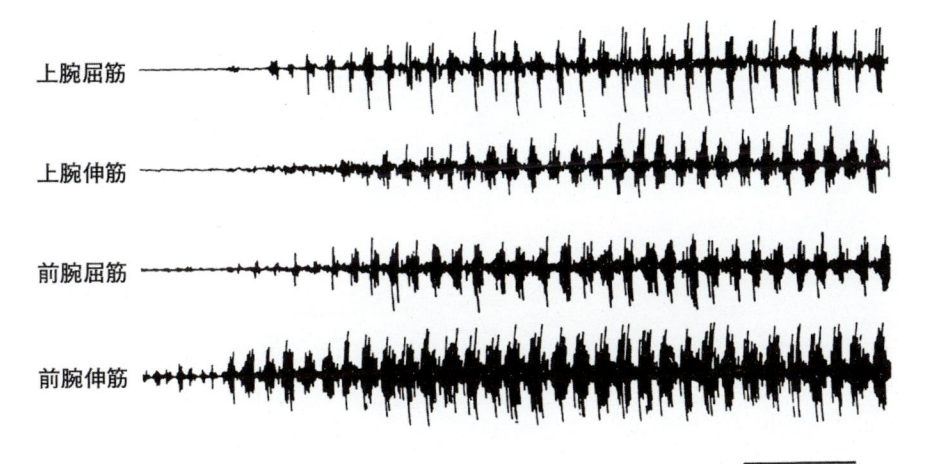

❏ 解法ガイド　　筋電図では上腕屈筋と伸筋、前腕屈筋と伸筋の活動電位が示されている。屈筋と伸筋を見比べてみると、1秒間に5〜7回の筋収縮が、屈筋と伸筋で交互に出現しているのが分かる。上腕と前腕の屈筋どうし、伸筋どうしはそれぞれ同期して収縮している。これらのことから、振戦時の筋電図であることが分かる。この筋電図は、安静時に記録されたものと書かれているので、安静時振戦であることが分かる。安静時振戦をきたす疾患としては、Parkinson病が考えられる。

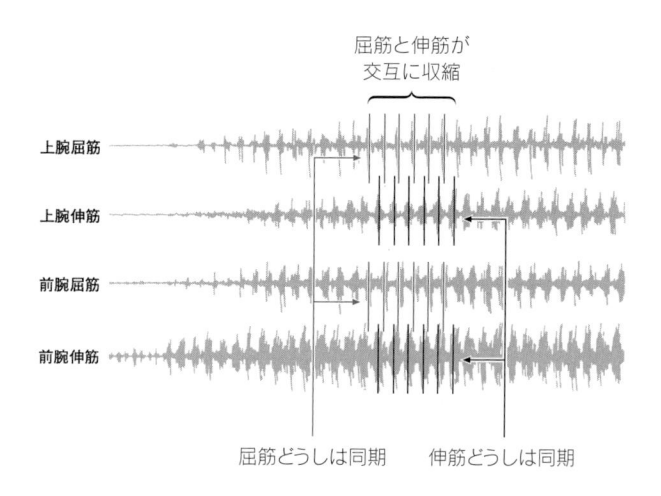

❏ 選択肢考察
- A　ジストニアでは伸筋と屈筋が同時に興奮するパターンの筋電図になる。(×)
- B　安静時に、伸筋と屈筋が交互に収縮と弛緩を規則的に繰り返していることから、安静時振戦と判断される。Parkinson病が考えられる。(○)
- C　本態性振戦では上肢を挙上したときなど、ある一定の姿勢をとったときに振戦が出現し、安静時では消失することから考えにくい。(×)
- D　小脳性運動障害では企図振戦がみられるが、安静時振戦はみられない。(×)
- E　バリスムは、投げたり蹴ったりするような、大きな関節の激しい不随意運動である。屈筋と伸筋の収縮は規則性をもたないため、本例のような規則正しい収縮と弛緩が繰り返されるパターンにはならない。(×)

解答：B (*iM* 4 132)

到達目標 3　その他の不随意運動（ミオクローヌス、舞踏運動、ジストニア）を概説できる。

Point

[ミオクローヌス]
- ミオクローヌスでは電撃的な速さで一部の筋肉が不随意に収縮する。
- 原因疾患：ミトコンドリア脳筋症（MERRF）、亜急性硬化性全脳炎、Creutzfeldt-Jakob病など。

[舞踏運動]
- 舞踏運動とは主に四肢に出現する不規則・無目的・非対称性で踊っているようにみえる不随意運動である。
- 原因疾患：Huntington舞踏病（尾状核の障害）など。

[ジストニア]
- ジストニアとは近位筋に生じるゆっくりとした捻るような不随意運動をいう。

図38　その他の不随意運動

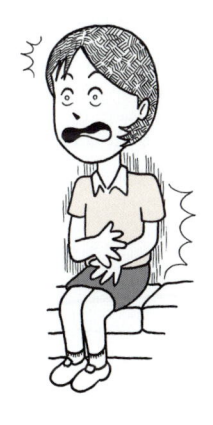

ミオクローヌス
- 筋の急速な収縮が間欠的に起こる現象のことを指す。
- 健常人でも電車で居眠りをしていて急にビクッとなることがあるが、これは生理的なミオクローヌスと言える。

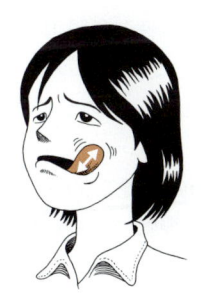

舞踏病
- 舌を出したり引っ込めたり、しかめ面をしたりするなど、顔面筋、舌筋の不随意運動のほか、四肢近位部や体幹部の不随意運動もみられる。

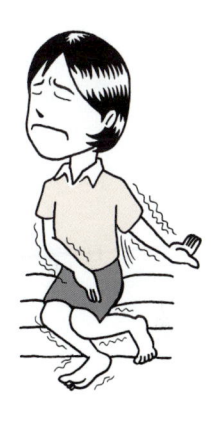

ジストニア
- 硬くてゆっくりとした不随意運動で、筋の収縮持続時間が長いので不自然な姿勢となる。顔面も歪む。

☐☐ **118** 不随意運動と疾患の組合せで**誤っている**のはどれか。

　　A　ミオクローヌス ──────── Creutzfeldt-Jakob 病
　　B　舞踏運動 ──────────── Wernicke 脳症
　　C　ジストニア ──────────── 痙性斜頸
　　D　安静時振戦 ──────────── Parkinson 病
　　E　姿勢時振戦 ──────────── 本態性振戦

❏ **解法ガイド**　　不随意運動の診断はその動きが複雑で困難が伴うことが少なくない。大きくはまず、四肢遠位か四肢近位かを鑑別する。
　　四肢遠位で速い不随意運動の代表は舞踏病様運動を、四肢遠位部でみられるゆっくりとした不随意運動の代表はアテトーシスをまず念頭におく。四肢近位部でみられるゆっくりとした不随意運動はジストニアを、四肢近位部にみられるとても速く荒々しい不随意運動はバリスムと一応理解しておくとよい。

❏ **選択肢考察**　A　ミオクローヌスは速く瞬間的で唐突な不随意運動である。Creutzfeldt-Jakob 病や亜急性硬化性全脳炎でみられる。(○)
　　B　舞踏運動とは顔面、四肢近位部、体幹部の速い不随意運動のことである。Huntington 舞踏病でみられる。Wernicke 脳症はビタミン B_1 欠乏で起こり、せん妄、外眼筋麻痺、小脳性運動障害などをみる疾患である。(×)
　　C　ジストニアは、四肢近位部にみられる比較的ゆっくりとした不随意運動で、筋トーヌスが亢進しているのが特徴である。痙性斜頸は頸部のジストニアである。(○)
　　D　安静時振戦は Parkinson 病でみられる。(○)
　　E　姿勢時振戦は本態性振戦でみられる。(○)

解答：B（*iM* ④ 81～82）

☐☐ **119** 不随意運動の特徴について正しい組合せはどれか。

　　A　ジストニア ──────────── 手指に出現する規則正しい反復運動
　　B　アテトーゼ ──────────── 手指のゆっくりした反復運動
　　C　ミオクローヌス ──────── 四肢の不規則で律動的な運動
　　D　バリスム ────────────── 躯幹を捻るようなゆっくりとした運動
　　E　舞踏病 ────────────── 片側顔面のすばやい表情運動

❏ **解法ガイド**　　不随意運動は大脳基底核などの病変によって生じる。「不随意に動く」というより拮抗筋の筋緊張などのバランスが崩れることにより、結果として動いてしまうと解釈したほうが理解しやすい。病巣により特徴的な不随意運動が出現するので、それぞれの不随意運動の病型の特徴は覚えておく必要がある。

❏ **選択肢考察**　A　ジストニアは近位筋の捻るようなゆっくりとした不随意運動である。手指に出現する規則正しい反復運動は振戦を表している。(×)
　　B　アテトーゼは手指のゆっくりした反復運動である。(○)
　　C　ミオクローヌスは持続時間のきわめて短い筋肉の不随意の収縮である。四肢の不

規則で律動的な運動は舞踏病を表している。(×)
D　バリスムは投げたり蹴ったりするような四肢の激しい不随意運動である。躯幹を捻るゆっくりとした運動はジストニアを表している。(×)
E　舞踏病は四肢の不規則で律動的な運動である。片側顔面のすばやい表情運動はチックを表している。(×)

解答：B（*iM* ④ 81〜82）

□□ **120**　58歳の男性。10年前から、頻回にまばたきをしたり、しかめ面や舌を出すなどの不随意運動があった。5年前から記憶障害と計算力低下とが出現し、徐々に進行してきたため来院した。母に同様の疾患があった。頭部単純CT像を示す。
診断はどれか。
A　Huntington舞踏病
B　ミトコンドリア脳筋症
C　Parkinson病
D　Alzheimer型認知症
E　Creutzfeldt‑Jakob病

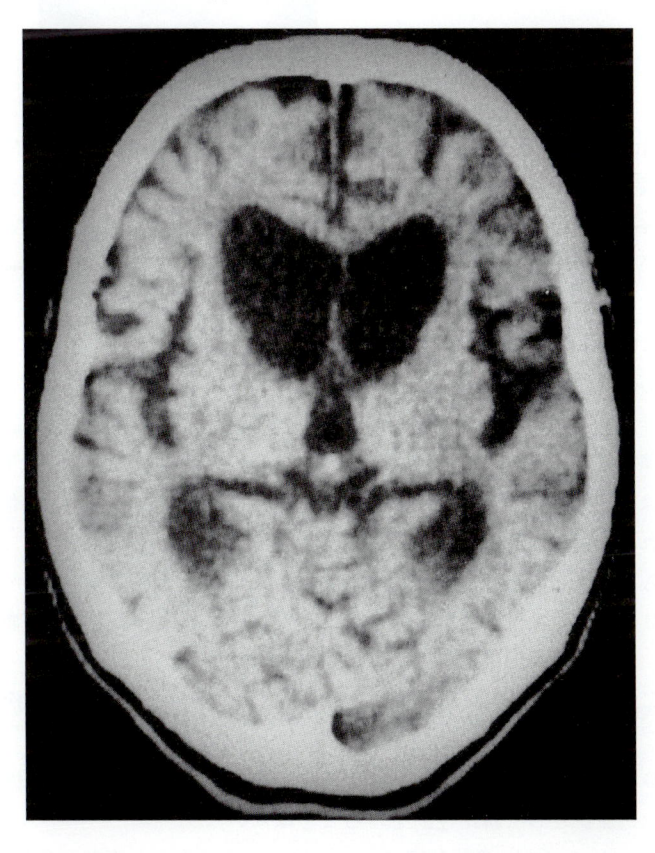

❏ 解法ガイド 身体所見 #1 58歳の男性。10年前から、頻回にまばたきをしたり、しかめ面や舌を出すなどの不随意運動があった⇒慢性の経過。舞踏運動が認められる。

#2 5年前から記憶障害と計算力低下が出現し、徐々に進行してきた⇒緩徐進行性の知能低下。

#3 母に同様の疾患があった⇒男女両性に起こり、各世代にみられていることから、常染色体優性遺伝性疾患の可能性が示唆される。

画像所見 頭部単純CT像では、

#1 側脳室前角の著明な拡大と前頭葉大脳皮質の脳溝の拡大がある⇒尾状核頭部の萎縮と前頭葉皮質の萎縮が考えられる。Huntington舞踏病の所見に一致する。

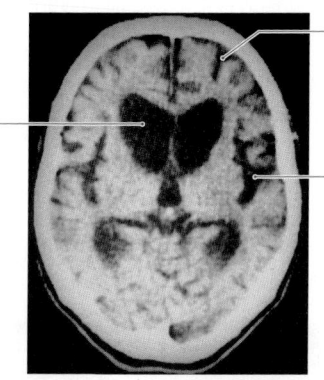

脳溝の拡大
⇒前頭葉皮質の萎縮

側脳室前角の著明な拡大
⇒尾状核頭部の萎縮

Sylvius裂の拡大

❏ 解法サプリ Huntington舞踏病は慢性進行性の舞踏病様不随意運動と認知症を主体とする神経変性疾患である。家族内に発症者が多く常染色体優性遺伝することが特徴である。舞踏運動とは、速い不随意運動で、舌うち、口すぼめ、しかめ面、頻回の目のまばたきなど顔面筋や舌筋の不随意運動のほか、首ふり、肩すくめ、腕ふり、腰ゆすりなど四肢近位部や体幹部の不随意運動のことである。随意運動であるかのような（わざとやっているかのような）印象があり、病初期には単なる癖のようにみえることもあるので注意が必要である。なお、これらの不随意運動は、睡眠中は消失する。

経過とともに不随意運動は増強し、本来の随意運動が妨げられ、ともに言語障害、嚥下障害がみられる。他の神経学的所見としては筋のトーヌスが低下する。精神障害としては知能低下と人格障害がみられる。初期には計算力や判断力の低下、記銘力障害がみられ、末期には認知症となる。

❏ 選択肢考察 A Huntington舞踏病が最も考えられる。(○)

B ミトコンドリア脳筋症ではミオクローヌスなどの不随意運動をみるタイプがあるが、舞踏運動はきたさないので考えにくい。(×)

C Parkinson病は、安静時振戦、筋固縮、無動を特徴とする疾患であるので、本症例とは症状が一致しない。(×)

D Alzheimer型認知症は記銘力障害で始まる進行性の認知症性疾患であるが、初発症状として舞踏運動をみることはない。(×)

E Creutzfeldt-Jakob病は、ミオクローヌスなどの不随意運動のほか、錐体路障害、認知症を呈する疾患である。(×)

解答：A (*iM* 4 235)

● core curriculum

Chapter 10

症 候
②歩行障害

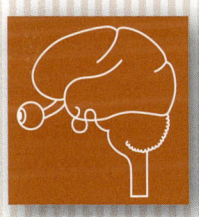

到達目標 1　歩行障害を病態に基づいて分類できる。

Point

［片麻痺歩行（分回し歩行）］
- 脳梗塞などで内包が障害されると錐体路障害が起こるため、患側上肢は屈曲し、患側下肢は伸展する。患側下肢のつま先で半円を描くように外側に回転させながら前進する。
- 原因：脳血管障害による痙性片麻痺など。

［痙性対麻痺歩行（はさみ足歩行）］
- 痙性対麻痺では、両側性に上位運動ニューロンが障害される結果、歩幅が狭く膝と膝を合わせるような形で、両下肢をハサミのようにクロスさせながら歩く。
- 原因：痙性脊髄麻痺、脳性小児麻痺など。

［鶏　歩］
- 垂れ足のため、それを代償するように膝を異常に高く上げてつま先から投げ出すように歩く。
- 原因：Charcot-Marie-Tooth病（腓骨神経麻痺のため、前脛骨筋の筋力が低下し足の背屈ができずに垂れ足となる）、ポリオなど。

［動揺性歩行］
- 動揺性歩行は下肢帯筋（特に殿筋）の筋力が低下する結果、骨盤の保持が不十分となり、腰を左右に揺すって歩く。
- 原因：進行性筋ジストロフィーなど。

［失調歩行］
- 小脳障害によるものと、深部感覚障害によるものがある。
- 深部感覚障害では、両足を広く開き、足を高く持ち上げて、投げ出すようにして、踵を叩きつけるように歩く。閉眼すると増悪する（Romberg徴候陽性）。
- 小脳障害でも両足を開き、動揺しながら酔っ払っているように歩く（酩酊歩行ともいう）。閉眼で増悪することはない。

［間欠性跛行］
- 間欠性歩行は疼痛によって長時間の持続歩行が困難となり、間欠的に休息をとらねばならない状態をいう。
- 原因：下肢への慢性的血流障害（閉塞性動脈硬化症ASO、閉塞性血栓性血管炎TAO）、脊柱管狭窄など。

図39 主な歩行障害

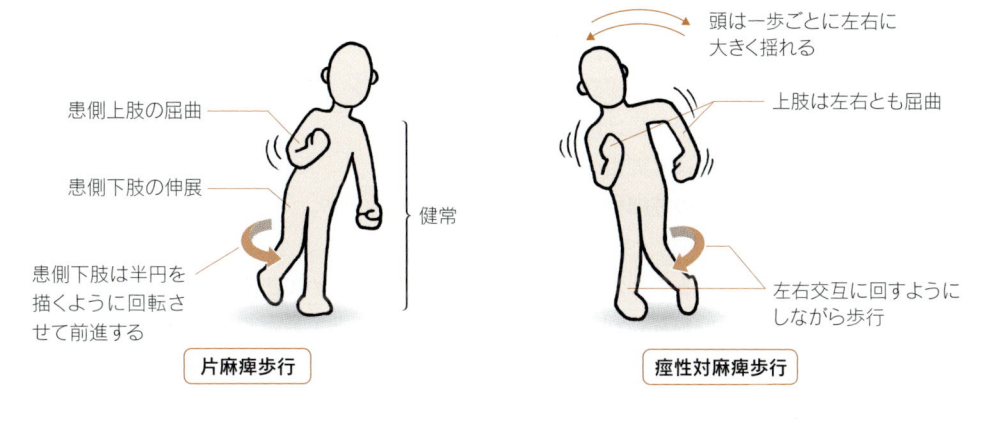

片麻痺歩行
- 患側上肢の屈曲
- 患側下肢の伸展
- 患側下肢は半円を描くように回転させて前進する
- 健常

痙性対麻痺歩行
- 頭は一歩ごとに左右に大きく揺れる
- 上肢は左右とも屈曲
- 左右交互に回すようにしながら歩行

動揺性歩行
腰が左右に揺れるので上体も左右に揺れながらの歩行となる

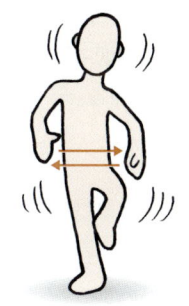

鶏歩
垂れ足になるので膝を高くもち上げながら歩くことになる

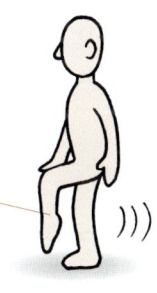

失調性歩行①
小脳障害。酔っ払いのように股を開きながら歩行する。

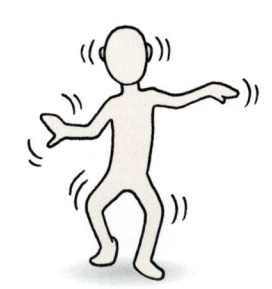

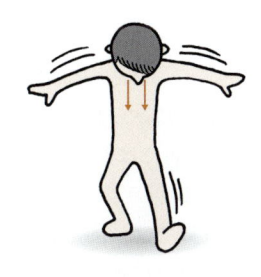

失調性歩行②
深部感覚障害。足を投げ出して踵を叩きつけるように歩行する。

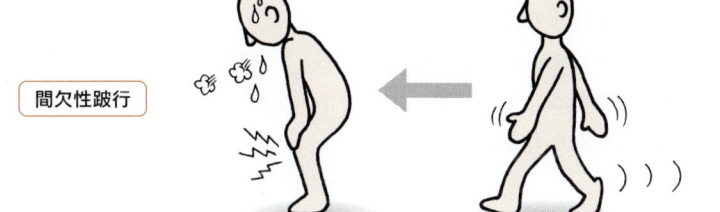

間欠性跛行
しばらく歩いては小休止。再び歩いては小休止の繰り返し。

□□ **121** 正常の歩行について**誤っている**のはどれか。
A　一歩とは一方の踵接地から他方の踵接地までをいう。
B　速度にかかわらず立脚相は遊脚相よりも長い。
C　重心の上下移動は踵接地期に最低となる。
D　ヒラメ筋は立脚相のみで活動する。
E　正常歩行の遊脚相は歩行周期の25％を占める。

❏解法ガイド　普段は歩けることが普通になっているので、改めて正常歩行について問われると意外とむずかしいかもしれない。正常歩行を知ることで異常歩行が理解でき、そこから病巣部位が特定できることも多い。

❏選択肢考察
A　一歩とは一方の踵接地から他方の踵接地までをいう。(○)
B　走行にならない限り、速度にかかわらず立脚相は遊脚相よりも長い。(○)
C　重心の上下移動は踵接地期に最低となる。(○)
D　ヒラメ筋は立脚相で足関節を底屈して踏み切る際に活動する。(○)
E　正常歩行の遊脚相は歩行周期の40％を占める。(×)

解答：E

□□ **122** 誤っている組合せはどれか。
A　Parkinson病 ────────── 酩酊歩行
B　痙性対麻痺 ────────── はさみ足歩行
C　腓骨神経麻痺 ────────── 鶏　歩
D　進行性筋ジストロフィー ─── 動揺歩行
E　内包障害 ────────── 分回し歩行

❏解法ガイド　各疾患で特徴的にみられる歩行障害のパターンについては熟知しておく必要がある。

❏選択肢考察
A　Parkinson病では前屈姿勢で歩幅が短く、足底を床にするような小刻み歩行が特徴的である。(×)
B　痙性対麻痺では、両足の痙性麻痺のため歩幅が狭く膝と膝を合わせるような形でハサミのように両足をクロスさせながら歩く、はさみ足歩行が特徴的である。(○)
C　腓骨神経麻痺では、前脛骨筋の麻痺により足関節の背屈が障害されるため、膝を高く上げてつま先から投げ出すような鶏歩が特徴的にみられる。(○)
D　進行性筋ジストロフィーでは、下帯筋の筋力低下のため、上半身が左右に揺れながら歩く動揺歩行がみられる。(○)
E　脳梗塞などによって内包が障害されると、錐体路障害が起こるため、下肢の痙直性麻痺が生じる。その結果、下肢を半円を描くように外側に回しながら歩く、分回し歩行がみられる。(○)

解答：A（*iM* ④ 84）

□□ **123** つま先歩きになるのどれか。

A　大殿筋筋力低下
B　大腿四頭筋筋力低下
C　30°膝関節屈曲拘縮
D　深腓骨神経麻痺
E　脛骨神経麻痺

❏ 解法ガイド　　下帯・下肢筋のどの筋力が低下するのかによって、歩行の仕方も変わってくる。また麻痺の状態が、弛緩性麻痺なのか、痙直性麻痺なのかによっても異なる。つま先歩きは、膝関節が屈曲拘縮した場合によくみられる歩き方である。

❏ 選択肢考察
A　大殿筋筋力低下では、障害側の踵接地時に体幹から頭部を後方へ伸展させる、いわゆる大殿筋歩行がみられる。(×)
B　大腿四頭筋筋力低下では、障害側立脚相で膝折れを防止するために、頭部から体幹を前屈させ、さらに大腿部前面を手で押さえて過伸展させたり、障害側下肢を外旋させたりする歩き方をする。(×)
C　30°膝関節屈曲拘縮では、足関節は底屈し、障害側の接地が踵からではなく、つま先からになる。(○)
D　深腓骨神経麻痺では前脛骨筋の弛緩性麻痺が生じる。足関節の背屈ができないため、垂れ足となり、つま先を投げ出すように歩く鶏歩がみられる。(×)
E　脛骨神経麻痺では腓腹筋や足趾屈筋の麻痺が生じ足関節の底屈が障害されるため、踵歩行になる。(×)

解答：C

● core curriculum

Chapter 11

症　候
③言語障害

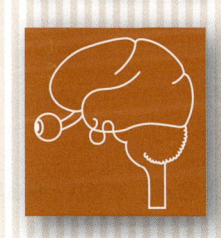

到達目標 **1** 失語症と構音障害の違いを説明できる。

Point

- ここでは失語症と構音障害に分けて概説する。

[失語症]

- 失語症とは言語中枢やその伝達の障害で、感覚障害や運動障害がないのに（音は聞こえていても）内容が理解できなかったり、（麻痺はないのに）うまく発音ができないものである。
- 感覚性失語（Wernicke 失語）、運動性失語（Broca 失語）、伝導失語や超皮質性失語がある。

[構音障害]

- 構音障害とは咽頭、喉頭（声帯）の麻痺によって、うまく話すことができない状態をいう。
- 構音障害は球麻痺や仮性球麻痺で認められる。

  cf. 球麻痺と仮性球麻痺

  球麻痺の「球」とは、延髄の形態が球に似ていることに由来する。延髄の病変で構音・嚥下障害をきたすものを球麻痺と呼ぶ。また、延髄より上の上位運動ニューロンの障害でも構音・嚥下が障害され、球麻痺と類似した症状を呈する場合を仮性球麻痺という。

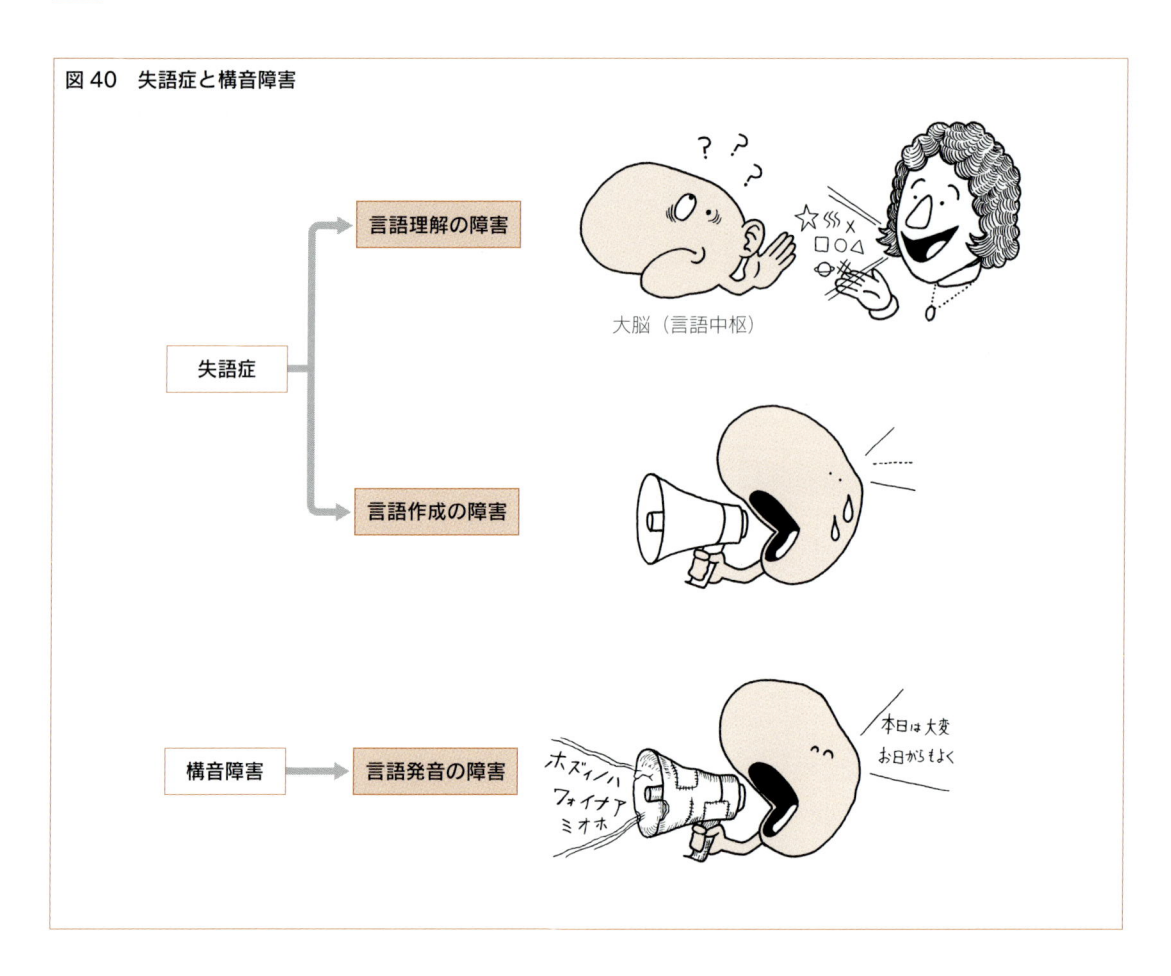

図40 失語症と構音障害

> **124** 運動障害性構音障害について**誤っている**のはどれか。
> A 一側性中心前回障害でみられる。
> B 両側性皮質延髄路損傷でみられる。
> C 延髄から出る一側性の運動神経麻痺でみられる。
> D 運動障害が原因となる。
> E 筋緊張の異常亢進が原因となる。

❏ 解法ガイド　　運動障害性構音障害とは発声発語の運動に関わる神経・筋の麻痺、筋力低下、協調性障害、運動速度低下の結果生じる構音障害の総称である。

❏ 選択肢考察
A 中心前回は一次運動野に相当するが、一次運動野からの運動神経軸索は錐体路を形成する。一側性の錐体路の損傷では舌・顔面下部などの構音を司る筋に明らかな麻痺は認めにくい。なぜなら、これらの筋は上位運動ニューロンによって両側性に支配されているからである。(×)

B 構音を司る筋を支配する筋は主に延髄から出ている。これらの下位運動ニューロンを制御する上位運動ニューロンが両側性に障害された場合は、構音障害を生じやすい。両側性上位運動ニューロンによる構音障害や嚥下障害を仮性球麻痺と呼ぶ。(○)

C 延髄から出る運動神経とは、構音に携わる筋肉を支配する下位運動ニューロンのことである。これは一側性に障害された場合でも構音障害を生じる。一側性下位運動ニューロンによる構音障害や嚥下障害を球麻痺と呼ぶ。(○)

D 運動障害によって構音筋の協調運動に障害が起これば、構音障害となる。(○)

E 筋緊張の亢進によって、構音筋の運動速度が低下すれば構音障害を生じる。(○)

解答：A (*iM* ④ 73)

> **125** 球麻痺と仮性球麻痺との鑑別に**有効でない**のはどれか。
> A　情動失禁
> B　嘔吐反射陽性
> C　舌線維束攣縮
> D　舌萎縮
> E　嗄声

❏ 解法ガイド　　球麻痺とは延髄から出て、構音や嚥下を司る筋肉を支配している舌咽神経、迷走神経および舌下神経が、下位運動ニューロンレベルで障害された結果、構音・嚥下障害をきたした状態をいう。一方、舌咽神経、迷走神経および舌下神経の神経核を支配する大脳皮質から延髄に至る皮質延髄路の障害、すなわち、上位運動ニューロンの障害でも、同様に構音・嚥下障害が生じる。その場合は、これらの神経核は上位運動ニューロンによって両側性に支配されているので、両側性に皮質延髄路が障害された場合にのみ、構音・嚥下障害が現れる。これを仮性球麻痺と呼ぶ。仮性球麻痺は多発脳梗塞でみられるのが特徴的である。この両者の鑑別は、結局のところ、下位運動ニューロンの障害か、上位運動ニューロンの障害かの違いである。

❏ 選択肢考察
A　情動失禁は多発脳梗塞でみられる。仮性球麻痺と合併してみられることが多いが、球麻痺に合併してみられることは少ない。(○)
B　球麻痺は下位運動ニューロンの障害であるから、嘔吐反射に関わる神経が麻痺するため減弱するが、仮性球麻痺では反射弓は損傷されていないので、保たれる。(○)
C　舌線維束攣縮は舌下神経の下位運動ニューロンレベルでの障害で起こる。球麻痺には認められるが、仮性球麻痺ではみられない。(○)
D　舌萎縮も舌下神経の下位運動ニューロンレベルでの障害で起こる。球麻痺には認められるが、仮性球麻痺ではみられない。(○)
E　嗄声は迷走神経の枝である反回神経の障害でみられるが、球麻痺でも仮性球麻痺でも、迷走神経の運動枝が障害されれば起こりうる。したがって、鑑別にはならない。(×)

解答：E（*iM* ④ 117）

□□ 126 Broca失語でみられないのはどれか。

　　A　発声障害
　　B　呼称障害
　　C　喚語障害
　　D　復唱障害
　　E　書字障害

❏解法ガイド　　Broca失語でみられるのは、発声障害ではなく、発語失行である。発語失行は構音とプロソディーの障害であり、意図的に話そうとすると、構音の誤りやぎこちなさが生じ自然な韻律が障害されることである。発話は非流暢であり、発話量も少ないが、聴覚的理解が比較的保たれている。呼称障害があり、物の名前を言い当てたりすることが困難である。また、喚語障害があり、考えていることを言語にするのが難しい。復唱も障害される。書字では漢字よりも仮名文字が障害されやすい。

❏選択肢考察　　A　解法ガイド参照。(×)

解答：A（*iM* ④ 76）

□□ 127 Wernicke失語でみられないのはどれか。

　　A　構音障害
　　B　呼称障害
　　C　喚語障害
　　D　復唱障害
　　E　書字障害

❏解法ガイド　　Wernicke失語では発話に関しては流暢であり、構音障害はみられない。錯語が著明で、言葉の中の一部の音が他の音に変わってしまう場合があったり、考えていることとは別の話が出てしまったりする。著しい場合はジャルゴンになる。ジャルゴンとは、音韻性錯語や語性錯語が高度なため、推測が不可能なほど意味不明な音や語を流暢に話すことである。呼称や喚語も重度に障害されている。助詞などの誤用が多く、錯文法を呈する。理解障害も著しく、復唱も困難である。書字に関しても重度に障害されることが多く、この場合、Broca失語と違って、漢字、仮名ともに障害されて錯書を呈する。

❏選択肢考察　　A　解法ガイド参照。(×)

解答：A（*iM* ④ 76）

到達目標 2 言語障害を病態に基づいて分類できる。

Point
- 優位半球の前頭葉に運動性言語野（Broca中枢）が、優位半球の側頭葉に感覚性言語野（Wernicke中枢）が存在する（優位半球とは言語中枢の存在する側をいう）。
- 失語症はこれら言語中枢の障害やこれに関連する領域の障害で発生する。

図41 言語障害

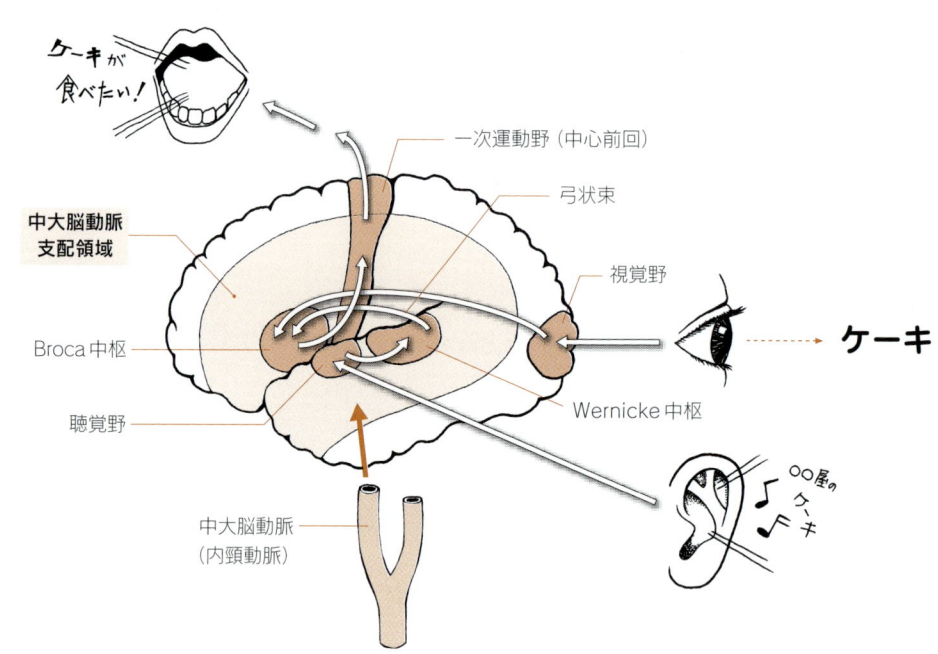

図中ラベル：ケーキが食べたい！／中大脳動脈支配領域／一次運動野（中心前回）／弓状束／視覚野／Broca中枢／Wernicke中枢／聴覚野／中大脳動脈（内頸動脈）／ケーキ／○○屋のケーキ

- 言語障害には言語の発声に関する障害（**運動性失語**）だけでなく、視覚や聴覚による言語内容の理解の障害も含まれる（**感覚性失語**）。この言語に関する機構のほとんどは中大脳動脈の支配領域内に存在するので、**言語障害も中大脳動脈の血管障害によって起こることが最も多い。**
- また、その他の原因としては腫瘍、炎症、変性によって障害されることもある。

表2　失語症の分類

失語の種類	発　話	書　字	聴理解	読　解	復　唱
Broca失語（運動性失語）	×	×	○	○	×
Wernicke失語（感覚性失語）	△錯語	△	×	×	×
全失語	×	×	×	×	×
超皮質性運動性失語	×	×	○	○	○
超皮質性感覚性失語	△錯語	△	×	×	○
混合型超皮質性失語	×	×	×	×	○
伝導失語	○	○	○	○	×

図42　失語図式

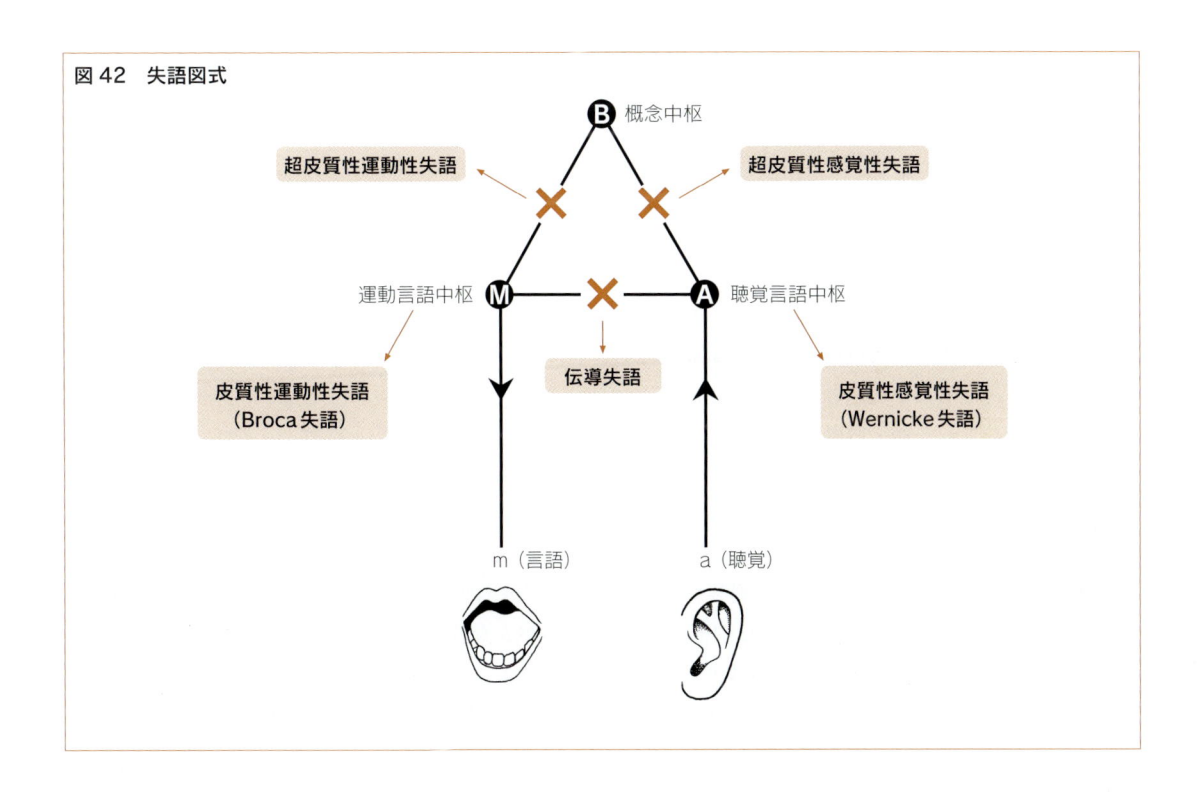

- B　概念中枢
- 超皮質性運動性失語
- 超皮質性感覚性失語
- M　運動言語中枢
- A　聴覚言語中枢
- 皮質性運動性失語（Broca失語）
- 伝導失語
- 皮質性感覚性失語（Wernicke失語）
- m（言語）
- a（聴覚）

☐☐ **128** 失語症を生じないのはどれか。
　A　左大脳半球の損傷
　B　右大脳半球の損傷
　C　脳梁の損傷
　D　大脳基底核の損傷
　E　視床の損傷

❏解法ガイド　　失語症は大脳の言語中枢自体やそれに関連する神経領域の損傷によって生じる。
❏選択肢考察
　A　大多数では言語中枢は左半球優位である。右利きの97％、左利きの50〜60％において言語機能は左半球優位といわれている。(○)
　B　左利きの人には右半球優位・両半球優位の人もいるので右大脳半球損傷でも失語症を生じる。(○)
　C　脳梁の損傷では左手の失行、失書、失算や左視野の呼称障害や右手の構成失行などが起こるが、失語症は起こらない。(×)
　D　被殻や内包などの大脳基底核群の損傷によっても失語症は起こる。(○)
　E　失語症は病巣が大脳皮質下に限られている場合でも起こることがあり、視床の損傷でも起こりうる。(○)

解答：C（*iM* ④ 76〜77）

☐☐ **129** 失語症を最も生じやすいのはどれか。
　A　前大脳動脈領域の梗塞
　B　中大脳動脈領域の梗塞
　C　後大脳動脈領域の梗塞
　D　前・中大脳動脈の境界領域の梗塞
　E　中・後大脳動脈の境界領域の梗塞

❏解法ガイド　　前大脳動脈は大脳縦裂を走行し、大脳半球内側面の前頭葉、頭頂葉、一部の後頭葉を灌流している。Broca中枢やWernicke中枢が存在するのは、大脳半球の外側面である。外側面を灌流するのは主に、中大脳動脈である。中大脳動脈は、分岐後、外側へ走り、その間に大脳基底核に穿通枝を出し、Sylvius裂に入り、大脳半球外側面の前頭葉後部、側頭葉、頭頂葉を広く灌流する。
❏選択肢考察　　B　解法ガイド参照。(○)

解答：B（*iM* ④ 76〜77）

☐☐ **130**　失語について**誤っている**のはどれか。
　A　健忘失語では語想起が障害される。
　B　伝導失語では復唱が障害される。
　C　超皮質性運動性失語で復唱は良好である。
　D　Broca失語では話し言葉が流暢である。
　E　Wernicke失語ではジャルゴンとなる。

❏ 解法ガイド　　失語とは、脳出血や脳梗塞などの脳器質的疾患によって言語中枢が障害され、一旦獲得した、「聞く」「話す」といった音声に関わる能力や「読む」「書く」といった文字に関わる能力が失われた状態のことである。大きく、
　①運動性失語（言語理解は可能であるが、自発語が不可能）、
　②感覚性失語（言語理解は不可能であるが自発語は可能）、
　③全失語（言語理解、自発語、復唱、書字、読解のすべてが障害される）、
　④伝導失語（聴覚性言語中枢から運動性言語中枢への伝導路が切断され、復唱ができない）
に分類される。
　さらに、運動性失語は、皮質性運動性失語症（Broca失語）、皮質下性運動性失語症（純粋運動失語）、超皮質性運動性失語症に分けられる。また、感覚性失語も、皮質性感覚性失語症（Wernicke失語）、皮質下性感覚性失語症、超皮質性感覚性失語症に分けられる。

❏ 選択肢考察　　A　健忘失語とは、言葉の喚起が障害される失語のことである。語想起とは、物の名前など特定の言葉を必要に応じて想起して言うことである。語想起の障害のことを喚語障害というが、これはとっさに言葉が出てこないような「ど忘れ」の状態のことである。健忘失語では喚語障害が特徴的にみられる。（○）
　B　伝導失語では、聴覚性言語中枢から運動性言語中枢への伝導路が切断されているため、復唱ができない。（○）
　C　超皮質性運動性失語症では、概念中枢からBroca中枢に至る経路が障害されている。このため、自発語は障害されるが、言語理解と復唱は可能である。（○）
　D　Broca失語は、前頭葉にあるBroca運動性言語中枢の障害が原因で起こる。概念中枢は保たれているため言語理解は可能であるが、自発語と復唱が障害される。話し言葉が流暢な失語は感覚性失語を示唆する。（×）
　E　Wernicke失語は、側頭葉にあるWernicke感覚性言語中枢の障害が原因で起こる。概念中枢から運動経路への出力は温存されているので、自発言語は可能であるが、言語理解と復唱は不可能である。言語理解を伴わずに自発言語だけが発せられるため、その内容は支離滅裂なものとなる。ジャルゴンとは、新造語と錯語が混ざった意味不明な文章のことをいう。Wernicke失語では、発せられる言葉が支離滅裂、意味不明で、新造語もみられてジャルゴンとなる。（○）

解答：D（*iM* ④ 76〜77）

□□ 131 Broca 中枢のある領域はどこか。
　　A　左下前頭回三角部
　　B　左上前頭回弁蓋部
　　C　左下前頭回眼窩部
　　D　左中前頭回後部
　　E　左前頭葉内側面

❏ 解法ガイド　　Broca 中枢のある領域は、左下前頭回後部にある、左下前頭回弁蓋部と左下前頭回三角部である。それぞれ Brodmann 第44野と第45野に相当する。

❏ 選択肢考察　　A　解法ガイド参照。(○)

解答：A（*iM* ④ 76）

□□ 132 Wernicke 中枢のある領域はどこか。
　　A　左上側頭回後方
　　B　左下側頭回後方
　　C　左上側頭回前方
　　D　左下側頭回前方
　　E　左側頭平面

❏ 解法ガイド　　Wernicke 中枢のある領域は、左上側頭回後方と左中側頭回後方である。一般的には左上側頭回後方（Brodmann 第22野）が、その中核であるといわれている。

❏ 選択肢考察　　A　解法ガイド参照。(○)

解答：A（*iM* ④ 76）

□□ 133　58歳の男性。右利き。3日前、朝起きようとしたところ、右上下肢の運動麻痺があることに気が付いた。次第に意識が混濁してきたため救急車にて来院した。発症2日目の頭部単純CT像を示す。現在、意識は清明であり、言われたことはよく理解できるが、言語の表出は非流暢で、復唱もできない。
　　　　診断はどれか。
　　　A　Broca失語
　　　B　超皮質性運動性失語
　　　C　Wernicke失語
　　　D　超皮質性感覚性失語
　　　E　全失語

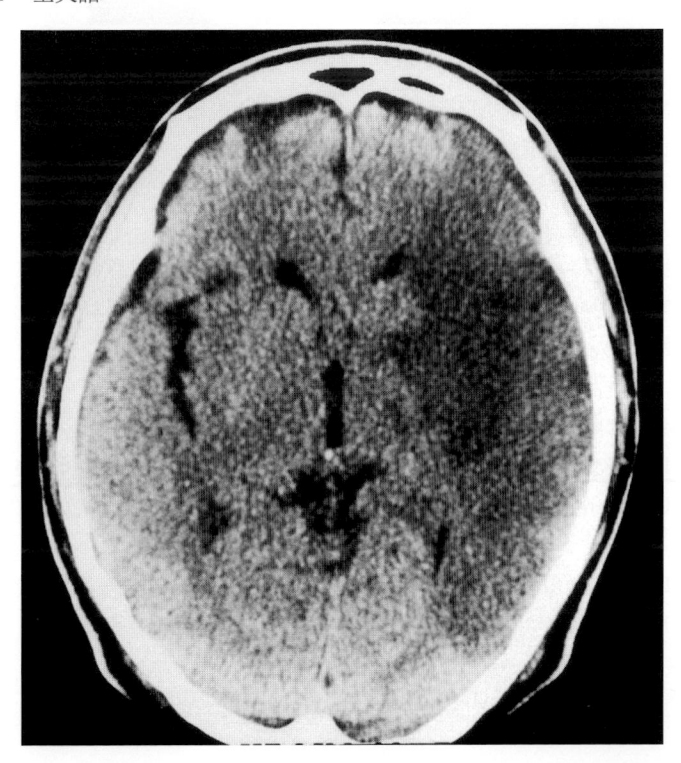

□**解法ガイド**　[身体所見] #1　58歳の男性。右利き。3日前、朝起きようとしたところ、右上下肢の運動麻痺があることに気が付いた⇒朝方に突然発症していることから、脳梗塞の可能性を考える。右上下肢の運動麻痺があることから左大脳半球の梗塞巣を考える。
　　　　[検査所見] #1　言われたことはよく理解できる⇒感覚性失語（Wernicke失語）は否定的である。
　　　　　　　　#2　言語の表出は非流暢である⇒運動性失語（Broca失語）か超皮質性運動性失語の疑い。
　　　　　　　　#3　復唱もできない⇒超皮質性運動性失語は否定的。
　　　　[画像所見] 頭部単純CT像では、
　　　　　　　　#1　左前頭葉から側頭葉の中大脳動脈灌流領域に低吸収域がみられる⇒中大脳動脈の脳梗塞であると診断できる。

左側脳室前角

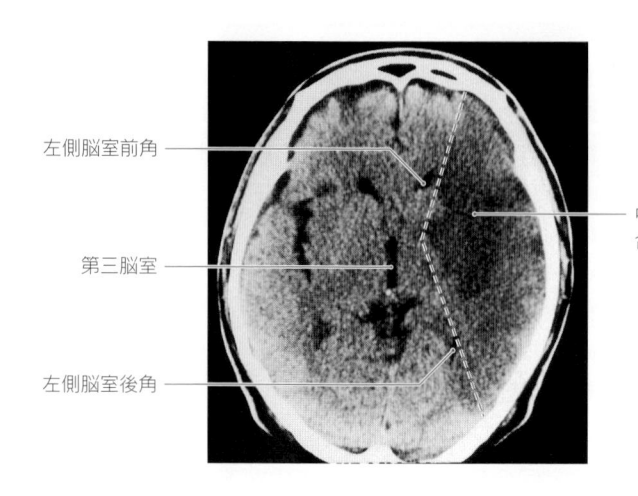

第三脳室

左側脳室後角

中大脳動脈灌流領域に合致した楔型の低吸収域

❏ 解法サプリ　　言語理解は保たれているのに対し、言語の表出が困難な状態であることから、Broca失語と超皮質性運動性失語が考えられるが、さらに復唱ができないとあるので、超皮質性運動性失語は否定され、Broca失語と診断される。Broca失語はBroca中枢（左下前頭回弁蓋部と左下前頭回三角部）の損傷によって起こる。頭部単純CT像からは、中大脳動脈の脳梗塞と診断されており、Broca中枢も中大脳動脈によって栄養されていることを考えると、症状とCT所見は一致する。

❏ 選択肢考察
A　Broca失語では、発話は非流暢であり、発話量も少ないが、聴覚的理解が比較的保たれている。復唱も障害される。書字では仮名文字の理解が低下、漢字の理解は比較的良好である。(○)
B　超皮質性運動性失語では復唱は保たれる。言語表出は障害される。(×)
C　Wernicke失語では発話は流暢であり多弁傾向があるが有効な情報量に乏しく、錯語や新造語が多い。言語理解と復唱が障害される。(×)
D　超皮質性感覚性失語では復唱は保たれる。言語理解が障害される。(×)
E　全失語では、言語理解と言語表出の両方が障害される。(×)

解答：A（*iM* 4 76）

● core curriculum

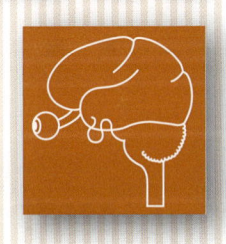

Chapter 12

症 候
④頭蓋内圧亢進

到達目標
1 脳浮腫の病態を説明できる。

Point
- 脳浮腫とは脳実質内に異常な水分貯留が起こったために、脳容積の増大が生じた状態をいう。
- 原因として、①血管原性、②細胞毒性、および③間質性の3つに大別される。

図43 脳浮腫の分類と特徴

	血管性脳浮腫	細胞毒性脳浮腫	間質性脳浮腫
原因	血管透過性亢進 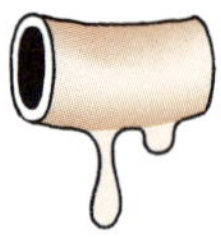	細胞の腫脹 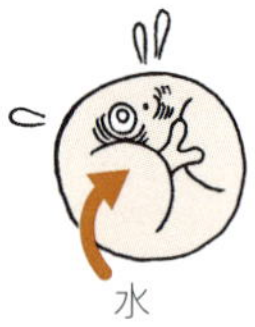	髄液吸収障害 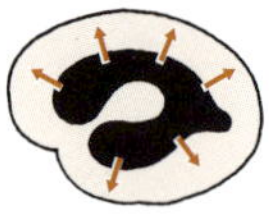
浮腫の部位	白質	灰白質	脳室周囲白質 （白質に髄液が浸透）
浮腫液の成分	血漿	水・Na	髄液
細胞外液量	増加	減少	増加
代表的原疾患	・脳腫瘍 ・脳梗塞 ・脳出血 ・脳炎 ・頭部外傷 ・脳膿瘍 　など**最も頻度が高い**	・低O_2血症 ・水中毒	・閉塞性水頭症

134 間質性脳浮腫を生じるのはどれか。

A 閉塞性水頭症
B 脳腫瘍
C 脳梗塞
D 脳出血
E 低酸素血症

❑ 解法ガイド　　脳浮腫は大きく３つに分類される。血管原性脳浮腫、細胞毒性脳浮腫、間質性脳浮腫の３つである。

　血管原性脳浮腫の原因は、血管透過性の亢進である。血管透過性亢進を起こす原因には、脳梗塞、脳出血、脳腫瘍、脳膿瘍、化膿性髄膜炎などがある。浮腫の特徴は白質に強く出る傾向がある。

　細胞毒性脳浮腫の原因は細胞の腫脹である。細胞腫脹が生じる原因は水中毒や低酸素脳症がある。浮腫の特徴は白質から灰白質にまたがってみられる。

　間質性脳浮腫の原因は髄液吸収障害である。髄液吸収障害は閉塞性水頭症で生じる。浮腫は脳室周囲に強く出る傾向がある。

❑ 選択肢考察
A 閉塞性水頭症は間質性脳浮腫を起こす原因となる。(○)
B 脳腫瘍は血管透過性の亢進による血管原性脳浮腫の原因となる。(×)
C 脳梗塞も血管透過性の亢進による血管原性脳浮腫の原因となる。(×)
D 脳出血も血管透過性の亢進による血管原性脳浮腫の原因となる。(×)
E 低酸素血症は細胞毒性脳浮腫の原因となる。(×)

解答：A

☐☐ **135** 70歳の男性。自宅のトイレで倒れているところを家族に発見され救急車で搬送された。来院時は呼名に応じていたが、次第に意識レベルが低下し、昏睡状態となった。頭部単純CT（a、b）を示す。

来院後に意識レベルが低下した原因はどれか。
A 急性水頭症
B 正常圧水頭症
C 急性硬膜下血腫
D 急性硬膜外血腫
E 脳出血

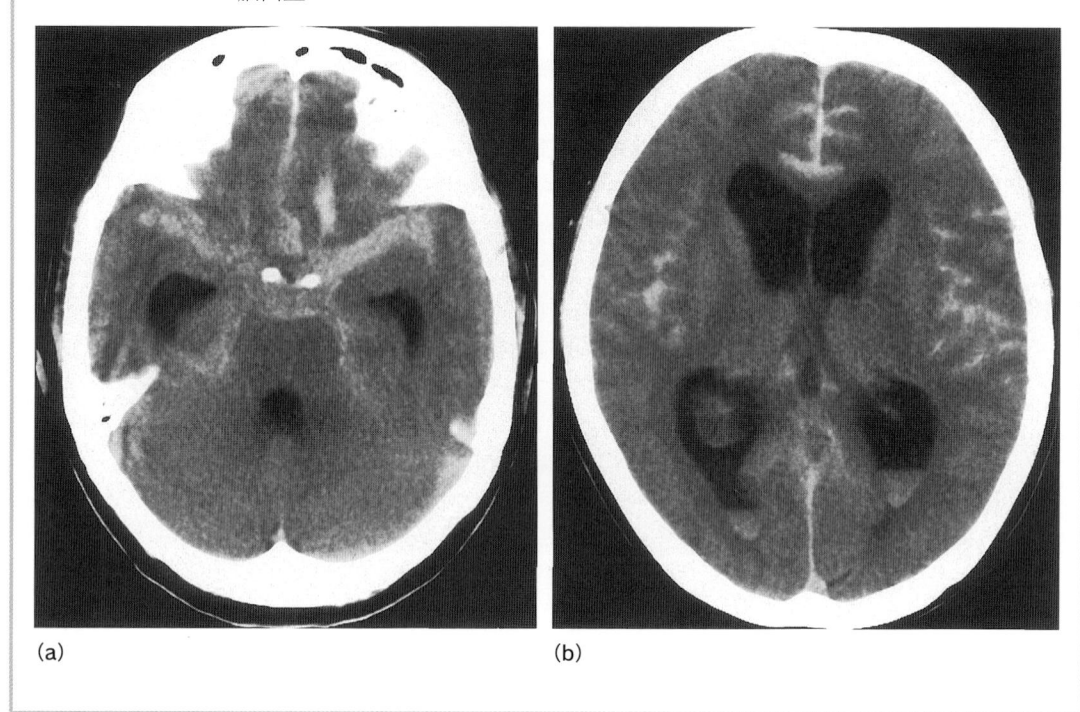

(a) (b)

❏ **解法ガイド** 　身体所見　#1　70歳の男性。自宅のトイレで倒れているところを家族に発見され救急車で搬送された⇒脳卒中の可能性を考える。
　　　　　　　　　　　#2　来院時は呼名に応じていたが、次第に意識レベルが低下し、昏睡状態となった⇒進行性に悪化。新たな病態が加わった可能性を示唆する。
　画像所見　頭部単純CTでは、
　　　　　　#1　脳底槽にペンタゴン型の高吸収領域が認められる⇒くも膜下出血と診断される。
　　　　　　#2　側脳室の拡大がみられ、両側側脳室後角内の背側に高吸収域を認める⇒脳室の拡大は水頭症の所見である。両側側脳室後角内にみられる高吸収域は、患者は仰臥位の状態であるから、重力によって下方に溜まった血液の所見である。

❏ **診　　断** くも膜下出血による急性水頭症。

❏ **解法サプリ** くも膜下出血の血液が、正常の脳脊髄液循環を逆流させ、脳室内にまで出血が流入し、水頭症を引き起こしたものと考えられる。急性水頭症を合併したことが、意識レベルの急速な悪化を招いた可能性が示唆される。

側脳室前角

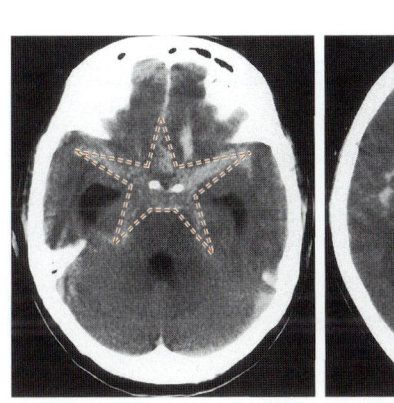

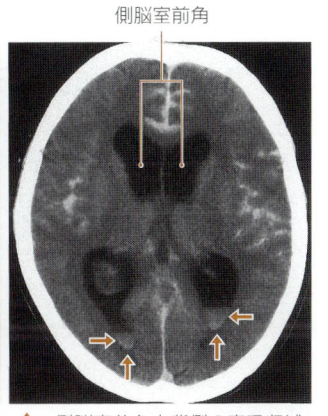

ペンタゴン型の高吸収域。　　↑：側脳室後角内背側の高吸収域

❏ **選択肢考察**

A 頭部単純CTから、くも膜下出血に合併した急性水頭症であることが分かる。急性水頭症を起こしたことが、来院後の患者の意識レベルの急激な低下と関係している。(○)

B 正常圧水頭症はくも膜下出血の合併症として起こるが、くも膜下出血発症後1〜3か月にみられるので、考えられない。(×)

C 頭部単純CTからは、急性硬膜下血腫の所見はみられない。(×)

D 頭部単純CTからは、急性硬膜外血腫の所見はみられない。(×)

E 頭部単純CTからは、脳出血の所見はみられない。(×)

解答：A

| 到達目標 2 | 急性・慢性頭蓋内圧亢進の症候を説明できる。 |

Point
- 脳実質の増大（脳浮腫など）や頭蓋内占拠性病変（腫瘍など）が存在すると、頭蓋内圧が亢進し、頭痛、嘔吐、けいれん、意識障害などが出現する。
- 急性に頭蓋内圧が亢進するのは主に脳出血や頭部外傷時で、慢性に亢進するのは脳腫瘍の場合である。
- 急性に頭蓋内圧が亢進すると高血圧と徐脈がみられる。これをCushing現象という。
- うっ血乳頭は慢性頭蓋内圧亢進時にみられやすい。

図44 頭蓋内圧亢進症の三主徴

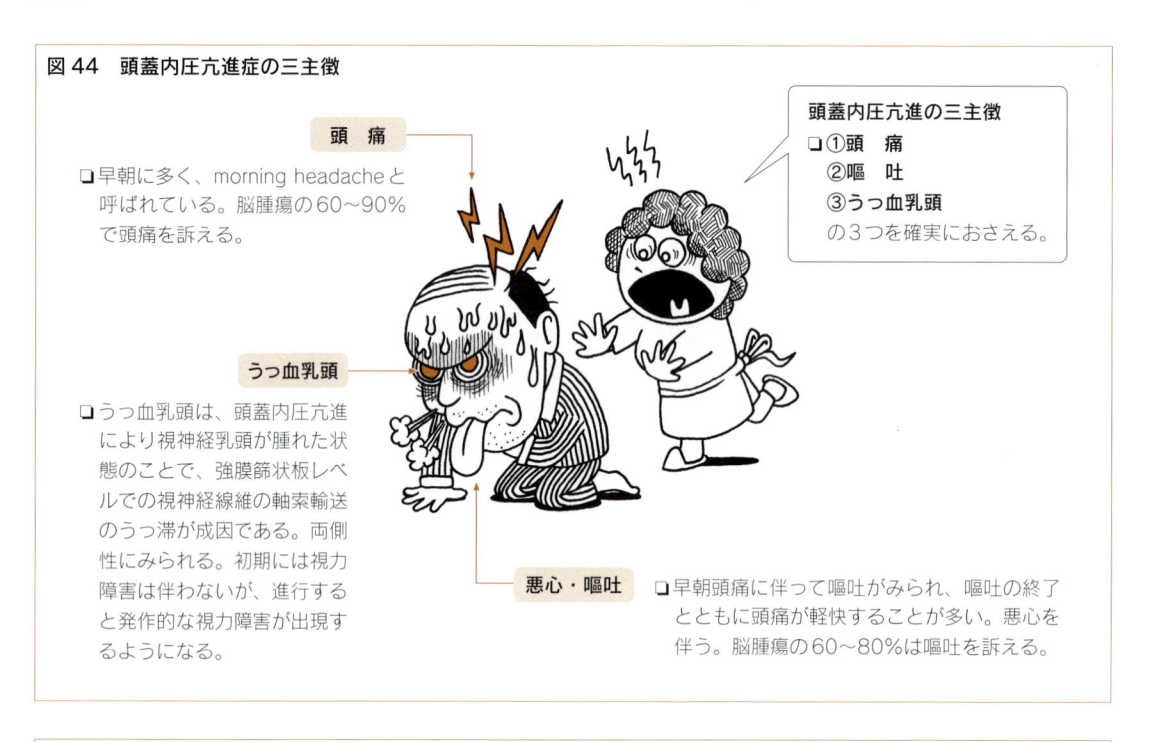

頭蓋内圧亢進の三主徴
- ①頭痛
- ②嘔吐
- ③うっ血乳頭

の3つを確実におさえる。

頭痛
- 早朝に多く、morning headacheと呼ばれている。脳腫瘍の60〜90%で頭痛を訴える。

うっ血乳頭
- うっ血乳頭は、頭蓋内圧亢進により視神経乳頭が腫れた状態のことで、強膜篩状板レベルでの視神経線維の軸索輸送のうっ滞が成因である。両側性にみられる。初期には視力障害は伴わないが、進行すると発作的な視力障害が出現するようになる。

悪心・嘔吐
- 早朝頭痛に伴って嘔吐がみられ、嘔吐の終了とともに頭痛が軽快することが多い。悪心を伴う。脳腫瘍の60〜80%は嘔吐を訴える。

表3 急性と慢性の頭蓋内圧亢進症状 → 急性と慢性で症状が異なる

急性頭蓋内圧亢進症状	慢性頭蓋内圧亢進症状
激しい頭痛	頭痛（早朝に多い）
けいれん	嘔吐（頭痛に伴う）
徐脈	うっ血乳頭
血圧上昇	めまい
散瞳（動眼神経麻痺）	記憶障害
網膜出血	人格変化
意識障害	外転神経麻痺
脳ヘルニア（最も重篤）	脳ヘルニア（最も重篤）

136 頭蓋内圧亢進について正しいのはどれか。

A 急性頭蓋内圧亢進では悪心を伴う嘔吐が特徴的である。
B 頭蓋内圧亢進に伴い、血圧上昇と頻脈とがみられる。
C 頭蓋内圧亢進に伴う頭痛は夕方よりも早朝時によくみられる。
D うっ血乳頭は急性頭蓋内圧亢進時のほうが慢性時よりもよくみられる。
E 急性頭蓋内圧亢進時には腰椎穿刺によって髄液圧測定が行われる。

□ 解法ガイド　頭蓋内圧亢進時には、頭痛、嘔吐、けいれん、意識障害が出現する。頭蓋内圧が急激に高くなると、脳圧に抗して血液を頭蓋内に流し込もうとするために高血圧となり、その結果、徐脈となる。これを Cushing 現象という。

□ 選択肢考察
A 急性頭蓋内圧亢進では悪心を伴わない嘔吐がみられる。幼児の場合は噴出性嘔吐を生じる。(×)
B 急性頭蓋内圧亢進では高血圧と徐脈がみられる。これを Cushing 現象と呼ぶ。(×)
C 慢性頭蓋内圧亢進時の頭痛は早朝に多い。睡眠中の肺胞低換気によって CO_2 分圧が上昇しており、その結果、脳血管が拡張しているため朝方は脳圧が高くなる。(○)
D 視神経周囲は頭蓋内からのくも膜下腔が取り巻いているため、脳脊髄圧が上昇すると視神経は圧迫され、軸索輸送が障害されてうっ血乳頭を生じる。軸索輸送の遮断から乳頭浮腫が生じるまで時間を要するため、急性頭蓋内圧亢進では必ずしもうっ血乳頭がみられない。むしろ慢性的に頭蓋内圧が高いほうがみられやすい。乳頭部の神経線維が腫脹すると、周囲小血管が圧迫され、乳頭周囲の小静脈が怒張するようになる。(×)
E 急性頭蓋内圧亢進の際に腰椎穿刺を行うと、頭蓋内圧と脊柱管内圧との間に圧差が生じ、低くなったほうへ脳が移動し、脳ヘルニア（大後頭孔ヘルニア）を起こす危険性がある。**禁忌**である。(×)

解答：C (*iM* 4 99)

137 高度の頭蓋内圧亢進が疑われる患者にまず行うべき検査はどれか。

A 頭部単純CT　　B 脳波　　C 動脈血ガス分析
D 腰椎穿刺　　　E 頭部単純MRI

□ 解法ガイド　高度の頭蓋内圧亢進の状態が続くと、脳ヘルニア起こす危険性がある。頭蓋内圧亢進の原因を同定して、直ちに脳圧を下げる処置を行う必要がある。

□ 選択肢考察
A 頭蓋内圧亢進の原因（脳出血、くも膜下出血、脳腫瘍など）を検出するのには第一選択の検査である。検査時間も5分程度と短くてすむ。(○)
B 脳波は大脳皮質の活動電位を調べる。頭蓋内圧亢進に対しては行われない。(×)
C 二酸化炭素分圧の上昇で頭蓋内圧亢進が起こるが、第一選択の検査ではない。(×)
D 腰椎穿刺は**禁忌**である。(×)
E まず頭部単純CTを行い、その後、必要であれば頭部単純MRIを行うべきである。また頭部単純MRIは検査時間が20分ほどかかるので緊急時には適さない。(×)

解答：A (*iM* 4 99)

| 到達目標 3 | 脳ヘルニアの種類と症候を説明できる。 |

Point ▫ 脳圧亢進状態が進行して脳の一部が所定の位置を超えて偏位あるいは嵌頓したものを脳ヘルニアという。主なものに帯状回（大脳鎌下）ヘルニア、テント切痕（鉤）ヘルニア、小脳扁桃（大孔）ヘルニアなどがある。

表4 脳ヘルニアの分類と特徴

分類		病変	発生部位	嵌入部位	影響部位	症状
テント切痕ヘルニア	鉤ヘルニア	大脳半球テント上SOL※	テント切痕	鉤回	中脳 中脳大脳脚 後大脳動脈 動眼神経	進行性意識障害 除脳硬直 呼吸障害 片麻痺 同名半盲 瞳孔散大
	海馬回ヘルニア			海馬回		
	上行性ヘルニア	小脳半球 後頭蓋窩SOL		小脳虫部		
	正中ヘルニア	大脳半球正中 両側大脳半球		間脳 脳幹	脳幹 中脳被蓋	進行性意識障害 除脳硬直 呼吸障害 両側眼瞼下垂 上方注視麻痺 対光反射消失
大孔ヘルニア （小脳扁桃ヘルニア）		小脳半球 後頭蓋窩SOL	大後頭孔	小脳扁桃	延髄 大孔部硬膜 Luschka孔 Magendie孔	意識障害 呼吸停止 項部硬直 閉塞性水頭症
帯状回ヘルニア		大脳半球SOL	大脳鎌下	前頭葉前部	帯状回	下肢障害
蝶形骨縁ヘルニア		前頭蓋窩SOL	蝶形骨縁	前頭葉下面	側頭葉 前頭葉	特有の症候なし

※ SOL：space occupying lesion（占拠性病変）

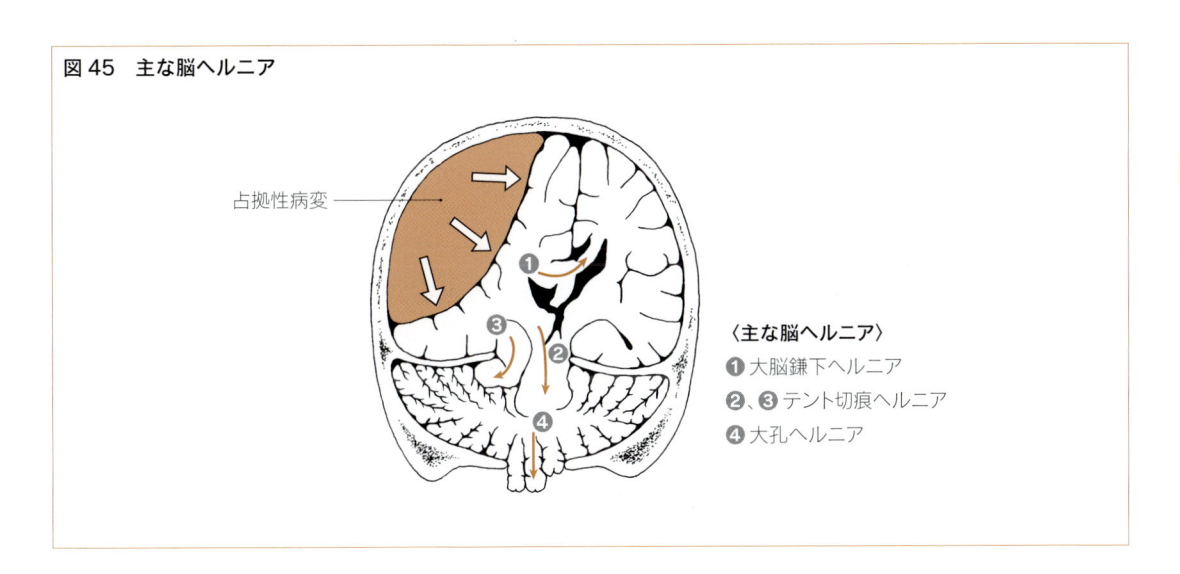

図45　主な脳ヘルニア

〈主な脳ヘルニア〉
❶ 大脳鎌下ヘルニア
❷、❸ テント切痕ヘルニア
❹ 大孔ヘルニア

12　症候④　頭蓋内圧亢進

138 脳ヘルニアと嵌入する部位との組合せで**誤っている**のはどれか。

A　大孔ヘルニア ────────── 小脳扁桃
B　蝶形骨縁ヘルニア ──────── 前頭葉
C　正中ヘルニア ───────── 鉤
D　上行性テント切痕ヘルニア ──── 小脳虫部
E　大脳鎌下ヘルニア ──────── 帯状回

□ **解法ガイド**　脳ヘルニアを理解するためには、どこの占拠病変によって、何が、どこへ嵌入するのか、それによって何が圧迫を受けるのか、の4点を空間的に理解しておくことが重要である。

□ **選択肢考察**
A　大孔ヘルニアは、小脳半球または後頭蓋窩の空間占拠病変によって、小脳扁桃が、大後頭孔へ嵌入し、その結果、延髄が圧迫されるヘルニアである。(○)

B　蝶形骨縁ヘルニアは、前頭蓋窩の空間占拠病変によって、前頭葉下面が、蝶形骨縁へ嵌入し、その結果、側頭葉や前頭葉が圧迫されるヘルニアである。(○)

C　正中ヘルニアは、大脳半球正中または両側大脳半球の空間占拠病変によって、間脳や脳幹部が、テント切痕へ嵌入し、その結果、中脳被蓋が圧迫されるヘルニアである。嵌入する部位は、鉤ではない。(×)

D　上行性テント切痕ヘルニアは、小脳半球や後頭蓋窩の空間占拠病変によって、小脳虫部が、テント切痕へ嵌入し、その結果、中脳、特に中脳大脳脚、後大脳動脈、動眼神経が圧迫されるヘルニアである。(○)

E　大脳鎌下ヘルニアは、大脳半球の空間占拠病変によって、前頭葉前部が、大脳鎌へ嵌入し、その結果、帯状回が圧迫されるヘルニアである。(○)

解答：C（*iM* ④ 99）

□□ **139** 後頭蓋窩の占拠性病変によって生じる脳ヘルニアはどれか。
  A 海馬回ヘルニア　　B 上行性テント切痕ヘルニア
  C 帯状回ヘルニア　　D 正中ヘルニア
  E 鉤ヘルニア

❏ 選択肢考察
  A 海馬回ヘルニアは、大脳半球の空間占拠病変によって、海馬回が、テント切痕へ嵌入し、その結果、中脳、特に中脳大脳脚、後大脳動脈、動眼神経が圧迫されるヘルニアである。(×)
  B 上行性テント切痕ヘルニアは、小脳半球または後頭蓋窩の空間占拠病変によって、小脳虫部が、テント切痕へ嵌入し、その結果、中脳、特に中脳大脳脚、後大脳動脈、動眼神経が圧迫されるヘルニアである。(○)
  C 帯状回ヘルニアは、大脳半球の空間占拠病変によって、前頭葉前部が、大脳鎌へ嵌入し、その結果、帯状回が圧迫されるヘルニアである。(×)
  D 正中ヘルニアは、大脳半球正中または両側大脳半球の空間占拠病変によって、間脳や脳幹が、テント切痕へ嵌入し、その結果、中脳被蓋が圧迫されるヘルニアである。(×)
  E 鉤ヘルニアは、大脳半球の空間占拠病変によって、鉤回が、テント切痕へ嵌入し、その結果、中脳、特に中脳大脳脚、後大脳動脈、動眼神経が圧迫されるヘルニアである。(×)

解答：B (*iM* ④ 99)

□□ **140** 同名半盲が認められる脳ヘルニアはどれか。
  A 小脳扁桃ヘルニア　B 蝶形骨縁ヘルニア　C 帯状回ヘルニア
  D 正中ヘルニア　　　E 鉤ヘルニア

❏ 解法ガイド　後大脳動脈はテント切痕を横切って後頭葉へと上行している。テント切痕ヘルニアでは、嵌入部がテント切痕に押し当てられるような形になるため、その間に後大脳動脈が挟まると、後大脳動脈は押しつぶされて閉塞してしまう。その結果、後頭葉が虚血によって梗塞に陥ると、同名半盲が生じる。

❏ 選択肢考察
  A 小脳扁桃ヘルニアは、大後頭孔に延髄が圧迫されるヘルニアで、同名半盲は生じない。(×)
  B 蝶形骨縁ヘルニアでは、前頭葉や側頭葉が圧迫されるのであり、同名半盲は生じない。(×)
  C 帯状回ヘルニアでは、帯状回が圧迫されるのであり、同名半盲は生じない。(×)
  D 正中ヘルニアでは、両側性の動眼神経麻痺を生じることがあるが、同名半盲は生じない。(×)
  E 鉤ヘルニアでは、中脳が圧迫され、後大脳動脈が中脳とテント切痕の間に挟まって閉塞されると、同名半盲が起こりうる。(○)

解答：E (*iM* ④ 99)

□□ **141**　50歳の男性。1か月前から頭痛があった。頭痛は朝方に強まる傾向があった。2週前より頭痛の程度は増強し、物が二重に見えるようになったため来院した。傾眠傾向と失見当識とがあり、顔面を含む右片麻痺を認め、瞳孔は左右不同である。頭部造影CTを示す。

　この患者に起こりうる合併症で、生命予後を悪くするのはどれか。

A　上行性テント切痕ヘルニア
B　蝶形骨縁ヘルニア
C　鉤ヘルニア
D　正中ヘルニア
E　大孔ヘルニア

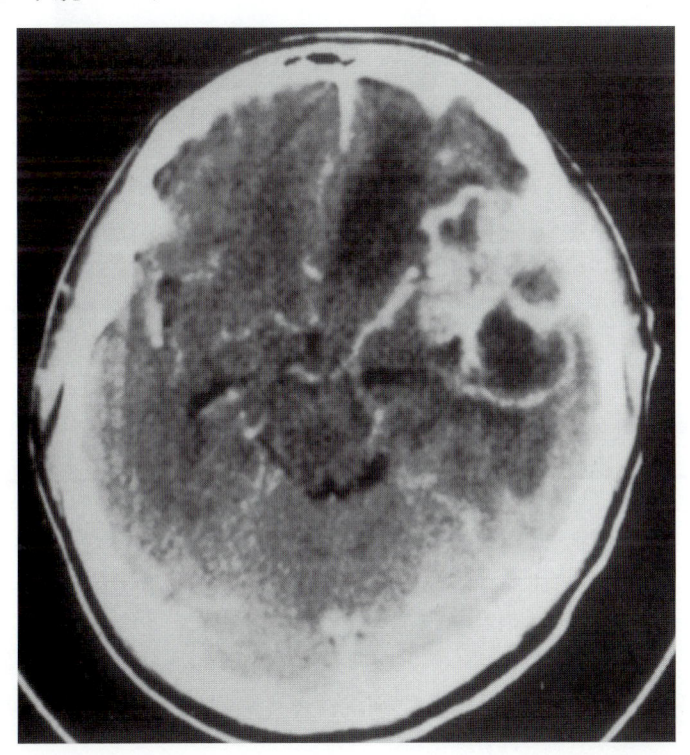

❏ **解法ガイド**　身体所見 ＃1　50歳の男性。1か月前から頭痛があった⇒亜急性の経過。
＃2　頭痛は朝方に強まる傾向があった⇒脳腫瘍による頭蓋内圧亢進症状が疑われる。
＃3　2週前より頭痛の程度は増強し、物が二重に見えるようになった⇒急速な進行。脳圧亢進に伴う外転神経麻痺か、またはテント切痕ヘルニアによる動眼神経麻痺の可能性を考える。
検査所見 ＃1　傾眠傾向と失見当識⇒意識障害があり、脳幹機能の障害が疑われる。
＃2　顔面を含む右片麻痺⇒責任病巣は橋より上部で左側。
＃3　瞳孔は左右不同である⇒動眼神経麻痺の可能性。
画像所見 造影CTでは、
＃1　左の大脳半球の占拠性病変がみられる。

\#2　境界は不鮮明で造影によって不規則にenhanceされている。
\#3　腫瘍周囲の浮腫も著明で、正中線は大きく右側へ偏位している。

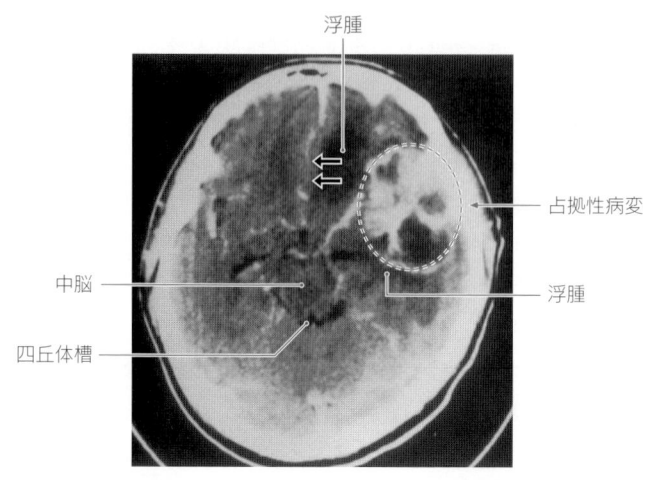

浮腫
占拠性病変
中脳
浮腫
四丘体槽
↑：正中構造の偏位

- **臨床診断**　　脳腫瘍によるテント切痕ヘルニア。
- **解法サプリ**　　左大脳半球の占拠性病変は脳腫瘍であると考えられる。特に、短期間で急速に症状悪化をみており、境界不整で周囲への浸潤性が高く、周囲の脳浮腫も著明なCT所見と合わせると、多形性神経膠芽腫が最も考えられる。多形性神経膠芽腫は成人の大脳半球に生じる悪性腫瘍で、成長が早く急激に症状が悪化する。顔面を含む右片麻痺は多形性神経膠芽腫による錐体路の障害によるものと考えられる。

  また、動眼神経麻痺や意識障害は脳ヘルニアが原因であると考えられる。特に、中脳を圧迫する鉤ヘルニアや海馬回ヘルニアの可能性が強い。

- **選択肢考察**
  - A　上行性テント切痕ヘルニアでは、後頭蓋窩の占拠性病変によって、小脳扁桃がテント切痕に嵌入し、中脳が圧迫される。中脳症状をきたしている点では一致するが、占拠性病変の部位が異なる。(×)
  - B　蝶形骨縁ヘルニアでは、前頭蓋窩の占拠性病変によって、前頭葉下面が蝶形骨縁に嵌入し、前頭葉や側頭葉が圧迫されるヘルニアである。蝶形骨縁ヘルニアでは動眼神経の障害はきたさない。(×)
  - C　鉤ヘルニアは、大脳半球の空間占拠病変によって、鉤回が、テント切痕へ嵌入し、その結果、中脳、特に中脳大脳脚、後大脳動脈、動眼神経が圧迫されるヘルニアである。脳幹部の圧迫によって、今後除脳硬直や呼吸障害をきたす危険性が高く、生命予後を悪くする可能性が高い。(○)
  - D　正中ヘルニアは、大脳半球正中または両側大脳半球の空間占拠病変によって、間脳や脳幹が、テント切痕へ嵌入し、その結果、中脳被蓋が圧迫されるヘルニアである。病変は大脳半球の左側に限局しており、正中ヘルニアは考えにくい。(×)
  - E　大孔ヘルニアは、小脳半球または後頭蓋窩の空間占拠病変によって、小脳扁桃が、大後頭孔へ嵌入し、その結果、延髄が圧迫されるヘルニアである。占拠性病変の部位は異なっており、また動眼神経障害もきたさないので考えられない。(×)

解答：C（*iM* ④ 99）

● core curriculum

Chapter 13

疾 患
①脳・脊髄血管障害

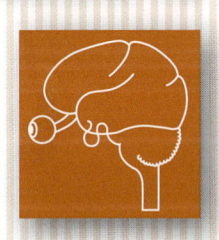

| 到達目標 1 | 脳血管障害（脳梗塞、脳内出血、くも膜下出血）の病態、症候と診断を説明できる。|

Point
- 脳血管障害は、頭蓋内を灌流する血管の器質的・機能的異常によりもたらされる脳障害の総称である。
- 脳梗塞（脳血栓、脳塞栓）、脳内出血、くも膜下出血などがある。

図46　主な脳血管障害

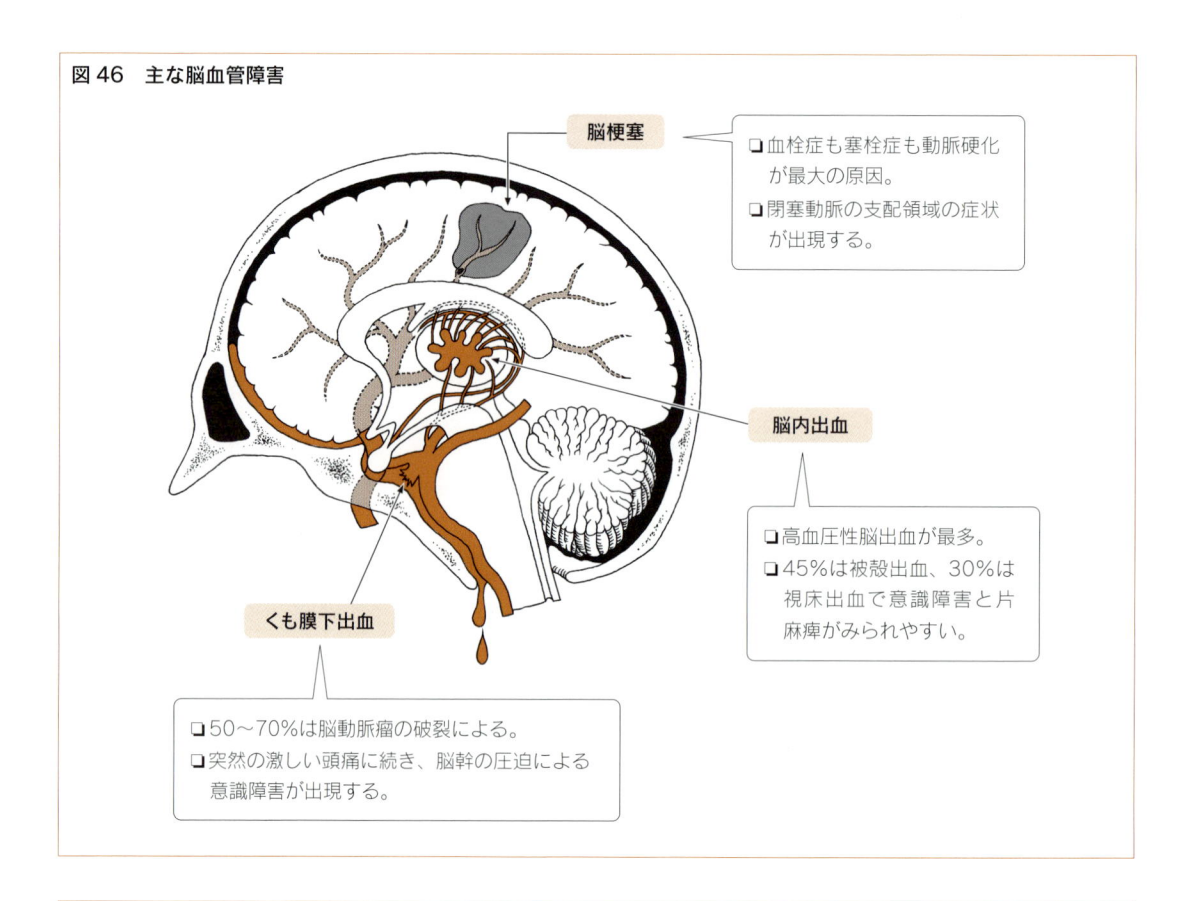

脳梗塞
- 血栓症も塞栓症も動脈硬化が最大の原因。
- 閉塞動脈の支配領域の症状が出現する。

脳内出血
- 高血圧性脳出血が最多。
- 45%は被殻出血、30%は視床出血で意識障害と片麻痺がみられやすい。

くも膜下出血
- 50～70%は脳動脈瘤の破裂による。
- 突然の激しい頭痛に続き、脳幹の圧迫による意識障害が出現する。

表5　脳出血と脳梗塞の主な鑑別点

	脳出血	脳梗塞
一過性脳虚血発作の既往	(−)	(+)
発症時	活動時	安静時
頭痛	(+)で強い	(−) or 軽い
神経症状	しばしば昏睡	巣症状(+) 意識障害は初期には(−)
高血圧	(+)で中等度以上	(−) or 中等度以下

※脳出血と脳梗塞の鑑別は重要なのでしばしば目にする表であるが、これらのポイントはしっかり把握しておかねばならない。

Point

[脳梗塞]
- 脳梗塞は従来、脳血栓症と脳塞栓症に分類されていたが、1990年に新しい分類が取り入れられ、その臨床症状からアテローム血栓性脳梗塞、心原性脳塞栓症、ラクナ梗塞の3つに分類されるようになった。

①アテローム血栓性脳梗塞
- 脳血管のアテローム性動脈硬化により脳血管が閉塞して、脳が不可逆的ダメージを受ける。基礎疾患に、糖尿病、高血圧、高脂血症がある。喫煙は危険因子である。
- 前駆症状がある。発症後徐々に症状が進行し、症候の完成まで1～2日を要することが多い(階段状進行)。
- 睡眠中、もしくは起床後間もない時間帯に発症することが多い。
- 梗塞部位とその大きさなどにより神経症状は異なる。

②(心原性)脳塞栓症
- 僧帽弁狭窄や感染性心内膜炎、左房粘液腫など、主に心臓由来の血栓が血流に乗って脳に運ばれ、脳動脈が閉塞して発症する。
- 多くの場合、前駆症状なく、急激に発症しすぐに病像が完成する。
- 日中活動時に発症しやすい。好発部位は中大脳動脈で、梗塞巣は比較的大きい。
- 出血性梗塞(栓子が溶けて再開通した場合、脆弱になった梗塞巣の一部が出血する)を起こしやすい。

③ラクナ梗塞
- ラクナ(小梗塞)は直径15mm以下の病変であり、大脳基底核や深部白質に多くみられる。日本人では脳梗塞の約50%を占める。高血圧または糖尿病の既往がある。
- 通常、意識障害はない。単一の神経症候のことが多い(片麻痺など)。

[脳内出血]
- 高血圧により脳の細動脈に高い圧がかかり続けると細血管が壊死に陥る。その壊死部に微小動脈瘤が形成され破裂したものが脳内出血である。
- 微小動脈瘤は主に穿通枝(脳実質内に入っていく終動脈)に好発する。
- 被殻出血、視床出血、橋出血、小脳出血、大脳皮質下出血があり、出血部位により症状が異なる。

①被殻出血(外側出血)
- 脳内出血全体の約半数を占める。中大脳動脈の枝であるレンズ核線条体動脈からの出血による。内包を通る神経線維も障害される。
- 症状:病巣側を向く共同偏視、対側の片麻痺、優位半球の出血で失語症。

②視床出血(内側出血)
- 全体の約30%を占める。後大脳動脈の枝の視床穿通動脈の破綻により生じる。脳室内穿破することもある。
- 症状:内下方を向く共同偏視、対側の片麻痺、視床症候群(対側の知覚障害、視床痛)。

③橋出血
- 全体の約10%を占める。脳底動脈の正中穿通動脈の破綻により生じる。
- 症状:正中位固定の眼球、著明な両側縮瞳(pin-point pupil)、眼球の沈下運動(ocular bobbing)、発症直後からの高度意識障害、四肢麻痺。

Point ④小脳出血
- 全体の約10％を占める。脳底動脈の枝の上小脳動脈の分岐が出血源である。
- 症状：病巣と反対側に向かう共同偏視、突然の頭痛、嘔吐、回転性眩暈、小脳性運動障害。

[くも膜下出血]
- くも膜下腔に出血を生じ、髄液中に血液の混入した状態を指す。
- 原因：脳動脈瘤の破裂が最も多く、脳動静脈奇形の血管破綻がそれに次ぐ。
- 症状：今まで経験したことのない突然の激しい頭痛、髄膜刺激症状（悪心・嘔吐、項部硬直）。
  しかし、片麻痺や失語症などの巣症状は出現しない。
- 診断：頭部単純CTが急性期の診断（くも膜下腔の高吸収域の描出）に適している。
  MRIは撮像時間が長いため、緊急を要する急性期診断には不向きである。
  脳血管造影（左右の総頸動脈と椎骨動脈を造影する4 vessel study）は、単純CTでくも膜下出血と診断されたあと、出血の原因部位などを把握し治療計画を立てる上で有用である。

[一過性脳虚血発作]
- 脳の循環障害による一過性の神経発作を一過性脳虚血発作（transient ischemic attack；TIA）という。24時間以内（通常10～20分以内）に症状は改善する。
- TIAは脳梗塞の前駆症状と考えられている。
- 動脈硬化部の微小血栓が剝離して一時的に脳の小動脈を閉塞する場合がほとんどである。
- TIAは、その症状より内頸動脈系TIAと椎骨脳底動脈系TIAに分けられる。
- 一過性黒内障（眼動脈への血流途絶により一時的に視力を消失する発作）は内頸動脈系TIAに起こる。

図47　内頸動脈系 TIA（一過性脳虚血発作）と椎骨脳底動脈系 TIA

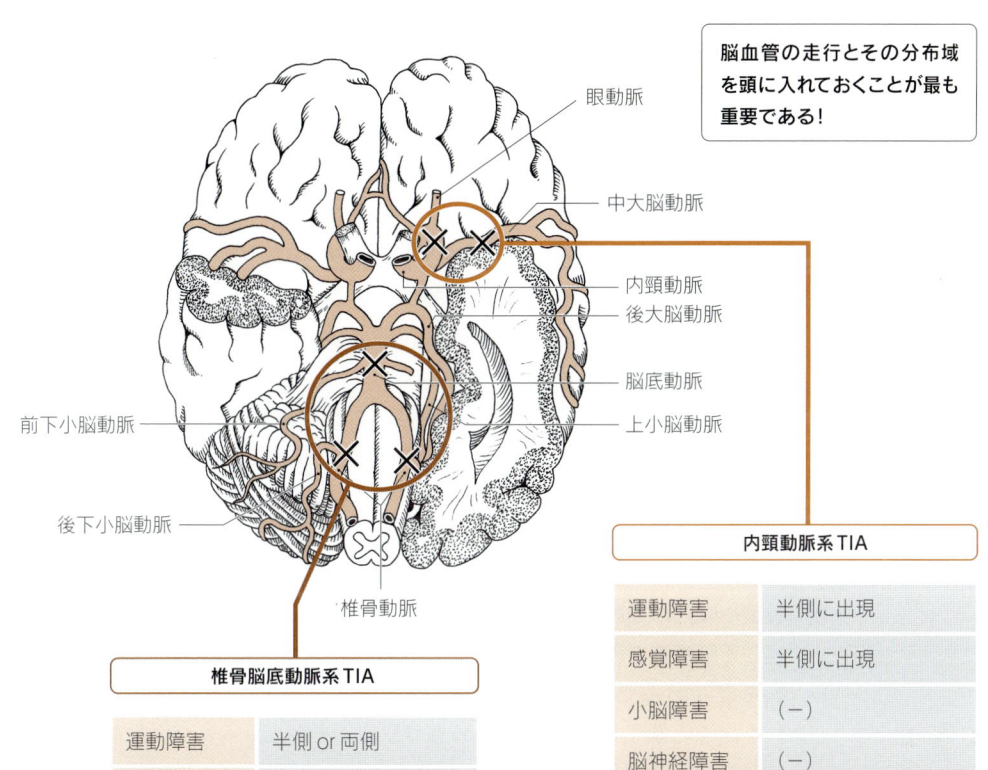

> 脳血管の走行とその分布域を頭に入れておくことが最も重要である！

図中ラベル：眼動脈、中大脳動脈、内頸動脈、後大脳動脈、脳底動脈、上小脳動脈、前下小脳動脈、後下小脳動脈、椎骨動脈

椎骨脳底動脈系 TIA

運動障害	半側 or 両側
感覚障害	半側 or 両側
小脳障害	小脳性運動障害
脳神経障害	複視 構音障害 嚥下障害
視力障害	同名半盲

- 後大脳動脈の虚血では一次視覚野の虚血が起こるため、**同名半盲**が出現することがある。しかし眼動脈血流は正常なので、黒内障は出現しない。
- また、**椎骨-脳底動脈は脳幹、小脳を栄養している**のでこれらの部位の虚血に伴う症候が出現しやすい。これも解剖学的な理解がベースにあれば容易に理解することができる。

内頸動脈系 TIA

運動障害	半側に出現
感覚障害	半側に出現
小脳障害	（－）
脳神経障害	（－）
視力障害	一過性黒内障 ごくまれに同名半盲

- 内頸動脈が頭蓋内に入って最初に分枝するのが**眼動脈**である。したがって、内頸動脈系 TIA では眼動脈虚血による一過性の**黒内障**が出現することがある。
- そのほかの症候も解剖図が理解できれば容易に想像がつく。

> - 複視、めまい、構音障害などが**単独**に起こった場合は、脳局所症状であるかどうか明白ではないので、**TIA とはいわない**ことに注意する。
> - また TIA では一過性意識障害や失神は起こりえないので、意識障害は（－）であることにも注意する。

142 脳血管障害で正しい組合せはどれか。

A 脳出血 ──────────── 夜間睡眠中に発症することが多い。
B 一過性脳虚血発作 ─────── 血圧の上昇で発症する。
C 脳血栓 ──────────── 数分で症候は完成する。
D 脳塞栓 ──────────── 症候の完成まで1～2日を要する。
E くも膜下出血 ──────── 突発的に発症する。

❏ 解法ガイド　　脳血管障害には、くも膜下出血、脳出血、脳梗塞（脳血栓と脳塞栓）、一過性脳虚血発作などがある。それぞれ発症の仕方に特徴がある。

❏ 選択肢考察
A 脳出血は、冬に多く発症し、一日の時間の中では昼間の活動時が多く、夕方5時にピークがあるという統計もある。(×)
B 脳の血管障害によって一時的に片麻痺、失語症などの症状を招き、10～20分以内（長くても24時間以内）に回復する病態を一過性脳虚血発作という。突然に発症するので、特に血圧の上昇で発症するということはない。(×)
C 粥状硬化（アテローム硬化）で狭くなった血管に血栓が生じて血管を閉塞して起こる脳梗塞を脳血栓という。症候の完成まで1～2日を要することが多い。(×)
D 心臓や頸部の動脈などにできた血栓の一部が剥がれて流れ、脳の血管で詰まって起こる脳梗塞を脳塞栓という。脳塞栓は、数分で症候は完成する。(×)
E 脳を取り囲んでいるくも膜と脳の間に出血が起こった状態をくも膜下出血という。くも膜下出血の原因の85％は脳動脈瘤破裂、5％が脳動静脈奇形、残り10％ほどは原因不明である。くも膜下出血は突発的な激しい頭痛で発症する。(○)

解答：E (*iM* 4 156)

> □□ 143 脳血栓症について正しいのはどれか。
> A 脳塞栓に比べて出血性脳梗塞の発症率が高い。
> B 急性期には血管拡張薬が有効である。
> C 髄液蛋白に変化はみられない。
> D 高脂血症は危険因子の一つである。
> E 昼間の活動時に発症することが多い。

❏ **解法ガイド** 　脳血栓症は糖尿病や高脂血症、高血圧などの動脈硬化により動脈狭窄が生じ、そこに血栓が形成されて閉塞して発症する。血流の流れが弱い細い血管や血圧が下がる睡眠中に生じやすい傾向をもつ。一方、他の場所で血栓が形成されそれが飛んで発症する脳塞栓は、活動中や太い血管に詰まりやすい傾向をもち、脳血栓症とは明確に区別されている。

❏ **選択肢考察**
A 脳塞栓では、一旦詰まった栓子（血の塊）が溶けてしまうことがあり、すぐ溶ければ症状が劇的に改善するが、時間が経ってから溶けると、壊れた脳組織に血液が流れるため出血を起こし、出血性脳梗塞となり症状が急激に悪化することがある。脳血栓よりも脳塞栓のほうが出血性脳梗塞の発症率が高い。(×)
B 急性期に血管拡張薬を投与すると、虚血部へ灌流する脳血管は拡張せずに、周囲の正常血管が拡張してしまう結果、血液は正常組織に多く流れ虚血部はさらに乏血となり、かえって悪化する。(×)
C 血栓により閉塞された部位よりも末梢において、血管壁が障害されるため血液脳関門が破壊されて髄液蛋白が上昇する。(×)
D 脳血栓症の危険因子には加齢、男性、高血圧、糖尿病、喫煙、高脂血症などがある。(○)
E 脳血栓症の最も多い発症時間帯は朝の7〜8時である。(×)

解答：D（*iM* ④ 156）

☐☐ **144** 脳塞栓症の発症に最も関係が深いのはどれか。

 A 狭心症 B 高脂血症 C 糖尿病
 D 高血圧 E 心房細動

❏ 解法ガイド 脳塞栓は、僧帽弁疾患、心房細動、感染性心内膜炎、左房粘液腫、心筋梗塞後の壁在血栓など、左心系で生じた血の塊などの栓子などが、血流に乗って運ばれ脳を栄養する血管を閉塞して起こる。

❏ 選択肢考察
 A 狭心症では左室内に血栓などを生じることはないので、脳塞栓の発症に関わることはない。(×)
 B 高脂血症は脳血栓のリスク因子である。(×)
 C 糖尿病は高血圧や高脂血症などを伴い、脳血栓のリスク因子である。(×)
 D 高血圧は脳出血や脳血栓のリスク因子である。(×)
 E 心房細動では左心耳に血栓を形成することがあり、除細動後の心房収縮で血栓が剥がれて血流に乗り、脳塞栓を起こすことがある。(○)

解答：E (*iM* ④ 157)

☐☐ **145** ラクナ梗塞について**誤っている**のはどれか。

 A 日本人よりも欧米人に多くみられる。
 B 穿通枝動脈の血管壊死による閉塞が原因である。
 C 高血圧との関連が深い。
 D 明らかな脳卒中発作の既往がない。
 E 夜間せん妄やまだら認知症がみられる。

❏ 解法ガイド ラクナ梗塞は、一般的に 15 mm 以下の小梗塞で、典型例では半側の不全運動麻痺、感覚障害、運動障害を伴う片麻痺などの症状を呈する。しかし、高齢者において明らかな脳卒中発作の既往がないのにもかかわらず、階段状に悪化する記憶障害（まだら認知症）、夜間せん妄、情動失禁、仮性球麻痺などがみられ、画像診断にて小梗塞が脳基底核、大脳白質などに多発している例がしばしば経験される。こうした例がさらに進行すると「脳血管性認知症」と呼ばれる状態となる可能性がある。

❏ 選択肢考察
 A 日本人の脳梗塞の中では、ラクナ梗塞が最も頻度が高く、40〜50％を占める。欧米では心原性脳塞栓やアテローム血栓性梗塞（脳血栓）が脳梗塞の多数を占め、ラクナ梗塞は 15％程度である。(×)
 B 穿通枝動脈の脂肪硝子変性あるいは血管壊死による閉塞である。(○)
 C これらの血管病変は高血圧との関連が深い。(○)
 D しばしば、明らかな脳卒中発作の既往がみられないことがある。(○)
 E 小梗塞が多発する例では、階段状に悪化する記憶障害、まだら認知症、夜間せん妄がみられる。(○)

解答：A (*iM* ④ 159)

□□ **146** 脳出血で誤っているのはどれか。

A　高血圧は主要な危険因子である。
B　脳梗塞に比べて発症率が高い。
C　大脳基底核に好発する。
D　脳幹出血では四肢麻痺が生じる。
E　皮質下出血はアミロイドアンギオパチーで起こる。

❑ **解法ガイド**　以下に、脳梗塞と脳出血のリスクファクターの関係について表で示す。

脳梗塞と脳出血のリスクファクター

	高血圧	糖尿病	高脂血症	肥満	飲酒	喫煙	年齢
脳梗塞	++	++	+	+	+	++	++
脳出血	+++	+	−	+	++	+	+

+++：特に強い関係がある、++：強い関係がある、+：関係がある、−：負の要因がある。

❑ **選択肢考察**

A　脳出血の危険因子としては、加齢、男性、高血圧、飲酒などがある。高血圧は主要な危険因子である。（○）

B　脳卒中の中で、脳梗塞、脳出血、くも膜下出血の割合は、およそ 6：3：1 である。脳梗塞が脳出血よりも多い。（×）

C　脳出血が最も起こりやすい部位は被殻で全体の約 40％を占める。大脳基底核に好発するといえる。ちなみに、2 番目に多い場所は視床で脳出血全体の約 30％を占める。（○）

D　脳幹出血、すなわち橋出血では、橋腹側部の錐体路障害によって、四肢麻痺が生じる。橋出血は脳出血全体の約 10％を占める。そのほか、小脳出血が 10％、大脳皮質下出血が 10％を占める。（○）

E　高齢者で反復する大脳皮質下出血はアミロイドアンギオパチーを原因として考える。（○）

解答：B（*iM* ④ 172）

□□ **147** 誤っている組合せはどれか。
　　A　視床出血 ─────────── 異常感覚
　　B　被殻出血 ─────────── 病側への共同偏視
　　C　小脳出血 ─────────── 回転性めまい
　　D　くも膜下出血 ───────── 頭　痛
　　E　橋出血 ─────────── 同名半盲

❏ 解法ガイド　　脳出血には、被殻出血、視床出血、橋出血、小脳出血、大脳皮質下出血がある。出血部位の違いによって症状が異なる。

❏ 選択肢考察　　A　視床出血では、対側の感覚障害を生じる。(○)
　　B　被殻出血では病側への共同偏視がみられる。ちなみに、視床出血では鼻尖を睨むような眼球の偏視が生じる。(○)
　　C　小脳出血は突然の悪心・嘔吐、回転性眩暈、頭痛で発症する。(○)
　　D　くも膜下出血は突然の激しい頭痛、悪心・嘔吐で始まり、重症例では意識障害をきたす。(○)
　　E　橋出血では、意識障害、四肢麻痺、著明な縮瞳（pin‐point pupil）を生じるが、同名半盲を生じることはない。(×)

解答：E（*iM* ④ 172 ～ 173）

□□ **148** くも膜下出血について**誤っている**のはどれか。
　　A　再出血が起こると致命的である。
　　B　脳血管攣縮は発症 4 ～ 14 日後にみられる。
　　C　動眼神経麻痺を伴うことがある。
　　D　正常圧水頭症は発症 2 ～ 3 か月後にみられる。
　　E　女性よりも男性に多くみられる。

❏ 解法ガイド　　くも膜下出血はくも膜と脳の間に起こった出血である。時に脳を破壊して脳内出血や脳室内出血を伴うことがある。突発性の頭痛、悪心・嘔吐、時に意識障害を引き起こす。約 10 ％の人が発症直後に死亡し、25 ％の人が重篤となる。

❏ 選択肢考察　　A　再出血は発症 1 日以内のピークがあり、約 20 ％が 2 週間以内に再出血する。再出血が生じた場合予後は著しく悪く、しばしば致命的である。(○)
　　B　脳血管攣縮は発症 4 ～ 14 日後にみられる。脳血管攣縮の程度によって無症状から脳梗塞、非常に強い場合は脳死に至る。脳血管攣縮による致命的症状の出現は 10 ～ 15 ％である。(○)
　　C　内頸動脈－後交通動脈分岐部の動脈瘤によって動眼神経が圧排された場合、動眼神経麻痺を伴うことがある。(○)
　　D　脳脊髄液の吸収路であるくも膜顆粒の障害によって、正常圧水頭症が起こる。発症 2 ～ 3 か月後にみられる。(○)
　　E　脳出血や脳梗塞は男性に多いが、くも膜下出血の男女比は 1：2 で女性に多い。(×)

解答：E（*iM* ④ 170）

☐☐ **149** 65歳の男性。昨日の夕方、意識障害と右片麻痺とが出現したが、今日になって急に悪化したため救急車で搬送された。昏睡状態で自発運動を認めない。心電図で心房細動を認める。頭部単純CT像を示す。
最も考えられるのはどれか。

A　ラクナ梗塞
B　脳出血
C　くも膜下出血
D　出血性脳梗塞
E　急性硬膜外血腫

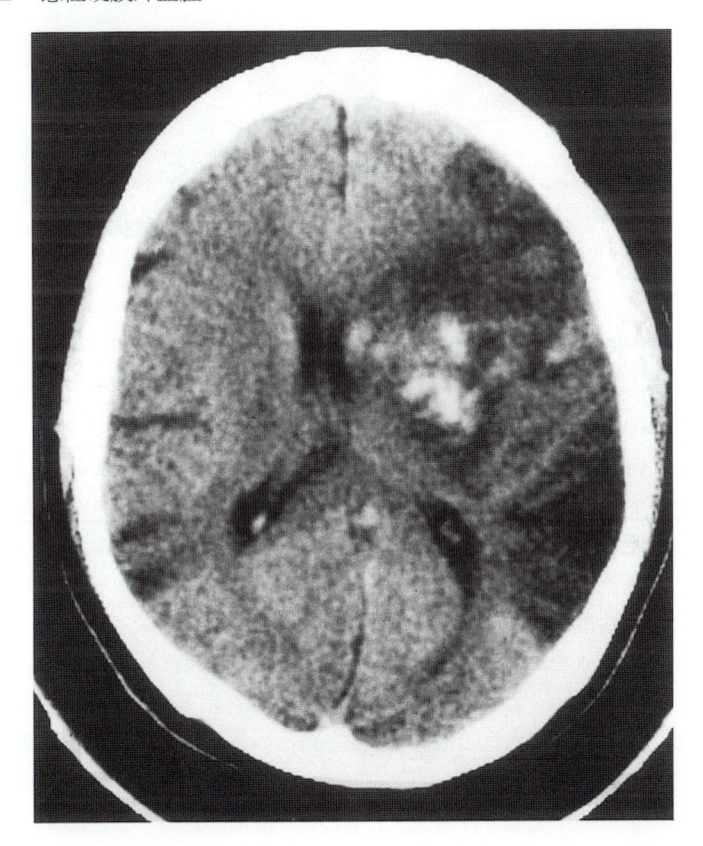

□ **解法ガイド**　身体所見　#1　65歳の男性。昨日の夕方、意識障害と右片麻痺とが出現した⇒脳血管障害を疑わせる。右片麻痺があることから、脳出血（被殻出血や視床出血）、脳血栓、脳塞栓が疑われる。くも膜下出血では片麻痺で発症することはまれで考えにくい。

　　　　　　　　　#2　今日になって急に悪化したため救急車で搬送された⇒病状の進行、または新たな病態が加わった可能性を示唆する。

　　　　　検査所見　#1　心電図で心房細動を認める⇒心原性脳塞栓症の可能性を考える。心房細動で左房内に生じた血栓が血流に乗って脳血管を閉塞した。

　　　　　画像所見　頭部単純CT像では、
　　　　　　　　　#1　左半球の外側面、中大脳動脈灌流領域に一致した低吸収域を認める。またその

領域の中心部に、まだらな高吸収域がみられる⇒中大脳動脈の閉塞による脳梗塞と考えられ、さらに中心部のまだらな高吸収域は出血を示しているので、出血性脳梗塞と診断される。

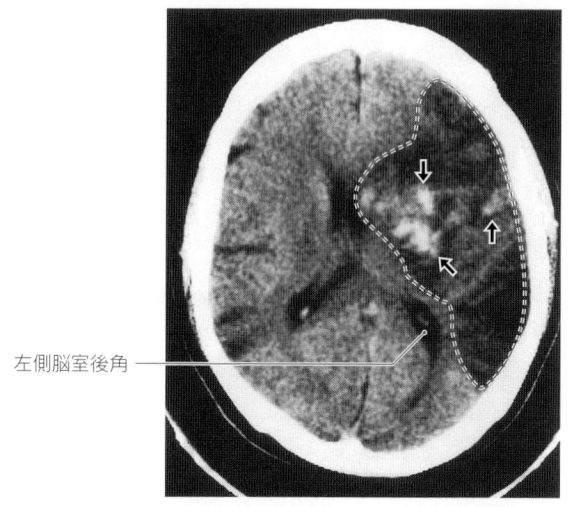

左側脳室後角

↑：低吸収域内のまだらな高吸収域（⇒出血）

❏ 診　　断　　出血性脳梗塞。
❏ 解法サプリ　心電図で心房細動があることから心原性脳塞栓症の可能性を考えるが、頭部単純CT像からはそれを裏付ける所見が得られている。一般的に脳塞栓症は、突発的に発症、数分以内に症状は完成し、意識障害が高度なことが多く、片麻痺などの皮質症状を伴いやすい。出血性脳梗塞を合併するとさらに症状が悪化し、しばしば致命的である。
❏ 選択肢考察
　A　ラクナ梗塞では、不全麻痺や感覚障害などを認めることがあるが、高度の意識障害をきたすことは少ない。CTでは大脳基底核部や大脳白質に散在する小さな低吸収域が特徴的である。(×)
　B　脳出血で片麻痺をきたすものとしては被殻出血や視床出血が考えられる。CTで、本症のようなまだらな出血巣ではなく、境界明瞭な高吸収域がみられる。また、周囲に脳浮腫による低吸収域を認めることがあるが、低吸収域が中大脳動脈灌流域に一致するくらい大きなものにはならない。心房細動との関連もない。(×)
　C　くも膜下出血では発症とともに右片麻痺を認めることはまれである。(×)
　D　CT所見から出血性脳梗塞が最も考えられる。(○)
　E　急性硬膜外血腫は頭部外傷後に生じる。CTでは凸レンズ状の高吸収域を認める。(×)

解答：D（*iM* ④ 160〜161）

□□ **150**　75歳の男性。25年前から高血圧を指摘されていた。1年前から物忘れがひどくなり、半年前から呂律が回りにくくなり、歩行が小刻みになった。症状が次第に増悪したので家人に付き添われて来院した。意識は清明。口数が少なく、言語が不明瞭である。踵膝試験、回内回外反復運動は拙劣である。記銘力と計算力とは低下している。四肢筋力は低下し、腱反射は四肢で亢進している。知覚障害はない。頭部単純CT像を示す。
　この疾患にみられる所見として**適切でない**のはどれか。
　A　人格荒廃
　B　夜間せん妄
　C　誤　嚥
　D　情動失禁
　E　まだら認知症

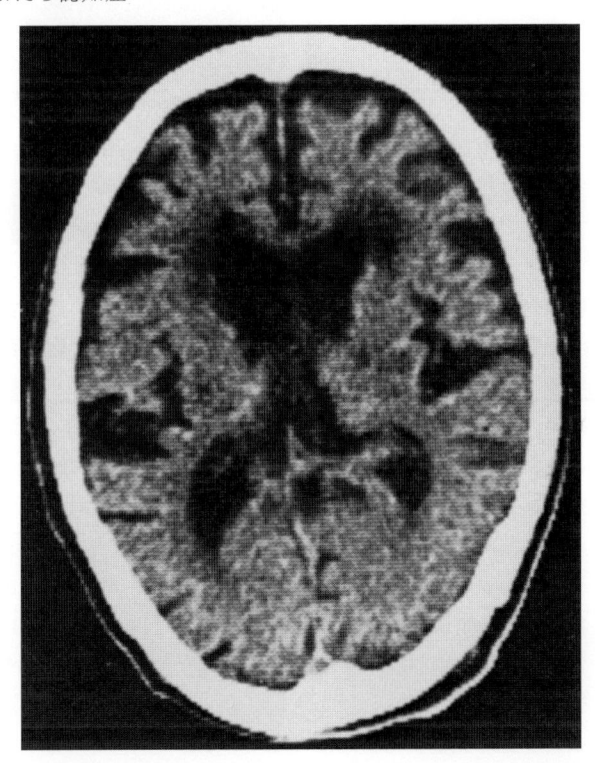

❏ **解法ガイド**　身体所見 #1　75歳の男性。25年前から高血圧を指摘されていた⇒脳血管障害を示唆。
　　　　　　　　　#2　1年前から物忘れがひどくなり、半年前から呂律が回りにくくなり、歩行が小刻みになった⇒物忘れは記憶障害、呂律が回らなくなったのは小脳性運動障害、歩行が小刻みになったのはParkinson症状をそれぞれ考える。
　　　　　　　　　#3　口数が少なく、言語が不明瞭である⇒失語症か構音障害の可能性。
　　　　　　　検査所見 #1　踵膝試験、回内回外反復運動は拙劣である⇒小脳性運動障害を考える。
　　　　　　　　　#2　記銘力と計算力とは低下している⇒知能の低下を示唆。
　　　　　　　　　#3　四肢筋力は正常。腱反射は四肢で亢進している⇒錐体路障害による不全運動麻痺を考える。

画像所見 頭部単純CT像では、
- ＃1 大脳半球白質を中心に多数の小さな低吸収域を認める。
- ＃2 基底核の萎縮による側脳室の拡大がみられ、前頭葉を中心とした大脳皮質の脳溝拡大を認める。
- ＃3 画像所見＃1・2より多発脳梗塞の所見に一致する。

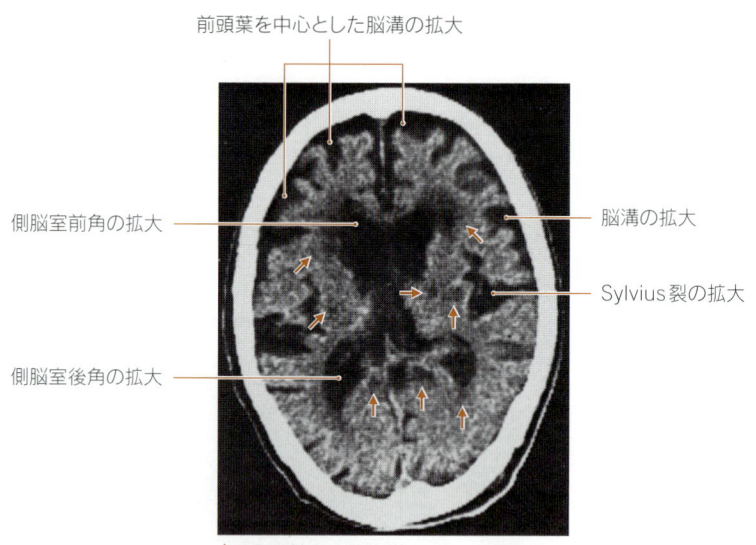

（CT画像：前頭葉を中心とした脳溝の拡大、側脳室前角の拡大、側脳室後角の拡大、脳溝の拡大、Sylvius裂の拡大、↑：多発性の小梗塞巣）

- **診　断**　　多発脳梗塞。
- **解法サプリ**　　ラクナ梗塞が脳基底核、大脳白質などに多発している場合、これを多発脳梗塞と呼ぶ。多発脳梗塞では、明らかな脳卒中のエピソードがないのに、階段状に悪化する記憶障害、夜間せん妄、情動失禁、仮性球麻痺などがみられる。知能の低下では、記憶障害が著明なわりに判断力や理解力は比較的正常で、人格も最後まで保たれることが多い。こうした認知症をまだら認知症と呼ぶ。
- **選択肢考察**
  - A　人格は荒廃することはまれで、比較的最後まで保たれる。(×)
  - B　夜間せん妄は幻覚を伴う意識障害であるが、しばしば多発脳梗塞でみられる。(○)
  - C　仮性球麻痺による嚥下障害や構音障害が認められる。(○)
  - D　情動失禁は話の話題によって急に泣いたり笑ったりする症状であるが、多発脳梗塞でみられる。(○)
  - E　まだら認知症も多発脳梗塞でみられる。(○)

解答：A（*iM* ④ 169）

□□ **151** 70歳の男性。家族と夕食をとっていたところ、突然激しい頭痛が起こり、嘔吐した。2時間後に家人に付き添われて来院した。意識はやや混濁している。明らかな四肢麻痺は認めない。頭部単純CTを示す。

出血部位はどれか。

A　くも膜下
B　被　殻
C　視　床
D　橋
E　小　脳

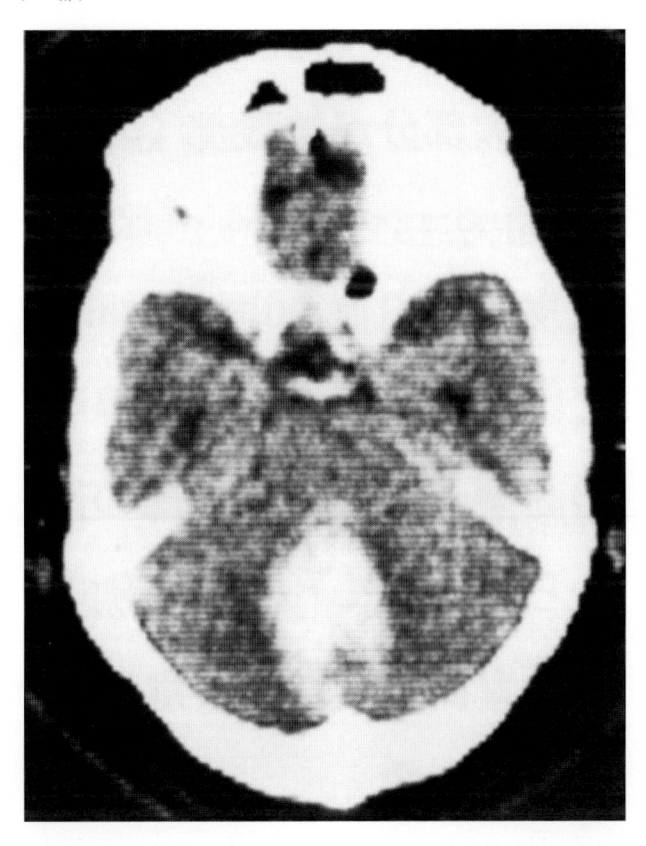

□ **解法ガイド**

[身体所見] #1 70歳の男性。家族と夕食中、突然激しい頭痛が起こり、嘔吐した⇒脳卒中を考えるが、可能性が高いのは、くも膜下出血、小脳出血である。

[検査所見] #1 意識はやや混濁している⇒脳幹機能の低下を示唆する。くも膜下出血、小脳出血のどちらも意識障害を呈することがある。

#2 明らかな四肢麻痺は認めない⇒くも膜下出血、小脳出血ともに、四肢麻痺は認めないので、やはり、どちらかを鑑別する決め手にはならない。

[画像所見] 頭部単純CTでは、

#1 小脳正中部に高吸収域を認める⇒小脳出血と診断される。

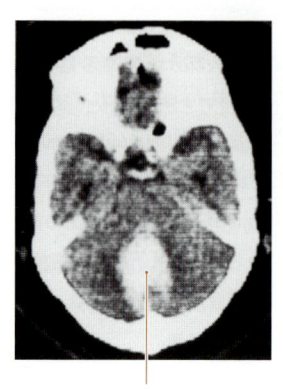

小脳出血

- 診　　断　　小脳出血。
- 解法サプリ　小脳出血では、激しい頭痛、回転性めまい、悪心・嘔吐、運動障害などで発症する。発症から意識障害を呈することはないが、血腫が次第に大きくなり脳幹部を後方から圧迫するようになると意識障害が起こる。

脳内出血の分類と症状

症　状	被殻出血	視床出血	小脳出血	橋出血
頻　度	40%	30%	10%	10%
片麻痺	＋	＋	－	四肢麻痺
顔面麻痺	反対側 中枢性	反対側 中枢性	同　側 末梢性	同　側 末梢性
感覚障害	＋	＋	－	＋
意識障害	－	±	－	＋
歩行不能	－	－	＋	＋
嘔　吐	＋	＋	＋＋＋	＋
水平偏視	患　側	内　側	健　側	正　中
下方偏視	－	＋	－	－
瞳孔反応	＋	－	＋	＋
瞳孔の大きさ	正　常	多　様	小	小
半　盲	＋	±	－	－

- 選択肢考察
  - A　くも膜下出血では、激しい頭痛、悪心・嘔吐、意識障害などの小脳出血と似た症状を呈するが、頭部単純CTでは脳底槽に星（☆）型の高吸収域を認めることが多い。本症例のCTでは脳底槽に高吸収域を認めず、くも膜下出血の可能性は低い。(×)
  - B　被殻出血では顔面を含む反対側の麻痺や病側への共同偏視がみられる。(×)
  - C　視床出血でも顔面を含む反対側の麻痺や鼻尖を凝視する共同偏視がみられる。(×)
  - D　橋出血では初期から意識障害がみられ、四肢麻痺を生じる。(×)
  - E　解法サプリ参照。(○)

解答：E（*iM* ④ 175）

□□ **152**　56歳の女性。夕飯の支度をしていたところ、突然に激しい頭痛が出現したため来院した。意識は清明であるが、項部硬直を認める。神経学的所見はみられない。緊急頭部単純CT像を示す。

次に行うべき検査として最も適切なのはどれか。

A　腰椎穿刺
B　頭部造影CT
C　頭部単純MRI
D　脳SPECT
E　脳血管撮影

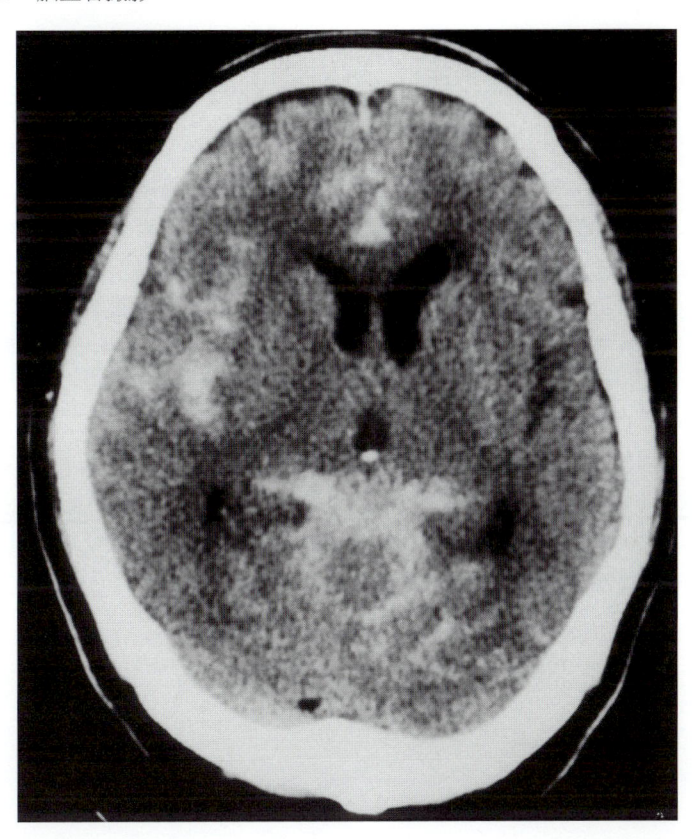

❑ **解法ガイド**　身体所見　#1　56歳の女性。夕飯の支度をしていたところ、突然に激しい頭痛が出現した⇒脳血管障害を考える。

検査所見　#1　意識清明⇒脳幹機能は正常。

#2　項部硬直を認める⇒髄膜刺激症状であり、くも膜下出血や髄膜炎を考えるが、今は脳血管障害を考えているので、くも膜下出血の可能性が高い。

#3　神経学的所見はみられない⇒くも膜下出血では神経局在症状を認めないので一致する。

画像所見　#1　頭部単純CTではくも膜下腔に高吸収域を認める。

(くも膜下腔の高吸収域)
(側脳室前角)
(側脳室後角)
(松果体の生理的石灰化)

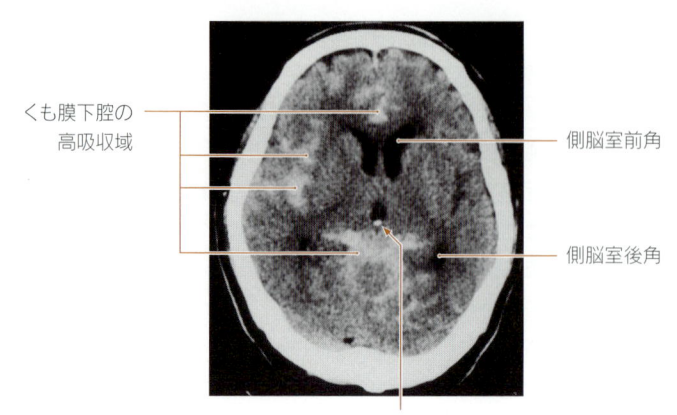

- ❏ **診　　断**　　くも膜下出血。
- ❏ **解法サプリ**　　くも膜下出血はその原因の85％は脳動脈瘤破裂によって起こる。治療のためにはその原因を明らかにしなくてはならない。脳動脈瘤の発見のためには、脳血管造影を行う。特に脳動脈瘤の20％は多発するので、左右の頸動脈、左右の椎骨動脈のすべてを造影する4 vessel studyを行う。
- ❏ **選択肢考察**
  - A　くも膜下出血が疑われる場合は、腰椎穿刺を行い髄液のキサントクロミーを確認する必要があるが、本症例では、CTでくも膜下腔に出血が確認できるので、くも膜下出血と診断ができ不要な検査である。(×)
  - B　造影CTで単純CT以上の情報は得られない。(×)
  - C　MRI検査は脳出血の早期変化の描出はCTよりも劣る。(×)
  - D　脳SPECTは脳血流を測定する検査であるが、脳動脈瘤の検出はできない。(×)
  - E　くも膜下出血の診断がついた後は、治療方針を立てるために脳血管造影を行い、動脈瘤の検出に努める。(○)

解答：E（*iM* ④ 180）

153 一過性脳虚血発作に**該当しない**のはどれか。

A 一過性黒内障がみられることがある。
B 発作の持続時間は10〜20分間のことが多い。
C めまいだけでは一過性脳虚血発作と診断されない。
D 多くの場合、何らかの後遺症を残す。
E 発作後3〜4年で約30％が脳梗塞を発症する。

❏ 解法ガイド　　一過性脳虚血発作は、一時的な脳循環障害によって脳神経症状をきたすもので24時間以内（通常10〜20分以内）にその症状が完全に消失する疾患である。原因は動脈硬化病変部にあった微小血栓が剥がれ、脳動脈を一時的に閉塞することによる（血栓は溶解して血流は回復し、脳神経症状も改善される）か、動脈硬化によって狭窄した血管に、低血圧や心臓障害などが起きて血液の流れが弱くなり、その先の血液が停滞するために起こる。一過性脳虚血発作は脳梗塞の前駆症状と考えられており、3〜4年以内に約30％が脳梗塞を発症する。

❏ 選択肢考察
A 一過性黒内障は眼動脈領域の虚血による一過性の視力消失である。視力消失は数秒で起こり、数分以内に回復する。(○)
B 大多数で、発作の持続時間は10〜20分間である。(○)
C 閉塞する血管の違いによってさまざまな脳神経症状が認められるが、基本的に意識障害はなく、また、めまいだけでは一過性脳虚血発作とは診断されない。(○)
D 神経症状は急速に消失して、後遺症を残すことはない。(×)
E 発作後3〜4年以内に約30％が脳梗塞を発症する。脳梗塞の発症予防に、抗血小板薬が投与される。(○)

解答：D (*iM* ④ 158)

☐☐ **154**　一過性脳虚血発作について、頸動脈系と椎骨脳底動脈系の両方で起こりうる症候はどれか。

　　A　一過性黒内障
　　B　同名半盲
　　C　複　視
　　D　回転性めまい
　　E　運動障害

❏ **解法ガイド**　一過性脳虚血発作の症候は、閉塞する血管の違いによって異なる。

一過性脳虚血発作の症候

分　類	内頸動脈系	椎骨脳底動脈系
運動障害	片側性	さまざま
感覚障害	片側性	さまざま
視力障害	一過性黒内障 ごくまれに同名半盲	中心回避型視野欠損 同名半盲
小脳症状	（−）	運動障害・動揺歩行
脳神経症状	まれ	構音障害 嚥下障害 複　視
回転性眩暈	（−）	（＋）
失　語	（＋）	（−）
発作回数	少ない 発作ごとに症状は不変	多い 発作ごとに症状は変動
脳梗塞	起こしやすい	起こしにくい

❏ **選択肢考察**　A　一過性黒内障は内頸動脈系の症状である。（×）
　　B　同名半盲は、内頸動脈系と椎骨脳底動脈系の両方でみられる症状である。同名半盲は視交叉以降の視覚路、すなわち視索、外側膝状体、視放線、後頭葉の障害でみられるが、視索、外側膝状体、視放線の一部は内頸動脈の枝である前脈絡叢動脈で栄養されており、後頭葉は後大脳動脈によって栄養されている。（○）
　　C　複視は動眼神経麻痺や外転神経麻痺で起こる。脳幹部の虚血症状なので、椎骨脳底動脈系の症状である。（×）
　　D　回転性めまいは小脳性運動障害でみられる。椎骨脳底動脈系の症状である。（×）
　　E　運動障害も小脳機能の低下によるものなので、椎骨脳底動脈系の症状である。（×）

解答：B（*iM* ④ 158）

到達目標 2　脳血管障害の治療とリハビリテーションを概説できる。

Point

[アテローム血栓性梗塞]

❏ アテローム血栓性梗塞に対しては、血栓進展や再発予防に抗トロンビン薬（アルガトロバンなど）やトロンボキサン合成酵素阻害薬（オザグレルNa）を投与する。脳灌流圧を保つことが最も重要で、脱水予防のため補液を行い血圧が低下しないようにする。

[脳梗塞]

❏ 脳塞栓症に対しては、発症から6時間以内では血栓溶解療法（t-PAやウロキナーゼの局所動注）や3時間以内のt-PAの静注が試みられることがある。急性期の再発予防のため抗凝固療法（ヘパリン投与）を行い、梗塞巣が大きい場合は、早い時期から抗脳浮腫薬（グリセオールやマンニトールなど）を投与する。

[脳出血]

❏ 脳出血に対しては、内科的治療法と外科的治療法とがある。急性期の内科的治療法としては、呼吸管理、血圧管理、頭蓋内圧降下薬（グリセオール）の投与、全身の合併症（消化管出血、肺炎、褥瘡、てんかん発作）対策などが行われる。外科的治療法としては、全身麻酔下に行う開頭血腫除去術、局所麻酔下に行う定位的穿頭血腫吸引術および脳室ドレナージがある。

[リハビリテーション]

❏ 脳血管障害のリハビリテーションはできるだけ早期から実施する。

❏ 痙性麻痺は中枢神経系麻痺に特徴的な麻痺で、筋力は麻痺の程度の指標とはならない。麻痺筋が意図したとおりにいかに協調的にスムーズな動きをするかということが回復の目安となる。この過程を示すためにBrunnstrom（ブルンストローム）のステージを用いる。脳卒中の回復はBrunnstrom法に従う。

Brunnstrom法

ステージⅠ	弛緩性麻痺
ステージⅡ	緊張性の出現、連合反応
ステージⅢ	痙性麻痺
ステージⅣ	共同運動から分離運動
ステージⅤ	分離運動の増加
ステージⅥ	正常に近づく

図48 脳血管障害の進展と治療のタイミング

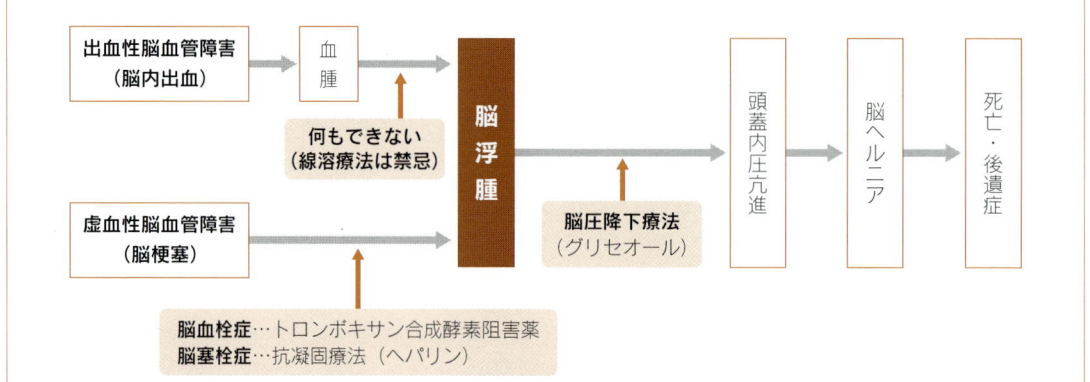

```
出血性脳血管障害 → 血腫 →                  → 頭蓋内圧亢進 → 脳ヘルニア → 死亡・後遺症
（脳内出血）      ↑       脳浮腫 ↑
           何もできない          脳圧降下療法
          （線溶療法は禁忌）     （グリセオール）
虚血性脳血管障害 →         →
（脳梗塞）      ↑
      脳血栓症…トロンボキサン合成酵素阻害薬
      脳塞栓症…抗凝固療法（ヘパリン）
```

脳血管障害治療のポイント

- 急性期では**脳浮腫による脳ヘルニアが致死的要因**であるので、**脳浮腫に対する治療がきわめて重要**である。
- 脳血管障害では反応性も含めて高血圧を引き起こすが、**血圧コントロールは脳梗塞、脳内出血、くも膜下出血でそれぞれ対処法が異なる**ので注意する。

脳梗塞	降圧しすぎると虚血領域が拡大する危険があるので注意を要する。
脳内出血	高血圧性脳内出血が多いので、収縮期圧を180～160mmHgになるように降圧する。
くも膜下出血	再出血の危険性を減じるために収縮期血圧を140mmHgまで下げる。ただし下げすぎると脳梗塞を起こす危険性があるので注意する。

155 70歳の女性。風呂場で倒れているのを家人に発見され、救急車にて搬送された。来院時は呼びかけに対し開眼したが自分の名前は言えなかった。疼痛刺激に対して、右上下肢を動かさない。呼吸数12/分。吸気時に前胸部が陥凹し、いびき様の音が聞こえる。脈拍50/分、整。血圧230/120mmHg。来院後さらに意識が低下してきている。
直ちに行うべき処置として**誤っている**のはどれか。

A 気道確保
B 降圧薬投与
C 血小板凝集抑制薬投与
D 静脈確保
E グリセオール投与

解法ガイド

身体所見 #1 70歳の女性。風呂場で倒れているのを家人に発見された⇒突然の意識障害を起こしていることから、脳血管障害を考える。

検査所見 #1 来院時は呼びかけに対し開眼したが自分の名前は言えなかった⇒JCS（下記）で10の意識障害がある。

JCS (Japan Coma Scale)

刺激しなくても覚醒している状態
1 ：大体意識清明だが、いまひとつはっきりしない
2 ：時・人・場所が分からない
3 ：自分の名前、生年月日が言えない
刺激すると覚醒する状態（刺激をやめると眠り込む）
10 ：普通の呼びかけですぐに目を開く
20 ：大きな声をかけたり、体をゆさぶると目を開く
30 ：痛み刺激を加えつつ呼びかけを繰り返すと、なんとか目を開く
刺激しても覚醒しない状態
100 ：痛み刺激に対し、払いのけるような動作をする
200 ：痛み刺激で少し手足を動かしたり、顔をしかめる
300 ：痛み刺激に全く反応しない

#2 疼痛刺激に対して、右上下肢を動かさない⇒右片麻痺を考える。責任病巣は左大脳半球にあると考えられる。脳血栓では症状が完成するのに1～2日かかるのに対し、脳出血では急激な意識障害と巣症状で発症することから、本例では脳出血の可能性をまず考える。被殻出血か視床出血のどちらかであろう。

#3 吸気時に前胸部が陥凹し、いびき様の音が聞こえる⇒舌根沈下による気道閉塞の可能性。

#4 脈拍50/分、整。血圧230/120mmHg⇒徐脈と著しい高血圧からCushing現象を考える。急激に頭蓋内圧が亢進している。

#5 来院後さらに意識が低下してきている⇒頭蓋内圧の亢進によって脳ヘルニアを合併し、脳幹機能の低下が起こっている。

診 断
脳出血の疑い。急性頭蓋内圧亢進。

❏ **解法サプリ**　　突然の意識障害と片麻痺で発症していることから、脳出血の可能性をまず考える。鑑別を要する疾患に心原性脳塞栓症がある。頭部 CT、心電図、心エコーなどの検査が診断確定に必要である。本例では Cushing 現象が陽性で急激な頭蓋内圧亢進が考えられるので、まず脳圧を下げるための緊急処置を行わなければならない。

❏ **選択肢考察**
- A　舌根沈下があり、気道確保が必要である。(○)
- B　血圧コントロール（180/110 mmHg 以下に）が必要であるが、血圧の下げすぎは脳血液灌流の低下を招くので、下げすぎないように高めに維持する。(○)
- C　血小板凝集抑制薬は血栓発生を防止する目的で投与されるが、出血を助長する可能性もあり、現時点で行う処置ではない。(×)
- D　薬物を投与するラインとして静脈を確保する必要がある。(○)
- E　グリセオールの投与を行い、脳圧を下げる必要がある。(○)

解答：C（*iM* ④ 174〜176）

□□ **156** 50歳の女性。脳梗塞による右片麻痺がある。発症5日目経過。Brunnstrom法ステージは上肢、下肢、手指ともにⅠであり、ベッド上坐位保持が5分間可能となった。この時期のADLとして適切なのはどれか。
A　トイレでの排泄を誘導する。
B　食事の際、右手で食器を押さえる。
C　日中は離床し車椅子に座る。
D　ズボンの着脱は背臥位で介助する。
E　上着の着替えは自分で行う。

❑ 解法ガイド　　Brunnstrom法ステージは上肢、下肢、手指ともにⅠであることから、麻痺は弛緩性である。この状態で車椅子やトイレ移動は早すぎる。また、食器を手で押さえることも不可能である。上着の着替えにも介助は必要である。

❑ 選択肢考察
A　トイレでの排泄を誘導するのはまだ早すぎる。(×)
B　坐位保持が5分間しかできないこともあるが、仮に坐位ができても、食事の際に右手で食器を押さえることはできない。(×)
C　離床し車椅子に座ることも早すぎる。(×)
D　ズボンの着脱は背臥位で介助するのは安全な介助法であり正しい。(○)
E　上着の着替えには介助が必要である。(×)

解答：D

□□ **157** 脳卒中片麻痺のADL指導で正しいのはどれか。
A　前方いざり移動では健側上肢を殿部の前に置く。
B　歩行用の手すりは引っ張るように指導する。
C　便器の高さは車椅子の底面よりも低くする。
D　ベッドは健側が壁側になるようにする。
E　椅子からの立ち上がりでは、まず健側足部を引き寄せる。

❑ 解法ガイド　　脳卒中片麻痺のADL指導において、具体的な内容を問う問題である。
❑ 選択肢考察
A　前方いざり移動は健側上肢を殿部の後方に置いたほうが、効率が良い。(×)
B　歩行用の手すりは引くようにすると重心が前方に偏位し転倒の危険がある。(×)
C　便器の高さは車椅子の底面と同じか高いほうが移乗しやすい。(×)
D　ベッドは健側が壁側にあると起き上がるときに患側へ起き上がらなければならなくなるので、患側が壁側になるように設置する。(×)
E　椅子からの立ち上がりでは、まず健側足部を引き寄せたほうが立ち上がりやすい。(○)

解答：E

到達目標 3 脊髄血管障害を概説できる。

Point
- 脊髄血管障害は、前脊髄動脈症候群と脊髄血管奇形に分けられる。ここでは、前脊髄動脈症候群について概説する。

[前脊髄動脈症候群（前脊髄動脈血栓症）]
- 前脊髄動脈の閉塞によって脊髄前2/3が虚血に陥り、錐体路や脊髄視床路が障害を受け、対麻痺や温痛覚障害をきたす。
- 第12胸椎〜第1腰椎が好発部位である。

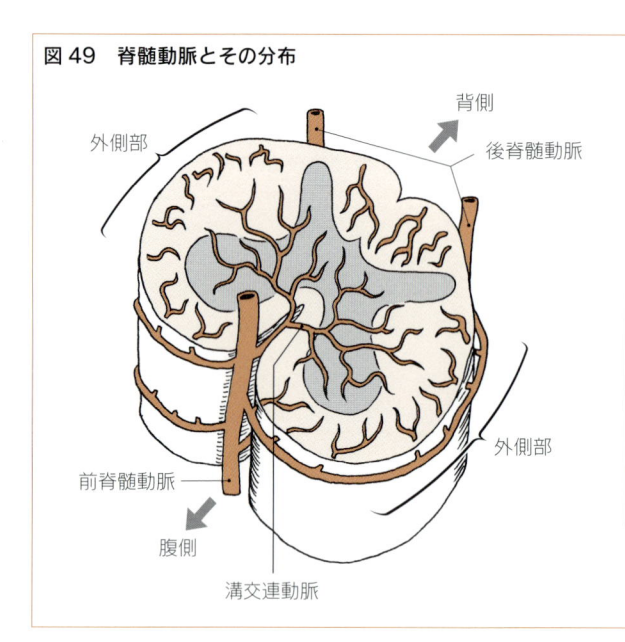

図49　脊髄動脈とその分布

- 脊髄内部はその腹部と外側部は**前脊髄動脈**の枝によって栄養されており、この領域には**錐体路、外側脊髄視床路、前角**が含まれている。一方、脊髄の背側は**後脊髄動脈**によって栄養されており、その領域には**後角と後索**が含まれる。
- これらの動脈は**終末動脈**であるので血管の閉塞によって容易に虚血に陥る。
  ただし、脊髄外側領域は前脊髄動脈が閉塞しても**後脊髄動脈**からの**血液供給**によって**虚血は免れる**。

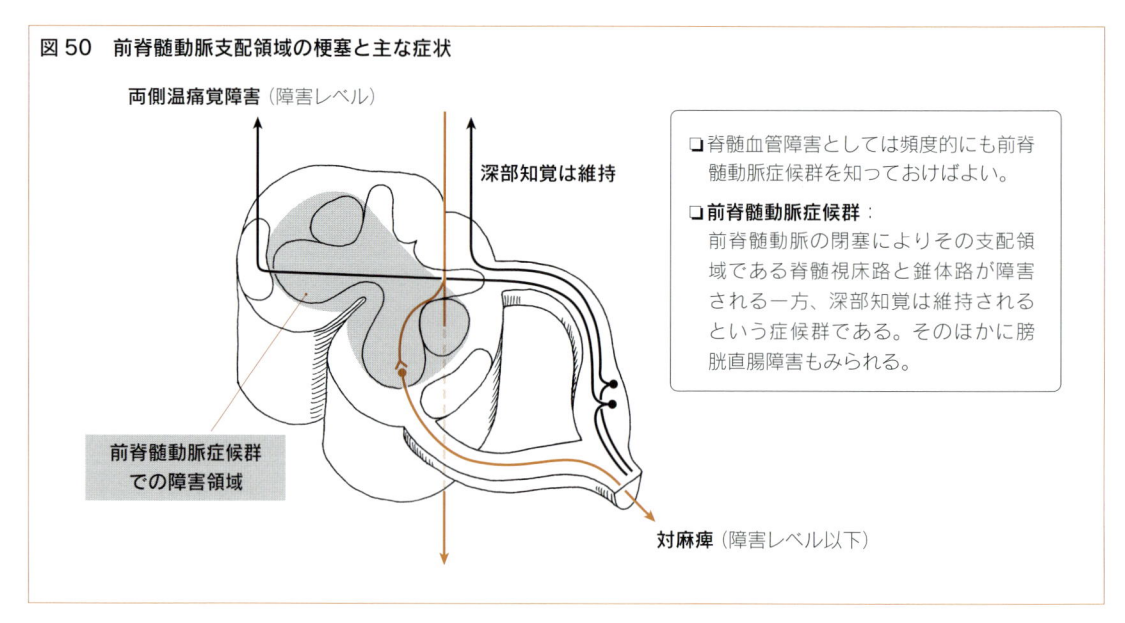

図50　前脊髄動脈支配領域の梗塞と主な症状

- 脊髄血管障害としては頻度的にも前脊髄動脈症候群を知っておけばよい。
- **前脊髄動脈症候群**：
  前脊髄動脈の閉塞によりその支配領域である脊髄視床路と錐体路が障害される一方、深部知覚は維持されるという症候群である。そのほかに膀胱直腸障害もみられる。

158 前脊髄動脈血栓症で誤っているのはどれか。

A　急激に発症する。
B　解離性知覚障害をきたす。
C　神経因性膀胱を呈する。
D　発症初期に膝蓋腱反射は減弱する。
E　片麻痺を呈する。

❏ 解法ガイド　　前脊髄動脈血栓症は、突然胸痛や背部痛で始まり、下肢の対麻痺と臍部以下の温痛覚障害、膀胱直腸障害などをきたす疾患である。前脊髄動脈が閉塞する高さは第12胸椎〜第1腰椎に好発しやすい。したがって症状は臍部以下に起こりやすい。前脊髄動脈は脊髄前2/3の血流を支配しているので、その閉塞によって、錐体路や脊髄視床路が障害を受け、対麻痺や温痛覚障害をきたす。後索は障害されないので深部感覚はみられない。前脊髄動脈血栓症は、解離性大動脈瘤に合併してみられることがある。

❏ 選択肢考察
A　突然の胸痛や背部痛で始まる。(○)
B　温痛覚が障害されるのに対し、深部感覚は障害されないので、解離性知覚障害となる。(○)
C　発症初期は脊髄ショックのため、弛緩性膀胱となり尿閉をきたすが、数日〜1週間後から排尿反射を上位から抑制できない状態となり自動性膀胱となる。(○)
D　発症初期は脊髄ショックのため、弛緩性麻痺となり、膝蓋腱反射は減弱する。時間が経つと痙性麻痺へと変わり、腱反射も亢進する。(○)
E　前脊髄動脈症候群では左右の錐体路が障害されるので、下肢の対麻痺が起こる。片麻痺にはならない。(×)

解答：E（*iM* ④ 186）

☐☐ **159** 45歳の男性。昨日の朝、突然、胸痛を感じ両下肢の筋力が低下した。今朝から両下肢が全く動かなくなったため来院した。両下肢は弛緩性麻痺で、腱反射は消失し、Babinski徴候は陰性である。下胸部以下両側性に温・痛覚が低下しているが、触覚・関節位置覚は保たれている。排尿障害がある。
適切な診断はどれか。
A　前脊髄動脈症候群
B　頸椎後縦靱帯骨化症
C　Guillain-Barré症候群
D　糖尿病性ニューロパチー
E　急性間欠性ポルフィリン症

❏ 解法ガイド　身体所見 #1　45歳の男性。昨日の朝、突然、胸痛を感じ両下肢の筋力が低下した⇒急性発症、血管障害が疑われる。両下肢筋力低下は対麻痺を考える。

検査所見 #1　両下肢は弛緩性麻痺で、腱反射は消失し、Babinski徴候は陰性である⇒下位運動ニューロンの障害を考える。また、脊髄ショックによる一時的な弛緩性麻痺の可能性も視野に入れる。

#2　下胸部以下両側性に温・痛覚が低下、触覚・関節位置覚は保たれている⇒解離性知覚障害で、後索は正常だが、前索は障害されている。Th$_6$〜Th$_{10}$くらいの高さで脊髄の前方が障害された可能性が高い。

#3　排尿障害がある⇒脊髄の損傷によって、排尿反射の上位制御が障害されている。

❏ 診　断　前脊髄動脈症候群。

❏ 解法サプリ　突然の胸痛と両下肢の筋力低下でまず、血管障害を疑うことが重要である。解離性知覚障害があることで、脊髄の前方の障害であることが考えられる。

❏ 選択肢考察　A　前脊髄動脈症候群が最も考えられる。(○)
B　頸椎後縦靱帯骨化症では突然の胸痛で始まることはない。(×)
C　Guillain-Barré症候群も突然の胸痛で始まることはない。先行する感染症があり、下肢の運動障害優位のニューロパチーで始まる。解離性知覚障害を呈することはまれである。(×)
D　糖尿病性ニューロパチーも突然の胸痛で始まることはない。手袋靴下型の感覚障害がみられる。(×)
E　急性間欠性ポルフィリン症は女性に多くみられ、腹痛、運動障害優位のニューロパチー、精神症状で始まる。(×)

解答：A（*iM* ④ 186）

● core curriculum

Chapter
14

疾　患
②認知症と変性疾患

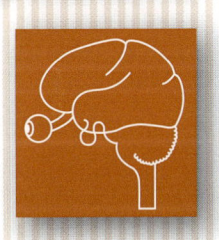

到達目標 1 認知症の病因を列挙できる。

Point
- 認知症とは一旦獲得した知的能力が慢性・進行性に低下し、日常生活に支障をきたすようになった病態である。記憶障害は、最も基本的な症状である。

表6 認知症の原因

脳の変性	Alzheimer型認知症、びまん性Lewy小体病など
脳血管性	多発脳梗塞、Binswanger病など
感染性疾患による	進行麻痺、AIDS脳症、単純ヘルペス脳炎など
代謝性・内分泌性疾患による	肝性脳症、低血糖性脳症、甲状腺機能低下症、Down症など
外傷性	外傷性脳挫傷、慢性硬膜下血腫、ボクサー脳症など
その他	脳腫瘍、正常圧水頭症、一酸化炭素中毒など

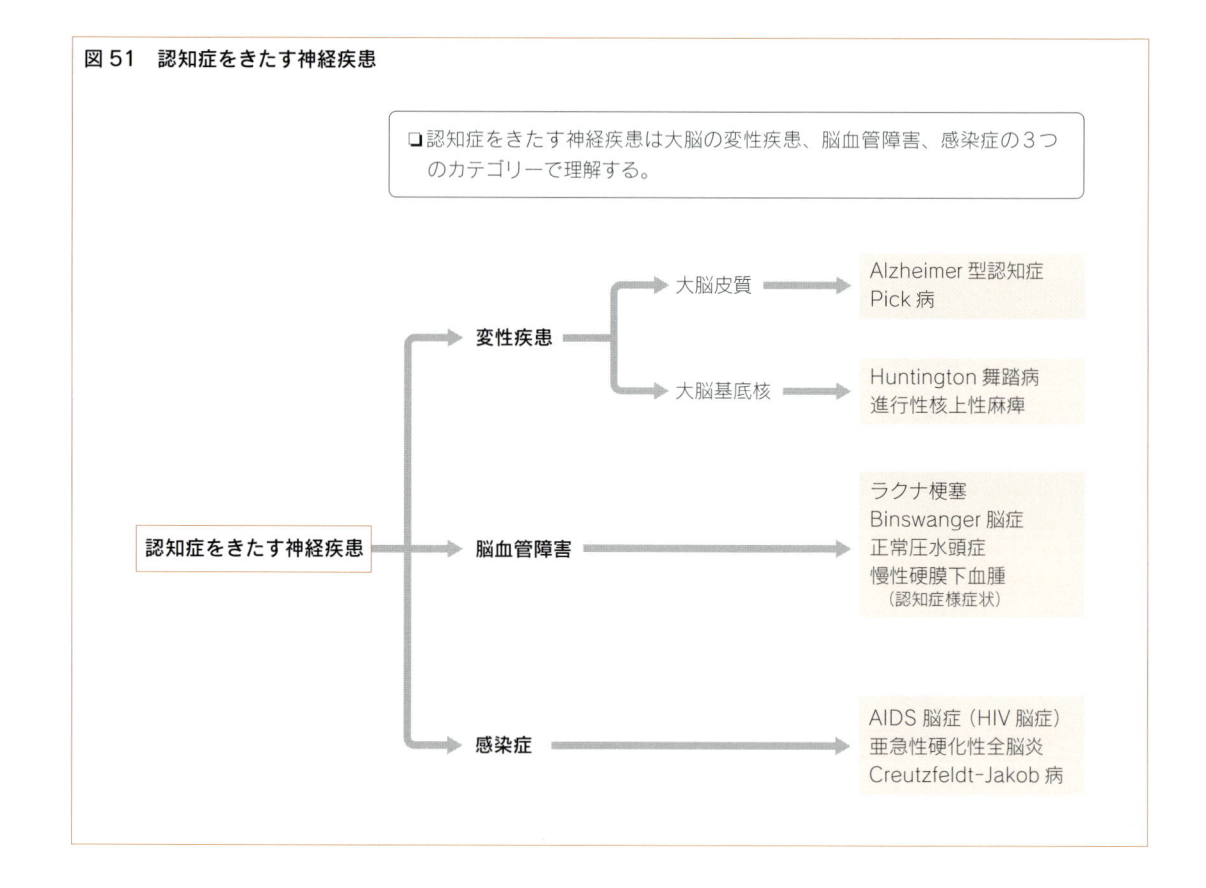

図51 認知症をきたす神経疾患

- 認知症をきたす神経疾患は大脳の変性疾患、脳血管障害、感染症の3つのカテゴリーで理解する。

認知症をきたす神経疾患
- 変性疾患
  - 大脳皮質 → Alzheimer型認知症、Pick病
  - 大脳基底核 → Huntington舞踏病、進行性核上性麻痺
- 脳血管障害 → ラクナ梗塞、Binswanger脳症、正常圧水頭症、慢性硬膜下血腫（認知症様症状）
- 感染症 → AIDS脳症（HIV脳症）、亜急性硬化性全脳炎、Creutzfeldt-Jakob病

160 認知症をきたすのはどれか。

A　Parkinson 病
B　Ganser 症候群
C　うつ病
D　線条体黒質変性症
E　びまん性 Lewy 小体病

□ 解法ガイド　　厚生労働省の推計によると、何らかの介護・支援を必要とする認知症高齢者の数は 2002 年で約 150 万人、2015 年までにおおよそ 100 万人増えて 250 万人になると予測されている。認知症の原因の 8 割は、Alzheimer 型認知症と脳血管性認知症である。最近の統計では、Alzheimer 型認知症が脳血管性認知症の数を上回っている。この代表的な 2 疾患以外で認知症をきたすものも、把握しておく必要がある。

□ 選択肢考察
A　Parkinson 病は安静時振戦、固縮、無動、姿勢反射障害をきたす疾患である。精神活動の緩慢がみられるが、認知症はない。(×)
B　Ganser 症候群は拘禁状態に伴う心因反応で、偽認知症、的外れ応答、小児症をきたすが、認知症はない。(×)
C　うつ病では気分の抑うつ、意欲の低下をきたす結果、一見、認知症のようにみえるが、知能障害があるわけではないので認知症とは呼ばない。仮性認知症と呼ぶこともある。(×)
D　線条体黒質変性症は被殻の著しい萎縮と黒質の変性をきたす。Parkinson 症状を呈するが認知症はきたさない。(×)
E　びまん性 Lewy 小体病は、Lewy 小体が大脳皮質、扁桃核、黒質、青斑核などにびまん性にみられる疾患で、Parkinson 症状と認知症を呈する。認知症の中の少なくとも 1 割は占める（Alzheimer 型認知症に次いで多いという報告もある）。(○)

解答：E（*iM* ④ 227）

☐☐ **161** 認知症をきたす疾患として**誤っている**のはどれか。

A　Pick病
B　オリーブ橋小脳萎縮症
C　後天性免疫不全症候群
D　Huntington舞踏病
E　多発脳梗塞

❏ **解法ガイド**　　Alzheimer型認知症やPick病は、大脳皮質の変性・萎縮をきたす認知症性疾患である。Alzheimer型認知症は記銘力障害で初発し、早期から人格変化を生じるのに対し、Pick病は人格変化で初発することが多い。後天性免疫不全症候群（AIDS）では、HIVへの中枢神経系への感染により認知症をきたす。AIDS脳症といわれる。ほかに感染症が原因で起こる認知症性疾患にはCreutzfeldt‑Jakob病がある。Creutzfeldt‑Jakob病は、プリオンが原因で生じる。Huntington舞踏病は常染色体優性遺伝をする疾患で、尾状核頭部や大脳皮質の変性・萎縮を生じる。舞踏病運動と知能低下がみられる。多発脳梗塞では、記憶障害は階段状に悪化し、まだら認知症がみられる。人格は最後まで保たれることが多い。

❏ **選択肢考察**　　
A　Pick病は前頭葉・頭頂葉を中心に萎縮をきたす認知症性疾患である。（○）
B　オリーブ橋小脳萎縮症は脊髄小脳変性症の一つで、小脳半球、橋、下オリーブ核の萎縮などによって、小脳性運動障害、錐体外路症状、自律神経症状などを呈するが、認知症をきたすことはない。（×）
C　後天性免疫不全症候群ではAIDS脳症をきたすことがあり、認知症を生じる。（○）
D　Huntington舞踏病は尾状核頭部や大脳皮質の変性・萎縮を生じ、舞踏病運動と知能低下をみる。（○）
E　多発脳梗塞では記憶障害は階段状に悪化し、まだら認知症がみられる。（○）

解答：B（*iM* ④ 72）

到達目標 2

認知症をきたす主な病態（Alzheimer 型認知症、脳血管性認知症）の症候と診断を説明できる。

表7　Alzheimer 型認知症と脳血管性認知症の鑑別

	Alzheimer 型認知症	脳血管性認知症
発　症	緩徐進行	突発発症・階段状進行
認知症	全般性認知症	まだら認知症（梗塞部位に応じた症状）
人　格	早期より低下	比較的よく保たれる
病　識	早期より消失	比較的よく保たれる
見当識障害	多　い	少ない
感情失禁	な　い	しばしば認められる
徘　徊	多　い	少ない
局所神経症状	少ない	多　い
CT所見	脳萎縮・脳室拡大（脳溝の拡大＝脳萎縮、脳室拡大）	脳梗塞（多発性脳梗塞）（多発性の脳梗塞）
疾患全体像	・女性に多い ・人格は早期から障害 ・病識なし ・見当識障害あり ・徘徊は多い ・身体的症状は少ない	・男性に多い ・人格障害は少ない ・病識あり ・見当識障害は少ない ・徘徊は少ない ・局所神経症状は多い

Point

[Alzheimer型認知症]
- Alzheimer型認知症は、初老期（40〜65歳）に進行性認知症を主症状として発症する大脳皮質のびまん性萎縮性疾患である。
- 病理所見としては、βアミロイドによる老人斑とタウ蛋白からなる神経原線維変化が重要である。
- 症状：記銘・記憶障害で始まる。見当識障害、徘徊、判断力障害、次第に失語・失認・失行を伴う。
- 検査：CT・MRIで脳回の萎縮、脳溝・脳室の拡大を認める。

[脳血管性認知症（多発梗塞性認知症）]
- 脳血管性認知症は多発脳梗塞などに伴う認知症である。
- 認知症が階段状に進行し、記憶力の低下が強いわりには判断力や理解力などが相対的によく保たれていることが多く、これを「まだら認知症」という。
- 末期まで人格や病識は保たれる。また、夜間せん妄や情動失禁を呈する。
- 病変となった血管の灌流領域の機能が低下するため、巣症状を呈する。

---

162 Alzheimer型認知症に特徴的な脳病理変化はどれか。

- A　グリオーシス
- B　Lewy小体
- C　海綿状態
- D　Pick嗜銀球
- E　神経原線維変化

❏ 解法ガイド　Alzheimer型認知症でみられる病理学的変化の特徴は、大脳皮質の神経細胞脱落変性、老人斑、神経原線維変化の異常に多数の出現である。こうした所見は前頭葉・側頭葉・頭頂葉・海馬などで強く認められる。

❏ 選択肢考察
- A　グリオーシスは中枢神経損傷の修復過程で出現してくる。(×)
- B　Lewy小体はParkinson病の黒質や、びまん性Lewy小体病の大脳皮質で認められる。(×)
- C　海綿状態はCreutzfeldt-Jakob病でみられる所見である。(×)
- D　Pick嗜銀球はPick病で認められる。(×)
- E　神経原線維変化は過剰にリン酸化されたタウ蛋白（タウ蛋白は微小管を安定させる）からなるPHF（paired helical filament）が集合して形成される。Alzheimer型認知症で認められる。(○)

解答：E（*iM* ④ 223）

163 脳血管性認知症よりもAlzheimer型認知症を疑わせる徴候はどれか。

A 情動失禁がみられる。
B 記憶障害のわりに理解力が保たれている。
C 嚥下障害や構音障害がある。
D 早期から空間的見当識障害がみられる。
E 病識が保たれている。

❏ 解法ガイド

知能の障害のうち、一度獲得された知能が低下する異常を認知症と呼ぶ。知能には、記憶力、理解力、思考力、想像力、判断力などがある。Alzheimer型認知症では知能が全般的に低下するのに対して、脳血管性認知症では記憶力障害が強いわりには判断力や理解力などが相対的によく保たれている（まだら認知症）。自分の記憶能力が低下していることも理解され、病識が保たれていることが多い。

Alzheimer型認知症は記銘力障害で始まるが、早期から人格の変化（例：頑固になった、自己中心的、人柄に繊細さがなくなった）をきたす。また、空間認知機能の低下も比較的早期からみられ、道に迷ったりすることが多い。検査では、手で狐の形を作らせたりするなどの形の模倣をさせると、できないことが多い。

一方、脳血管性認知症は片麻痺、Parkinson症状、仮性球麻痺、尿失禁などの神経症候を呈する。MRIやCTにて多発脳梗塞がみられる。会話中に話題の変化で泣いたり笑ったり怒ったりする情動失禁や、構音障害・嚥下障害を呈する仮性球麻痺がみられる。

❏ 選択肢考察

A 情動失禁は脳血管性認知症でみられる。(×)
B 記憶障害のわりに理解力が保たれているというのはまだら認知症の所見である。脳血管性認知症でみられる。(×)
C 嚥下障害や構音障害は仮性球麻痺の所見である。脳血管性認知症でみられる。(×)
D Alzheimer型認知症では比較的早期から空間的見当識障害がみられる。(○)
E 病識が保たれているのは、Alzheimer型認知症よりも脳血管性認知症の所見である。(×)

解答：D (*iM* ④ 224)

□□ **164** 65歳の女性。物忘れを主訴に家族に付き添われて来院した。本人の話では、特に病院で診てもらわなければならない悪いところはないという。家族の話では、自分が置いた財布の場所を忘れて、「どろぼうが家に入って財布を盗まれた」と言ったり、夕方になると、自分の家にいるのに、「もう家に帰らなければ」と言って家を出ていこうとする。また、こうしたエピソードとともに、最近は以前よりも頑固で短気になったという。神経学的検査では異常を認めない。
この患者に**みられない**のはどれか。
A 見当識障害
B 性格の変化
C 記憶障害
D 病識欠如
E 知覚障害

❏ **解法ガイド** 〔身体所見〕 #1 65歳の女性。物忘れを主訴に家族に付き添われて来院した⇒記憶障害があり、認知症を考える。
#2 本人の話では、特に病院で診てもらわなければならない悪いところはないという⇒病識がないことがうかがえる。
#3 自分が置いた財布の場所を忘れて、「どろぼうが家に入って財布を盗まれた」と言う⇒健忘症状。物盗られ妄想である。
#4 夕方になると、自分の家にいるのに、「もう家に帰らなければ」と言って家を出ていこうとする⇒場所に関する見当識障害がある。夕方になると見当識障害が現れていることから、夜間せん妄などに発展する可能性を示唆している。
#5 最近は以前よりも頑固で短気になったという⇒性格の変化。
〔検査所見〕 #1 神経学的検査では異常を認めない⇒脳血管性認知症では種々の巣症状を認めるので否定的。Alzheimer型認知症の病初期は巣症状を認めないことから、最も考えられる。

❏ **診　断** Alzheimer型認知症（第1期）

Alzheimer型認知症の経過と症状

第1期（1〜3年）	健忘（記銘障害、学習障害） 空間的見当識障害 意欲障害、無欲 抑うつ
第2期（2〜10年）	記憶、記銘の著明な障害 喚語障害、失名詞、理解力障害、会話が成立しない 構成失行、着衣失行、観念運動失行、観念失行 視空間失認、地誌的見当識障害、人物誤認、失計算 無関心、無欲、無頓着、多幸症 落ち着きのなさ、徘徊、鏡現象、姿勢異常
第3期（8〜12年）	失外套症候群 言語崩壊、無欲、無動 寝たきり、四肢固縮

❏ 解法サプリ　　記憶障害を主訴に来院していることから認知症を考える。認知症をきたす疾患には、Alzheimer型認知症や脳血管性認知症などが考えられるが、神経学的検査では異常を認めないことからAlzheimer型認知症の可能性が最も高い。Alzheimer型認知症は第1期、第2期、第3期へと進行する。第1期は健忘期で、健忘症状（物盗られ妄想）、空間的見当識障害（道に迷う）などが現れる。第2期は混乱期で、高度の知的障害、失語、失行、失認、幻覚、妄想、徘徊、鏡現象（鏡に映った自分を他人と思い挨拶する）が現れる。第3期は臥床期で、寝たきりとなり、失禁、拒食・過食、けいれん、語間代（語尾を繰り返す）、反響言語などが現れる。

❏ 選択肢考察
A 「自分の家にいるのに、『もう家に帰らなければ』と言って家を出て行こうとする」とあるので、場所に関する見当識障害がある。(○)
B 「最近は以前よりも頑固で短気になったという」とあるので、性格の変化があることが分かる。(○)
C 自分が置いた財布の場所を忘れていることから、記憶障害があることが分かる。(○)
D 本人は病院に来る必要性を感じていないことから、病識は欠如していることが分かる。(○)
E 幻覚（対象なき知覚）を示唆する所見は書かれていないので、知覚障害はないと考えられる。(×)

解答：E（*iM* ④ 224）

到達目標 3 Parkinson病の病態、症候と診断を説明できる。

Point
- Parkinson病は、黒質の変性により、黒質線条体のドパミン作動性ニューロンの機能が低下し、振戦、固縮、無動をきたす神経変性疾患である。
- 病理学所見として黒質にLewy小体を認めることがある。
- 初発症状として振戦や固縮がまず一側に生じ、次第に両側性（"marching"といって順序立った進行をする）となっていく。
- 主要症状：安静時振戦（pill-rolling tremor）、固縮、無動（仮面様顔貌）、姿勢反射障害（前屈姿勢、すくみ足、加速歩行など）がみられる。
- 治療は対症療法のみである（L-ドパ、ブロモクリプチン、アマンタジンなどの投与）。

図52 Parkinson病の病態

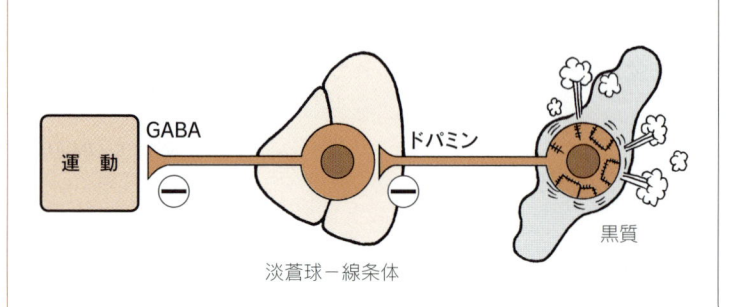

- 淡蒼球－線条体系のGABAニューロンの活動は黒質のドパミン性神経によって抑制されている。しかしParkinson病における黒質障害ではGABAニューロンの抑制は外れるので、その結果、GABAニューロンは興奮状態となり、運動は過度に抑制されて円滑な随意運動ができなくなってしまう。

図53 Parkinson病の三大徴候と診断

固縮
- 筋トーヌスが増強し、**歯車様固縮**[1]と**鉛管状固縮**[2]が代表的。
  1) 歯車のようにギコギコとしか動かせない。
  2) 屈曲運動の開始がなかなかできない。

振戦
- **安静時振戦**が特徴で、pill-rolling tremorが代表的。

無動
- 麻痺がないのに随意運動に時間がかかるのを「**無動**」という。
- 顔面の表情が乏しくなる**仮面様顔貌**と、一歩が踏み出すことができない**すくみ現象**、歩きはじめると前のめりに止まらなくなる**突進現象**が代表的である。

診断：特徴的臨床症候＋症候性パーキンソニズムの除外
（脳血管障害性・薬剤性・中毒性・脳炎後パーキンソニズム）

165 Parkinson病について**誤っている**のはどれか。

A　主たる病変部位は黒質である。
B　方向転換が困難になる。
C　起立性低血圧がみられる。
D　症状は左右対称に出現する。
E　小字症が認められる。

□ 解法ガイド　　Parkinson病は、安静時振戦、筋固縮、無動、姿勢反射障害を特徴とする疾患である。安静時振戦は、体を安静にしたときにのみ振戦が出現し、姿勢時には減少する。筋固縮は、歯車様固縮、鉛管様固縮が認められる。無動は動きが極端に少ないことで、顔面の表情も乏しくなり、仮面様顔貌となる。姿勢は前屈姿勢となり、方向転換が困難となる。歩行障害では、1歩目が出にくい「すくみ足」、1歩出ると加速しながら歩く「突進歩行」、歩幅が狭い「小刻み歩行」がみられる。

□ 選択肢考察
A　黒質のドパミン作動性神経の変性脱落が原因である。(○)
B　姿勢制御・調節が障害され、方向転換が困難になる。(○)
C　自律神経症状も現れ、起立性低血圧や便秘がみられる。(○)
D　症状は一側の上肢にみられ、次に同側の下肢、対側の上肢、対側の下肢と順序立った進行をする。一般的に、左右対称に出現することはない。(×)
E　書字では、小字症が認められる。逆に小脳性運動障害では大字症がみられる。(○)

解答：D（*iM* ④ 229）

166 Parkinson病について正しいのはどれか。

A　薬物療法としてドパミンの投与が行われる。
B　筋固縮のため腱反射は亢進する。
C　振戦は運動によって増悪する。
D　初発年齢は70歳代が多い。
E　抑うつ傾向がみられる。

□ 解法ガイド　　Parkinson病の治療にはL-ドパの経口投与が行われる。Parkinson病では線条体におけるドパミン量が低下しているため、それを補充することが治療につながる。ただし、ドパミンは血液脳関門を通過しないので、その前駆物質であるL-ドパが投与される。投与されたL-ドパは脳に入る前に末梢組織にてドパミンに変換されてしまうため、十分量が脳に送られるためには大量のL-ドパを服用しなくてはならない。そこで末梢組織におけるドパミンへの変換酵素（ドパ脱炭酸酵素）を阻害する薬（カルビドパ、ベンセラジド）を一緒に服薬することによって、少量のL-ドパの服薬で済むようになっている。

□ 選択肢考察
A　薬物療法としてL-ドパの投与が行われる。(×)
B　錐体路障害はなく、腱反射は亢進しない。(×)
C　振戦は安静時にみられ、運動によって減弱する。(×)
D　初発年齢は50歳代が多い。(×)
E　精神症状として、抑うつ傾向、思考緩慢がみられる。(○)

解答：E（*iM* ④ 229〜234）

□□ **167**　60歳の男性。3年前から動作がのろくなり、左手指が自然に震えるようになった。2年前から右手指も震えるようになった。1年前からは、歩行しようとすると最初の1歩目が出にくくなり、歩幅も狭くなった。最近は、顔の表情も乏しくなった。両上下肢に筋固縮を認める。小脳性運動障害、錐体外路徴候は認めない。継続的な薬物の服用の既往はなく、中毒物質曝露の既往もない。立位の姿勢を示す。
　この患者に投与すべき薬物として**誤っている**のはどれか。

A　L-ドパ
B　カルビドパ
C　ブロモクリプチン
D　アマンタジン
E　ハロペリドール

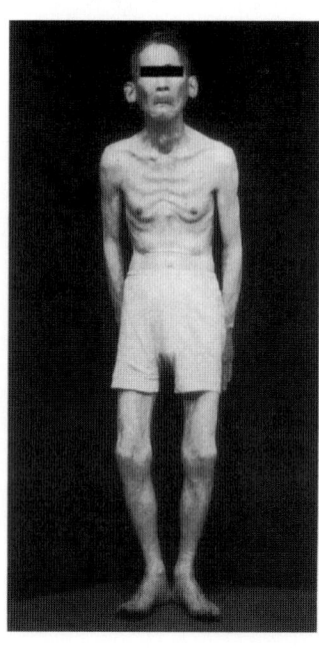

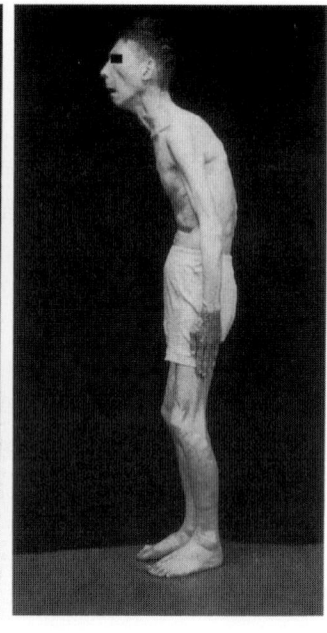

解法ガイド

身体所見
#1　60歳の男性。3年前から動作がのろくなり、左手指が自然に震えるようになった⇒動作緩慢と振戦の所見である。振戦は自然に震えていることから、安静時振戦と考えられる。
#2　2年前から右手指も震えるようになった⇒症状の順序立った進行がみられる。
#3　1年前からは、歩行しようとすると最初の1歩目が出にくくなり、歩幅も狭くなった⇒すくみ足、小刻み歩行の所見である。
#4　最近は、顔の表情も乏しくなった⇒仮面様顔貌。

検査所見
#1　両上下肢に筋固縮を認める⇒Parkinson病の主要徴候である。
#2　小脳性運動障害、錐体外路徴候は認めない⇒脳血管性Parkinson症候群などの症候性Parkinson症候群の可能性を否定している。
#3　継続的な薬物の服用の既往はなく、中毒物質曝露の既往もない⇒薬剤性Parkinson症候群や中毒性Parkinson症候群などの可能性を否定している。
#4　立位姿勢の写真⇒前屈姿勢で、仮面様顔貌。

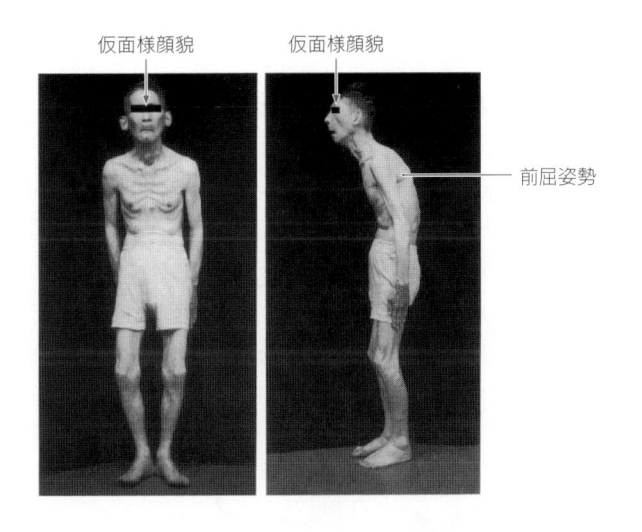

仮面様顔貌　　仮面様顔貌

前屈姿勢

- **臨床診断**　　Parkinson 病。
- **解法サプリ**　　安静時振戦、順序立った症状の進行、寡動、筋固縮を認めることから Parkinson 病が考えられる。鑑別すべき疾患に、線条体黒質変性症がある。Parkinson 病では L-ドパ投与が症状改善に有効であるのに対し、線条体黒質変性症は L-ドパ投与に対する反応性が乏しい。治療は、ドパミンの補充療法が行われるが、ドパミンの前駆物質である L-ドパの投与が行われる。カルビドパなどのドパ脱炭酸酵素阻害薬を併用する。また、ドパミン受容体アゴニストのブロモクリプチンや、ドパミンの神経末端からの放出を促進するアマンタジンの投与も有効である。
- **選択肢考察**

　A　L-ドパはドパミンの前駆物質であり、血液脳関門を通過して脳内でドパミンに変化する。(○)
　B　カルビドパなどのドパ脱炭酸酵素阻害薬の投与が併用される。(○)
　C　ブロモクリプチンはドパミン受容体アゴニストであり、Parkinson 病治療に使用される。(○)
　D　アマンタジンはドパミンの神経末端からの放出を促進する作用があり、Parkinson 病治療に使用される。(○)
　E　ハロペリドールはドパミン受容体阻害薬であり、Parkinson 症状を悪化させる。(×)

解答：E（*iM* ④ 232）

到達目標 4 筋萎縮性側索硬化症を概説できる。

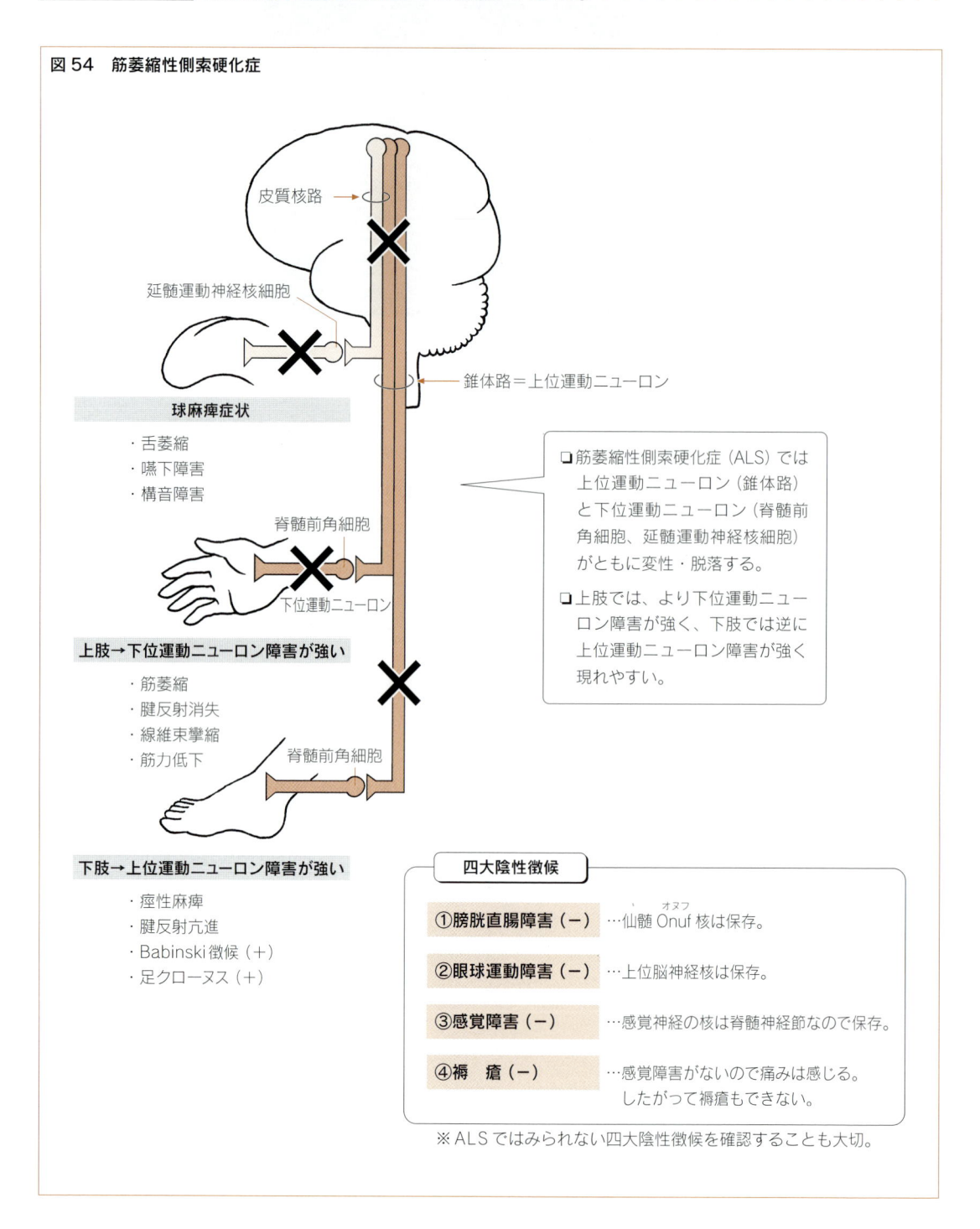

図54 筋萎縮性側索硬化症

皮質核路
延髄運動神経核細胞
錐体路＝上位運動ニューロン

球麻痺症状
- 舌萎縮
- 嚥下障害
- 構音障害

脊髄前角細胞
下位運動ニューロン

上肢→下位運動ニューロン障害が強い
- 筋萎縮
- 腱反射消失
- 線維束攣縮
- 筋力低下

脊髄前角細胞

下肢→上位運動ニューロン障害が強い
- 痙性麻痺
- 腱反射亢進
- Babinski徴候（＋）
- 足クローヌス（＋）

- 筋萎縮性側索硬化症（ALS）では上位運動ニューロン（錐体路）と下位運動ニューロン（脊髄前角細胞、延髄運動神経核細胞）がともに変性・脱落する。
- 上肢では、より下位運動ニューロン障害が強く、下肢では逆に上位運動ニューロン障害が強く現れやすい。

四大陰性徴候

①膀胱直腸障害（－） …仙髄 Onuf 核は保存。

②眼球運動障害（－） …上位脳神経核は保存。

③感覚障害（－） …感覚神経の核は脊髄神経節なので保存。

④褥瘡（－） …感覚障害がないので痛みは感じる。したがって褥瘡もできない。

※ ALSではみられない四大陰性徴候を確認することも大切。

Point

- 筋萎縮性側索硬化症（amyotrophic lateralis sclerosis；ALS）は運動ニューロン疾患の代表的疾患で中年以降に発症する。
- 病理学的には、上位運動ニューロン（錐体路）および下位運動ニューロン（延髄運動神経核、脊髄前角細胞）の変性や脱落が認められる。また、残存ニューロンの細胞体内に好酸性のBunina（ブニナ）小体が認められる。
- 臨床症状：一側上肢の筋力低下や筋萎縮が初発症状となることが多く、次第に進行し、他の筋の筋力低下や球麻痺、さらに呼吸筋の麻痺へと進行していく。
- 下位運動ニューロン障害では筋萎縮、筋線維束攣縮などをきたす。
- 上位運動ニューロン障害では深部腱反射の亢進やBabinski徴候の出現を認める。
- ALSでは随意運動系以外の障害は認められない。特に眼球運動障害、膀胱直腸障害、感覚障害、褥瘡はみられないため、「陰性の四徴候」と呼ばれることがある。
- 筋電図においてgiant spikeが出現する（神経原性変化）。
- 筋生検ではgroup atrophy（群集萎縮）を認める。
- 確立された治療法はなく、対症療法のみ。呼吸筋障害のため人工呼吸器の装着が必要となる。

---

168 筋萎縮性側索硬化症で誤っているのはどれか。

A 筋線維束攣縮がみられる。
B 好発年齢は40〜50歳代である。
C 筋電図で神経原性変化がみられる。
D 膝蓋腱反射は亢進する。
E 認知症をきたす。

□解法ガイド 　筋萎縮性側索硬化症は運動神経のみが変性する疾患である。40〜50歳代に発症し2〜3年の経過で筋萎縮、筋力低下が進行する。上位運動神経、下位運動神経ともに障害されるが、上肢では弛緩性麻痺、腱反射低下、腱反射亢進などの上位運動神経の障害による症候がみられる。筋線維束攣縮などの下位運動神経の障害による症候がみられることが多い。球麻痺もみられ、構音障害、嚥下障害、舌の萎縮と線維束攣縮が生じる。知覚障害、自律神経障害、眼球運動障害、知能障害、小脳性運動障害、錐体外路症状、褥瘡はみられない。

□選択肢考察
A 筋力低下、筋萎縮、筋線維束攣縮がみられる。(○)
B 好発年齢は40〜50歳代である。(○)
C 筋電図で神経原性変化がみられる。(○)
D 下肢には上位運動神経の障害による症候がみられることが多く、膝蓋腱反射は亢進する。(○)
E 知能障害はきたさない。(×)

解答：E（*iM* ④ 249）

□□ **169** 筋萎縮性側索硬化症で**生じにくい**障害はどれか。

A　構音障害
B　膀胱直腸障害
C　嚥下障害
D　呼吸障害
E　上肢機能障害

❏ **解法ガイド**　　筋萎縮性側索硬化症では「7無い症状」と呼ばれるように、みられない症状が7つある。知覚障害、自律神経障害、眼球運動障害、知能障害、小脳性運動障害、錐体外路症状、褥瘡である。

❏ **選択肢考察**
A　球麻痺はみられ、嚥下障害や構音障害をきたす。(○)
B　自律神経障害はみられず、膀胱直腸障害もない。(×)
C　球麻痺による嚥下障害をきたす。(○)
D　末期になると呼吸筋の麻痺によって呼吸障害をきたす。(○)
E　上肢機能の障害は初期にみられる症状である。(○)

解答：B（*iM* ④ 249）

□□ **170**　56歳の男性。全身の筋力低下を主訴に来院した。3年前から握力の低下が出現し、1年前から話し言葉が聞き取りにくいと言われるようになった。3か月前から液体を嚥下するとむせるようになった。頭痛と不眠とを訴える。呼吸は努力性である。舌の写真（a）、上肢の写真（b）、および前腕筋の随意収縮時の筋電図（c）を示す。
予想される所見はどれか。
　A　感覚神経伝導速度低下
　B　脳脊髄液蛋白細胞解離
　C　テンシロン試験陽性
　D　動脈血ガス $PaCO_2$ 上昇
　E　血清クレアチンキナーゼ高値

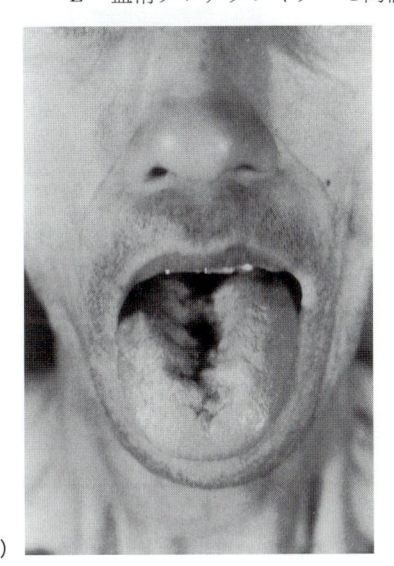

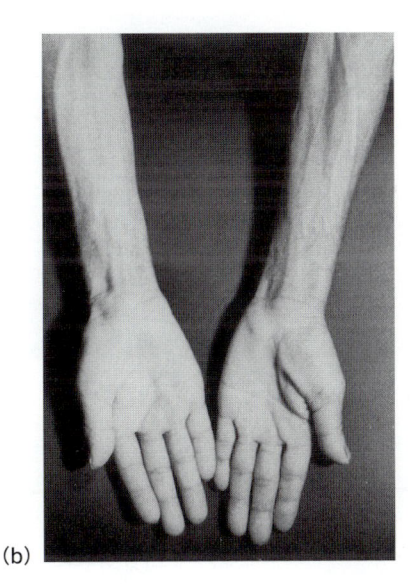

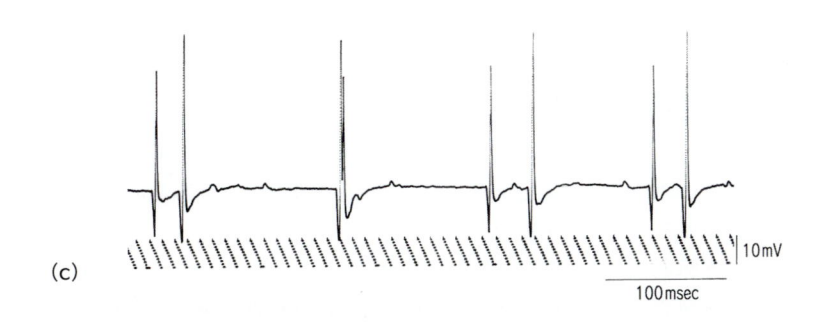

(a)　(b)　(c)　10mV　100msec

❏ **解法ガイド**　身体所見　#1　56歳の男性。全身の筋力低下⇒筋疾患、運動神経障害を考える。
　　#2　3年前から握力の低下が出現し、1年前から話し言葉が聞き取りにくいと言われるようになった⇒手の筋力低下と構音障害を疑う。
　　#3　3か月前から液体を嚥下するとむせるようになった⇒嚥下障害を疑う。構音障害と嚥下障害を認めることから、球麻痺を考える。
　　#4　頭痛と不眠とを訴える。呼吸は努力性である⇒呼吸筋力の低下を考える。その

結果、肺胞低換気となり高二酸化炭素血症をきたしていることが頭痛、不眠の原因となっていると予想される。

画像所見 舌の写真では、

#1 舌は萎縮し、表面の凹凸が著明⇒舌下神経麻痺を考える。

上肢の写真では、

#2 前腕筋および手筋が萎縮している。

#3 母指球筋の萎縮が著明。

前腕筋の随意収縮時の筋電図では、

#4 潜時の延長と高振幅電位を認める⇒下位運動神経の障害である。筋疾患は否定的。

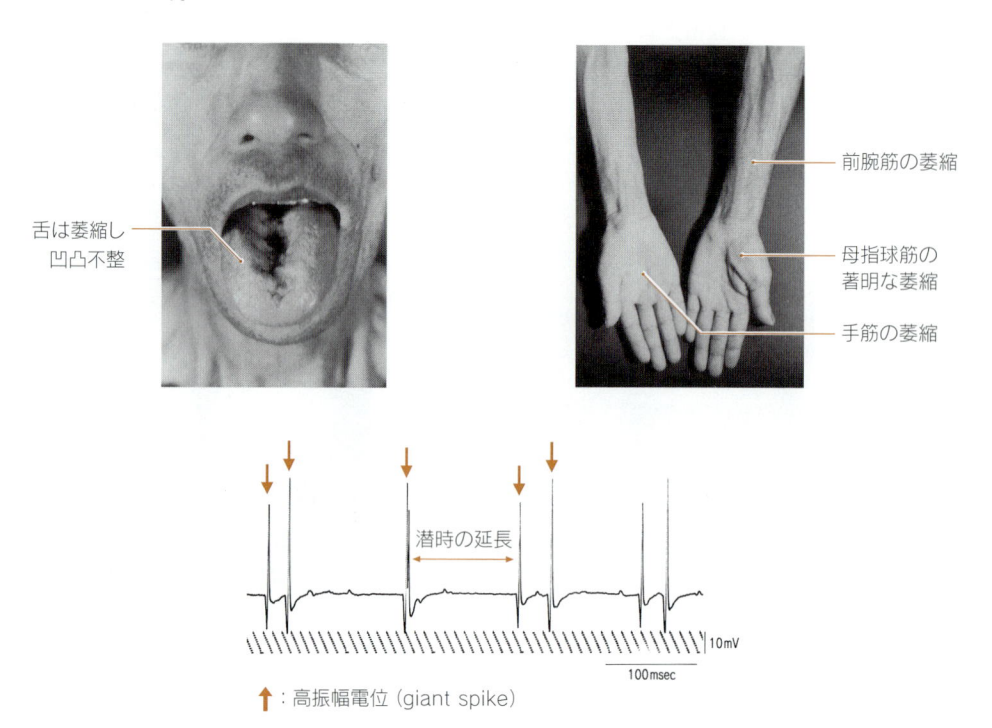

舌は萎縮し凹凸不整

前腕筋の萎縮
母指球筋の著明な萎縮
手筋の萎縮

潜時の延長

10mV
100msec

↑：高振幅電位 (giant spike)

❏ **臨床診断** 筋萎縮性側索硬化症。

❏ **解法サプリ** 全身の筋力低下を訴えているが、筋電図から神経原性変化であることが分かる。したがって、下位運動神経の障害を考える。筋疾患の際に上昇する血清クレアチンキナーゼなどは、筋萎縮性側索硬化症では正常である。

❏ **選択肢考察**
A 感覚障害はなく、感覚神経伝導速度の低下は認めない。(×)
B 脳脊髄液の蛋白細胞解離はGuillain-Barré症候群などでみられるが、筋萎縮性側索硬化症では認められない。(×)
C テンシロン試験陽性は重症筋無力症でみられる。(×)
D 呼吸筋麻痺によって肺胞低換気をきたしていると考えられるので、動脈血ガス$PaCO_2$は上昇している。(○)
E 血清クレアチンキナーゼ高値は筋疾患でみられる所見である。(×)

解答：D (*iM* ④ 250)

到達目標 5 脊髄小脳変性症を概説できる。

Point

- 緩徐進行性の小脳性または脊髄性の運動障害を主症状とする原因不明の変性疾患を一括して脊髄小脳変性症という。
- ①（孤発性）オリーブ橋小脳萎縮症（OPCA）は、我が国の脊髄小脳変性症の中で最も頻度が高く、小脳障害のほか、錐体外路障害、自律神経障害、錐体路障害がみられる。
  ②Friedreich失調症は常染色体劣性遺伝をする脊髄型失調症である。第9染色体短腕のGAA triplet repeatがみられる。
  ③皮質性小脳萎縮症（CCA）では小脳虫部と小脳半球の萎縮を認める。
  ④多系統萎縮症（MSA）はShy-Drager症候群、OPCA、線条体黒質変性症の3つの疾患をひとまとめにした総称である。病期が進行してくると、自律神経症状、小脳症状、Parkinson症状のすべてがみられるようになり、最終的には、これら3疾患は区別が付けにくくなり、病理学的にも多系統萎縮症と呼ぶしかない像を呈することが多い。

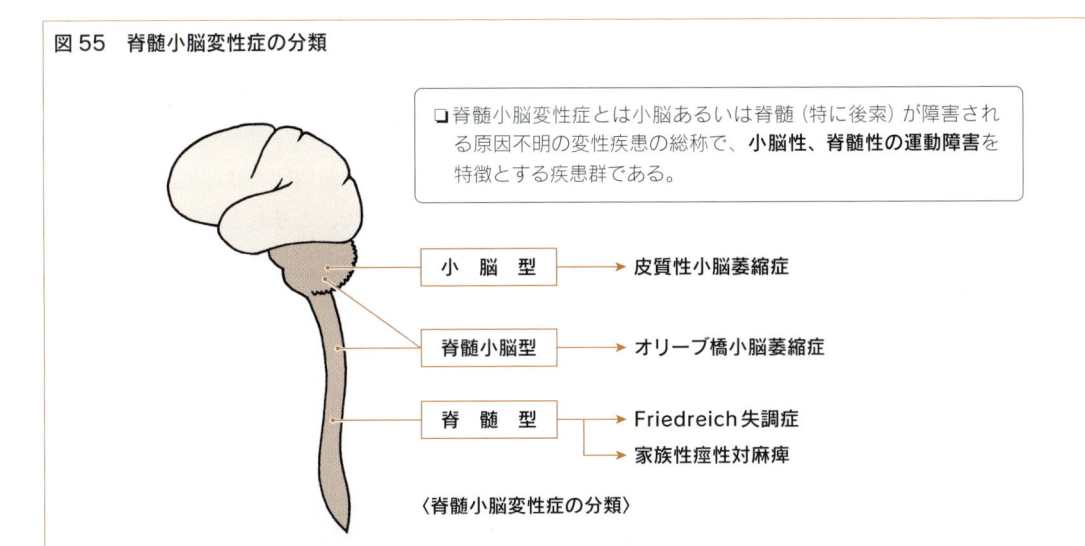

図55 脊髄小脳変性症の分類

- 脊髄小脳変性症とは小脳あるいは脊髄（特に後索）が障害される原因不明の変性疾患の総称で、**小脳性、脊髄性の運動障害を特徴とする疾患群である。**

- 小脳型 → 皮質性小脳萎縮症
- 脊髄小脳型 → オリーブ橋小脳萎縮症
- 脊髄型 → Friedreich失調症
  家族性痙性対麻痺

〈脊髄小脳変性症の分類〉

脊髄小脳変性症と障害部位の比較

分類		小脳 皮質	脳幹 下オリーブ核	脳幹 橋核	脊髄 後索	脊髄 脊髄小脳路	脊髄 錐体路
小脳型	皮質性小脳萎縮症	(+)	(+)	(−)	(−)	(−)	(−)
脊髄小脳型	オリーブ橋小脳萎縮症	(+)	(+)	(+)	(+)	(+)	(±)
脊髄型		(−)	(−)	(−)	(+)	(+)	(+)
脊髄型	家族性痙性対麻痺	(−)	(−)	(−)	(−)	(+)	(+)

> ☐☐ **171** オリーブ橋小脳萎縮症で**誤っている**のはどれか。
>
> A　発症は20歳前後である。
> B　進行性の経過をとる。
> C　初発症状は歩行困難が多い。
> D　断綴性発語がみられる。
> E　錐体外路徴候をみる。

❏ **解法ガイド**　オリーブ橋小脳萎縮症（olivo-ponto-cerebellar atrophy；OPCA）は、オリーブ橋小脳路の軸索の変性によって小脳皮質の萎縮が生じる疾患である。病変部位は、①オリーブ核と橋核の神経細胞およびその軸索の変性、②著明かつ広範なPurkinje細胞・顆粒細胞の脱落と、中小脳脚・下小脳脚白質の脱髄、③大脳基底核・黒質・脊髄後索・脊髄小脳路の変性、である。

　平均発症年齢は50歳前後で、初発症状は小脳性運動障害による歩行障害と平衡障害が多い。経過とともに四肢の運動障害、Parkinson症状が加わる。筋固縮が前景に出てくると、小脳性運動障害は目立たなくなる。経過とともに起立性低血圧や尿失禁などの自律神経症状も加わることがある。深部反射は亢進することがある。

❏ **選択肢考察**
A　発症は50歳前後である。(×)
B　進行性の経過をとる。(○)
C　初発症状は歩行障害と平衡障害が多い。(○)
D　小脳性運動障害によって、断綴性発語がみられる。断綴性発語は失調性言語や爆発性言語ともいい、発語筋の協調障害によるもので、とぎれとぎれに不規則で爆発的（声の出し始めが突然吹き出すように大きな声で努力性となる）な喋り方のことである。(○)
E　経過とともにParkinson症状などの錐体外路徴候をみる。(○)

解答：A（**iM** ④ 241）

☐☐ **172** 脊髄小脳変性症のうち**遺伝性でない**のはどれか。

A　Machado‐Joseph 病
B　Friedreich 失調症
C　家族性痙性対麻痺
D　Shy‐Drager 症候群
E　歯状核赤核淡蒼球 Luys 体萎縮症

❏ **解法ガイド**　　脊髄小脳変性症とは小脳およびそれに関連する神経路の変性を主体とする原因不明の変性疾患の総称である。OPCA、CCA（cortical cerebellar atrophy、皮質性小脳萎縮症）、Machado‐Joseph 病、Friedreich 失調症など種々の疾患が含まれており、英語の spinocerebellar degeneration の頭文字をとり、SCD ともいわれる。家族性に発症するタイプの一部で、遺伝子の異常が明らかにされたが、それがどのような機序で病気を生じてくるのかはまだ分かっていない。また、遺伝性のはっきりしていないタイプもある。

臨床病理学的分類

病　型	病変部位	遺伝性	非遺伝性
脊髄小脳型	脳幹、小脳求心路、小脳皮質の変性	SCA 1 SCA 2 SCA 7	オリーブ橋小脳萎縮症
小脳脊髄型	脳幹、小脳遠心路の変性	Machado‐Joseph 病 歯状核赤核淡蒼球 Luys 体萎縮症	
純粋小脳型	小脳皮質の変性	SCA 5 SCA 6	晩発性皮質小脳萎縮症
脊髄型	脊髄の変性	Friedreich 失調症 家族性痙性対麻痺	
その他		歯状核赤核淡蒼球 Luys 体萎縮症	Shy‐Drager 症候群

❏ **選択肢考察**
A　Machado‐Joseph 病は常染色体優性遺伝をする。14 番染色体の MJD 1 遺伝子に CAG triplet repeat がみられる。（○）
B　Friedreich 失調症は常染色体劣性遺伝をする。9 番染色体の frataxin に GAA triplet repeat がみられる。（○）
C　家族性痙性対麻痺では、常染色体優性遺伝、常染色体劣性遺伝、性染色体劣性遺伝などが知られている。（○）
D　Shy‐Drager 症候群は遺伝性ではない。（×）
E　歯状核赤核淡蒼球 Luys 体萎縮症（DRPLA）では、12 番染色体の atrophin に CAG triplet repeat がみられる。（○）

解答：D（***iM*** ④ 240）

173 52歳の女性。2年前から歩行時のふらつきを自覚するようになり、家人からも酔っ払っているようだと指摘されていた。1年前からは手指が震えるようになり、針に糸を通すなどの作業ができなくなった。半年前から話し方の呂律が回らなくなってきて、階段を降りにくくなった。認知症はないが、言語は不明瞭である。四肢の筋に固縮がみられ、歩行は不安定で、開脚性である。Romberg徴候は陰性。踵膝試験は両側拙劣であるが、四肢腱反射は正常、Babinski徴候は陰性である。知覚障害はない。頭部CT像を示す。
　適切な診断はどれか。
A　Friedreich失調症
B　Shy‑Drager症候群
C　オリーブ橋小脳萎縮症
D　Parkinson病
E　歯状核赤核淡蒼球Luys体萎縮症

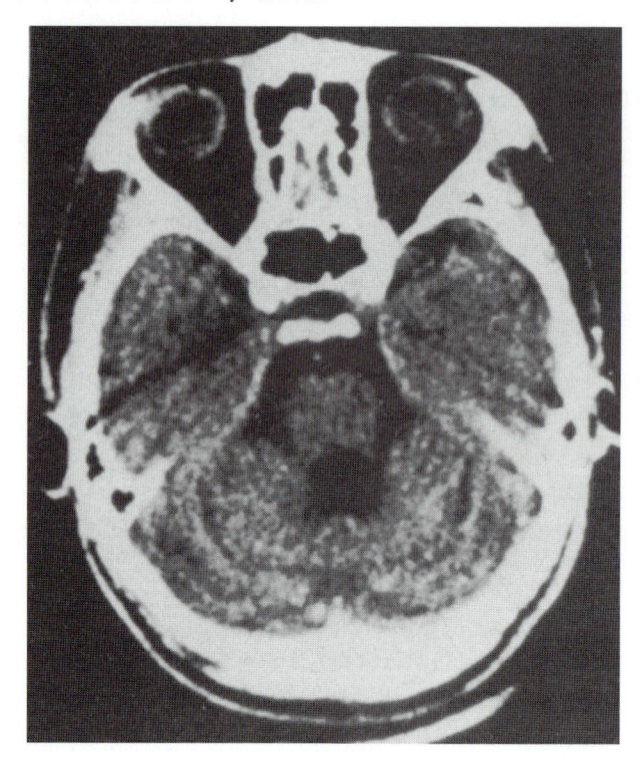

解法ガイド

身体所見 #1 52歳の女性。2年前から歩行時のふらつきを自覚するようになり、家人からも酔っ払っているようだと指摘されていた⇒小脳性運動障害を考える。

#2 1年前からは手指が震えるようになり、針に糸を通すなどの作業ができなくなった⇒手指が震えるようになったのは、Parkinson症状を疑わせる。針に糸を通すなどの作業ができなくなったのは、巧緻運動の障害であり、小脳性運動障害を考える。

#3 半年前から話し方の呂律が回らなくなってきて、階段を降りにくくなった⇒小脳性運動障害の進行と考えられる。

検査所見 #1 認知症はないが、言語は不明瞭である⇒小脳性運動障害が原因であろう。
#2 四肢の筋に固縮がみられる⇒Parkinson症状を考える。
#3 歩行は不安定で、開脚性である⇒小脳性運動障害を考える。
#4 Romberg徴候は陰性⇒脊髄性運動障害の可能性を否定。
#5 踵膝試験は両側拙劣である⇒小脳性運動障害を考える。
#6 四肢腱反射は正常、Babinski徴候は陰性である⇒錐体路障害はない。

画像所見 頭部CT像では、
#1 第四脳室の拡大があり、小脳の脳溝拡大を認める⇒小脳皮質の萎縮が考えられる。
#2 橋周囲のくも膜下腔の拡大も認める⇒橋萎縮が考えられる。

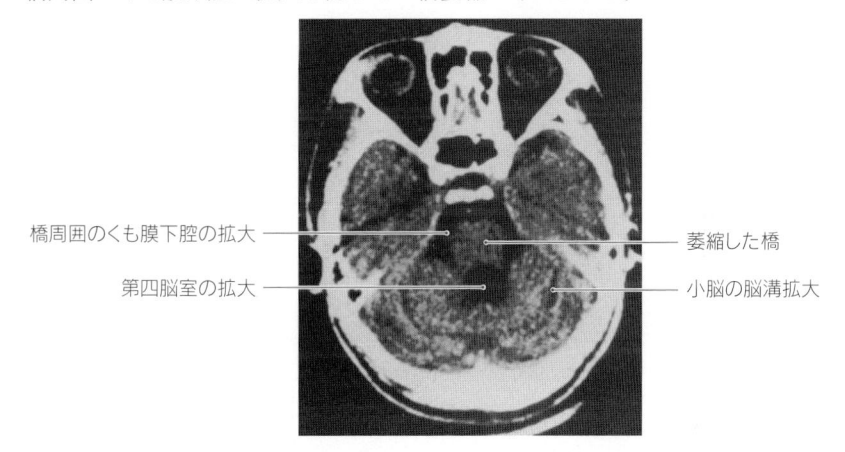

橋周囲のくも膜下腔の拡大 ── 萎縮した橋
第四脳室の拡大 ── 小脳の脳溝拡大

- **診　断**　オリーブ橋小脳萎縮症。
- **解法サプリ**　小脳性運動障害とParkinson症状の合併を認めたら、まずオリーブ橋小脳萎縮症を考えなくてはならない。CTからは、小脳皮質の萎縮と橋萎縮が認められ、オリーブ橋小脳萎縮症と診断される。
- **選択肢考察**
  A Friedreich失調症は、常染色体劣性遺伝の疾患で、脊髄後索の病変による歩行時のふらつきで始まり、運動障害や錐体路徴候を示す。脊柱側弯や凹足などの骨格異常もきたす。(×)
  B Shy-Drager症候群は、40〜60歳代に自律神経障害（起立性低血圧、排尿障害、便秘、インポテンス）で始まり、進行とともに運動障害、筋固縮、動作緩慢などのParkinson症状をみる。(×)
  C 本症は、小脳症状のほかに、Parkinson症状を認めることから、オリーブ橋小脳萎縮症が最も考えられる。(○)
  D Parkinson病では、安静時振戦や筋固縮を認めるが、小脳性運動障害はない。(×)
  E 歯状核赤核淡蒼球Luys体萎縮症は、常染色体優性遺伝の疾患で、ミオクローヌス、てんかん発作、小脳性運動障害、舞踏運動、認知症などの症状がさまざまに組み合わさって現れる。(×)

解答：C (*iM* 4 241)

● core curriculum

Chapter 15

疾 患
③感染性・炎症性・脱髄性疾患

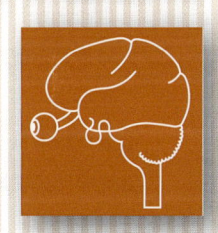

到達目標 1 　脳炎・髄膜炎の病因、症候と診断を説明できる。

Point

- 髄膜は硬膜、くも膜、軟膜よりなるが、主に軟膜に炎症が生じたものを髄膜炎という。
- 原因によって臨床経過が異なり、急性（細菌性、ウイルス性）、亜急性または慢性（結核菌、真菌、悪性腫瘍）に分類する。
- 脳圧亢進症状（頭痛、悪心・嘔吐、Cushing現象など）と髄膜刺激症状（項部硬直、Kernig徴候〈ケルニッヒ〉）を認める。

[細菌性髄膜炎（急性化膿性髄膜炎）]

- 急性の経過をとる。発熱、頭痛、髄膜刺激症状を主徴とする。
- 発症年齢によって、起炎菌の同定がおおよそ可能となる。
    新生児〜生後3か月…B群レンサ球菌、大腸菌の頻度が高い。そのほか黄色ブドウ球菌、リステリア
    生後3か月〜幼児……インフルエンザ菌の頻度が高い。そのほか髄膜炎菌、肺炎球菌など
    年長児〜青年期………肺炎球菌が多い。そのほかインフルエンザ菌など
    高齢者…………………肺炎球菌、Gram陰性桿菌
- 脳脊髄液検査：混濁、細胞数（好中球）著増、糖低下、圧の上昇、蛋白上昇など。
- 治療：抗菌薬投与を原則とする。乳幼児は髄膜刺激症状が典型的でないので、髄膜炎を疑ったら、菌の同定を待たずに治療を開始する。

[ウイルス性髄膜炎（≒無菌性髄膜炎）]

- 細菌性髄膜炎と同様、急性の経過をとる。
- 原因ウイルスは、エンテロウイルス（80％、夏季に好発）、次いでムンプスウイルス（10％、冬季に好発）、そのほか単純ヘルペスウイルス（2型＞1型）がある。
- 脳脊髄液検査：水様透明、糖正常、リンパ球優位の細胞増多を特徴とする。
- 治療：安静および対症療法を原則とする。

[結核性髄膜炎]

- 肺結核などから血行性に播種することが多い。亜急性〜慢性経過（数週間〜数か月）をとる。
- 脳脊髄液検査：糖低下、単核球優位の細胞増多、Cl低下、ADA活性上昇、放置後にフィブリンネット出現など。
- 菌の同定：Ziehl-Neelsen染色、小川培地、PCR法による。
- 合併症：SIADH、水頭症、脳神経麻痺など。
- 治療：イソニアジド、リファンピシンなどを用いる。

[真菌性髄膜炎]

- 亜急性の経過をとる。起炎菌としてクリプトコッカスが最も多い。
- 細胞性免疫の低下している者（免疫抑制薬投与、抗腫瘍薬投与など）に発症しやすい。
- 脳脊髄液所見は結核性髄膜炎に似るので、その鑑別は重要である。墨汁染色により病原体が検出できれば診断は確定される。
- 治療：アムホテリシンB、5-FC、フルコナゾールなど。

表8 髄膜炎の髄液鑑別点

	正　常	細菌性	ウイルス性	結核性	真菌性
外　観	透　明	混　濁	透明 日光微塵	透明 キサントクロミー※1	透明 キサントクロミー
細胞数 (/mm³)	< 10 単核球※2	> 500 好中球↑	30～300 単核球↑	> 50 単核球↑	> 30 単核球↑
糖	50～80mg/dL	減　少	正　常	減　少	減　少
Cl⁻	120～130mEq/L	低　下	正　常	著明に低下	低　下

※1　キサントクロミー：赤血球の破壊により放出されたビリルビンによって髄液が黄色調を呈すること。
※2　単核球：リンパ球＋単球。

図56　髄膜炎の症状

❏髄膜炎の症状は大きく3つに分けて考える。

- 髄膜刺激症状 → 頭痛、項部硬直、Kernig 徴候、Brudzinski 徴候
- 頭蓋内圧亢進症状 → 悪心、嘔吐、意識障害、Cushing 現象※
- 炎症症状 → 発熱

※Cushing 現象とは頭蓋内圧の亢進により高血圧、徐脈を呈する現象のことで、脳循環が障害されたときのホメオスターシスによる反応である。

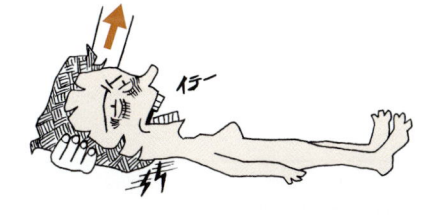

項部硬直

❏頚椎の回転や伸展では抵抗がないが、屈曲では抵抗や痛みがある場合に陽性となる。

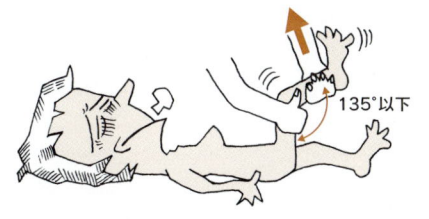

Kernig 徴候

❏股関節を十分に屈曲させて、膝関節を伸展させると髄膜刺激により膝屈筋群が不随意に収縮するため135°以上に伸展できない。このときをKernig 徴候陽性とする。

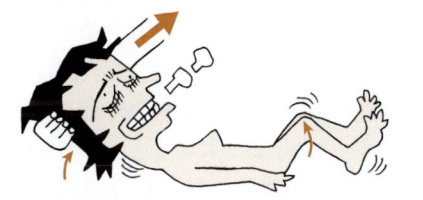

Brudzinski 徴候（ブルジンスキー）

❏頭を前屈させたときに股関節と膝関節が屈曲する現象のことである。脊髄上部が刺激され、それが坐骨神経の伸展を防ごうとするために起こる。
❏意味はKernig 徴候と同じである。

Point

[脳炎（総論）]
- 脳実質に生じる炎症で、大部分がウイルスによるためウイルス性脳炎ともいう。
- 単純ヘルペスウイルス（HSV）、麻疹ウイルス、日本脳炎ウイルス、サイトメガロウイルス、西ナイル熱ウイルスなどがある。なかでも急性脳炎を起こすウイルスとしてHSVが重要である。

[単純ヘルペス脳炎]
- HSVはDNAウイルスで、1型と2型がある。小児・成人の脳炎は主に1型による。2型は新生児髄膜炎や全身感染症の原因となる。
- 単純ヘルペス脳炎は片側の側頭葉に好発し、出血傾向が強い（急性出血性壊死性脳炎）。
- 髄膜刺激症状のほか、側頭葉症状として記銘力障害、自発性低下、行動異常などがみられる。
- 治療：アシクロビルの点滴静注。

---

174 新生児の細菌性髄膜炎の起炎菌として**誤っている**のはどれか。
 A 大腸菌
 B インフルエンザ菌
 C リステリア菌
 D 黄色ブドウ球菌
 E B群レンサ球菌

❏ 解法ガイド　細菌性髄膜炎は、年齢や基礎疾患によって起炎菌に特徴がある。新生児〜生後3か月乳児では、B群レンサ球菌、大腸菌、黄色ブドウ球菌、リステリア菌が起炎菌となる。インフルエンザ菌は、生後3か月以降の乳児から青年期にかけて起炎菌となり、新生児期においては起炎菌となることは少ない。

❏ 選択肢考察　B　解法ガイド参照。（×）

解答：B（*iM* 4 199）

---

175 幼児期の細菌性髄膜炎の起炎菌として最も多いのはどれか。
 A 緑膿菌
 B B群レンサ球菌
 C 髄膜炎菌
 D 肺炎球菌
 E インフルエンザ菌

❏ 解法ガイド　生後3か月以降の乳児〜幼児にみられる細菌性髄膜炎の起炎菌には、インフルエンザ菌、肺炎球菌、黄色ブドウ球菌がある。なかでも原因頻度が最も高い起炎菌は、インフルエンザ菌である。ちなみに、年長児〜青年期に多い起炎菌は、肺炎球菌、インフルエンザ菌、髄膜炎菌であり、肺炎球菌のほうが多くなる。成人になると、肺炎球菌、髄膜炎菌が起炎菌となり、高齢者（65歳以上）では、肺炎球菌、Gram陰性桿菌、リステリア菌が起炎菌となる。また、免疫能が低下している人では、肺炎球菌のほか、緑膿菌な

どの Gram 陰性桿菌、リステリア菌、黄色ブドウ球菌（MRSA）などが、脳室シャント後の人では、黄色ブドウ球菌、表皮ブドウ球菌などが起炎菌となる。

❏ 選択肢考察
- A 緑膿菌は免疫不全状態の人の髄膜炎の起炎菌となる。(×)
- B B群レンサ球菌は新生児髄膜炎の起炎菌である。(×)
- C 髄膜炎菌は成人の髄膜炎の原因菌として重要である。咽頭に常在する菌で敗血症に伴い発症する。幼児期にも発症しうるが頻度が最も高いわけではない。(×)
- D 肺炎球菌は成人期における細菌性髄膜炎の起炎菌として最も多い。(×)
- E インフルエンザ菌は幼児期の細菌性髄膜炎の起炎菌としては最も頻度が高い。(○)

解答：E（*iM* ④ 199）

□□ 176 無菌性髄膜炎の原因として**誤っている**のはどれか。
- A エコーウイルス
- B コクサッキーウイルス
- C ムンプスウイルス
- D マイコプラズマ
- E リステリア

❏ 解法ガイド　無菌性髄膜炎とは、通常の脳脊髄液の塗抹染色標本や一般細菌培養にて病原体がみつからない髄膜炎のことである。一般的には、無菌性髄膜炎はウイルス性髄膜炎と同じ意味で使われることが多い。しかし、すべてがウイルス性だとは限らない。ウイルス以外でも多くの病原体が無菌性髄膜炎を起こしうる。例えば、マイコプラズマ、結核、ライム病、回帰熱、ブルセラ症、レプトスピラ症、広東住血線虫などは無菌性髄膜炎を起こす。真菌性髄膜炎も無菌性髄膜炎の形をとる。

❏ 選択肢考察
- A ウイルス性髄膜炎の原因の大部分はエンテロウイルス属が占める。エンテロウイルス属の中では、本邦ではエコーウイルスとコクサッキー B 群ウイルスが多い。手足口病の起因病原体であるエンテロウイルス 71 もウイルス性髄膜炎の起炎菌となる。(○)
- B 上述。(○)
- C その他の原因ウイルスとして、ムンプスウイルス、単純ヘルペスウイルス 2 型などがあげられる。(○)
- D マイコプラズマも通常の塗抹染色標本や一般細菌培養では検出できない。(○)
- E リステリアは Gram 陽性桿菌であり、通常の塗抹染色標本や一般細菌培養では検出できる。リステリア菌は、自然環境中や動物の腸内に広く生息しているが、リステリア症は新生児、70 歳以上の高齢者、免疫力が低下している人がかかりやすい。大半が 7 月から 8 月に発生し、菌に汚染された肉、乳製品、生野菜などを食べることにより感染する。(×)

解答：E（*iM* ④ 200）

☐☐ **177** 脳脊髄液所見と疾患との組合せで正しいのはどれか。

　A　多核球増加 ──────── ウイルス性髄膜炎
　B　単核球増加 ──────── 細菌性髄膜炎
　C　糖減少 ────────── 結核性髄膜炎
　D　蛋白正常 ───────── 真菌性髄膜炎
　E　クロール増加 ─────── 癌性髄膜炎

❏ **解法ガイド**　髄膜炎の原因によって髄液検査の所見は異なる。ポイントは以下のとおりである。

①細菌性では多核球が増加するのに対し、それ以外の原因では単核球が増加する。
②ウイルス性では糖は正常なのに対し、それ以外では糖が減少する。
③結核性ではClイオンが著明に低下する。

❏ **選択肢考察**
　A　多核球増加は細菌性髄膜炎を考える。(×)
　B　単核球増加はウイルス性、結核性、真菌性を示唆する所見である。(×)
　C　糖減少は結核性髄膜炎でも認められる。(○)
　D　蛋白増加が、すべての髄膜炎でみられる。(×)
　E　Cl増加はない。癌性髄膜炎では、単核球の増加や腫瘍細胞が検出される。(×)

解答：C（*iM* ④ 202）

> **178**　45歳の男性。4週前から全身倦怠感と軽い頭痛とがあり、持続していたが、2週前から発熱するとともに頭痛が増強してきたので来院した。軽い傾眠傾向があるが応答内容は正確で、項部硬直およびKernig徴候を認める。運動麻痺、Babinski徴候およびけいれんはみられない。
> まず考えるべき疾患はどれか。
> A　単純ヘルペス脳炎　　B　細菌性髄膜炎　　C　結核性髄膜炎
> D　ウイルス性髄膜炎　　E　癌性髄膜炎

❏ 解法ガイド　[身体所見] #1　45歳の男性。4週前から全身倦怠感と軽い頭痛が持続。2週前から発熱し頭痛が増強してきた⇒慢性的な頭痛。発熱があることから炎症性疾患を考える。
　　　　　　　[検査所見] #1　軽い傾眠傾向がある⇒軽度意識障害。
　　　　　　　　　　　　#2　項部硬直およびKernig徴候を認める⇒髄膜炎を考える。4週前から頭痛を訴えていることから、慢性髄膜炎と診断される。
　　　　　　　　　　　　#3　運動麻痺、Babinski徴候およびけいれんはみられない⇒巣症状はない。
❏ 診　　断　　慢性髄膜炎。
❏ 解法サプリ　髄膜の炎症が1か月以上続くような髄膜炎を慢性髄膜炎という。ただし、急性髄膜炎と慢性髄膜炎の区別は常に明確なものではなく、慢性髄膜炎を亜急性髄膜炎として分類することもある。慢性髄膜炎をきたす原因には以下のようなものがある。

> **感染性疾患**
> ・結核性髄膜炎
> ・真菌（*Cryptococcus*、*Candida*、*Aspergillus*など）
> ・寄生虫（*Acanthamoeba*、*Toxoplasma*、*Cysticercus*）
> ・ライム病、梅毒、HIV
>
> **非感染性疾患**
> ・癌性髄膜炎
> ・サルコイドーシス
> ・Behçet病
> ・SLE
> ・リンパ性白血病

❏ 選択肢考察　A　単純ヘルペス脳炎の症状の特徴は、急激に発症する意識障害である。(×)
　　　　　　　B　細菌性髄膜炎も頭痛、項部硬直をみるが、もっと急性の経過をとる。(×)
　　　　　　　C　結核性髄膜炎は慢性の経過をとることが多い。(○)
　　　　　　　D　ウイルス性髄膜炎は急性の経過をとることが一般的である。(×)
　　　　　　　E　癌性髄膜炎は癌細胞や白血病細胞がくも膜下腔に浸潤することで起こる。発熱は目立たない。慢性の経過をとるので鑑別を要するが、原発巣には消化器癌（胃癌）、肺癌、乳癌、白血病、悪性リンパ腫などが多いので、本問ではこれら基礎疾患に関する記述がないことから考えにくい。(×)

解答：C（*iM* ④ 199）

179 26歳の男性。ネフローゼ症候群のためステロイド療法を受けている。1か月前から頭重感を覚えていたが、1週前より頭痛がひどくなり、38℃前後の発熱をきたすようになった。昨日からは嘔吐を伴うようになった。項部硬直およびKernig徴候を認める。胸部X線写真 (a)、経気管支的肺生検組織のGrocott染色標本 (b⇒カラー口絵)、PAS染色標本 (c⇒カラー口絵)、および脳脊髄液の墨汁染色標本 (d) を示す。

最も適切な診断はどれか。

A 結核性髄膜炎
B ウイルス性髄膜炎
C 髄膜炎菌性髄膜炎
D クリプトコッカス性髄膜炎
E 黄色ブドウ球菌性髄膜炎

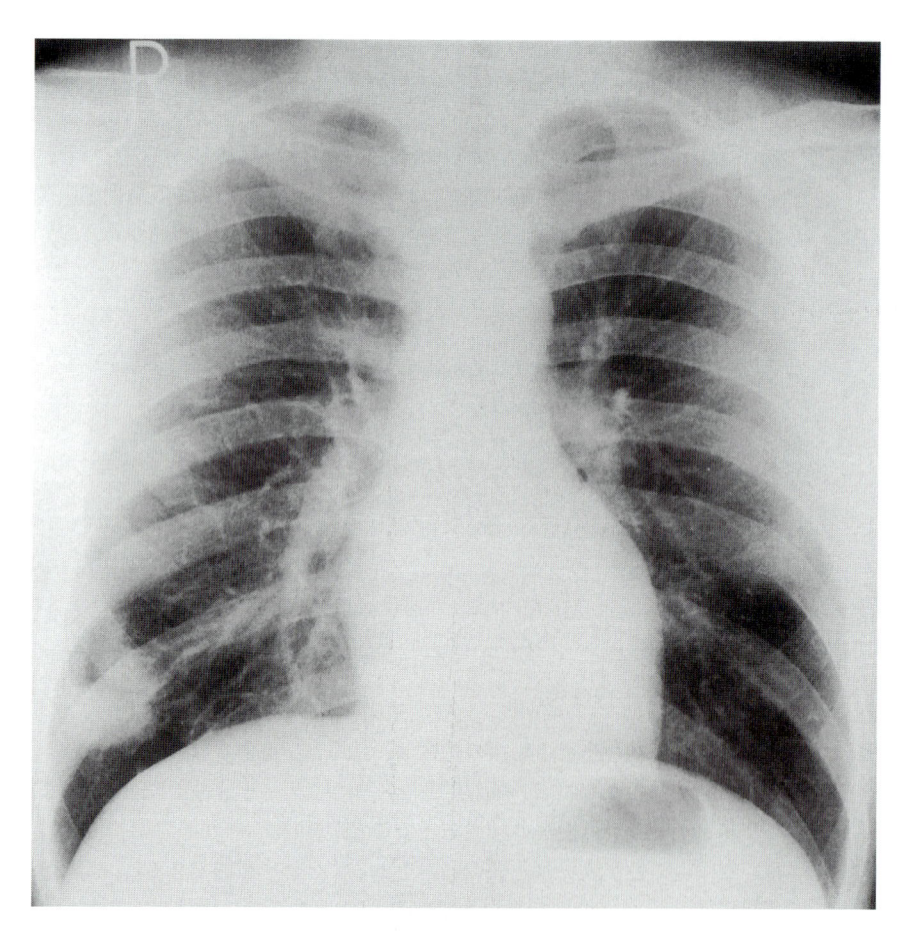

(a)

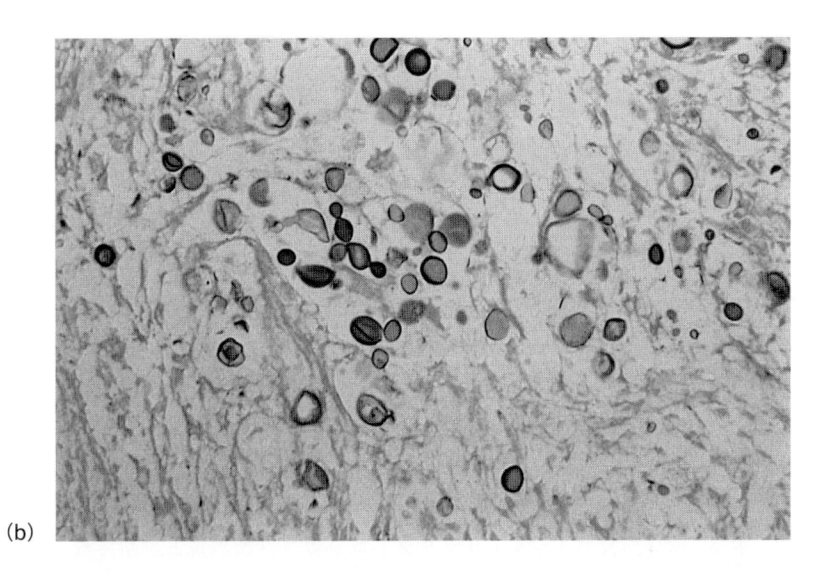

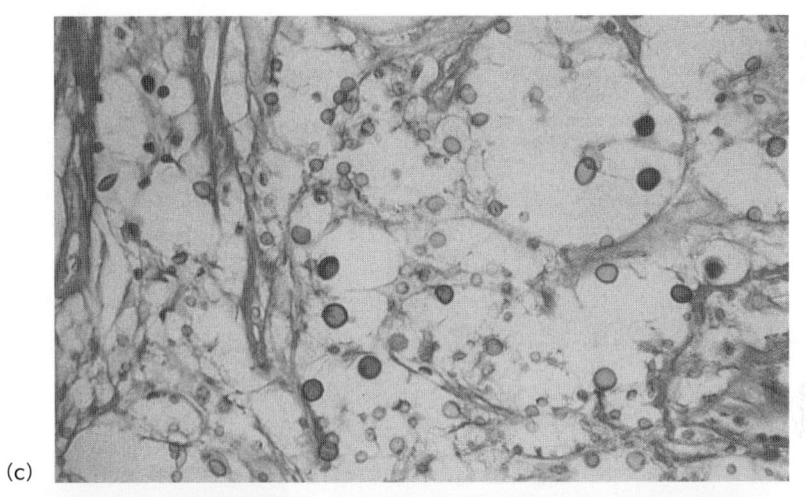

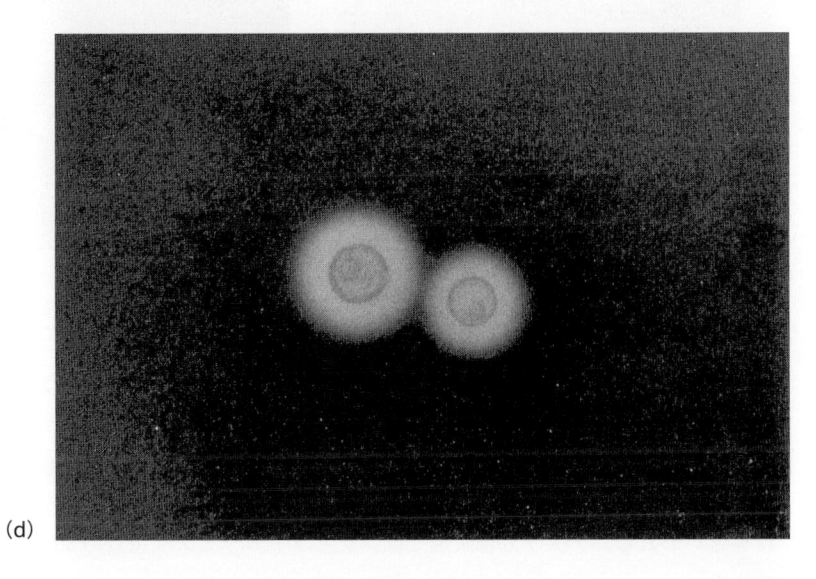

(b)

(c)

(d)

❏ 解法ガイド　身体所見　#1　26歳の男性。ネフローゼ症候群のためステロイド療法を受けている⇒ステロイドによる免疫力低下を考える。日和見感染の可能性を視野に入れる。
　　　　　　　　　#2　1か月前から頭重感、1週前より頭痛がひどくなり、38℃前後の発熱をきたす。昨日からは嘔吐を伴うようになった⇒慢性的な頭痛があり、発熱を認めるようになったことから、髄膜炎を考える。
　　　　　　　　　#3　項部硬直およびKernig徴候を認める⇒髄膜炎を考える。慢性的な経過から結核性、真菌性などの原因を考える。
　　　　　　　画像所見　#1　胸部X線写真では、右下肺野に腫瘤性病変を認める。
　　　　　　　　　#2　Grocott染色標本では、莢膜を有する球状の菌体が多数認められる。
　　　　　　　　　#3　PAS染色標本では、莢膜を有する球状の菌体が多数認められる⇒莢膜は菌体表面の分厚い膜で「多糖類」でできており、普通のH-E染色では染まりにくいのでこういった特殊な染色が必要となる。
　　　　　　　　　#4　墨汁染色標本では、莢膜の透亮像を認める菌体を証明している。
　　　　　　　　　#5　画像所見#1～4よりクリプトコッカス性髄膜炎と診断される。

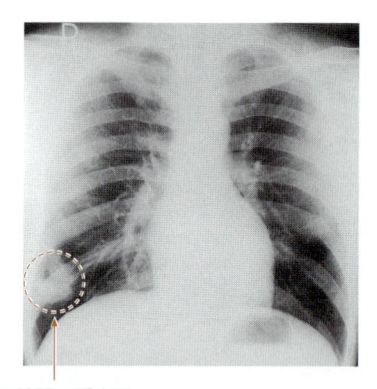

↑：右下肺野の腫瘤影

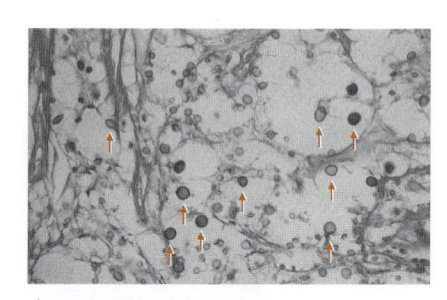

↑：莢膜を有する球状の菌体。

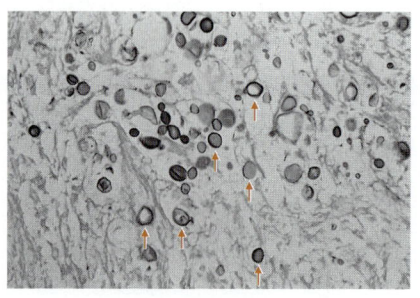

↑：莢膜を有する球状の菌体。

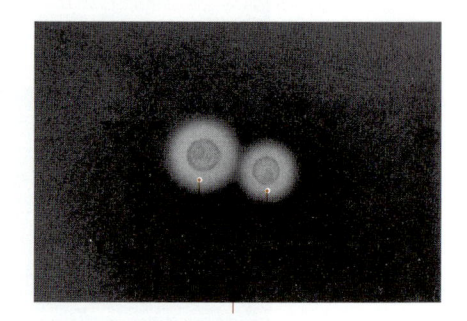

菌体表面の莢膜の透亮

❏ 診　　断　　クリプトコッカス性髄膜炎。
❏ 解法サプリ　クリプトコッカスは、ハトの糞に高密度に生息している真菌で、経気道感染しても、正常人の場合は不顕性感染で終わることが多い。ただし免疫不全状態の人にかかると、肺炎や髄膜炎を起こす。クリプトコッカス性髄膜炎の症状は、頭痛、発熱、無気力、昏睡、人格変化、記憶障害などで、永続的な神経の障害を起こすこともあり、致命率は約12％といわれる。アメリカ合衆国では、クリプトコッカス患者の85％がHIV感染者である。

■選択肢考察　A　結核性髄膜炎は慢性的な経過をとるので一応考えなければならないが、脳脊髄液の墨汁染色で菌が同定されることはない。(×)
B　ウイルス性髄膜炎は急性の経過をとる。(×)
C　髄膜炎菌性髄膜炎は急性の経過をとる。(×)
D　クリプトコッカス性髄膜炎が最も考えられる。(○)
E　黄色ブドウ球菌性髄膜炎は急性の経過をとる。新生児、乳幼児、脳室シャント後の人の起炎菌となる。(×)

解答：D（*iM* 4 205）

□□ 180　1歳2か月の女児。出生歴・既往歴に特記すべきことはない。発育も順調で1歳で一人歩きをした。2週前から食欲が低下し、元気がなくなった。昨日から意識障害が生じ、今朝から発熱と全身性けいれんが出現したため、救急車にて来院した。祖父が結核にて加療中。身長80cm、体重8.5kg、体温38.5℃。胸部聴診所見では両側全肺野に軽度のラ音を聴取する。赤血球478万、Hb 9.1g/d*l*、白血球18,500（好中性桿状核球10％、好中性分葉核球77％、リンパ球13％）、赤沈45mm/1時間。髄液所見：細胞数780（リンパ球95％）/mm³、蛋白150mg/d*l*、糖20mg/d*l*。胸部X線写真を示す。予防接種はこれまで何も受けていない。

最も考えられる起炎菌はどれか。

A　大腸菌
B　肺炎球菌
C　結核菌
D　クリプトコッカス
E　インフルエンザ菌

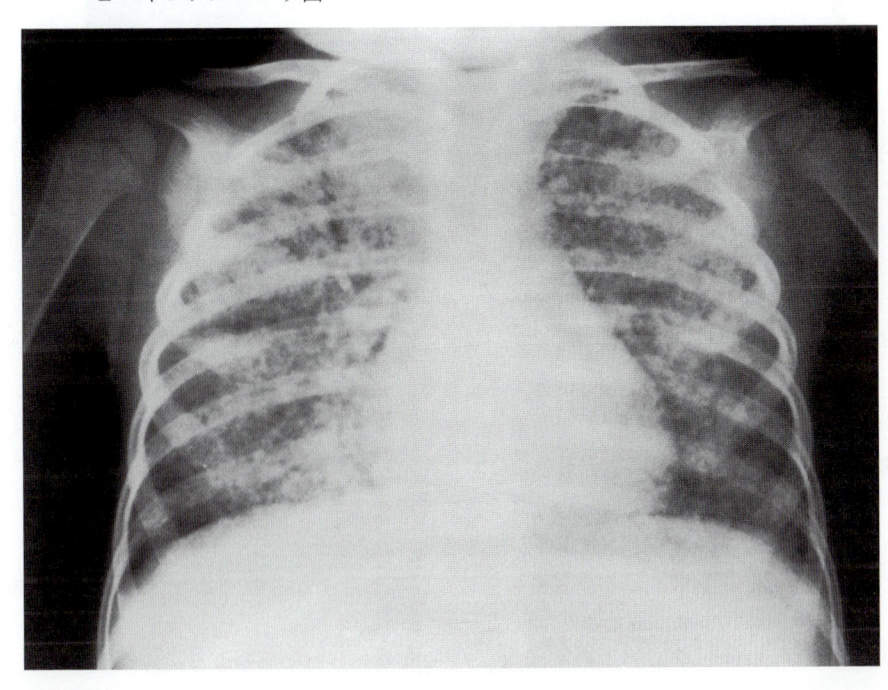

❏ 解法ガイド 身体所見 ＃１ １歳２か月の女児。出生歴、既往歴に特記すべきことはない。発育も順調で１歳で一人歩きをした⇒正常の発達である。

＃２ ２週前から食欲が低下し、元気がなくなった⇒亜急性の経過。

＃３ 昨日から意識障害、今朝から発熱と全身性けいれんが出現⇒症状の急速な悪化。発熱、けいれん、意識障害があることから、脳炎、髄膜炎の可能性を考える。

＃４ 祖父が結核にて加療中⇒家族内感染の可能性を考える。

検査所見 ＃１ 身長80cm、体重8.5kg、体温38.5℃⇒Kaup指数13.3（＝ 8,500 ÷ 80^2 × 10、基準15〜18）より栄養状態不良。発熱があることから炎症性疾患を考える。

＃２ 胸部聴診所見では両側全肺野に軽度のラ音を聴取する⇒肺炎を考える。

＃３ 項部硬直あり⇒髄膜炎の可能性。

＃４ 赤血球478万、Hb 9.1g/dl⇒貧血がある。

＃５ 白血球18,500（好中性桿状核球10％、好中性分葉核球77％、リンパ球13％）⇒白血球数が増加し、好中球優位に増加しているので細菌性感染症を考える。

＃６ 赤沈45mm（基準5.0、標準偏差5.9）と上昇⇒炎症がある。

＃７ 髄液所見：細胞数780（リンパ球95％）/mm^3、蛋白150mg/dl、糖20mg/dl⇒単核球優位の増加で、蛋白上昇、糖低下から、結核性または真菌性髄膜炎の疑い。

画像所見 胸部X線写真では、

＃１ 両側肺野にびまん性に多数の斑状小結節・粒状の浸潤影が認められる⇒粟粒結核の可能性が高い。

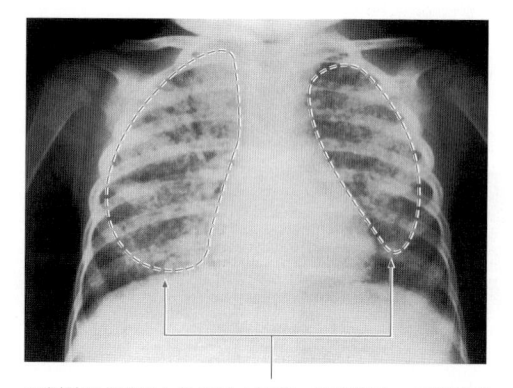

両側肺野のびまん性斑状小結節・粒状陰影 ⇒ 粟粒結核

❏ 臨床診断 粟粒結核から発症した結核性髄膜炎。

❏ 解法サプリ 粟粒結核は結核菌が血行散布されて生じるが、正常な成人では少なく、免疫不全状態の人や高齢者、乳幼児に多くみられる。結核性髄膜炎を合併することも多く、重度の中枢神経後遺症を残すことがある。

❏ 選択肢考察 A 大腸菌は新生児〜生後３か月乳児の髄膜炎の起炎菌となる。(×)

B 肺炎球菌では髄液所見で多核球の増加がみられる。(×)

C 結核菌による髄膜炎が最も考えられる。(○)

D クリプトコッカスも亜急性髄膜炎の形をとるので考えられるが、胸部X線写真の所見が異なる。(×)

E インフルエンザ菌では髄液所見で多核球の増加がみられる。(×)

解答：C（*iM* 2 135）

到達目標 2 多発性硬化症の病態、症候と診断を説明できる。

Point
- 脱髄とは神経軸索を取り囲む髄鞘の障害のことを指す。多発性硬化症は脱髄性疾患の代表格である。
- 自己免疫機序により、中枢神経系内に多数の脱髄巣が散在し（空間的多発性）、それらが増悪・寛解を繰り返す（時間的多発性）。脱髄巣はグリオーシスによって瘢痕化（脱髄斑）して硬くなるため、多発性硬化症と呼ばれる。15～50歳に発症し、北方の寒冷地に多く、日本は欧米に比し有病率は低い。
- 視力障害、運動障害、知覚障害で初発することが多い。
- 症状：球後性視神経炎（→盲中心暗点）、両側性MLF症候群、運動障害、感覚障害、小脳障害など。
- 脳脊髄液所見：IgG増加、オリゴクローナルバンドの出現、ミエリン塩基性蛋白の出現など。
- 頭部MRI T1強調像で低信号域、T2強調像で高信号域の散在性の脱髄巣を認める。
- 誘発電位における中枢神経白質の伝導速度の低下を認める。

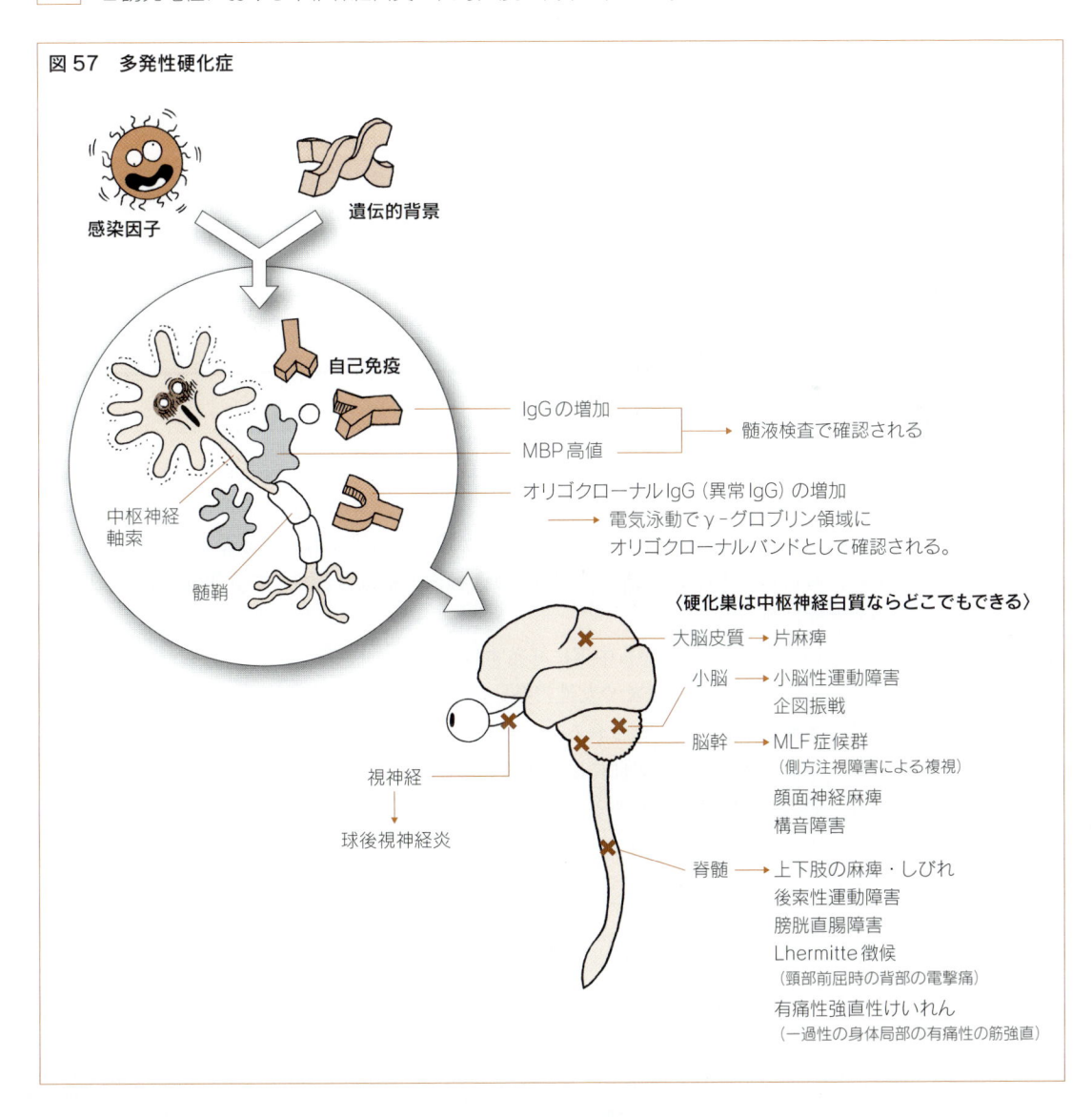

図57 多発性硬化症

感染因子
遺伝的背景

自己免疫

中枢神経軸索
髄鞘

IgGの増加
MBP高値
→ 髄液検査で確認される

オリゴクローナルIgG（異常IgG）の増加
→ 電気泳動でγ-グロブリン領域にオリゴクローナルバンドとして確認される。

〈硬化巣は中枢神経白質ならどこでもできる〉

- 大脳皮質 → 片麻痺
- 小脳 → 小脳性運動障害／企図振戦
- 脳幹 → MLF症候群（側方注視障害による複視）／顔面神経麻痺／構音障害
- 視神経 → 球後視神経炎
- 脊髄 → 上下肢の麻痺・しびれ／後索性運動障害／膀胱直腸障害／Lhermitte徴候（頸部前屈時の背部の電撃痛）／有痛性強直性けいれん（一過性の身体局部の有痛性の筋強直）

□□ **181**　脳の白質が障害されるのはどれか。

A　Huntington 舞踏病
B　Pick 病
C　多発性硬化症
D　Alzheimer 型認知症
E　Parkinson 病

❏ **解法ガイド**　多発性硬化症は中枢神経の慢性的な脱髄性疾患である。寛解と増悪を繰り返し、局在神経症状が多発する。神経軸索の周りを取り囲む髄鞘の炎症性脱落がみられるが、これを脱髄斑と呼ぶ。脱髄斑は白質にみられる。

❏ **選択肢考察**
A　Huntington 舞踏病は尾状核の変性・萎縮をきたす。(×)
B　Pick 病は前頭葉を中心とした大脳皮質の萎縮がみられる。(×)
C　多発性硬化症は、白質に生じた脱髄斑が特徴的な疾患である。(○)
D　Alzheimer 型認知症は、前頭葉〜頭頂葉の大脳皮質の萎縮がみられる。(×)
E　Parkinson 病は中脳黒質の変性をきたす。(×)

解答：C（*iM* ④ 191）

□□ **182**　多発性硬化症について**誤っている**のはどれか。

A　発症は 15〜50 歳に多い。
B　男性に多い。
C　高緯度地域に多い。
D　症状には通常左右差がある。
E　症状の寛解、再燃がある。

❏ **解法ガイド**　多発性硬化症の発生頻度は人種によって異なる。日本人には少なく、欧米白人に多くみられる。北欧では有病率が人口 10 万人に 50〜100 人くらいであるのに対し、我が国では、有病率は人口 10 万人あたり 8〜9 人程度と推定されている。男女比は 1：1.3 でやや女性に多い。

❏ **選択肢考察**
A　15〜50 歳の成人から中年に好発する。(○)
B　男女比は 1：1.3 でやや女性に多い。(×)
C　高緯度地域に多くみられる。(○)
D　病巣が同時期に多巣性に出現するため、通常、症状には左右差を認める。(○)
E　症状の寛解、再燃がある。(○)

解答：B（*iM* ④ 191）

183 多発性硬化症の増悪期の検査所見として**誤っている**のはどれか。

A　正中神経伝導速度が低下する。
B　頭部MRI T2強調像で高信号として検出される。
C　脳脊髄液検査にてオリゴクローナルバンドの出現を認める。
D　脳脊髄液検査にてミエリン塩基性蛋白〈MBP〉の出現を認める。
E　脳脊髄液検査にて単核球の増加を認める。

解法ガイド　多発性硬化症の増悪期の診断には脳脊髄液検査とMRI検査が重要である。脳脊髄液検査では、単核細胞数の上昇、γ-グロブリンの上昇、オリゴクローナルバンドの出現、ミエリン塩基性蛋白（MBP）の増加などがみられる。MRI検査では脱髄巣がT1強調画像で低信号、T2強調画像で高信号として認められ、さらに脱髄発生直後はガドリニウムDTPAによる増強効果を認める。

選択肢考察

A　末梢神経の障害はない。(×)
B　脱髄斑はMRI T2強調で高信号として検出される。(○)
C　脳脊髄液γ-グロブリンの上昇のパターンにオリゴクローナルバンドが認められる。(○)
D　脳脊髄液にMBPがみられる。多発性硬化症の活動性と相関する。(○)
E　脳脊髄液検査にて単核球の増加を認める。(○)

解答：A（*iM* ④ 194）

□□ **184** 36歳の女性。3年前に左眼の視力が急に低下したが、約1か月後には改善した。2年前には両下肢のしびれ感と脱力とのため歩きにくくなった。排尿障害もあったが、いずれも3か月後に軽快した。1週前から左顔面のしびれ感が出現し、物が二重に見えるため来院した。身長156cm、体重51kg。脈拍60/分。意識は清明。左眼の視神経萎縮と内転制限とを認める。左顔面に感覚低下があり、両眼に注視性眼振を認める。両下肢の深部反射は亢進し、Babinski徴候は陽性である。脳脊髄液検査では初圧95mmH$_2$O（基準70〜150）、細胞はほとんどが単核球で21個/μl（基準0〜2）、総蛋白35mg/dl（基準10〜40）、糖65mg/dl（基準50〜75）である。頭部MRIのT2強調画像（a、b）を示す。

最も考えられるのはどれか。
A　副腎白質ジストロフィー
B　結節性硬化症
C　多発性硬化症
D　多発性神経炎
E　進行性多巣性白質脳症

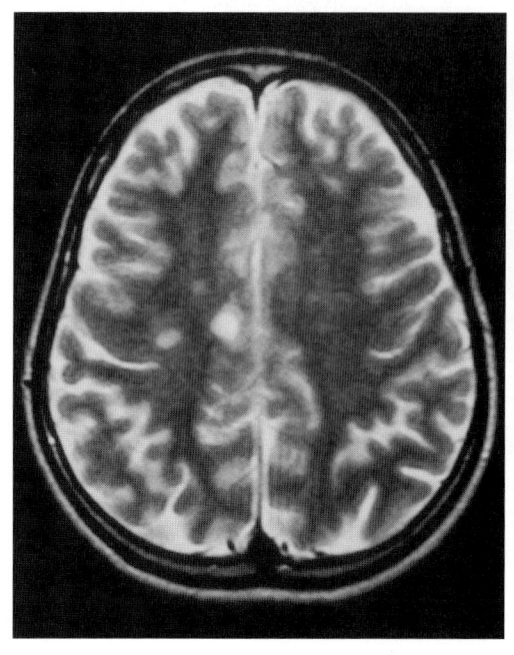

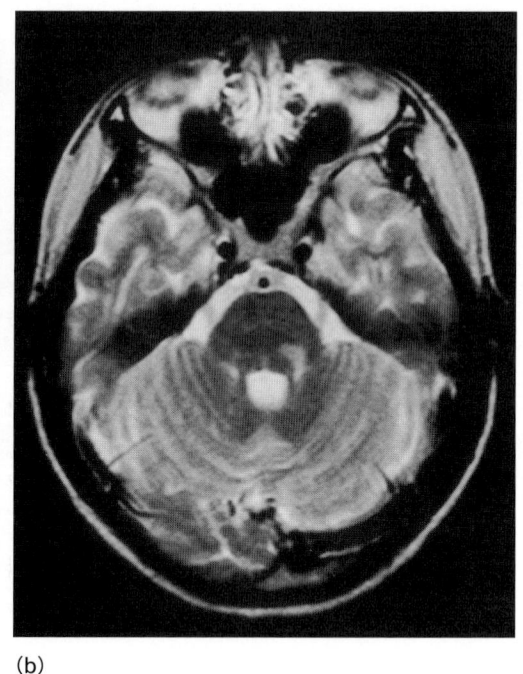

(a)　(b)

❏ **解法ガイド** 身体所見 #1　36歳の女性。3年前に左眼の視力が急に低下、約1か月後には改善した⇒自然寛解している神経学的症状。左の球後性視神経炎であった可能性が高い。

#2　2年前には両下肢のしびれ感と脱力とのため歩きにくくなった。排尿障害もあったが、いずれも3か月後に軽快した⇒再燃しつつも、再度、自然寛解している神経学的症状。胸髄病変が疑われる。

#3　1週前から左顔面のしびれ感が出現し、物が二重に見えるため来院した⇒再燃であるが、以前の神経症状と異なることから違う部位が障害されている。左三

叉神経障害、外眼筋麻痺を疑う。

検査所見 #1 左眼の視神経萎縮と内転制限を認める⇒左の球後性視神経炎と動眼神経麻痺。

#2 左顔面の感覚低下⇒左三叉神経障害。

#3 両眼に注視性眼振を認める⇒両側のMLF症候群。

#4 両下肢の深部反射は亢進し、Babinski徴候は陽性である⇒両側錐体路障害。

画像所見 MRI T2強調画像では、

#1 右前頭葉白質において複数の高信号域がみられる。

MRI T2強調画像では、

#2 左橋部に高信号域がみられる。

右前頭葉白質

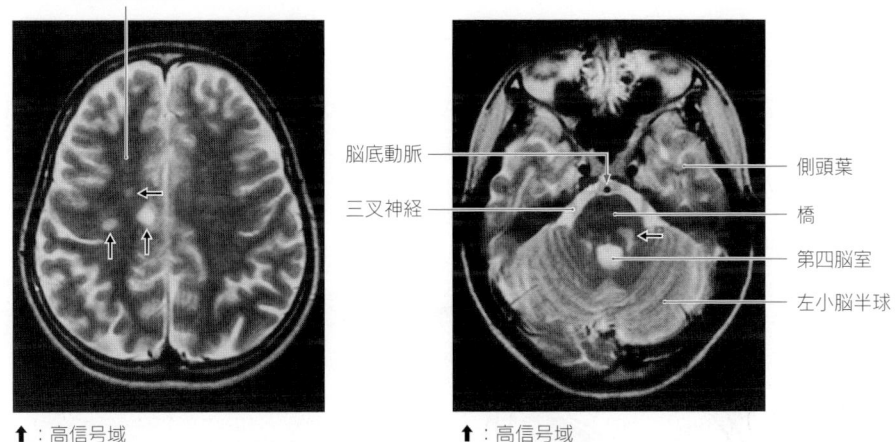

↑：高信号域　　　　　　　　↑：高信号域

脳底動脈
三叉神経
側頭葉
橋
第四脳室
左小脳半球

❏ 診　　断　　多発性硬化症。

❏ 選択肢考察
- A　副腎白質ジストロフィーは、副腎機能不全と神経系の広範囲の脱髄を特徴とするまれなX染色体性劣性代謝性障害である。男児に発症し、認知症、痙縮、失明が起こる。(×)
- B　TSC1遺伝子とTSC2遺伝子がそれぞれ作るハマルチンとチュベリンと呼ばれる蛋白質の合成の異常によって、顔面の脂腺腫、けいれん、知能低下を主徴とし、脳、皮膚、眼底、腎、肺など全身に多彩な症候を示す母斑症である。(×)
- C　臨床症状より、増悪・寛解を繰り返していることから時間的多発性があり、一度に複数の神経局在症状を呈していることから病巣部位は空間的多発性があるといえる。MRI像からも空間的多発性を確認できる。したがって、多発性硬化症と診断できる。(○)
- D　多発性神経炎では両側錐体路障害は説明できない。(×)
- E　進行性多巣性白質脳症は癌の末期や免疫不全で起こる疾患で、注意力の減退、記憶障害、混乱、性格変化、認知症、異常行動など多彩な神経症状を呈するが、人口100万人に3人くらいと非常にまれな疾患である。(×)

解答：C（*iM* ④ 193）

到達目標 3 脳膿瘍を概説できる。

Point
- 脳実質内に侵入した病原体により化膿性炎症が限局性に生じたものを脳膿瘍という。
- 基礎疾患となる化膿性病巣（中耳炎など）から二次的に炎症が波及して化膿性病巣が形成される。
- 耳鼻科疾患（中耳炎、副鼻腔炎）による直接的な波及のほか、右→左シャントの先天性心疾患（Fallot四徴症など）、感染性心内膜炎による血行性の波及がある。
- 症状：発熱などの感染症状に加えて、脳内占拠性病変（SOL）としての症状（巣症状、頭蓋内圧亢進など）が主となる。
- 診断に最も有用なのが、頭部CT・MRIにおける病巣周囲の浮腫を伴った輪状増強効果（ringed enhancement）である。
- 治療：細菌感染による場合が多いので抗生物質の投与。被包の形成がなければドレナージ、被包の形成があれば膿瘍を被膜ごと全摘する。

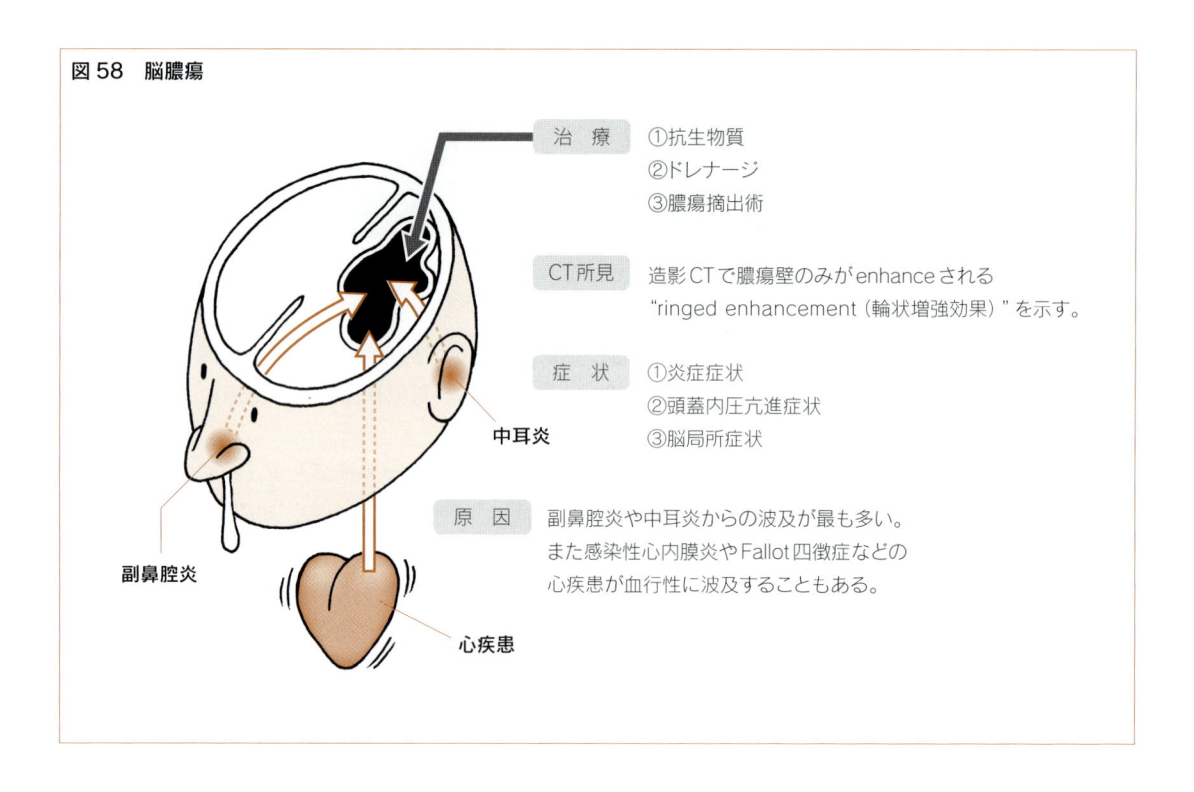

図58 脳膿瘍

治療
①抗生物質
②ドレナージ
③膿瘍摘出術

CT所見 造影CTで膿瘍壁のみがenhanceされる "ringed enhancement（輪状増強効果）" を示す。

症状
①炎症症状
②頭蓋内圧亢進症状
③脳局所症状

原因 副鼻腔炎や中耳炎からの波及が最も多い。また感染性心内膜炎やFallot四徴症などの心疾患が血行性に波及することもある。

中耳炎
副鼻腔炎
心疾患

185 脳膿瘍の原因として最も多いのはどれか。

A 歯槽膿漏
B 真珠腫性中耳炎
C 胃潰瘍
D Fallot 四徴症
E 肺癌

解法ガイド　脳膿瘍は脳組織内の炎症および感染物質（膿）の集合が原因で生じた脳内占拠性病変である。原因の 70 ～ 80 ％は慢性副鼻腔炎や真珠腫性中耳炎などの耳鼻科的疾患である。これらは、炎症が頭蓋骨を越えて直接脳へ波及することによって脳膿瘍を引き起こす。その他の原因は Fallot 四徴症、感染性心内膜炎、右→左シャントをする心疾患などである。これらは、菌が血行性に脳内に運ばれ感染を生じることによって脳膿瘍を引き起こす。脳膿瘍は頭部 CT にてリング状増強効果を呈する占拠性病変として認められる。治療は抗菌薬の大量投与、脳圧減少などの処置、穿刺排膿や外科的摘出を行う。

選択肢考察
A う歯や歯槽膿漏も、脳膿瘍の原因となることがある。しかし頻度は低い。(×)
B 真珠腫性中耳炎や慢性副鼻腔炎などの耳鼻科的疾患が原因となる場合が最も多い。(◯)
C 胃潰瘍が脳膿瘍の原因になることはない。(×)
D Fallot 四徴症、感染性心内膜炎、右→左シャントをする心疾患は脳膿瘍の原因となるが、耳鼻科的疾患に比べると頻度は低い。(×)
E 肺癌は転移性脳腫瘍の原発巣として最も多いが、脳膿瘍の原因とはならない。肺膿瘍は脳膿瘍の原因となることがある。(×)

解答：B （***iM*** ④ 220）

186 脳膿瘍の症状としてみられにくいのはどれか。

A 錯乱状態　　　　B 頭痛　　　　C てんかん発作
D 傾眠傾向　　　　E 低体温

解法ガイド　脳膿瘍の症状であるが、まず患者の約 50 ％で発熱がみられる。これは感染症によるものである。また、脳膿瘍が頭蓋内占拠性病変であることから、脳圧亢進を引き起こし、頭痛、嘔吐、項部硬直、意識障害がみられる。さらに病変部の脳損傷による神経局在症状が現れ、片麻痺、腱反射亢進、Babinski 反射陽性、感覚麻痺、失語、半盲、てんかん発作などがみられる。

選択肢考察
A 脳膿瘍では錯乱状態などの精神症状がみられることがある。(◯)
B 脳膿瘍では頭蓋内圧が亢進するので、頭痛を生じる。(◯)
C 膿瘍部分の脳損傷によって、てんかん発作が生じることがある。(◯)
D 頭蓋内圧が亢進し、意識障害を生じ傾眠傾向をみることがある。(◯)
E 炎症により発熱をみることがあるが、低体温になることはまれである。(×)

解答：E （***iM*** ④ 220）

□□ **187** 9歳の男児。1週前から頭痛を訴えていたが、2日前から傾眠傾向となり来院した。Fallot四徴症のため定期的に受診している。体温38.5℃、意識レベルは昏迷状態、項部硬直、不全四肢麻痺、四肢腱反射亢進およびBabinski徴候を認める。頭部MRIのT1強調像(a)と造影T1強調像(b)とを示す。

最も考えられるのはどれか。

A 膠芽腫　　　　B 転移性脳腫瘍　　　C ヘルペス脳炎
D 脳梗塞　　　　E 脳膿瘍

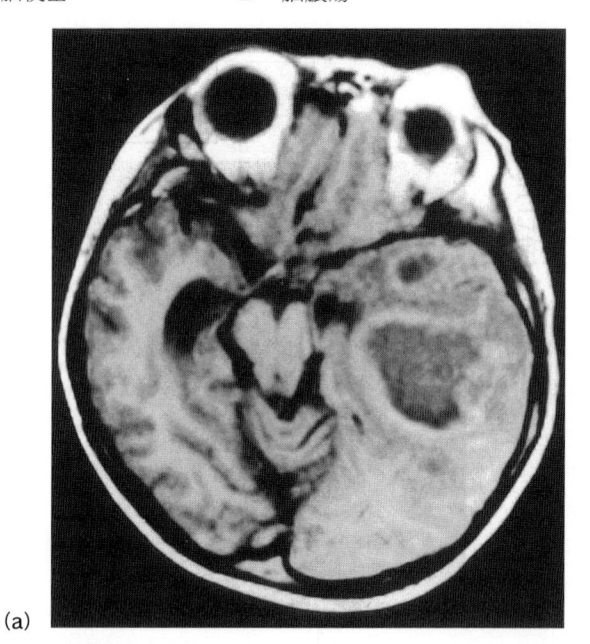

(a)

(b)

❏ 解法ガイド

身体所見 #1　1週前から頭痛、2日前から傾眠傾向となり来院した⇒髄膜炎、脳炎の可能性を考える。

#2　Fallot四徴症のため定期的に受診している⇒脳膿瘍を示唆する大事なキーワードである。

検査所見 #1　体温38.5℃、意識レベルは昏迷状態⇒発熱があり、意識レベルは傾眠から昏迷へと悪化している。一般に意識障害は程度によって5段階に分類される。

> ①無欲状：意識はあるが周囲にはほとんど関心を示さず、ぼんやりとした状態。
> ②傾　眠：うとうとしているが刺激に反応して目覚め、質問にも答えられる状態。
> ③昏　迷：中程度の刺激に少し反応する状態。
> ④半昏睡：強い刺激に少し反応する状態。
> ⑤昏　睡：いかなる刺激にも反応しない状態。

#2　項部硬直⇒脳膿瘍でも項部硬直を認める。

#3　不全四肢麻痺、四肢腱反射亢進およびBabinski徴候を認める⇒局在神経症状があることから、脳膿瘍の可能性が大である。

画像所見 頭部MRIのT1強調像では、

#1　左側頭葉に高信号の辺縁に囲まれた類円形の低信号領域を大小複数個認める。
造影T1強調像では、

#2　壁はリング状に強く均一に造影され、ringed enhancementを認める。

#3　内部は低信号のままで造影効果はない。

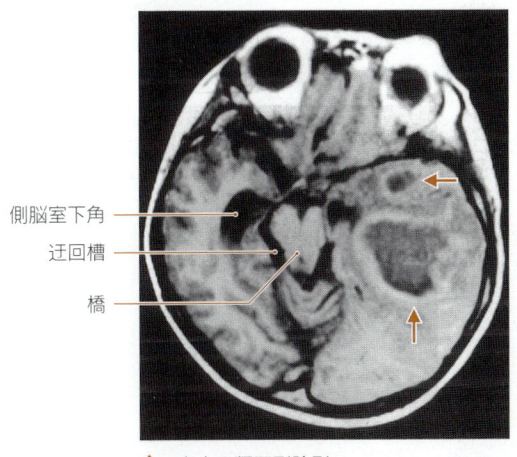

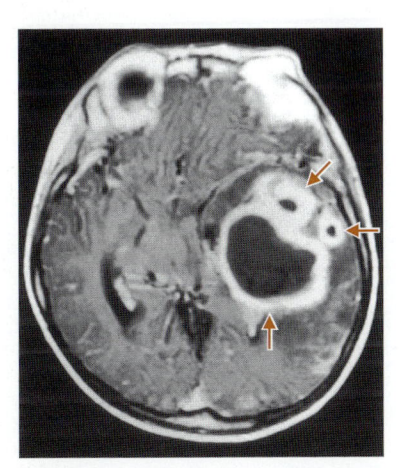

側脳室下角
迂回槽
橋

↑：大小の類円形陰影　　　　↑：ringed enhancementを伴った大小の類円形陰影

❏ 診　断
脳膿瘍。

❏ 解法サプリ
脳膿瘍の原因として耳鼻科的疾患が多いが、Fallot四徴症など右心系の血液が左心系にシャントするような心疾患を有する患者では、しばしば若年層で脳膿瘍の合併をみることがある。

❏ 選択肢考察
A　神経膠芽腫ではringed enhancementを認めることがあるが、成人に好発する脳腫瘍であり考えにくい。またFallot四徴症に合併しやすいということもない。(×)

B 転移性脳腫瘍では ringed enhancement を認めることがあるが、原発巣の記載がないことから考えにくい。(×)
C ヘルペス脳炎では、ringed enhancement を認めない。
D 脳梗塞でも回復期には ringed enhancement を認めることがある。また、Fallot 四徴症では、静脈内血栓が左心系に流れて脳塞栓をきたす可能性はあるので、鑑別は必要である。しかし、脳梗塞では発熱や項部硬直を伴うことはないので考えにくい。(×)
E Fallot 四徴症があり、発熱、項部硬直、意識障害、四肢麻痺、腱反射亢進、さらに MRI で ringed enhancement を認めることから、脳膿瘍が最も考えられる。(○)

解答：E (*iM* ④ 220)

● core curriculum

Chapter 16

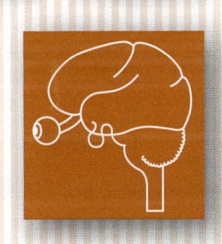

疾　患
④脳・脊髄腫瘍

到達目標 1 主な脳・脊髄腫瘍の分類と好発部位を説明し、病態を概説できる。

Point

[脳腫瘍総論]
- 脳腫瘍とは頭蓋内組織由来の腫瘍の総称である。脳実質以外に、髄膜、下垂体、脳神経、血管などから発生するものがあり、そのほか転移性脳腫瘍もある。
- 原発性脳腫瘍の発生別頻度は、おおよそ髄膜腫（20％）、星細胞腫（20％）、下垂体腺腫（15％）、膠芽腫（15％）、神経鞘腫（10％）である。
- 一般に成人ではテント上が多く、小児ではテント下が多い。
- 症状：頭蓋内圧亢進症状（早朝頭痛、嘔吐など）、巣症状、成人以降に初発したてんかん発作など。
- 治療：手術、放射線療法（胚腫、髄芽腫に有効）、ガンマナイフなどがある。

[膠芽腫]
- 成人の大脳半球（特に前頭葉、側頭葉の白質内）に好発する最も悪性の脳腫瘍である。
- 浸潤傾向が強く、組織学的に多彩な形態を示すことから多形膠芽腫ともいわれる。
- 造影CTでringed enhancementを示す。

[星細胞腫]
- 小児では小脳半球に形成され、グリオーマの中で最も良性である。成人では大脳半球に発生する。

[乏突起膠腫]
- 成人の大脳半球白質に好発する。石灰化の頻度が高い。

[上衣腫]
- 小児の、特に第四脳室壁に好発する良性腫瘍である。

[髄膜腫]
- 成人女性に好発する髄膜由来の良性脳腫瘍である。
- 大脳穹窿部、大脳鎌、傍矢状洞部に好発し、石灰化を伴うことが多い。

[神経鞘腫]
- Schwann細胞由来である。聴神経鞘腫が多い。

[下垂体腺腫]
- 成人のトルコ鞍部周辺に発生する良性腫瘍である。ホルモン産生腫瘍がある（成長ホルモン、プロラクチン、ACTHなど）。視交叉の圧迫で両耳側半盲をきたす。また腫瘍内出血で下垂体卒中をきたす。

[胚細胞腫瘍]
- 松果体部とトルコ鞍上部に好発する。松果体部では水頭症やParinaud徴候が、トルコ鞍上部では尿崩症などを呈する。

[頭蓋咽頭腫]
- 胎生期の遺残組織から発生する小児の良性脳腫瘍である。石灰化を伴うことが多い。

[髄芽腫]
- 小児の小脳虫部に好発する悪性腫瘍である。髄腔内播種をきたす。

[転移性脳腫瘍]
- 原発巣では肺癌が最も多い。CT・MRIでringed enhancementを伴う。多発性がある。

図59 脳腫瘍の分類

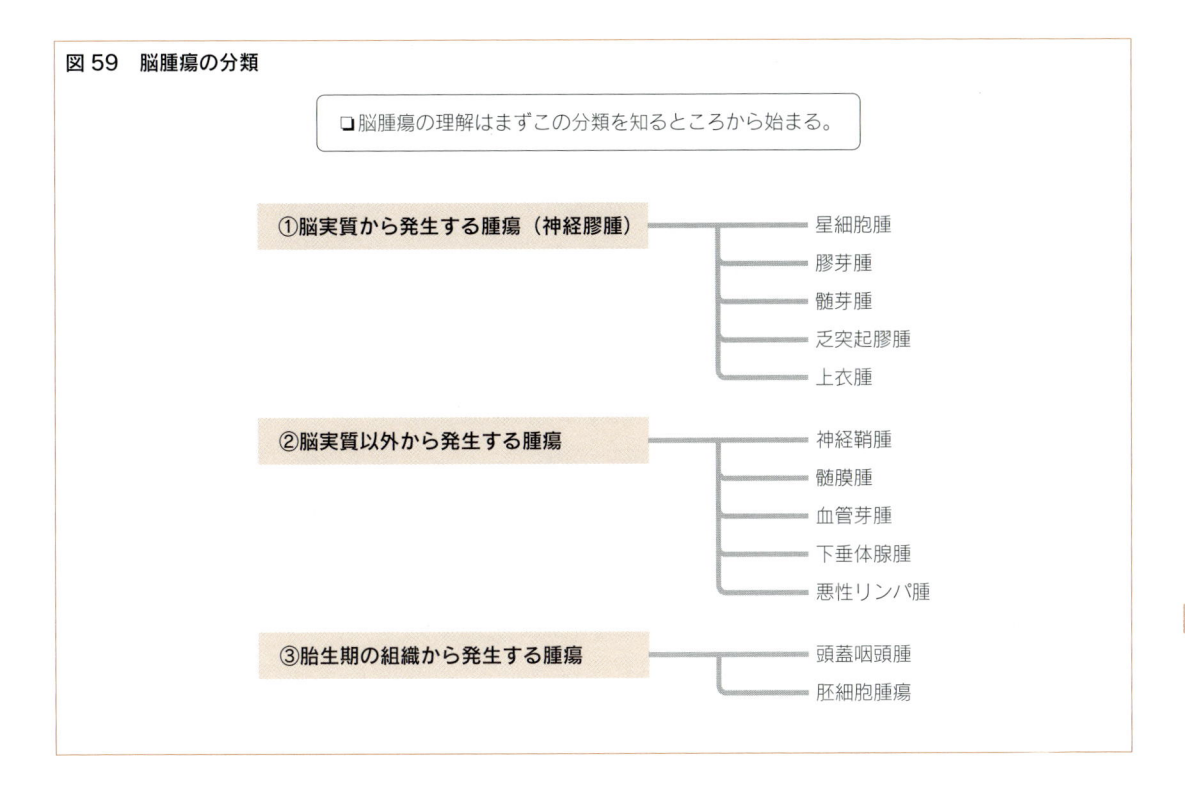

> ❏ 脳腫瘍の理解はまずこの分類を知るところから始まる。

① 脳実質から発生する腫瘍（神経膠腫）
- 星細胞腫
- 膠芽腫
- 髄芽腫
- 乏突起膠腫
- 上衣腫

② 脳実質以外から発生する腫瘍
- 神経鞘腫
- 髄膜腫
- 血管芽腫
- 下垂体腺腫
- 悪性リンパ腫

③ 胎生期の組織から発生する腫瘍
- 頭蓋咽頭腫
- 胚細胞腫瘍

図60 脳腫瘍の好発部位

> ❏ 脳の各部位において頻度的におよそ90％を占める腫瘍を列挙したので、これは最低限おさえておきたい。

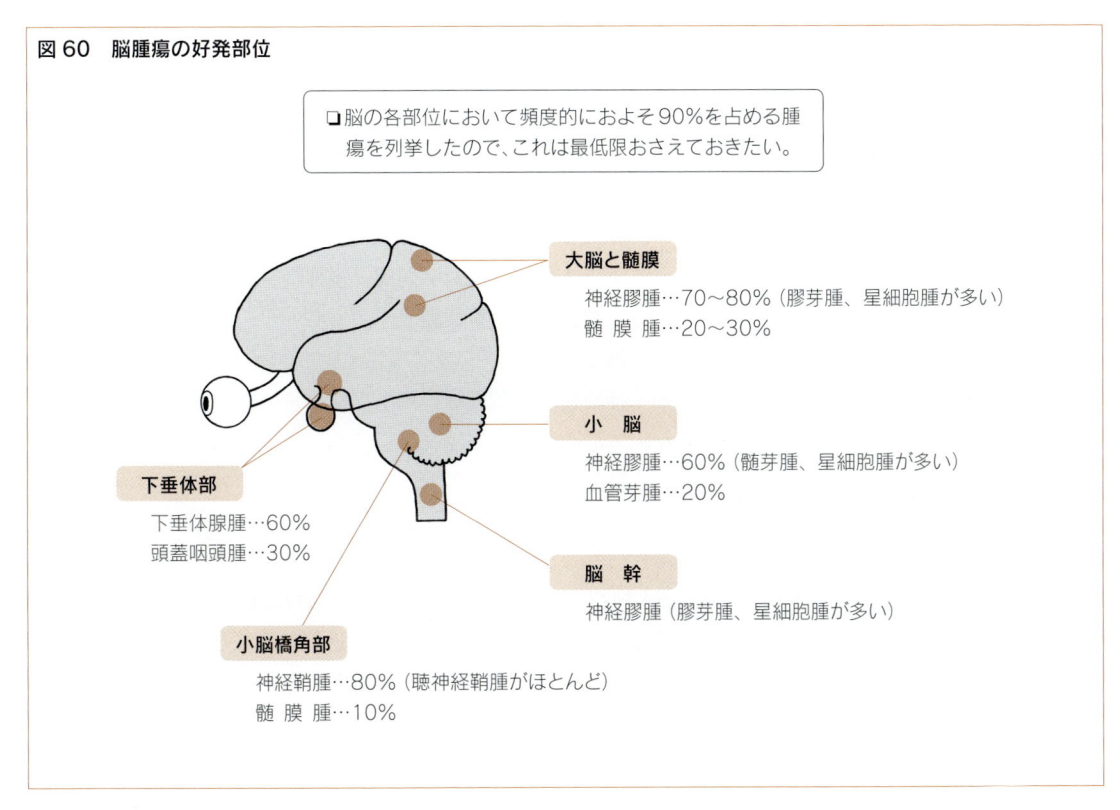

大脳と髄膜
神経膠腫…70〜80％（膠芽腫、星細胞腫が多い）
髄 膜 腫…20〜30％

小　脳
神経膠腫…60％（髄芽腫、星細胞腫が多い）
血管芽腫…20％

脳　幹
神経膠腫（膠芽腫、星細胞腫が多い）

下垂体部
下垂体腺腫…60％
頭蓋咽頭腫…30％

小脳橋角部
神経鞘腫…80％（聴神経鞘腫がほとんど）
髄 膜 腫…10％

表9 成人と小児で発生しやすい脳腫瘍

	順位	脳腫瘍の種類	好発部位
成人	1位 (20%)	髄膜腫	髄膜
		星細胞腫	大脳、小脳、脳幹
	2位 (15%)	膠芽腫	大脳
		下垂体腺腫	下垂体
	3位 (10%)	聴神経鞘腫	小脳橋角部
小児	1位 (60%)	神経膠腫 (星細胞腫、髄芽腫、上衣腫)	小脳、脳幹、第四脳室
	2位 (15%)	頭蓋咽頭腫	トルコ鞍
	3位 (5%)	胚細胞腫瘍	松果体

☐☐ **188** 脳腫瘍とその好発部位との組合せで**誤っている**のはどれか。

A 神経鞘腫 ──────── トルコ鞍近傍
B 星細胞腫 ──────── 小脳半球
C 乏突起膠腫 ──────── 大脳半球
D 血管芽腫 ──────── 小脳半球
E 上衣腫 ──────── 第四脳室

❏解法ガイド 　脳腫瘍には好発部位がある。好発年齢、好発部位を理解しておくことは重要である。

大脳半球	──	神経膠芽腫、乏突起膠腫、星細胞腫、髄膜腫
トルコ鞍付近	──	下垂体腺腫、頭蓋咽頭腫、視神経膠腫、髄膜腫
小脳半球	──	星細胞腫、血管芽腫
小脳虫部	──	髄芽腫
小脳橋角部	──	神経鞘腫、髄膜腫、類上皮腫
脳幹部	──	星細胞腫
松果体部	──	胚腫、奇形腫
第四脳室	──	上衣腫

❏選択肢考察 　A 神経鞘腫はSchwann細胞由来であり、多くが第Ⅷ脳神経に発生する。したがって、小脳橋角部に発生することが多い。トルコ鞍近傍に起こりやすいのは、下垂体腺腫、頭蓋咽頭腫である。(×)
B 星細胞腫は、成人では大脳半球、小児では小脳半球に起こりやすい。(◯)
C 乏突起膠腫は、成人にみられ、大脳半球にみられやすい。(◯)
D 血管芽腫は成人にみられ、小脳半球に起こる。(◯)
E 上衣腫は小児にみられ、第四脳室に生じる。(◯)

解答：A

□□ **189** 脳実質以外から発生する脳腫瘍はどれか。

A 星細胞腫 B 膠芽腫 C 乏突起膠腫
D 上衣腫 E 神経鞘腫

❏ 解法ガイド　脳腫瘍は、脳実質から発生するもの（神経膠腫）、脳実質以外から発生するもの、胎生期の組織から発生するもの、転移性脳腫瘍の4つに分けられる。神経膠腫の種類としては、星細胞腫、乏突起膠腫、上衣腫、膠芽腫がある。

❏ 選択肢考察
A 星細胞腫は神経膠腫である。(×)
B 膠芽腫は神経膠腫である。(×)
C 乏突起膠腫は神経膠腫である。(×)
D 上衣腫は神経膠腫である。(×)
E 神経鞘腫はSchwann細胞由来であり、多くが第Ⅷ脳神経に発生する。したがって、脳実質以外から発生する腫瘍である。(○)

解答：E（*iM* ④ 326）

□□ **190** 石灰化をみる頻度が最も低いのはどれか。

A 髄膜腫 B 脳室上衣腫 C 頭蓋咽頭腫
D 乏突起膠腫 E 下垂体腺腫

❏ 解法ガイド　脳腫瘍とは、頭蓋内の脳実質・髄膜・松果体・結合組織・先天性遺残組織などから発生する新生物と転移性脳腫瘍の総称である。頭部CT検査、頭部MRI検査は、脳腫瘍が脳内のどの部位に存在するかの局在診断を可能とし、脳腫瘍の種類によって好発部位が決まっていることから、診断にも役立つ。さらに、脳腫瘍の中には石灰化をきたしやすいものがあり、単純CTで高吸収域として鋭敏に描出されるので、診断する上で非常に参考になる。石灰化をきたしやすい脳腫瘍は、乏突起膠腫、頭蓋咽頭腫、髄膜腫、胚細胞腫瘍、脳室上衣腫、星細胞腫などがある。ただし、生理的にも、松果体、脈絡叢、手綱交連、硬膜、トルコ鞍、くも膜顆粒などには石灰化がみられることがあるので、注意が必要である。

❏ 選択肢考察
A 髄膜腫は成人（特に女性）に多く、大脳穹窿部、大脳鎌、傍矢状洞、蝶形骨縁などに好発する。石灰化を認めることが多い。(×)
B 脳室上衣腫は小児に多く、第四脳室のほかに、側脳室や第三脳室にもみられることがある。石灰化を認めることが多い。(×)
C 頭蓋咽頭腫は小児期と成人期の二峰性に好発し、トルコ鞍内・トルコ鞍上部にみられることが多い。小児では石灰化率が高い。(×)
D 乏突起膠腫は成人にみられ大脳半球、特に前頭葉白質に多く発生する。石灰化率が高い。(×)
E 下垂体腺腫は成人のトルコ鞍内に発生するが、石灰化をみることはまれである。(○)

解答：E（*iM* ④ 327）

191 小児に発生することが多い脳腫瘍で最も予後が良好なのはどれか。

A 橋グリオーマ
B 髄芽腫
C 奇形腫
D 小脳星細胞腫
E 脳室上衣腫

解法ガイド　小児脳腫瘍は、テント下で、正中線上に発生しやすい。テント下に発生することが多い脳腫瘍には、小脳星細胞腫、小脳虫部髄芽腫、第四脳室上衣腫がある。正中線上に発生しやすいものには、神経膠腫、頭蓋咽頭腫、胚細胞腫瘍がある。なかでも小脳半球に生じる小脳星細胞腫と胚細胞腫瘍の中の胚腫は完治しやすく最も予後が良好である。

選択肢考察
A 橋グリオーマは小児に多くみられるが、手術が困難な部位であるため全摘はむずかしく予後は悪い。(×)

B 髄芽腫は小脳虫部に発生する小児の悪性腫瘍である。きわめて悪性度が高く予後不良（5年生存率30％）だが、放射線の治療効果が高く、手術で摘出後、全脳・全脊髄に放射線照射を行うことにより、長期生存が期待できるようになった（5年生存率50％）。(×)

C 胚細胞腫瘍（germ cell tumor）は小児期から思春期にかけて男児に多いが、胚腫（germinoma）、奇形腫（teratoma）、胎児性癌（embryonal carcinoma）の3つが大半を占めている。この中で、胚腫は5年生存率100％で予後が良いが、奇形腫は放射線感受性が低く、予後は摘除率に依存する。(×)

D 小脳星細胞腫は小児脳腫瘍の中で最も予後が良い。全摘すれば完治する。ただし、退形成性星細胞腫は予後が悪い。(○)

E 脳室上衣腫は良性のものは根治手術が可能だが、1/3くらいは悪性度が高い退形成性上衣腫で予後が悪い。一般に3歳未満の上衣腫は予後が悪い。5年生存率は75％前後。(×)

解答：D（*iM* ④ 326）

> **192** 脳腫瘍と随伴する症候の組合せで**誤っている**のはどれか。
> A　胚細胞腫瘍 ──────── 思春期早発症
> B　下垂体腺腫 ──────── 無月経
> C　小脳血管芽腫 ──────── 貧　血
> D　頭蓋咽頭腫 ──────── 尿崩症
> E　視神経膠腫 ──────── 乳頭浮腫

❏ 解法ガイド　　脳腫瘍の中にはホルモンを分泌し、その影響による随伴症状を呈する場合がある。

❏ 選択肢考察
A　胚細胞腫瘍は、平均年齢は15歳くらいの子供に多い腫瘍で、下垂体、視床下部、松果体に発生する悪性腫瘍（成熟奇形腫だけは良性）である。胚細胞腫瘍には、hCGを分泌するものがあり、hCGのLH様作用のため、精巣でのアンドロゲンの分泌が増し、思春期早発を引き起こしてしまう。(○)

B　下垂体腺腫は種々のホルモンを産生するが、なかでもプロラクチン産生腫瘍が最も多い。プロラクチンはFSHやLHの作用を抑制するため無月経を引き起こす。(○)

C　小脳血管芽腫は成人の小脳半球に好発するが、エリスロポエチンを産生するため多血症を生じる。したがって、貧血ではなく赤血球増多が正しい。(×)

D　頭蓋咽頭腫では、腫瘍によって視床下部が圧迫され障害されると、ADHの分泌が低下し尿崩症をきたす。(○)

E　視神経膠腫では視神経円板または視神経乳頭に、乳頭浮腫や円板の蒼白化や萎縮などがみられることがある。また視野の欠損を含め、片側または両側の眼の失明がみられることもある。(○)

解答：C（*iM* ④ 327）

□□ **193** 囊胞を形成することが少ない脳腫瘍はどれか。

A 頭蓋咽頭腫
B 小脳星細胞腫
C 血管芽腫
D 類上皮腫
E 髄膜腫

❏ 解法ガイド　囊胞を形成しやすい脳腫瘍には、頭蓋咽頭腫、小脳星細胞腫、血管芽腫、類上皮腫がある。

❏ 選択肢考察
A 頭蓋咽頭腫は胎生期の遺残であるRathke（ラトケ）囊由来の良性腫瘍である。石灰化を伴い、囊胞（50～80％）を有することが多い。(×)
B 小脳星細胞腫は、囊胞形成傾向が強いことが特徴である。(×)
C 小脳半球に発生した血管芽腫は囊胞を形成しやすく、その際、実質性の腫瘍部分が壁在結節をつくる。(×)
D 類上皮腫は上皮に似た腫瘍で、好発年齢は30～50歳と成人に多く、好発部位は小脳橋角部、鞍上部、脳室内などである。良性腫瘍なので、囊胞を破らないように全摘できれば根治する。(×)
E 囊胞性髄膜腫も時にみられることがあるが、その発生頻度は低い。(○)

解答：E（*iM* ④ 332）

□□ **194** 成人の脊髄腫瘍で正しいのはどれか。

A 脳腫瘍よりも高率にみられる。
B 硬膜内髄内腫瘍の頻度は硬膜内髄外腫瘍より高い。
C 硬膜外腫瘍では神経鞘腫が多い。
D 硬膜内髄外腫瘍では転移性腫瘍が多い。
E 硬膜内髄内腫瘍では神経膠腫が多い。

❏ 解法ガイド　脊髄腫瘍は40～60歳にみられる脊髄に生じた腫瘍である。髄膜腫を除き性差はない。縦断的な発生部位では胸髄が最も多く（60％）、次いで腰髄（20％）、頸髄（20％）仙髄（1％）の順になっている。また、横断的な発生部位では、硬膜内髄外腫瘍が最も多く（50％）、次いで硬膜外腫瘍（30％）、硬膜内髄内腫瘍（20％）となっている。

❏ 選択肢考察
A 脳腫瘍の有病率は人口10万人対10人であるが、脊髄腫瘍は人口10万人対1人であり、脳腫瘍のほうが脊髄腫瘍よりも約10倍高頻度にみられる。(×)
B 硬膜内髄外腫瘍が最も多く（50％）、次いで硬膜外腫瘍（30％）、硬膜内髄内腫瘍（20％）である。硬膜内髄内腫瘍の頻度は硬膜内髄外腫瘍より低い。(×)
C 硬膜外腫瘍では転移性腫瘍が多い。(×)
D 硬膜内髄外腫瘍では神経鞘腫が多く、次いで髄膜腫が多い。(×)
E 硬膜内髄内腫瘍では上衣腫、星細胞腫、膠芽腫などの神経膠腫が多い。(○)

解答：E

□□ **195** 26歳の男性。1年前から口渇があり、夜間にも頻回に飲水と排尿とがあり、睡眠が十分にとれなかった。最近物が見えにくくなったため来院した。頭部単純MRIのT1強調矢状断像を示す。

最も**考えにくい**のはどれか。

A 下垂体腺腫
B 鞍上部胚細胞腫瘍
C 頭蓋咽頭腫
D 傍鞍部髄膜腫
E 松果体部腫瘍

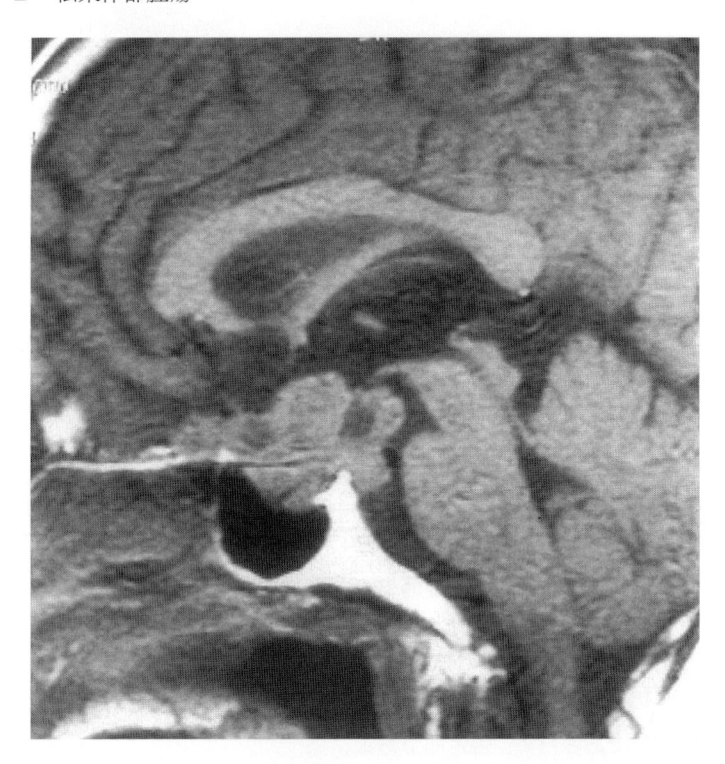

❑ 解法ガイド 身体所見 #1 26歳の男性。1年前から口渇があり、夜間にも頻回に飲水と排尿とがあり、睡眠が十分にとれなかった⇒尿崩症を考える。視床下部や下垂体後葉が腫瘍によって圧排され障害されると、抗利尿ホルモンの分泌が低下し、尿崩症をきたす。

#2 最近物が見えにくくなった⇒視神経障害を考える。

画像所見 頭部単純MRIのT1強調矢状断像では、

#1 トルコ鞍上部に等信号の腫瘤を認める。
#2 トルコ鞍は菲薄化し、鞍結節部の破壊もみられる⇒下垂体腺腫が最も考えられる。

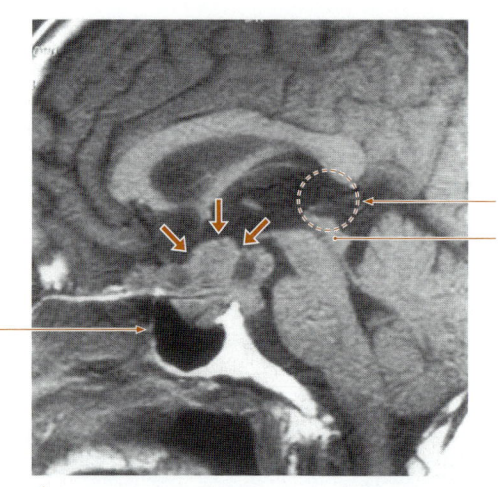

松果体部に腫瘤は認めない
四丘体
トルコ鞍の菲薄化
鞍結節の破壊
↑：トルコ鞍上部の等信号の腫瘤（一部低信号）

- **診　　断**　　傍鞍部腫瘍（下垂体腺腫の疑い）。
- **解法サプリ**　傍鞍部に生じる脳腫瘍にはどのようなものがあるのかについて知っていなければできない。代表的な疾患として、下垂体腺腫、頭蓋咽頭腫、傍鞍部髄膜腫、鞍上部胚細胞腫瘍、視神経膠腫、Rathke 嚢胞などがあげられる。
- **選択肢考察**
  - A　下垂体腺腫は視交叉の圧迫による両耳側半盲や視力障害、汎下垂体機能不全による尿崩症をきたすことがある。T1 および T2 強調画像にて等信号を示す。(○)
  - B　鞍上部胚細胞腫瘍は尿崩症、視力・視野障害、下垂体前葉機能低下をきたす。T1 および T2 強調画像にて等信号を示す。(○)
  - C　頭蓋咽頭腫は尿崩症、両耳側半盲（左右非対称で不規則な視野狭窄）を示す。T1 および T2 強調画像にて高信号を示す。(○)
  - D　傍鞍部髄膜腫は、視神経への圧排が起こると、視野異常を呈して視力障害をきたすことがある。視床下部への圧迫によって尿崩症を呈することもある。T1 および T2 強調画像にて等信号を示す。(○)
  - E　松果体部腫瘍は、中脳四丘体の上方に生じるが、MRI の所見では松果体部は正常であるため、否定的である。(×)

解答：E（*iM* 4 335）

☐☐ **196**

62歳の女性。2年前から、耳鳴りを感じていたが放置し、次第に右耳が聞こえにくくなってきた。1か月前ころから頭痛を感じるようになり、特に朝方に痛みを強く感じた。また、最近になって激しいめまいが生じ、歩行時にふらつくようになったため来院した。来院時に施行された頭部造影MRIを示す。

可能性が最も高いのはどれか。

A 上衣腫
B 星細胞腫
C 類上皮腫
D 髄膜腫
E 神経鞘腫

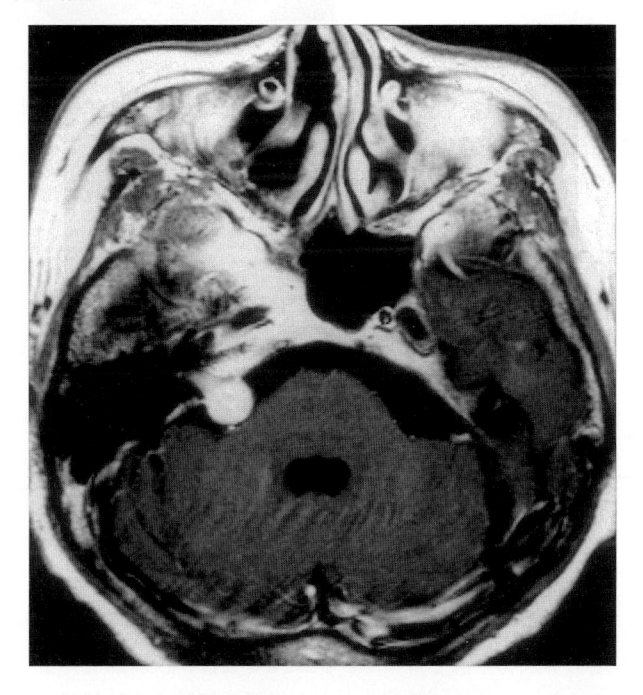

□ **解法ガイド** 身体所見 #1 62歳の女性。2年前から、耳鳴りを感じていたが放置、次第に右耳が聞こえにくくなってきた⇒難聴の所見。

#2 1か月前ころから頭痛を感じるようになり、特に朝方に痛みを強く感じた⇒朝方に強い頭痛は脳腫瘍を考える。難聴の原因として蝸牛神経障害の可能性を考えなくてはならない。

#3 最近になって激しいめまいが生じ、歩行時にふらつくようになった⇒前庭機能障害を考える。

#4 身体所見#2・3より蝸牛神経と前庭神経の両方が障害される脳腫瘍を考える。

画像所見 造影MRIでは、

#1 内耳孔に均一に増強されている境界明瞭な腫瘤性病変が認められる⇒聴神経鞘腫、髄膜腫、類上皮腫などが考えられるが、聴神経鞘腫はT1強調画像で低信号、T2強調画像で高信号となり、造影によって内部が均一に増強されることから、最も考えられる。

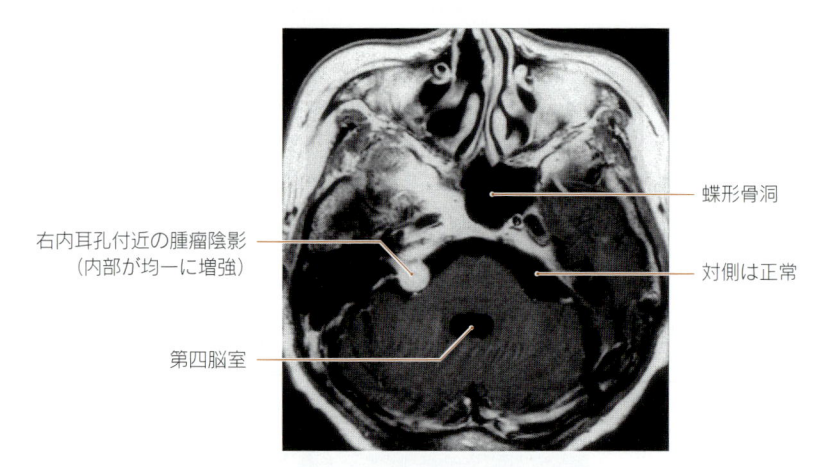

蝶形骨洞
右内耳孔付近の腫瘤陰影
（内部が均一に増強）
対側は正常
第四脳室

- ❏ 診　　断　　小脳橋角部腫瘍（聴神経鞘腫の疑い）。
- ❏ 解法サプリ　　小脳橋角部に発生する腫瘍には、聴神経鞘腫、髄膜腫、類上皮腫、くも膜嚢胞などがあるが、最も頻度が高いのは聴神経鞘腫で80％を占める。小脳橋角部の病変によって耳鳴り、難聴、めまい、歩行障害、眼振など内耳神経障害や小脳症状のほかに、顔面のしびれ、運動障害などの三叉神経障害や顔面神経障害も加わることがある。聴神経腫瘍は2/3が前庭神経由来であるが、初発症状は蝸牛神経障害による耳鳴り、難聴が多い。
- ❏ 選択肢考察
  - A　上衣腫は小児に多く、第四脳室に発生して水頭症を生じることが多いが、本例のMRIでは第四脳室に異常を認めない。また、耳鳴り、難聴をきたすことも少ない。(×)
  - B　星細胞腫は小児では小脳半球に生じ、嚢胞を伴うことが多い。本例のMRIでは腫瘍内部まで均一に造影されており、考えにくい。(×)
  - C　類上皮腫は30〜50歳に多く発症し、小脳橋角部、鞍上部、脳室内に好発し、類円形の嚢胞を伴うことが多い。本例のMRIでは腫瘍内部まで均一に造影されており、考えにくい。(×)
  - D　小脳橋角部腫瘍の約10％が髄膜腫である。成人女性に多く、聴神経腫瘍と最も鑑別を要する疾患である。髄膜腫の場合、後頭蓋窩の中のさまざまな部位に発生するので、症状は腫瘍のできた場所と接触する脳神経の種類により異なる。したがって、初発症状が耳鳴り、難聴とは限らず、顔面にしびれや、小脳性運動障害を初発とすることも多い。また、石灰化や頭蓋骨内板の骨肥厚や骨破壊を伴うことが多い。本症のMRIではそうした所見はみられず、髄膜腫である可能性は低いと考えられる。(×)
  - E　臨床症状で耳鳴り、難聴、めまい、歩行障害がみられ、造影MRIにて均一に増強される小脳橋角部腫瘍を認めることから、聴神経鞘腫が最も考えられる。(○)

解答：E（*iM* 4 331）

197 48歳の女性。頭痛と左下肢の筋力低下とを主訴に来院した。6か月前から左下肢の脱力を感じていたが放置していたところ、次第に筋力低下が増強し、歩くのにも支障をきたすようになった。頭痛は1か月前から強くなり朝方に強い傾向があるという。神経学的には左上肢の筋力は正常だが、左下肢の深部腱反射の亢進と筋力低下とがみられる。頭部造影MRI T1強調前額断像を示す。

診断はどれか。

A 円蓋部髄膜腫
B 傍矢状洞髄膜腫
C 大脳鎌髄膜腫
D 嗅窩髄膜腫
E 傍鞍部髄膜腫

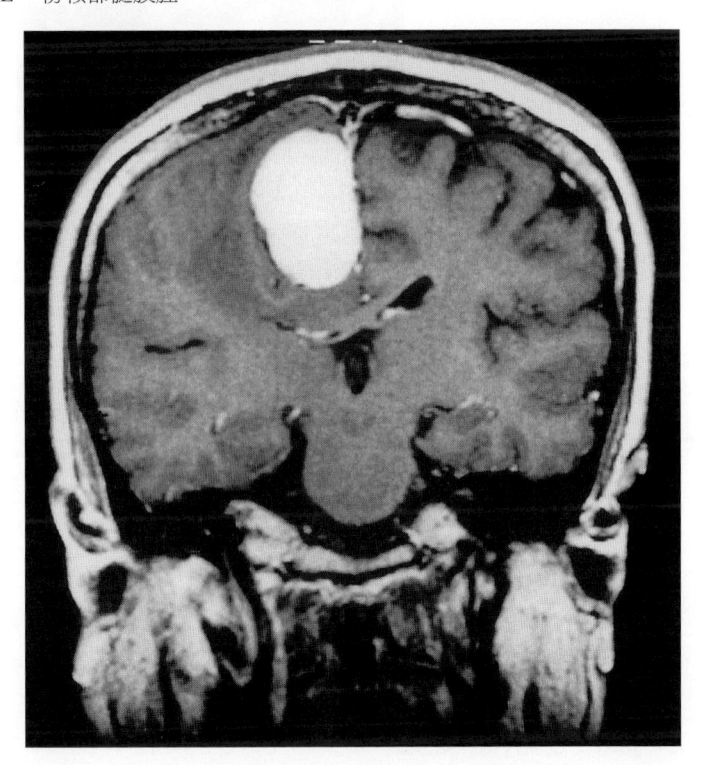

□ 解法ガイド

身体所見 #1 48歳の女性。頭痛と左下肢の筋力低下を主訴に来院⇒右大脳半球の巣症状。

#2 6か月前から左下肢の脱力を感じていたが放置していたところ、次第に筋力低下が増強し、歩くのにも支障をきたすようになった⇒漸次進行性の病変。

#3 頭痛は1か月前から強くなり朝方に強い傾向があるという⇒脳腫瘍を考える。右大脳半球に病巣をもつ脳腫瘍の可能性。

検査所見 #1 神経学的には左上肢の筋力は正常だが、左下肢の深部腱反射の亢進と筋力低下がみられる⇒右錐体路障害を考えるが、左上肢の筋力低下はないことから、片麻痺ではない。したがって、左下肢支配領域の大脳皮質病変を考える。

画像所見 頭部造影MRI T1強調前額断像では、

#1 右大脳半球の大脳鎌に接した部位に均一に強く増強される境界鮮明な類円形の

高信号領域がみられる⇒大脳鎌髄膜腫を疑う。一次運動野では、大脳半球内側面には下肢を、外側面には上肢・顔面を支配する領域がある。大脳鎌髄膜腫による大脳半球内側面の圧迫によって、下肢に限局した上位運動神経障害が生じたと考えられる。

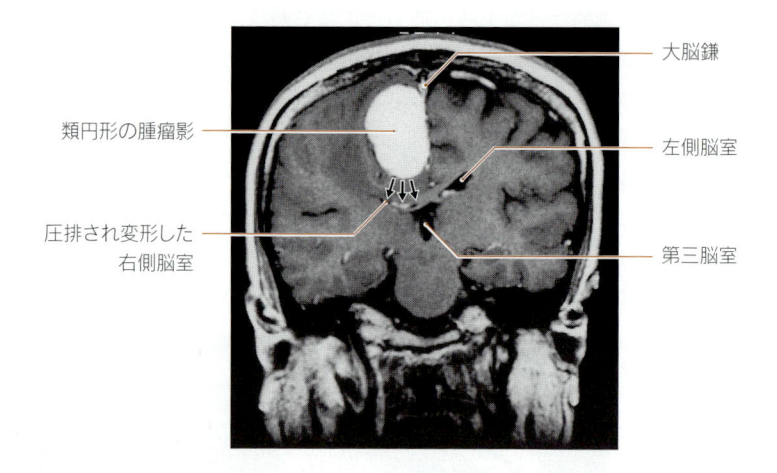

□ 選択肢考察

A 円蓋部髄膜腫は頭蓋骨円蓋部、つまり傍矢状洞や大脳鎌以外の大脳半球に相当する部位から生じる。腫瘍は大脳半球の外側面から圧迫するので、対側顔面・上肢の麻痺をきたしたり、失語症を呈することがある。(×)

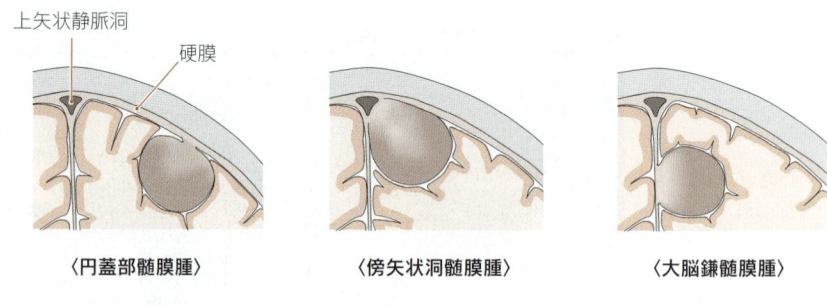

B 傍矢状洞髄膜腫は矢状洞に接する部位に生じる(上図参照)。対側下肢の麻痺を生じるので症状的には考えられるが、MRI画像からは腫瘍は矢状洞に接しておらず否定できる。(×)

C MRIからは大脳鎌髄膜腫(上図参照)であると診断される。(○)

D 嗅窩髄膜腫は前頭葉下面に生じる。嗅覚障害をきたす。症状的にもMRIからも否定的である。(×)

E 傍鞍部髄膜腫はトルコ鞍近傍に生じる。視野異常や下垂体機能不全をきたす。(×)

解答：C (*iM* ④ 332)

☐☐ **198**　55歳の男性。3か月前から頭痛があり、右上肢の脱力を感じていた。2か月くらい前から視野の異常を感じるようになった。最近は頭痛の強さが増し、物が二重に見えるようになってきた。今朝、突然けいれん発作が生じたため救急車で来院した。意識は混濁しているが、呼名によって開眼する。緊急で撮影した頭部MRI Gd-DTPA増強T1強調画像（a）とT2強調画像（b）とを示す。

　最も考えられる疾患はどれか。

　　A　乏突起膠腫
　　B　神経膠芽腫
　　C　髄膜腫
　　D　胚細胞腫
　　E　脳膿瘍

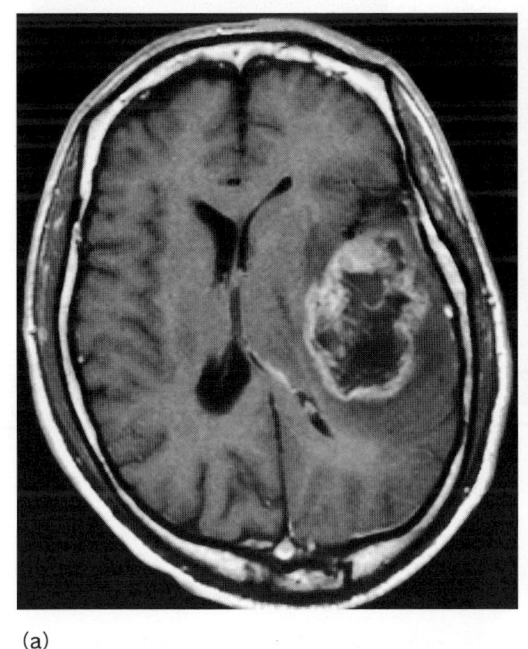

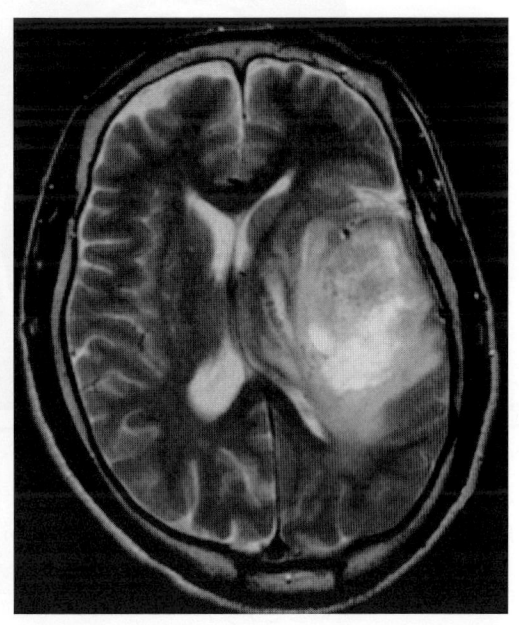

(a)　(b)

❏ **解法ガイド**　身体所見　#1　55歳の男性。3か月前から頭痛があり、右上肢の脱力を感じていた⇒亜急性の経過。左大脳半球の病変を考える。

　　　　　　　#2　2か月くらい前から視野の異常を感じるようになった⇒視神経、視索、外側膝状体、視放線、後頭葉のいずれかに障害が起こっている。

　　　　　　　#3　最近は頭痛の強さが増し、物が二重に見えるようになってきた⇒急速に悪化してきている。脳圧亢進による頭痛増悪と外転神経麻痺の可能性を考える。外転神経は脳神経の中で最も走行距離が長い神経で、脳圧亢進の際に最初に障害されてくる脳神経である。

　　　　　　　#4　今朝、突然けいれん発作が生じた⇒大脳半球の病巣を焦点にしたてんかん発作を考える。

　　　検査所見　#1　意識は混濁しているが、呼名によって開眼する⇒脳ヘルニアによって脳幹部が圧迫されている可能性を考える。

画像所見 頭部MRI Gd-DTPA増強T1強調画像では、

#1 左側頭葉に辺縁が不規則に増強された、内部が低信号になった領域を認める。左側脳室は押しつぶされて、大脳鎌、側脳室は右に偏位している⇒神経膠芽腫による所見と一致する。神経膠芽腫では造影剤により辺縁がリング状に白く造影され、内部は壊死を起こしているため黒く抜けたままになることが多く、いわゆるringed enhancement陽性としてみられる代表的な疾患である。

T2強調画像では、

#2 腫瘍の中心に高信号域を認め、その周辺に中心部よりもやや信号の下がった高信号域を認める⇒腫瘍が浸潤性であり、周囲に強い浮腫を伴っていることを意味する。

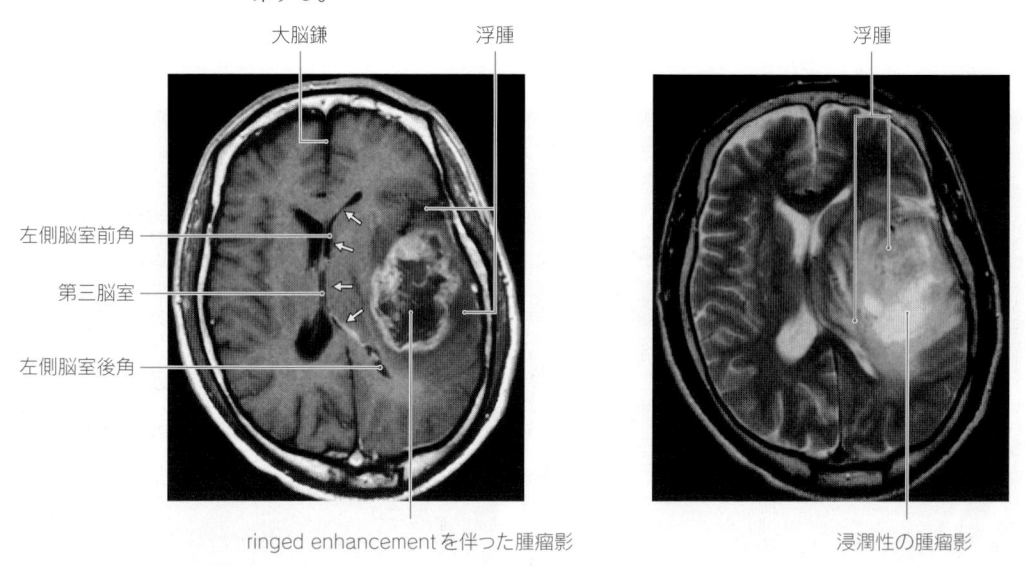

大脳鎌　浮腫　　　　　　　　　　浮腫
左側脳室前角
第三脳室
左側脳室後角

ringed enhancementを伴った腫瘤影　　浸潤性の腫瘤影

❏ 診　　断　　神経膠芽腫。

❏ 解法サプリ　　造影MRIでringed enhancementを認めることが重要な所見である。神経膠芽腫は悪性度が高く、症状の発現から重篤な意識障害をきたすまでの期間が短く、数週間〜数か月のことが多い。

❏ 選択肢考察
A　乏突起膠腫は、一般に経過が長く、数年来のけいれん発作を主症状とすることもある。前頭葉白質に多くみられ、石灰化を伴うことが多い。(×)
B　神経膠芽腫が最も考えられる。(◯)
C　髄膜腫は非常に緩徐に腫瘍が成長するので、経過が長く、急速に意識障害をきたすことはない。また造影MRIでringed enhancementをきたさない。(×)
D　胚細胞腫は、松果体部、視床下部、下垂体などに多くみられるが大脳半球にみられることは少ない。また造影MRIでringed enhancementをきたさない。(×)
E　脳膿瘍では、耳鼻科的疾患や右→左シャント性心疾患などの既往があり、発熱などの炎症所見がみられる。ringed enhancementをきたすことがあるが、壁は均一に増強されることが多い。(×)

解答：B（*iM* ④ 328）

□□ **199** 59歳の男性。頭痛と吐き気とを主訴に来院した。3か月前から咳嗽があり、時々血痰を認めることがあった。1か月前から頭痛と吐き気とがあり、徐々に増悪してきた。意識は清明。身長168cm、体重45kg。呼吸数18/分。体温36.2℃。脈拍92/分、整。血圧110/82mmHg。眼底検査でうっ血乳頭を認める。頭部単純MRIのT1強調像（a）と造影MRIのT1強調像（b）とを示す。
最も考えられるのはどれか。
A 多発脳梗塞
B 神経膠芽腫
C 髄膜腫
D 転移性脳腫瘍
E 脳膿瘍

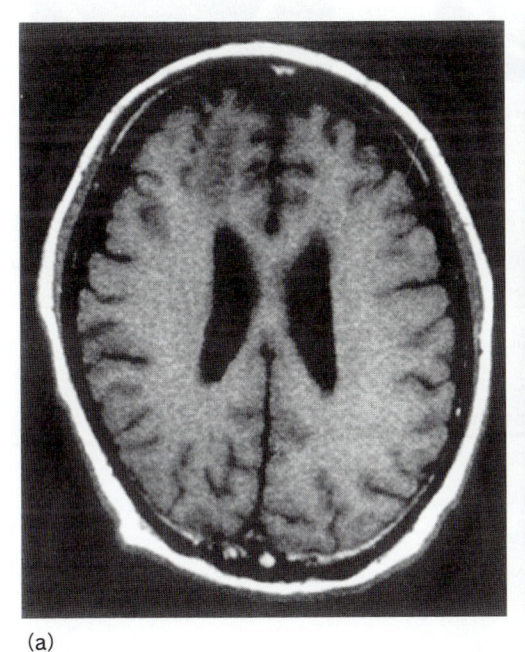

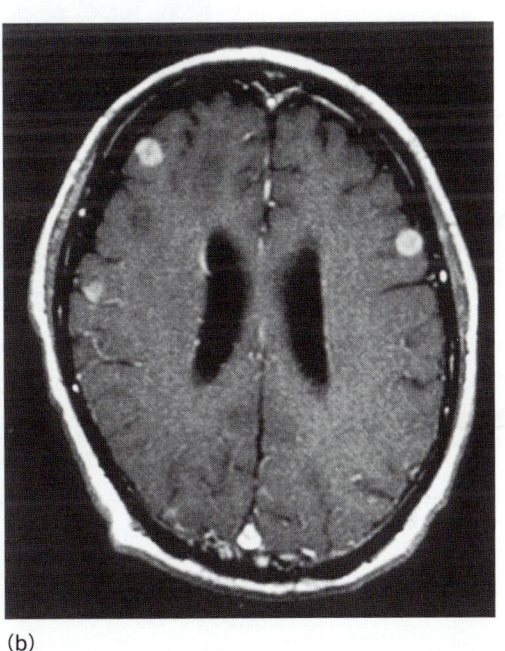

(a) (b)

❏ **解法ガイド** 身体所見 #1 59歳の男性。頭痛と吐き気とを主訴に来院⇒頭蓋内圧亢進の可能性を考える。
#2 3か月前から咳嗽があり、時々血痰を認める⇒呼吸器系疾患を考える。血痰をきたしているので、肺癌、肺結核などを考える。
#3 1か月前から頭痛と吐き気とがあり、徐々に増悪⇒漸次進行性の病変。
検査所見 #1 意識は清明。身長168cm、体重45kg。呼吸数18/分。体温36.2℃。脈拍92/分、整。血圧110/82mmHg⇒頭蓋内圧亢進が疑われるが、脳ヘルニアには至っていない。
#2 眼底検査でうっ血乳頭を認める⇒頭痛と吐き気の主訴と合わせて、頭蓋内圧亢進を強く示唆している。
画像所見 頭部単純MRIのT1強調像では、
#1 大脳皮質下にやや低信号になった領域を認めるが、はっきりとした腫瘤性病変はみられない。

造影MRIのT1強調像では、
#2 右前頭葉、右側頭葉、左側頭葉に多発するリング状に増強された類円形の腫瘍性病変を認める⇒ringed enhancementが多発している所見から、転移性脳腫瘍が最も考えられる。

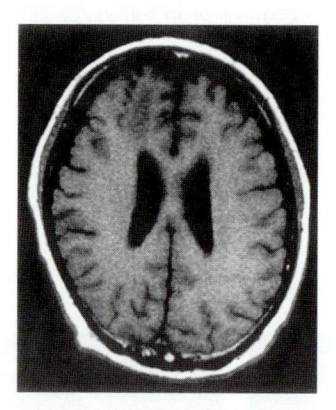

明らかな腫瘍影は認められない。　　↑：多発する腫瘍影

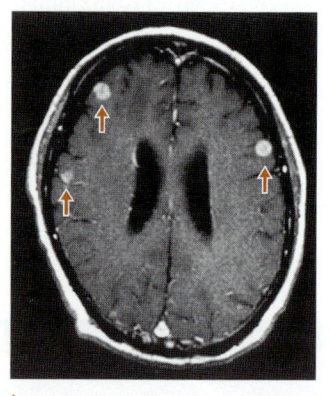

- 診　　断　　転移性脳腫瘍。
- 解法サプリ　造影MRIでringed enhancementを認めた場合、脳膿瘍、神経膠芽腫、転移性脳腫瘍を考える。脳膿瘍では、耳鼻科的疾患や右→左シャント性心疾患などの既往と発熱などの炎症所見がみられ急速に意識障害をきたすことがある。神経膠芽腫では多発することはまれである。本症では、咳嗽と血痰の症状があり、肺癌が疑われることから、転移性脳腫瘍の可能性が高い。
- 選択肢考察　
  A　多発脳梗塞ではringed enhancementを認めない。(×)
  B　神経膠芽腫は多発することはまれである。(×)
  C　髄膜腫も多発することはまれである。(×)
  D　転移性脳腫瘍が最も考えられる。(○)
  E　脳膿瘍では、耳鼻科的疾患や右→左シャント性心疾患などの既往と発熱などの炎症症状をみる。(×)

解答：D (*iM* 4 337)

● core curriculum

Chapter
17

疾 患
⑤頭部外傷

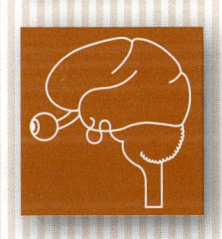

到達目標 1 頭部外傷の分類を説明できる。

Point

- 頭部外傷による損傷は一次性損傷と二次性損傷に分けられる。
  一次性損傷とは、外力が頭部に加わることによって生じた直接的損傷で、頭皮裂創、頭蓋骨骨折、脳挫傷、血管・脳神経の損傷である。
  二次性損傷とは、一時的損傷が誘因となって生じる脳浮腫、脳腫脹、脳虚血、脳ヘルニアなどを指す。
- 頭部外傷を損傷部位により分類すると、①頭皮など頭部軟部の損傷、②頭蓋骨骨折、③頭蓋内損傷に分けられる。
- 頭蓋内損傷には外界と交通がある開放性損傷と、頭蓋内に閉ざされた閉鎖性損傷がある。閉鎖性損傷には、脳挫傷、硬膜外血腫、硬膜下血腫などがあり、なかでも脳挫傷の頻度が最も高い。

表10 荒木の頭部外傷の分類

> - 従来から我が国で最も広く用いられている頭部外傷の臨床分類は**荒木の分類**である。外傷受傷直後の意識状態と脳局所症状の有無により4型に分類している。

分類	意識の状態	脳局所状態
Ⅰ型※ (単純型 or 無症状型)	意識障害（−）	脳局所症状（−）
Ⅱ型 (脳振盪型)	意識障害は6時間以内に消失	脳局所症状（−）
Ⅲ型 (脳挫傷型)	意識障害は6時間以上持続	脳局所症状（+）
Ⅳ型 (頭蓋内出血型)	受傷直後は清明だが急激に悪化	脳圧迫症状（+） (瞳孔不同、徐脈、麻痺)

※ただしⅠ型でも症状がないからといって脳に何も損傷がないとは限らない点に注意する。

☐☐ **200** 脳挫傷で**誤っている**のはどれか。

A 頭蓋骨骨折を必ず伴う。
B 側頭葉に発生しやすい。
C しばしば硬膜下出血を伴う。
D 外力作用部位の対側に生じやすい。
E 脳内血腫を伴う。

❏ **解法ガイド**　脳挫傷は脳実質の挫滅による脳損傷である。脳挫傷は頭蓋骨骨折を伴わなくても、剪断力のみで起こりうる。脳に強い加速度がかかった場合に、頭蓋底部との接触によって脳実質が挫滅する場合があるからである。好発部位は、前頭葉下面、側頭葉皮質（外側、極）である。

❏ **選択肢考察**
A 必ずしも頭蓋骨骨折を伴わない。(×)
B 前頭葉下面、側頭葉皮質に発生しやすい。(○)
C しばしば急性硬膜下出血を伴う。(○)
D 打撲部の対側の脳実質に脳挫傷を認めることがあり、これを反衝損傷と呼ぶ。(○)
E 脳実質の挫滅のため脳組織での出血を多かれ少なかれ必ず伴う。(○)

解答：A (*iM* ④ 315)

☐☐ **201**　20歳の男性。オートバイに乗っていて車と接触し転倒した。救急車が到着した時点で意識はなく、頭部を強打していた。来院時、傾眠状態であるが、呼びかけで覚醒する。四肢に麻痺はない。血圧 124/78mmHg。呼吸正常。瞳孔左右同大、対光反射正常。頭部単純CT像（a、b）を示す。

診断はどれか。

A 脳振盪
B 脳挫傷
C くも膜下出血
D 急性硬膜下出血
E 急性硬膜外出血

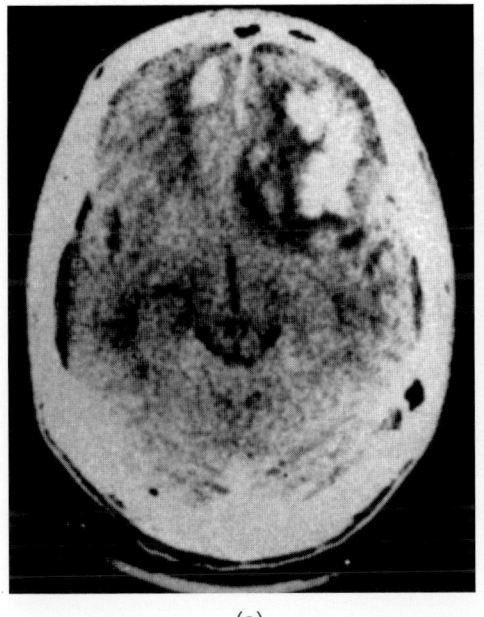

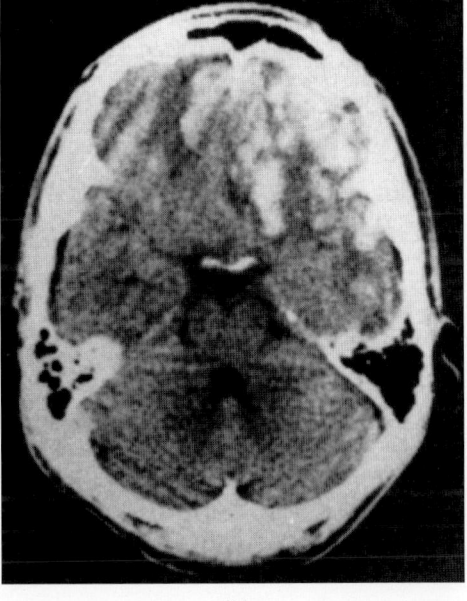

(a)　(b)

❏ **解法ガイド** 身体所見 ＃1 20歳の男性。オートバイに乗っていて車と接触し転倒した。救急車が到着した時点で意識はなく、頭部を強打していた⇒頭部外傷による意識障害。
＃2 傾眠状態であるが、呼びかけで覚醒する⇒ JCS 10。
＃3 四肢に麻痺はない⇒局在神経症状はない。

検査所見 ＃1 血圧 124/78 mmHg ⇒血圧正常なので、脳圧亢進は否定的。
＃2 呼吸正常。瞳孔左右同大、対光反射正常⇒脳ヘルニアは否定的。

画像所見 頭部 CT では、
＃1 左右の前頭葉下面に複数の辺縁不整な高吸収域があり、周囲に低吸収域を認める⇒脳内出血があり、周囲に浮腫を生じていると考えられる。脳内血腫があることから脳挫傷と考えられる。
＃2 頭蓋骨骨折や開放骨折の所見はない。
＃3 硬膜下出血や硬膜外出血の所見もみられない。

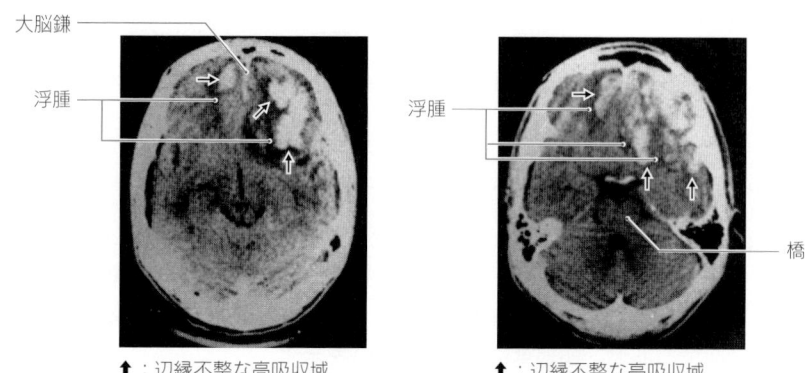

↑：辺縁不整な高吸収域　　↑：辺縁不整な高吸収域

❏ **診　　断**　　脳挫傷。

❏ **解法サプリ**　頭部外傷によって脳に加速度が加わり、頭蓋底部と脳が接触することによって脳実質が挫滅したと考えられる。このように脳挫傷は必ずしも頭蓋骨骨折を伴わなくても起こりうる。

❏ **選択肢考察**　　A　脳振盪は一時的な脳機能の停止であり、器質的な脳損傷を伴わない。(×)
B　前頭葉下面の脳挫傷が最も考えられる。(○)
C　CT上、くも膜下出血はみられない。(×)
D　急性硬膜下出血の所見はCTからは認められない。(×)
E　急性硬膜外出血の所見もない。(×)

解答：B（*iM* 4 315）

到達目標 2 　急性硬膜外・硬膜下血腫の症候と診断を説明できる。

Point

[急性硬膜外血腫]
- 急性硬膜外血腫は頭部外傷によって打撲部の頭蓋骨の骨折を生じ、中硬膜動脈・静脈や静脈洞、板間静脈などの損傷を生じ、そのため硬膜と頭蓋骨内面との間に凸レンズ型の血腫が形成されるものである。
- 中後頭蓋窩が発生部位として最も多く、その場合は中硬膜動脈の破綻が多い。
- 血腫の形成が緩徐であると症状を呈するまでの間、意識清明期 (lucid interval) がある。やがて進行すると脳ヘルニアを生じる。
- 治療：緊急開頭血腫除去術を行う。

[急性硬膜下血腫]
- 急性硬膜下血腫は頭部打撲により脳表の皮質動静脈や架橋静脈が破綻した結果、硬膜とくも膜の間に血腫を形成したものである。
- 重篤な脳挫傷を伴うため受傷時から意識障害をきたす例が多い。
- 頭部CTでは三日月型の高吸収域がみられる。
- 治療：緊急開頭血腫除去術を行う。

図61　硬膜外血腫と硬膜下血腫の違い

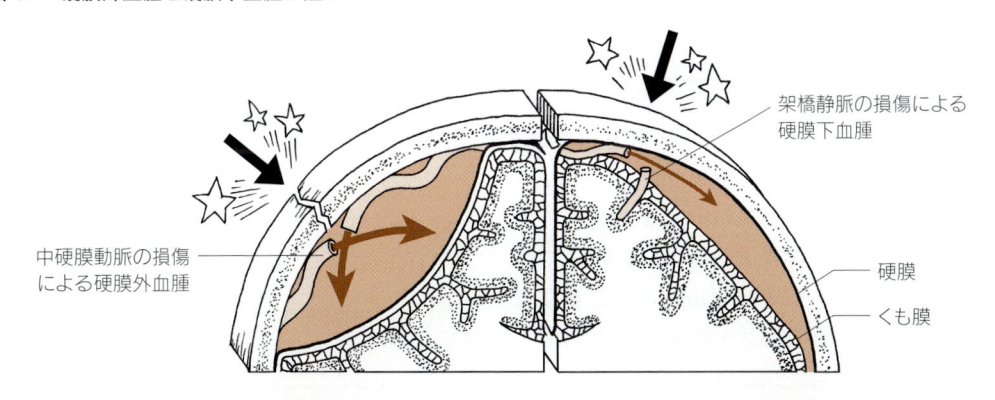

中硬膜動脈の損傷による硬膜外血腫
架橋静脈の損傷による硬膜下血腫
硬膜
くも膜

硬膜外血腫
- 頭蓋骨の骨折に伴って中硬膜動脈（80％）など比較的太い血管が切れるので、急激に血腫を形成し、受傷直後より意識障害となるケースが多い。
- 瞳孔不同、外傷部と対側の片麻痺が約80％でみられる。また、頭蓋内圧亢進症（頭痛、嘔吐など）もみられる。
- CTでは一般に両凸レンズ型の高吸収域が特徴的である。

硬膜下血腫
- 急性硬膜下血腫は脳表の皮質動静脈や架橋静脈の断裂によって起こることが多く、その臨床的特徴は硬膜外血腫によく似る。しかし、硬膜外血腫よりも損傷血管は細いので、CT上血腫はより細く、三日月形に近い。
- 慢性では急性や硬膜外血腫と違って認知症症状や性格変化がみられやすいことが特徴である。

202 急性硬膜外血腫について**誤っている**のはどれか。
A 受傷直後に意識清明期が存在する。
B 予後は急性硬膜下血腫よりも良好である。
C 血腫側に頭蓋骨骨折を伴うことが多い。
D CT画像で血腫の形は凸レンズ型をしている。
E 架橋静脈からの出血であることが多い。

❏ 解法ガイド　急性硬膜外血腫は、打撲部直下の頭蓋骨骨折によって、中硬膜動脈・静脈、板間静脈、静脈洞などが破綻して出血することによって生じる。臨床的には受傷直後に1〜2時間の意識清明期（lucid interval）がある点が特徴的である。出血は頭蓋骨内面と硬膜の間に広がり、CT画像上は凸レンズ状の高吸収域としてみられる。意識清明期に血腫が発見されて血腫除去術が行われれば予後は良いが、遅れると脳ヘルニアを起こして死に至る。

❏ 選択肢考察
A 受傷後の意識清明期の存在は急性硬膜外血腫の診断に重要である。(○)
B 急性硬膜下血腫は脳挫傷を伴うことが多く予後は悪い。急性硬膜外血腫は早期に診断されて開頭血腫除去術が行われれば予後は良好である。(○)
C 打撲部直下の頭蓋骨骨折によって、中硬膜動脈・静脈、板間静脈、静脈洞などが破綻して出血する。(○)
D CT画像で血腫の形は凸レンズ型をしている。(○)
E 架橋静脈からの出血は硬膜下血腫の場合である。(×)

解答：E（*iM* ④ 317）

203 急性硬膜下血腫について**誤っている**のはどれか。
A 硬膜とくも膜の間に生じる。
B 架橋静脈が出血源となる。
C 脳挫傷を伴うことは少ない。
D CT画像で血腫の形は三日月型をしている。
E 神経症状を残すことが多い。

❏ 解法ガイド　急性硬膜下血腫は頭部打撲によって脳表の皮質動静脈（60％）や架橋静脈（30％）が損傷される結果、硬膜とくも膜の間に貯まる血腫である。頭部打撲は若年者では交通事故、高齢者では転倒・転落事故が多い。血腫のみの症例よりも種々の程度の脳挫傷や脳内血腫を合併する症例が多い。頭蓋骨骨折の頻度は60〜70％で急性硬膜外血腫の場合よりも低い。好発部位は大脳半球全面にわたる。

臨床的には受傷直後から意識障害を呈していることが多いが、硬膜外血腫に典型といわれる意識清明期を示す例も約1/3にみられる。確定診断はCTで、三日月型や鎌状の血腫が高吸収域として認められる。治療は緊急開頭血腫除去術が行われる。平均生存率は30〜60％と幅があるが、血腫のみの症例の予後は良好であり、脳損傷（脳挫傷、脳内出血など）合併例、高齢者、術前意識状態の悪いものでは予後不良である。

❏ 選択肢考察　　　A　血腫は硬膜とくも膜の間に生じる。(○)
　　　　　　　　　B　脳挫傷による脳表の皮質動静脈（60％）や架橋静脈（30％）が出血源となる。小児では、架橋静脈の破綻が多く、成人は挫傷脳の血管の破綻が多い。(○)
　　　　　　　　　C　血腫のみの症例よりも種々の程度の脳挫傷や脳内血腫を合併する症例が多い。(×)
　　　　　　　　　D　CT画像で血腫の形は三日月型をしている。(○)
　　　　　　　　　E　脳損傷の合併例が多いので、救命後も神経症状を残すことが多い。(○)

解答：C（*iM* ④ 319）

☐☐ **204**　18歳の男性。オートバイを運転中に転倒し右前頭部を強打した。救急車で搬送されてきたときには意識は清明であったが、事故発生2時間後より、意識障害が出現し、4時間後には昏睡状態となった。頭部単純CTを示す。
　最も考えられるのはどれか。
　A　硬膜外血腫
　B　硬膜下血腫
　C　くも膜下出血
　D　脳内血腫
　E　脳室内出血

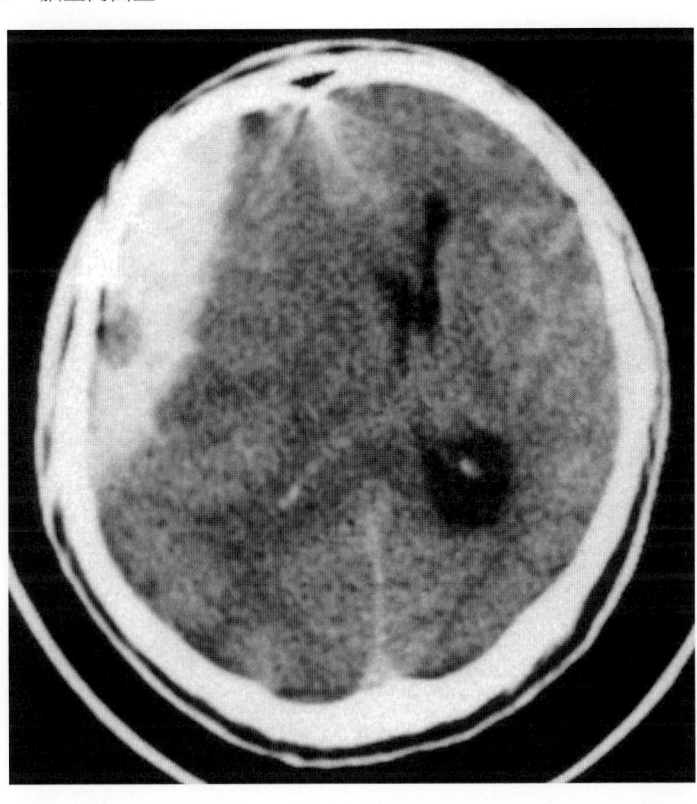

❏ **解法ガイド** 身体所見 ＃1 18歳の男性。オートバイを運転中に転倒し右前頭部を強打した⇒頭部外傷。
＃2 救急車で搬送されてきたときには意識は清明であったが、事故発生2時間後より、意識障害が出現し、4時間後には昏睡状態となった⇒意識清明期の存在があることから、急性硬膜外出血の可能性を考える。

画像所見 頭部単純CTでは、
＃1 右大脳半球外側部に頭蓋骨の骨折と凸レンズ型の高吸収域を認める。
＃2 正中線、側脳室は大きく圧排され左側へ強く偏位している。
＃3 画像所見＃1・2より急性硬膜外血腫と診断される。

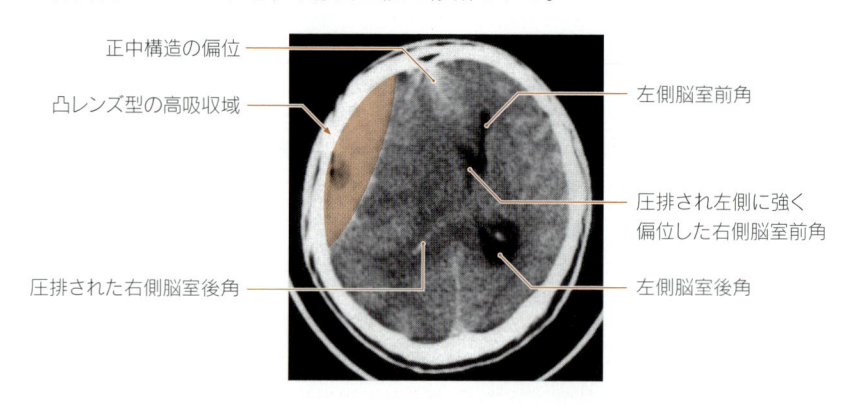

- 正中構造の偏位
- 凸レンズ型の高吸収域
- 左側脳室前角
- 圧排され左側に強く偏位した右側脳室前角
- 圧排された右側脳室後角
- 左側脳室後角

❏ **診　　断** 急性硬膜外血腫。
❏ **解法サプリ** 意識清明期があり、CTで凸レンズ型の血腫を認めることから急性硬膜外血腫と診断される。
❏ **選択肢考察** A　解法サプリ参照。(○)

解答：A（*iM* 4 319）

到達目標 3 慢性硬膜下血腫の症候と診断を説明できる。

Point
- 慢性硬膜下血腫は軽度頭部外傷のあと、架橋静脈が破裂して硬膜下に血腫が生じる疾患である。
- 静脈性の出血のため数週間かけてゆっくりと血腫が大きくなる。チョコレート状の流動血を含む。
- 高齢者やアルコール多飲者に多い。
- 亜急性から慢性経過の血腫形成により、頭痛、片麻痺、特に高齢者では認知症様症状を呈する。
- 頭部CTで脳表に沿った三日月型の血腫を認める。
- 治療は穿頭洗浄術を行う。

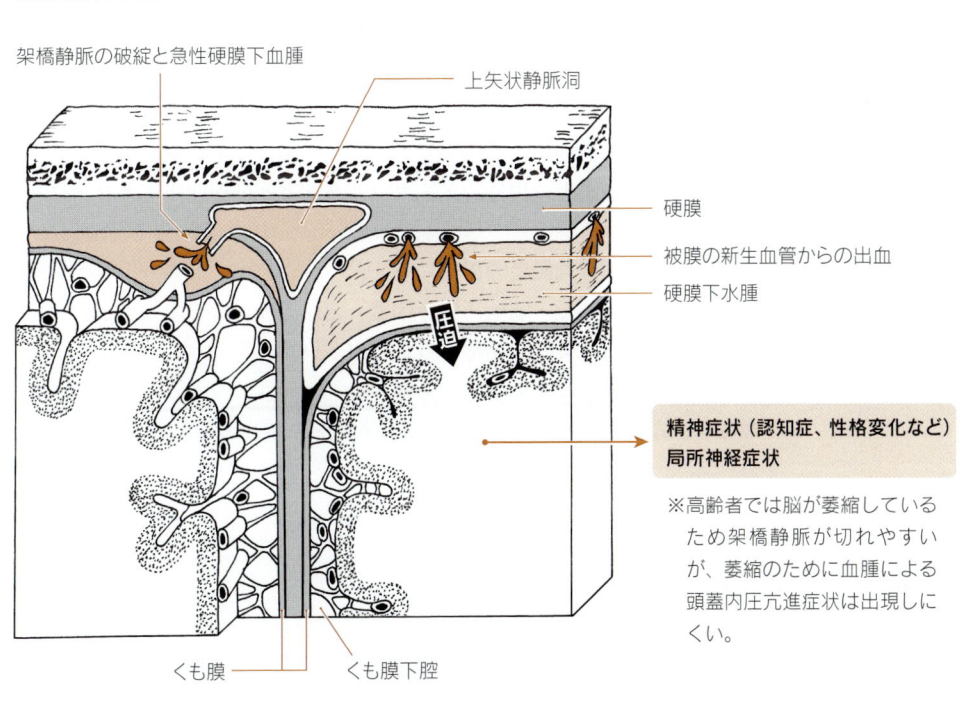

図62 慢性硬膜下血腫

精神症状（認知症、性格変化など）
局所神経症状

※高齢者では脳が萎縮しているため架橋静脈が切れやすいが、萎縮のために血腫による頭蓋内圧亢進症状は出現しにくい。

- 高齢者では脳の萎縮があるため転倒などの衝撃によって脳が振動しやすく、架橋静脈やくも膜が損傷を受けやすい。
- 現在考えられている機序としては、架橋静脈やくも膜の傷害による急性の硬膜下血腫形成の後に硬膜下水腫が形成され、3週間ほどかかってつくられた水腫を取り囲む被膜の新生血管から水腫内に繰り返し出血を起こすことで慢性硬膜下血腫が形成されるとされている。

□□ 205 慢性硬膜下血腫について**誤っている**のはどれか。
　A　高齢者に多い。
　B　初期症状に歩行困難がみられる。
　C　軽度の頭部外傷が契機となる。
　D　大酒家に多い。
　E　頭部CT像で凸レンズ状の血腫を認める。

❏ 解法ガイド　　慢性硬膜下血腫は、軽度の頭部外傷のあと、架橋静脈が破裂し硬膜下に血腫が生じる疾患である。架橋静脈は脳表の静脈がくも膜下腔を横切って静脈洞に入る血管であるが、これが破裂すると硬膜下に小さな血腫をつくる。そこに髄液が混入して被膜が形成され、次第に血腫周辺の髄液が被膜を通って血腫内に入り、血腫が増大する。したがって、血腫は硬膜内面と脳表の間に、新たな被膜によって包まれている。血腫はゆっくりと大きくなるので、臨床的にも慢性的な経過をとる。

　通常、外傷の既往がはっきりしないこともある（約25％）が、既往がある場合は受傷後数週間から1〜3か月に症状が現れる。症状は、頭痛、嘔気・嘔吐、歩行困難、記銘力障害などで始まり、血腫による脳実質への圧迫が強くなると片麻痺、失語症、意識障害などが出現する。高齢者の男性、アルコール多飲者や肝機能障害者などに多くみられる。

❏ 選択肢考察
　A　慢性硬膜下血腫は高齢者の男性に多い。(○)
　B　症状は、頭痛、嘔気・嘔吐、歩行困難、記銘力障害などで始まる。(○)
　C　軽度の頭部外傷を契機に発症することが多い。(○)
　D　アルコール多飲者に多い傾向がある。(○)
　E　血腫は、頭部CT像で三日月状の等吸収域として認められることが多い。(×)

解答：E（*iM* ④ 320）

□□ 206 慢性硬膜下血腫で破綻する血管はどれか。
　A　脳底動脈
　B　中大脳動脈
　C　架橋静脈
　D　S状静脈洞
　E　中硬膜動脈

❏ 解法ガイド　　慢性硬膜下血腫は脳表からくも膜下腔を横切って静脈洞へと連絡する架橋静脈の破綻によって生じる。

❏ 選択肢考察
　A　脳出血となる。(×)
　B　脳出血となる。(×)
　C　慢性硬膜下血腫の原因となる。(○)
　D　急性硬膜外血腫となる。(×)
　E　急性硬膜外血腫となる。(×)

解答：C（*iM* ④ 320）

☐☐ **207** 75歳の男性。大酒家。2か月前に転倒して頭を打った。その後、軽度の頭痛以外、日常生活に支障はなかった。1週前から頭痛が強くなり、吐き気を伴うようになった。3日前から歩きにくくなったので来院した。意識は軽度混濁。左上下肢の運動麻痺と深部腱反射の亢進および両眼底のうっ血乳頭を認める。頭部単純CTを示す。

診断はどれか。

A 被殻出血
B 視床出血
C 急性硬膜下出血
D 急性硬膜外出血
E 慢性硬膜下血腫

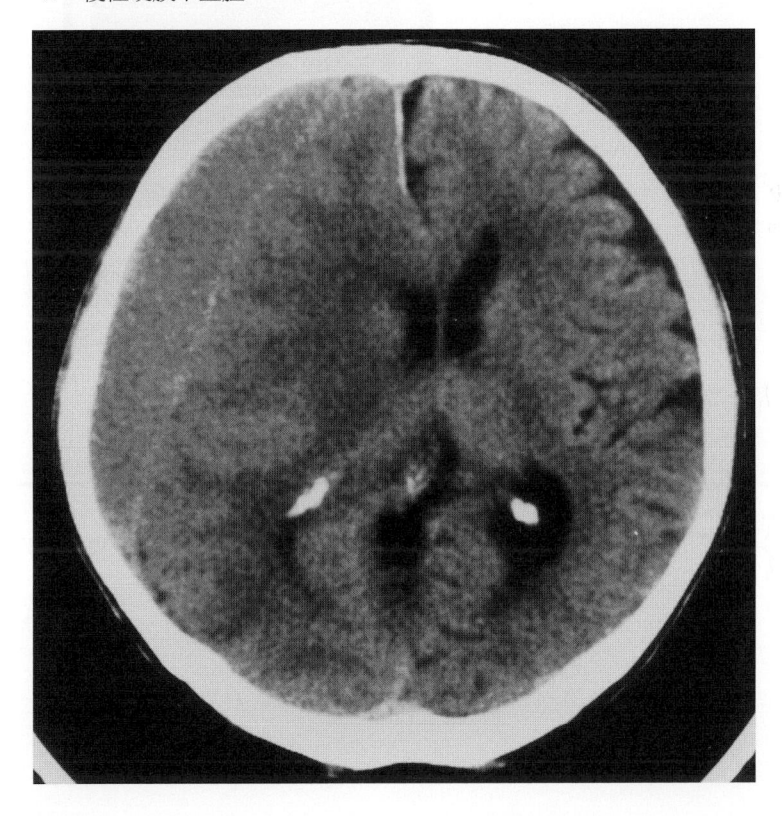

❏ **解法ガイド**　身体所見　#1　75歳の男性。大酒家。2か月前に転倒して頭を打った⇒アルコールの多飲者。頭部打撲の既往。

　　　　　　　　#2　1週前から頭痛が強くなり、吐き気を伴うようになった⇒頭部打撲から時間がかなり経ってから症状が出現している。慢性的な経過。頭痛と嘔気は頭蓋内圧亢進を疑わせる。

　　　　　　　　#3　3日前から歩きにくくなった⇒歩行障害の出現。漸次進行性の神経局在症状。

　　　　　　検査所見　#1　意識は軽度混濁、および両眼底のうっ血乳頭を認める⇒脳圧亢進を考える。

　　　　　　　　#2　左上下肢の運動麻痺と深部腱反射の亢進⇒右大脳半球の病変を考える。

画像所見 頭部単純CTでは、
#1 右大脳半球の外側面に三日月型の等吸収域を認める。
#2 正中線や側脳室は対側に圧排されている。
#3 画像所見#1・2より慢性硬膜下血腫の疑い。

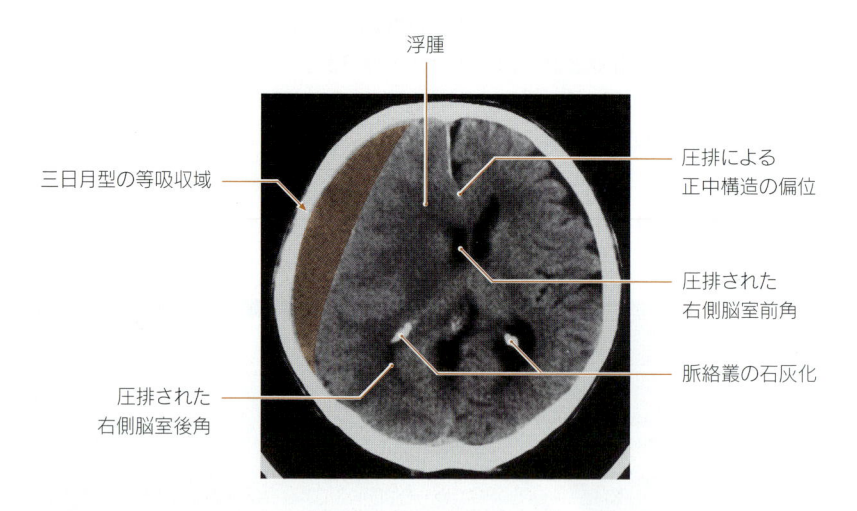

（CT画像：三日月型の等吸収域、浮腫、圧排による正中構造の偏位、圧排された右側脳室前角、脈絡叢の石灰化、圧排された右側脳室後角）

❏ **選択肢考察**
A 被殻出血は、急激に発症する。CT像では被殻に一致した部位に高吸収域がみられる。(×)
B 視床出血も急激に発症し、CT像では視床に一致して高吸収域がみられる。(×)
C 急性硬膜下出血は頭部外傷直後から意識障害をきたす。CT像では三日月状の高吸収域がみられる。(×)
D 急性硬膜外出血は頭部外傷後の意識清明期とその後の意識障害が特徴的である。CT像では凸レンズ状の高吸収域がみられる。(×)
E 大酒家で頭部打撲の既往があり、CT像で三日月状の等吸収域がみられることから、慢性硬膜下血腫と診断される。(○)

解答：E（*iM* 4 321）

到達目標 4 頭部外傷の治療とリハビリテーションを概説できる。

Point
- 頭部外傷の治療は、損傷の程度や意識状態の程度（Glasgow Coma Scaleにより評価）により症例個々で異なる。おおよその目安を**表11**と**図63**に示した。
- 二次性損傷（脳浮腫、脳腫脹、脳虚血、脳ヘルニア）を最小限に食い止めるため、受傷早期に適切な管理を行う。
- 急性硬膜外血腫や急性硬膜下血腫に対しては緊急開頭血腫除去術を行う。
- 慢性硬膜下血腫に対しては穿頭洗浄術を行う。
- 頭部外傷後は、運動・感覚障害のみならず、認知障害や行動異常などさまざまな問題を抱えていることが多い。理学療法士、作業療法士、ソーシャルワーカーなどチーム医療が不可欠である。

表11 荒木の分類と治療方針

分類	意識の状態	脳局所症状	治療方針
Ⅰ型（単純型 or 無症候型）	意識障害（−）	脳局所症状（−）	経過観察（場合によっては補助検査）
Ⅱ型（脳振盪型）	意識障害＜6時間	脳局所症状（−）	経過観察 or 入院 補助検査（＋）
Ⅲ型（脳挫傷型）	意識障害＞6時間	脳局所症状（＋）	入院 補助検査（＋） 保存的治療 or 手術
Ⅳ型（頭蓋内出血型）	受傷直後は清明 ⇒急激に悪化	脳圧迫症状（＋）	入院 補助検査 手術

図63 重症頭部外傷における治療方針

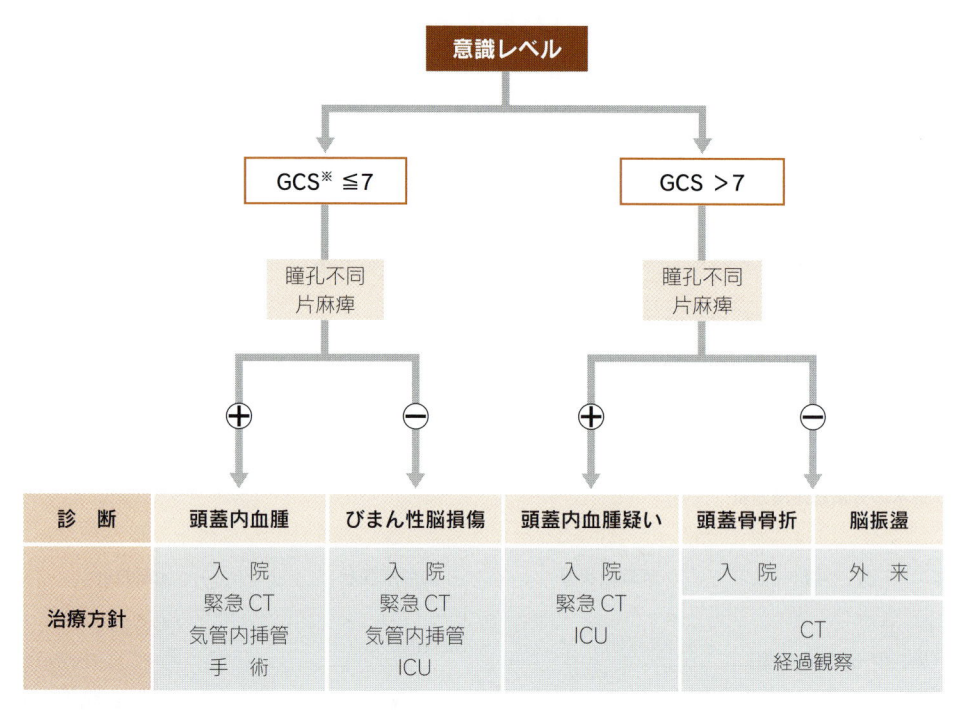

```
                    意識レベル
                   ┌────┴────┐
                GCS≦7      GCS＞7
                   │          │
                瞳孔不同      瞳孔不同
                片麻痺        片麻痺
                ┌─┴─┐      ┌─┴─┐
                ＋   －      ＋   －
```

診 断	頭蓋内血腫	びまん性脳損傷	頭蓋内血腫疑い	頭蓋骨骨折	脳振盪
治療方針	入 院 緊急CT 気管内挿管 手 術	入 院 緊急CT 気管内挿管 ICU	入 院 緊急CT ICU	入 院 CT 経過観察	外 来 CT 経過観察

※GCS（Glasgow coma scale）（下表参照）
❑ 開眼、発語、運動機能の3点でそれぞれ段階分けしたものを合計して点数化することで意識状態の把握を容易にする。正常で15点、最低で3点である。

Glasgow coma scale

四肢の最良運動反応（M）	
6	命令どおりにできる
5	痛み刺激の部位が分かる
4	手足を引っ込める
3	病的屈曲
2	伸展反応
1	反応なし
言語反応（V）	
5	見当識がある
4	意味のない会話をする
3	意味のない単語を発する
2	単語にならない発声のみ
1	反応なし
開 眼（E）	
4	自然に開眼
3	命令すると開眼
2	痛みに対し開眼
1	開眼しない

合計3～15点

□□ **208** 緊急手術の適応となるのはどれか。

A　脳振盪
B　外傷性髄液瘻
C　急性硬膜下血腫
D　外傷性くも膜下出血
E　びまん性軸索損傷

❏ 解法ガイド　　頭部外傷で緊急手術が行われることが多いのは、急性硬膜外血腫や急性硬膜下血腫である。開頭して血腫を除去することによって、頭蓋内圧の減圧をはかり、脳ヘルニアへの進行を防ぐことができる。

❏ 選択肢考察
A　頭部外傷後に一時的に意識を失った病態で、一般的には後遺症なく回復するので、緊急手術が行われることはない。(×)
B　髄膜炎の予防のため抗生物質の投与を行い、安静状態を保つことによって、瘻は自然に閉鎖することが多い。(×)
C　緊急に開頭し血腫除去を行う。(○)
D　くも膜下腔への出血が起こるが、髄液の存在により凝固しないため、血腫はつくらない。脳ヘルニアなどの合併がなければ緊急手術にはならない。椎骨脳底動脈系の血管破綻によって起こることが多い。(×)
E　びまん性軸索損傷は、交通事故などで頭部に強い外力が加わり、脳神経軸索が広く切断された状態で、脳梁や脳幹部に生じやすい。意識障害を呈しているにもかかわらず、頭部CT、MRIで明らかな血腫、脳挫傷を認めない。手術などの治療の対象にはならず、死亡率は60％とされる。(×)

解答：C（*iM* ④ 319）

209 　10歳の女児。オートバイにはねられ頭部を打撲し救急車で搬送された。来院時、意識障害、右片麻痺および左眼部の腫脹を認めた。脳挫傷と診断され保存的治療が行われた。2週後、意識障害と右片麻痺とは改善したが、左眼球が拍動性に突出している。左内頸動脈造影側面像を示す。
最も考えられるのはどれか。
A 脳動静脈奇形
B 内頸動脈-海綿静脈洞瘻
C 内頸動脈血栓症
D 上矢状静脈洞血栓症
E 海綿静脈洞血栓症

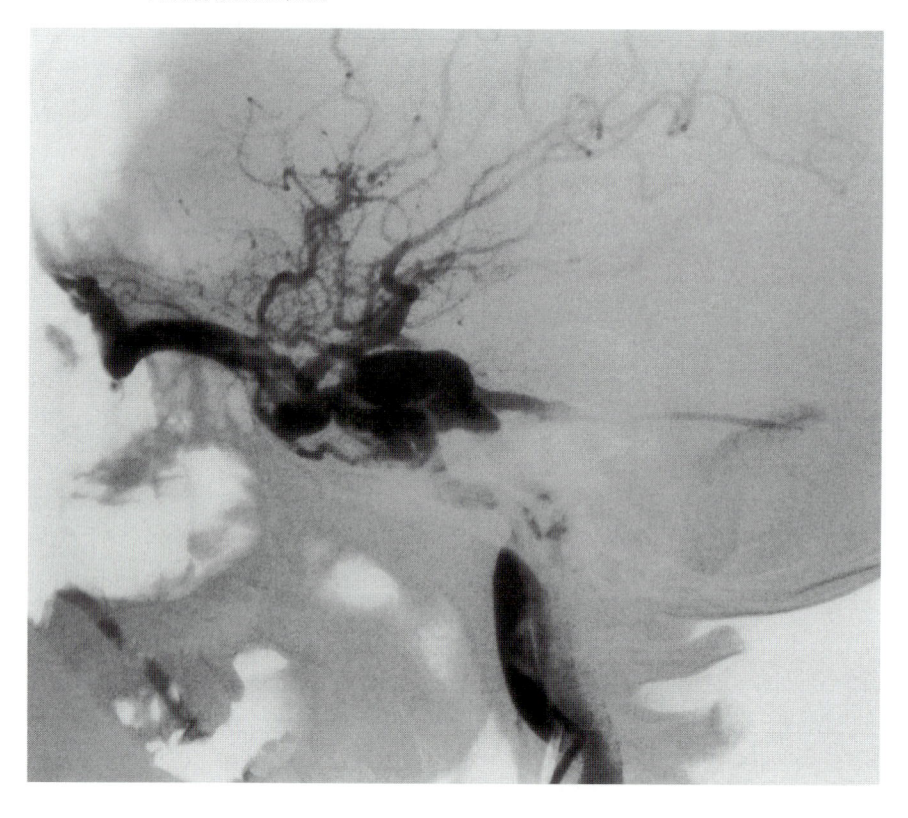

□ 解法ガイド

身体所見 #1 10歳の女児。オートバイにはねられ頭部を打撲した⇒頭部外傷。
検査所見 #1 来院時、意識障害、右片麻痺および左眼部の腫脹を認めた⇒左大脳半球の障害が考えられる。
#2 脳挫傷と診断され保存的治療が行われた。2週後、意識障害と右片麻痺とは改善した⇒脳挫傷は改善したと考えられる。
#3 左眼球が拍動性に突出している⇒内頸動脈-海綿静脈洞瘻を疑う。
画像所見 左内頸動脈造影側面像では、
#1 内頸動脈造影にもかかわらず、海綿静脈洞も描出されている⇒内頸動脈と海綿静脈洞との間にシャントが生じている可能性が強く示唆され、内頸動脈-海綿静脈洞瘻と診断される。高い圧力が海綿静脈洞にかかることによって、海綿静

脈洞へ流入するはずの眼静脈が逆に造影されている。海綿静脈洞から眼静脈へ逆流が起こっていると考えられる。

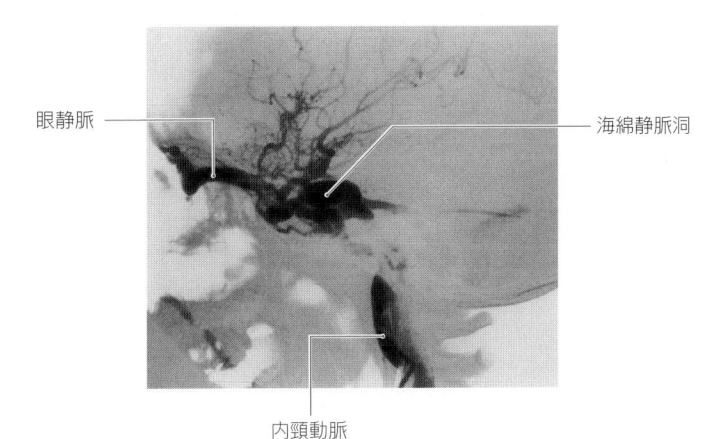

眼静脈　　海綿静脈洞　　内頸動脈

- ❏ 診　　断　　　内頸動脈－海綿静脈洞瘻。
- ❏ 解法サプリ　　頭部外傷を機転に内頸動脈と海綿静脈洞との間に瘻孔が生じたと考えられる。診断のキーワードは"拍動性の眼球突出"で、頭部外傷後に拍動性眼球突出をきたした場合には必ず本症を疑う。
- ❏ 選択肢考察
  - A　眼球後部の動静脈奇形では拍動性の眼球突出をきたすことがあるが、頭部外傷によって起こることはない。また、内頸動脈造影で海綿静脈洞が描出されることもない。(×)
  - B　内頸動脈－海綿静脈洞瘻が最も疑われる。(○)
  - C　脳梗塞をきたすので、片麻痺、意識障害などを生じる。眼球突出を生じることはない。(×)
  - D　上矢状静脈洞血栓症は耳鼻科領域の化膿性疾患や、経口避妊薬の使用、妊娠に伴って発症することが多い。症状は、頭痛、嘔吐、不全麻痺、意識障害などである。眼球突出を生じることはない。(×)
  - E　海綿静脈洞血栓症は、耳鼻科的感染症や血液凝固能亢進に伴って生じる。眼球突出をきたすことがあるが、内頸動脈造影で海綿静脈洞が描出されることはない。(×)

解答：B（*iM* ④ 322）

● core curriculum

Chapter 18

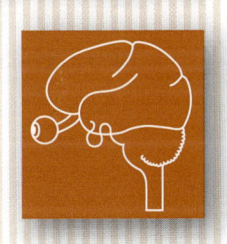

疾　患
⑥末梢神経疾患

到達目標 1　ニューロパチーの病因（栄養障害、中毒、遺伝性）と病態を分類できる。

Point

- 末梢神経は、中枢神経と運動効果器（遠心性）あるいは知覚受容器（求心性）と連絡している。したがって、その障害では障害神経に応じた運動障害、感覚障害、自律神経障害をきたすことになる。

［ニューロパチーの分類］

- ニューロパチー（末梢神経障害）を障害のされ方により分類すると以下の3型に大きく分けられる。
    - ①単神経障害：1本の末梢神経だけの障害。その神経の支配領域に限局した障害を生じる。Bell麻痺（片側性）、サルコイドーシスによる顔面神経麻痺（両側性）などがある。
    - ②多発単神経障害：単神経が多発性に障害されたもの。2本以上の神経が左右非対称性・散在性に障害される。膠原病（結節性多発動脈炎など）による神経栄養血管の障害などで認められる。
    - ③多発神経障害（ポリニューロパチー）：複数の末梢神経が同時に障害される。左右対称性に、四肢末梢優位に障害される（手袋靴下型、glove & stocking型）。

［ポリニューロパチー（多発神経障害、PN）の原因別分類］

- 主に代謝性（栄障害性）、遺伝性、中毒性に分類される。
    - ①代謝性ニューロパチー：糖尿病性、ビタミンB_{12}欠乏（亜急性連合性脊髄変性症）、ビタミンB_1欠乏（脚気）、アルコール性など
    - ②遺伝性ニューロパチー：Charcot-Marie-Tooth（シャルコー・マリー・トゥース）病、家族性アミロイドポリニューロパチー、急性間欠性ポルフィリン症など
    - ③中毒性ニューロパチー：金属性（ヒ素、鉛）、有機溶剤性（ノルマルヘキサン、有機リン）、薬剤性（イソニアジド、SMON、アミノ配糖体）

- 臨床症状から運動障害が優位なもの、感覚障害が優位なもの、深部知覚障害が著明で運動障害を伴うものなどに分けられる。

表12 ニューロパチーの分類とポイント

分類	疾患	神経障害	代表的症状
代謝性 (栄養障害性)	糖尿病性	知覚神経障害	四肢末梢の感覚鈍麻 (下肢→上肢)
		自律神経障害	起立性低血圧、神経因性膀胱など
	亜急性連合性脊髄変性症 (ビタミンB$_{12}$欠乏)	知覚神経障害	深部覚障害(脊髄性運動障害)、温痛覚障害
		運動神経障害	錐体路障害(痙性麻痺)
	アルコール性 (ビタミンB$_1$欠乏)	知覚神経障害	下肢末梢の感覚・運動障害
		運動神経障害	
		自律神経障害	異常発汗、不整脈、直腸膀胱障害など
		中枢神経障害	Wernicke脳症
中毒性	ヒ素中毒	知覚神経障害	著しい異常感覚を伴う多発神経炎(急性中毒)
	鉛中毒	運動神経障害	上肢＞下肢 橈骨神経障害による下垂手が有名
		自律神経障害	副交感神経機能低下
		中枢神経障害	鉛脳症(感受性の高い小児に出やすい)
	有機リン中毒	運動神経障害	2〜3週間後に多発性神経障害
		自律神経障害	有機リンがAChEを阻害 副交感神経亢進症状(縮瞳、粘液分泌亢進など)
遺伝性	Charcot-Marie-Tooth病 (常優遺伝)	運動神経障害	下肢優位に筋萎縮(鶏歩)
	家族性アミロイドポリニューロパチー(常優遺伝)	知覚神経障害	解離性感覚障害(温痛覚×、深部覚○)
		自律神経障害	便秘と下痢の繰り返し、インポテンツなど
	急性間欠性ポルフィリン症 (常優遺伝)	運動神経障害	下肢優位の弛緩性麻痺
		自律神経障害	消化管障害、頻脈、高血圧、尿閉など
		中枢神経障害	意識障害、性格変化、行動異常など

210 多発性ニューロパチーの症候として正しいのはどれか。

A 痙性対麻痺
B Babinski徴候陽性
C 半側性感覚障害
D 深部腱反射亢進
E 手袋靴下型感覚障害

❏ 解法ガイド　多発性ニューロパチーでは手袋靴下型の感覚障害、遠位優位の筋力低下がみられる。

❏ 選択肢考察
A 痙性対麻痺は胸髄レベルで脊髄側索が障害された場合に起こる。(×)
B Babinski徴候陽性は錐体路徴候である。(×)
C 半側性感覚障害もBrown-Séquard症候群などでみられる。(×)
D 深部腱反射亢進は錐体路障害でみられる。(×)
E 手袋靴下型感覚障害は多発性ニューロパチーでみられる症状である。(○)

解答：E（*iM* ④ 265）

211 感覚障害優位のニューロパチーをきたすのはどれか。

A Charcot-Marie-Tooth病
B 急性間欠性ポルフィリン症
C 砒素中毒
D Guillain-Barré症候群
E 鉛中毒

❏ 選択肢考察
A 運動障害優位のニューロパチーをきたす常染色体優性遺伝性疾患である。(×)
B 下肢の弛緩性麻痺など運動障害優位のニューロパチーをきたす。(×)
C 感覚障害優位の多発性ニューロパチーで、四肢末梢の表在覚・深部覚がともに脱失する。(○)
D 感染症の後、下肢から上行する運動障害優位のニューロパチーをきたす。(×)
E 下肢よりも上肢に強い運動障害優位のニューロパチーをきたす。橈骨神経麻痺による下垂手を生じることがある。(×)

解答：C（*iM* ④ 268）

> **212** 疾患と症候との組合せで**誤っている**のはどれか。
> A 糖尿病性ニューロパチー ──────── 手袋靴下型感覚障害
> B 亜急性連合性脊髄変性症 ──────── 大球性貧血
> C Guillain‐Barré症候群 ──────── 顔面神経麻痺
> D 家族性アミロイドポリニューロパチー ──── 下垂手
> E Charcot‐Marie‐Tooth病 ──────── 鶏　歩

❏ 選択肢考察

A 糖尿病性ニューロパチーでは多発性ニューロパチーをきたす結果、手袋靴下型感覚障害を生じる。(○)

B ビタミンB₁₂欠乏によって生じる。巨赤芽球性貧血という大球性貧血を呈する。(○)

C Guillain‐Barré症候群は末梢神経の脱髄を起こす疾患で、下肢から上行する運動障害優位のニューロパチーをきたす。両側性顔面神経麻痺を生じることがある。(○)

D 自律神経障害をきたすことが多く、起立性低血圧、下痢や便秘の繰り返しなどの消化器症状、膀胱直腸障害が生じる。下垂手をみることはまれである。(×)

E Charcot‐Marie‐Tooth病は運動障害優位のニューロパチーのため前脛骨筋麻痺をきたし、垂れ足となるため、膝を高く上げて歩く鶏歩を生じる。(○)

解答：D（*iM* ④ 258〜269）

213 52歳の女性。10年前から両足にしびれ感を覚え、次第に上肢にも広がってきた。3年前から下痢と便秘とを繰り返すようになり、半年前から立ちくらみが頻回に出現するようになったので来院した。腱反射は上下肢で消失。上下肢に、広汎な筋萎縮、筋力低下および温痛覚の低下を認める。血圧は安静臥位で120/80 mmHg、起立3分後に90/54 mmHgである。

診断上有用な検査はどれか。

A 脳波
B 筋電図
C 頭部CT撮影
D 四肢血管造影
E 脊髄造影

□ **解法ガイド** 身体所見 #1 52歳の女性。10年前から両足にしびれ感を覚え、次第に上肢にも広がってきた⇒緩徐進行性の感覚障害。

#2 3年前から下痢と便秘とを繰り返す⇒自律神経障害を考える。

#3 半年前から立ちくらみが頻回に出現する⇒起立性低血圧。やはり自律神経障害を考える。

検査所見 #1 腱反射は上下肢で消失。上下肢に、広汎な筋萎縮、筋力低下⇒下位運動神経の障害か筋疾患を考える。

#2 温痛覚の低下を認める⇒感覚障害。

#3 血圧は安静臥位で120/80 mmHg、起立3分後に90/54 mmHg⇒起立性低血圧。自律神経障害を考える。

□ **診　断** 末梢神経障害の疑い。

□ **解法サプリ** 感覚障害と自律神経障害を認め、さらに広汎な筋萎縮、筋力低下があることから下位運動神経の障害の可能性が示唆されている。こうした多彩な神経症状を説明できる病態として末梢神経障害を考えることは自然である。しかし、筋力低下と筋萎縮の原因が筋疾患による可能性も残されているので、鑑別が必要である。末梢神経障害の診断には、さらに末梢神経伝導速度の測定や神経生検が必要である。

□ **選択肢考察** A 脳波は中枢神経系の異常を検出するための検査であり、末梢神経障害の検査としては有用ではない。(×)

B 筋電図でgiant spikeを認めれば、筋疾患を否定し、神経原性筋萎縮であると診断できる。(○)

C 中枢神経系の器質的病変を調べるのには有効だが、末梢神経障害の検査としては有用ではない。(×)

D 末梢血液循環障害によって二次的に末梢神経障害が起こることはあるが、まず末梢神経障害があることを調べる検査を行うべきである。(×)

E 脊髄腫瘍を疑ったときに行われる検査である。これら多彩な神経症状を一つの脊髄腫瘍で説明することは困難である。(×)

解答：B (*iM* ④ 131)

| 到達目標 2 | Guillain-Barré 症候群の症候、診断を説明できる。 |

Point

- *Campylobacter jejuni* やウイルスによる先行感染の後、1〜2週の潜伏期を経て、末梢神経髄鞘のSchwann 細胞に対する自己免疫が成立し、節性脱髄をきたす。<u>運動障害優位の多発性神経根炎を呈する</u>。
- 下肢から始まり次第に上行する弛緩性運動麻痺・筋力低下を特徴とする。両側の顔面神経麻痺を生じたり、重症例では呼吸筋麻痺や球麻痺症状を呈することがある。
- 検査：極期（発症後1〜2週）で蛋白細胞解離（髄液の蛋白は増加するが細胞数は正常）がみられる。
  末梢神経伝導速度（特に運動神経）が著明に遅延する。
  血清で抗GM1ガングリオシド抗体を認めることがある。
- 数週〜数か月で自然回復するが、重症例に対して血漿交換療法、免疫グロブリン大量投与が行われる。急性期の呼吸筋麻痺に対してはレスピレータによる呼吸管理が行われる。

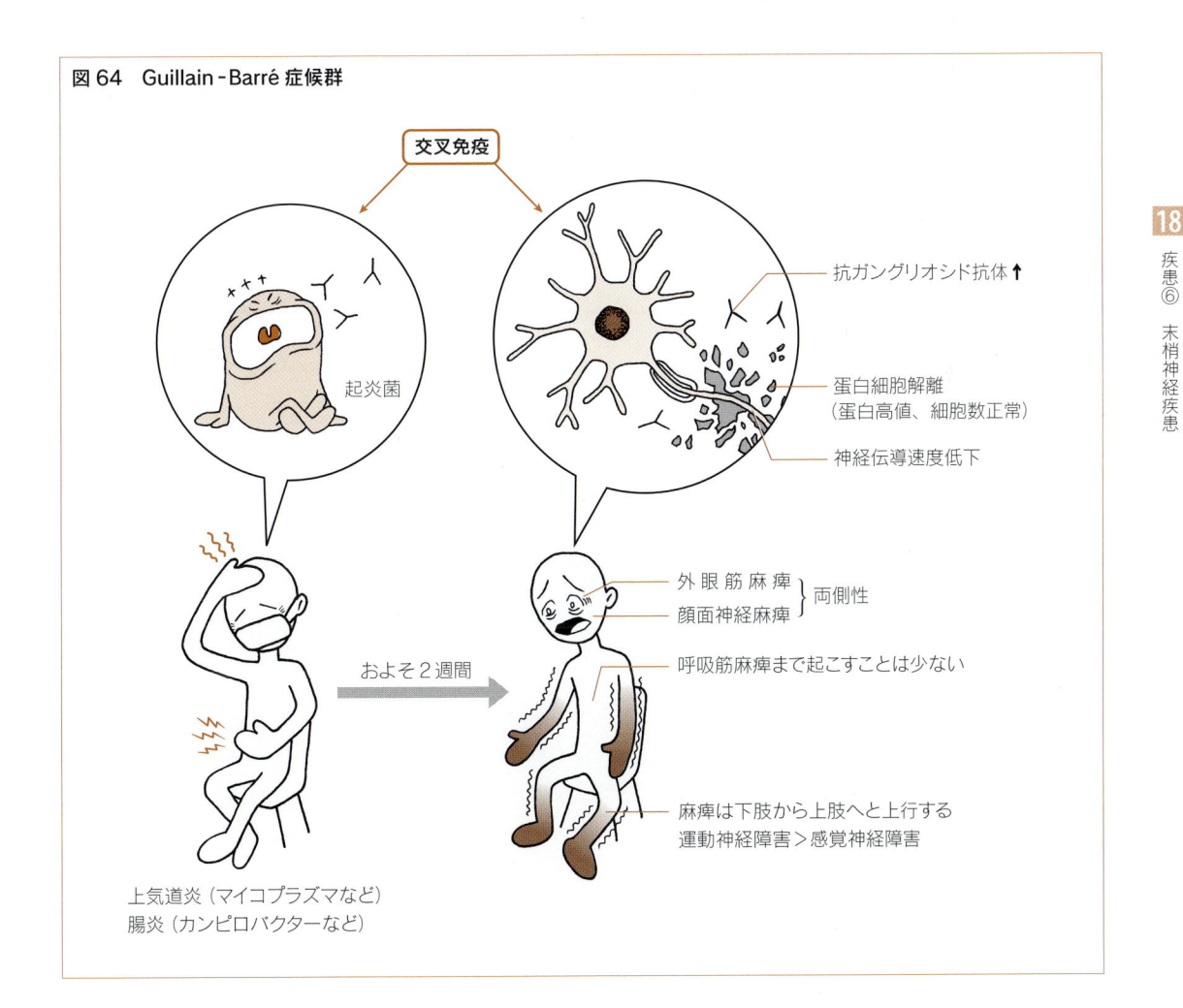

図64 Guillain-Barré 症候群

交叉免疫

起炎菌 / 抗ガングリオシド抗体↑ / 蛋白細胞解離（蛋白高値、細胞数正常） / 神経伝導速度低下

上気道炎（マイコプラズマなど）
腸炎（カンピロバクターなど）

およそ2週間

外眼筋麻痺 ／ 顔面神経麻痺 ｝両側性
呼吸筋麻痺まで起こすことは少ない
麻痺は下肢から上肢へと上行する
運動神経障害＞感覚神経障害

214 Guillain‑Barré症候群について**誤っている**のはどれか。
A　症状は数時間のうちに完成される。
B　運動神経伝導速度が低下する。
C　先行感染の後に発症する。
D　脳脊髄液検査で蛋白増加がみられる。
E　呼吸筋麻痺を生じる。

❏ 解法ガイド　　Guillain‑Barré症候群は先行感染の後、10日から2週間の潜伏期を経た後、自己免疫学的な機序によって末梢神経の髄鞘が障害される疾患である。主な症状は下肢から始まり次第に上行する運動麻痺であるが、軽度の知覚障害も伴うことがある。顔面神経麻痺や呼吸筋麻痺をきたすこともある。症状は発症4週間以内にピークに達し、その後、徐々に回復する。

❏ 選択肢考察
A　症状は発症4週間以内にピークに達する。(×)
B　運動神経麻痺のため、運動神経伝導速度が低下する。(○)
C　先行感染の後に発症する。細菌性腸炎の起因菌である *Campylobacter jejuni* が約30％を占め、そのほか、サイトメガロウイルス、マイコプラズマなどがある。(○)
D　脳脊髄液検査では蛋白が増加するが、細胞増多はみられない（蛋白細胞解離）。(○)
E　重症の場合は、呼吸筋麻痺による呼吸不全をきたすことがあり、人工呼吸器の装着を必要とすることもある。(○)

解答：A（*i*M ④ 258）

□□ **215**　28歳の男性。14日前に水様性下痢と38℃の発熱とを認めたが、抗生物質が投与され数日で治った。3日前に足底に違和感が生じ、その後、下腿に力が入りにくくなった。下肢の脱力は次第に強くなり、階段の昇降ができなくなったため来院した。意識は清明であり、上肢・下肢に中等度の筋力低下を認める。膝蓋腱反射は消失している。下腿筋に筋線維束性攣縮を認める。不随意運動や表在感覚低下はない。
　　考えられる疾患はどれか。
　　A　前脊髄動脈症候群
　　B　頸椎後縦靱帯骨化症
　　C　Guillain-Barré症候群
　　D　糖尿病性ニューロパチー
　　E　アルコール性ニューロパチー

❏ **解法ガイド**　身体所見　#1　28歳の男性。14日前に水様性下痢と38℃の発熱を認めたが、抗生物質が投与され数日で治った⇒先行感染の既往。
　　　　　　　　　#2　3日前に足底に違和感が生じ、その後、下腿に力が入りにくくなった⇒下肢筋の脱力を示唆している。
　　　　　　　　　#3　下肢の脱力は次第に強くなり、階段の昇降ができなくなった⇒下肢の筋力低下は数日の単位で急速に進行している。
　　　　　　検査所見　#1　上肢・下肢に中等度の筋力低下を認める⇒下肢のみならず上肢にまで筋力低下が進行している。下肢から上行する筋力低下である。
　　　　　　　　　#2　膝蓋腱反射が消失している⇒下位運動神経の障害か、筋疾患を考える。
　　　　　　　　　#3　下腿筋に筋線維束性攣縮を認める⇒筋力低下の原因が、筋疾患ではなく、下位運動神経の障害であることが分かる。

❏ **解法サプリ**　14日前に先行感染の既往があり、その後、下肢から次第に上行する筋力低下を認めていることから、Guillain-Barré症候群が最も考えられる。先行感染は「水様性下痢と38℃の発熱を認めた」と記載されているが、Guillain-Barré症候群では、先行感染の原因の約30%が *C. jejuni* であると言われており、本問でもその可能性が高い。

❏ **診　　断**　Guillain-Barré症候群の疑い。

❏ **選択肢考察**　A　前脊髄動脈症候群では前脊髄動脈の閉塞によって神経障害が分の単位で出現する。本問のように数日かけて進行してゆくことは考えにくい。(×)
　　　　　　　B　頸椎後縦靱帯骨化症は後縦靱帯が骨化肥大して脊髄を圧迫し手足の機能障害をきたす疾患だが、下肢では錐体路障害による筋力低下がみられ、膝蓋腱反射は亢進し筋線維束性攣縮もみられないので、本問の検査所見からは考えにくい。(×)
　　　　　　　C　先行感染の既往があって、数日の単位で進行していることから、Guillain-Barré症候群が最も考えられる。(○)
　　　　　　　D　糖尿病性ニューロパチーでは、手袋靴下型の感覚障害などが特徴的だが、先行感染の後に発症することはなく、進行も月〜年の単位でゆっくりとしている。(×)
　　　　　　　E　アルコール性ニューロパチーでは大量の飲酒歴があり、四肢末梢の感覚障害や運動障害をきたす。進行も月〜年の単位でゆっくりとしている。(×)

解答：C（*iM* ④ 258）

216 29歳の男性。15日前に激しい咳嗽があり、マイコプラズマ肺炎と診断され抗生物質による治療がなされた。3日前に両下肢の脱力を覚えたが、昨日は椅子から立ち上がることができなくなり、上肢の脱力も出現した。今朝から呼吸がしにくくなったため来院した。意識は清明。呼吸音はやや減弱。四肢の腱反射は消失し、病的反射はない。感覚は正常。

本例の脳脊髄液所見として考えられるのはどれか。

	細胞数（/mm³）	総蛋白（mg/dl）	糖（mg/dl）
A	150	150	30
B	150	150	70
C	3	150	70
D	3	20	70
E	3	20	30

❑ 解法ガイド 〈身体所見〉 #1 29歳の男性。15日前に激しい咳嗽があり、マイコプラズマ肺炎と診断され抗生物質による治療がなされた⇒先行感染の既往。

#2 3日前に両下肢の脱力を覚えたが、昨日は椅子から立ち上がることができなくなり、上肢の脱力も出現した⇒下肢から上行する進行性の運動麻痺。

#3 今朝から呼吸がしにくくなった⇒呼吸筋麻痺の出現。

〈検査所見〉 #1 意識は清明⇒脳幹機能の低下はない。

#2 呼吸音はやや減弱⇒呼吸筋力の低下による肺胞低換気を考える。

#3 四肢の腱反射は消失⇒下位運動神経の障害か筋疾患の可能性を考える。四肢の腱反射とは、例えば膝蓋腱反射やアキレス腱反射を意味していると考えられるが、これらの消失は四肢の遠位筋に障害が起こっていることを示唆する。したがって、近位筋優位に筋力低下をきたす筋障害は考えにくく、下位運動神経の障害の可能性を考えるのが無難である。

#4 病的反射はない⇒上位運動神経障害はない。

#5 感覚は正常⇒感覚神経は正常。

❑ 診　断　Guillain‑Barré症候群の疑い。

❑ 解法サプリ　Guillain‑Barré症候群では、脳脊髄液所見で細胞数は上昇せず、蛋白のみ上昇する、いわゆる蛋白細胞解離がみられる。

❑ 選択肢考察　A　Guillain‑Barré症候群では細胞数は上昇しない。糖が低下することもない。（×）

B　Guillain‑Barré症候群では細胞数は上昇しない。（×）

C　蛋白細胞解離の所見であり、本例の脳脊髄液所見として考えられる。（○）

D　脳脊髄液の正常所見である。（×）

E　Guillain‑Barré症候群では蛋白が上昇する。糖が低下することはない。（×）

解答：C（*iM* ④ 258）

到達目標 3 Bell 麻痺の症候、診断と治療を説明できる。

Point
- Bell 麻痺は特発性の片側性顔面神経麻痺で、顔面神経麻痺の中で最も頻度が高い。
- ウイルス感染や寒冷刺激が誘因となり発症する。口角下垂、兎眼、鼻唇溝浅化、額の皺寄せの左右差などを特徴とする。
- 鑑別診断：Ramsay Hunt 症候群（水痘・帯状疱疹ウイルスによって生じる顔面神経麻痺。Ramsay Hunt 症候群では外耳道に有痛性水疱を認めることから Bell 麻痺と鑑別される）。
- 治療：副腎皮質ステロイド薬投与、アシクロビル投与。

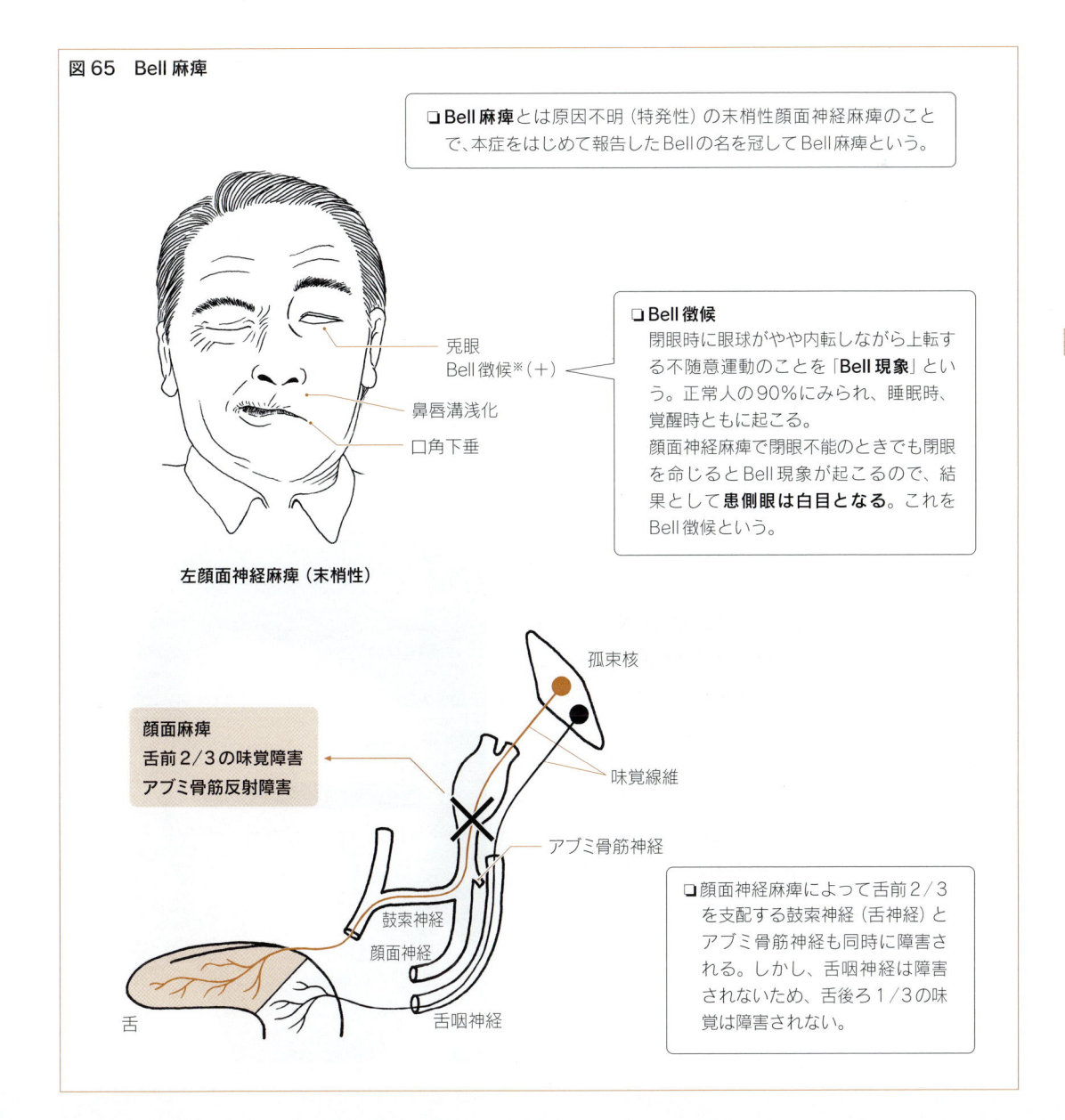

図65 Bell 麻痺

□ Bell 麻痺とは原因不明（特発性）の末梢性顔面神経麻痺のことで、本症をはじめて報告した Bell の名を冠して Bell 麻痺という。

兎眼
Bell 徴候※（＋）
鼻唇溝浅化
口角下垂

左顔面神経麻痺（末梢性）

□ **Bell 徴候**
閉眼時に眼球がやや内転しながら上転する不随意運動のことを「**Bell 現象**」という。正常人の90％にみられ、睡眠時、覚醒時ともに起こる。
顔面神経麻痺で閉眼不能のときでも閉眼を命じると Bell 現象が起こるので、結果として**患側眼は白目となる**。これを Bell 徴候という。

顔面麻痺
舌前2/3の味覚障害
アブミ骨筋反射障害

孤束核
味覚線維
アブミ骨神経
鼓索神経
顔面神経
舌
舌咽神経

□ 顔面神経麻痺によって舌前2/3を支配する鼓索神経（舌神経）とアブミ骨筋神経も同時に障害される。しかし、舌咽神経は障害されないため、舌後ろ1/3の味覚は障害されない。

217　Bell麻痺の際に障害側にみられる症状として**誤っている**のはどれか。
　　A　耳が聞こえにくい。
　　B　額の皺寄せができない。
　　C　閉眼ができない。
　　D　口が閉じず食べ物がこぼれる。
　　E　舌の前2/3の味覚が低下している。

❏解法ガイド　　Bell麻痺は、突発する一側性の末梢性顔面神経麻痺である。あらゆる年齢層・性別を問わず発症し、感染、過労、寒冷刺激などが誘因となる。臨床症状としては、額の皺寄せができない、眼を閉じることができない（兎眼）、口が閉じず食べ物がこぼれる、などの表情筋の麻痺のほか、舌の前2/3の味覚低下、聴覚過敏、涙分泌低下などがみられる。

❏選択肢考察
　　A　顔面神経の一部は鼓索神経としてアブミ骨筋を支配する。これが障害されると聴覚過敏が生じる。(×)
　　B　額の皺寄せはできない。(○)
　　C　眼を閉じることができない。(○)
　　D　口を閉じることができず、食べ物がこぼれる。(○)
　　E　舌の前2/3の味覚は低下する。(○)

解答：A（*iM* ④ 112）

218　40歳の男性。車の窓を開けて運転していたところ、片眼が閉じにくくなったことに気付いた。休憩所でコーヒーを飲んだところ、口から漏れてしまった。鏡で顔をみて、自分の顔が非対称なことに気付き来院した。来院時の顔面の写真（⇒カラー口絵）を示す。外耳部に発疹は認めない。
　　最も考えられるのはどれか。
　　A　左中枢性顔面神経麻痺
　　B　左末梢性顔面神経麻痺
　　C　右中枢性顔面神経麻痺
　　D　右末梢性顔面神経麻痺
　　E　左末梢性三叉神経麻痺

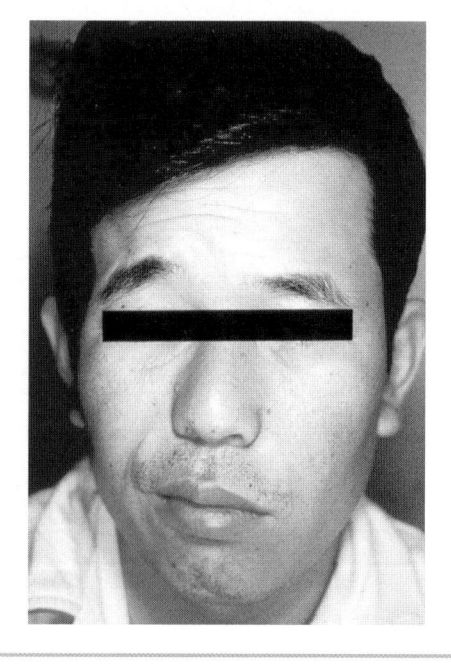

解法ガイド

身体所見

#1 40歳の男性。車の窓を開けて運転していたところ、片眼が閉じにくくなったことに気付いた⇒窓を開けて運転することで、顔面に寒冷刺激が加わった可能性を示唆している。そのことを誘因に閉眼不能になった。

#2 休憩所でコーヒーを飲んだところ、口から漏れてしまった⇒口輪筋麻痺、顔面神経の麻痺を考える。

#3 鏡で顔をみて、自分の顔が非対称なことに気付き来院した⇒一側性の顔面神経麻痺を考える。

画像所見 顔面の写真では、

#1 明らかに左右差が存在する⇒一側性の麻痺。

#2 左の額の皺が浅い⇒額の皺寄せができない。顔面上部の表情筋の麻痺である。

#3 左の眉毛部が右に比べて下がっている⇒眼輪筋の筋力低下。

#4 左の口角が下垂している⇒口輪筋の筋力低下。

#5 外耳部に発疹は認めない⇒Ramsay Hunt症候群を否定。Bell麻痺を強く疑う。

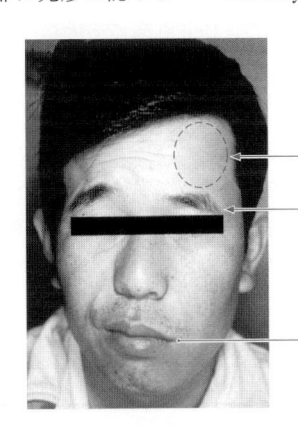

- 左額部の皺が浅い（表情筋の麻痺）
- 眉毛が下がっている（眼輪筋の筋力低下）
- 左口角下垂（口輪筋の筋力低下）

診断
Bell麻痺。

解法サプリ

表情筋は顔の上部と下部で顔面神経の上位運動神経の神経支配が異なっている。すなわち、上部では両側性支配であるのに対し、下部では一側性支配である（ちなみに、顔面神経の下位運動神経は顔面の上部も下部も同じように一側性支配である）。このことは、一側の上位運動神経が障害されても、顔面下部では対側に麻痺がみられても、上部では麻痺は生じないことを意味する。逆に言えば、額の皺寄せが片側でできないなどの、顔面上部での一側性の顔面筋麻痺を認めた場合は、上位運動神経の障害によるものではないと判断できる。本問においても顔写真でそのことを確認することが重要である。つまり、左の額の皺寄せができていない点が、中枢性（＝上位運動神経）の麻痺を否定し、末梢性（＝下位運動神経）の麻痺であることを裏付ける根拠となるのである。

選択肢考察

A 左中枢性顔面神経麻痺では、額の皺寄せは可能なので左右差は生じない。また顔面下部の麻痺は対側の右側に生じるはずである。(×)

B 左末梢性顔面神経麻痺では、顔面の上部・下部に、病側と同側性に麻痺が生じる。この症例の麻痺を説明する。(○)

C 右中枢性顔面神経麻痺では、額の皺寄せに左右差は生じない。(×)

D 右末梢性顔面神経麻痺では、右側の顔面神経麻痺が生じる。(×)

E 三叉神経麻痺は顔面の感覚障害をきたすが、運動麻痺はきたさない。(×)

解答：B (*iM* ④ 112)

219 Bell 麻痺の治療で誤っているのはどれか。

A 睡眠時は紙テープで上眼瞼を押さえる。
B 脱力筋のマッサージを行う。
C プレドニゾロンを投与する。
D ペニシリンを投与する。
E アシクロビルを投与する。

□ **解法ガイド**　急性に発症する一側性の末梢性顔面神経麻痺のうち帯状疱疹や第Ⅷ脳神経症状のないものを Bell 麻痺といい、末梢性顔面神経麻痺の約 70％ を占める。帯状疱疹や第Ⅷ脳神経症状があれば、Ramsay Hunt 症候群と診断され、末梢性顔面神経麻痺の原因の約 15％ を占める。Bell 麻痺は、年間で 10 万人あたり約 23 人が罹患する、あるいは人の生涯で 60〜70 人に 1 人が経験する疾患である。発症から 2〜3 日で症状はピークに達し、約半数の症例で完全麻痺に至る。Bell 麻痺の病因はこれまで不明とされていたが、その大半は単純ヘルペスウイルス 1 型の再活性化により発症することが明らかになってきている。

　薬物治療は Bell 麻痺に対してはステロイド薬、Ramsay Hunt 症候群にはステロイド薬と抗ウイルス薬の併用投与が行われているが、最近では Bell 麻痺にも抗ウイルス薬（アシクロビル）が有効であることが明らかになってきている。約 80％ の患者は、数週〜数か月以内にほぼ完全に回復する。

□ **選択肢考察**
A 閉眼不能なため乾燥性角膜炎を起こしやすい。角膜の乾燥を防ぐために、睡眠時は紙テープで上眼瞼を押さえる。(○)
B 脱力筋のマッサージや針灸治療などが行われることがある。(○)
C 発症 3 日以内にプレドニゾロンを投与すると予後が良くなる。(○)
D ペニシリンは抗生物質であり、投与は行わない。(×)
E プレドニゾロンに併用してアシクロビルを投与すると予後が改善する。(○)

解答：D（*iM* ④ 112）

到達目標 4 主な神経痛（三叉・肋間・坐骨神経痛）を概説できる。

図66　主な神経痛

□神経痛は局所の末梢神経領域に起こる発作的な疼痛であり、しばしばtrigger point（発痛点）が認められる。

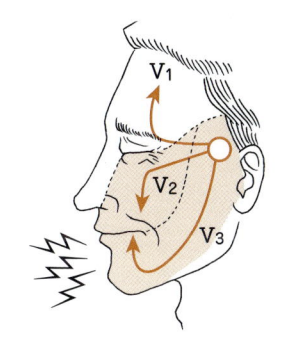

三叉神経痛

□特発性三叉神経痛は、**第2枝と第3枝に起こることが多く、第1枝は少ない。**

□原因が不明な特発性三叉神経痛が最も多く、口内や頬の発痛点が刺激されると発作が誘発される。

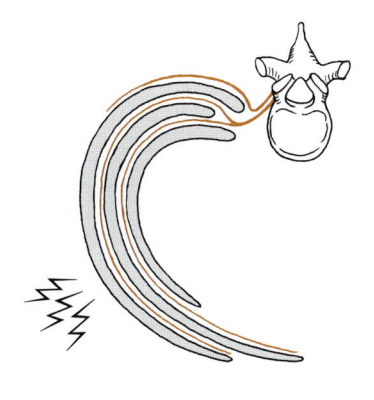

肋間神経痛

□肋間神経痛で最も多い原因は肋間神経が筋や骨の間に挟まれて刺激されることで生じる**絞扼症**である。しかし、これは疲労や不自然な体勢によって生じる一過性の症状であるので多くの場合は問題ない。

□その他の原因としては**帯状疱疹**や肋骨骨折、転移性悪性腫瘍などがあげられる。

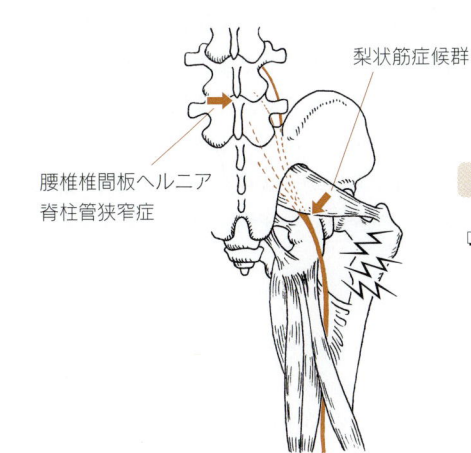

梨状筋症候群
腰椎椎間板ヘルニア
脊柱管狭窄症

坐骨神経痛

□坐骨神経痛は**腰椎椎間板ヘルニア**によって生じることが最も多いが、その他の原因としては梨状筋の緊張や炎症によって坐骨神経が圧迫される**梨状筋症候群**や脊柱管の狭窄によって生じる**脊柱管狭窄症**などがある。

Point

[特発性三叉神経痛]
- 三叉神経痛は原因不明の特発性と炎症・腫瘍・感染症などが原因となる続発性があるが、特発性が90％以上を占める。
- 特発性三叉神経痛は中高齢の女性に好発する。三叉神経の第2枝領域が最も多く、第3枝領域がそれに次ぐ。
- 症状は顔面に生じるごく短い時間の刺すような激痛である。
- 治療：カルバマゼピン投与、三叉神経ブロック、神経血管減圧術などが行われる。

[肋間神経痛]
- 肋間神経痛は、1本の肋骨に沿って、片側性に激しい痛みが起こる疾患である。
- 咳やくしゃみなど横隔膜の急な動きによって激痛が走る場合もあれば、慢性的に痛む場合もある。
- 原発性、胸膜炎、帯状疱疹、脊椎・肋骨疾患によるものなどがある。
- 治療：消炎鎮痛薬や肋間神経ブロックが行われる。

[坐骨神経痛]
- 坐骨神経痛とは殿部、大腿の後面、下腿の外側・後面、足背、足底にかけての疼痛である。
- 原因：腰椎椎間板ヘルニアが最も多い。そのほか、梨状筋症候群、脊柱管狭窄症、脊椎分離症、脊椎すべり症、脊椎腫瘍、骨盤内腫瘍などが原因としてあげられる。
- 治療：日常生活の指導、薬物療法（NSAIDsなど）、温熱治療、牽引治療、硬膜外ブロックなど。

---

220 三叉神経痛について**誤っている**のはどれか。

A 高齢の女性に多くみられる。
B 症状は数秒から数十秒続く激痛である。
C 三叉神経第2枝領域に好発する。
D 欠伸〈あくび〉で誘発されることがある。
E 非ステロイド性抗炎症薬が有効である。

□解法ガイド　三叉神経痛は、50歳以上の高齢の女性に多くみられる。症状は顔面に生じるごく短い時間の刺すような激痛である。三叉神経第2枝領域に生じることが最も多く、次いで第3枝領域に多いが、第1枝領域に起こることはまれである。原因はほとんど不明である。三叉神経痛は、あくび、くしゃみ、会話、咀嚼、洗顔などの動作によって誘発されることが多い。治療はカルバマゼピンが有効であるが、次第に効果の減弱が認められることも多い。そのほか、三叉神経ブロック、神経血管減圧術、ガンマナイフなどが行われる。

□選択肢考察
A 50歳以上の高齢の女性に多くみられる。(○)
B 痛みは発作的に数秒続き、間欠期には三叉神経麻痺などの症状はない。(○)
C 三叉神経第2枝領域に好発する。(○)
D あくび、くしゃみ、会話、咀嚼、洗顔などの動作によって誘発される。(○)
E 非ステロイド性抗炎症薬は効果がない。(×)

解答：E（iM 4 304）

221 肋間神経痛について**誤っている**のはどれか。

A 片側性に起こる。
B 肋骨に沿った部位に圧痛点がある。
C 深呼吸や咳で痛みが誘発される。
D 多くは第1～4肋間に起こる。
E 原因に多発性骨髄腫がある。

❏ 解法ガイド　　肋間神経痛は、1本の肋骨に沿って、片側性に激しい痛みが起こる疾患である。多くは第5～第9肋間に起こり、咳やくしゃみなど横隔膜の急な動きによって激痛が走る場合もあれば、慢性的に痛む場合もある。肋骨に沿った部位や腹直筋上に圧痛点が存在することが多い。原因不明の原発性肋間神経痛と、原因の明らかな続発性肋間神経痛に分けられ、原因には、肋骨への癌転移、多発性骨髄腫、肋骨骨折、肺あるいは縦隔洞腫瘍、脊髄あるいは脊椎腫瘍、変形性脊椎症、脊椎カリエス、大動脈瘤、脊髄症、胸膜炎、帯状疱疹などがある。治療には消炎鎮痛薬や肋間神経ブロックが行われる。

❏ 選択肢考察
A 通常、片側性に起こる。(○)
B 肋骨に沿った部位に圧痛点があることが多い。(○)
C 深呼吸や咳で痛みが誘発される。(○)
D 12対の肋間神経のすべてで起こりうるが、第5～9肋間に起こることが多い。(×)
E 原因に癌転移や多発性骨髄腫があるので精査が必要である。(○)

解答：D

222 坐骨神経痛について**誤っている**のはどれか。
- A 殿部、大腿の後面、下腿の外側・後面、足背、足底にかけて痛みが出現する。
- B 坐骨神経の圧迫によって起こる。
- C 脊柱管狭窄症が原因となる。
- D 運動麻痺を合併することはない。
- E 非ステロイド性消炎鎮痛薬の内服薬が有効である。

❏ **解法ガイド**

坐骨神経痛とは殿部、大腿の後面、下腿の外側・後面、足背、足底にかけての疼痛である（"症状"であり"病名"ではない）。坐骨神経は第4、5腰神経と第1～3仙骨神経からなり、梨状筋の下を通って大腿後面を下行し、膝の裏で総腓骨神経と脛骨神経に分かれるが、坐骨神経痛は、神経が腰椎の隙間から出て骨盤をくぐり、殿筋群を抜けるまでのどこかで、圧迫や絞扼などの障害を受けたために発症する。原因は、腰椎椎間板ヘルニア、梨状筋症候群、脊柱管狭窄症、脊椎分離症、脊椎すべり症、脊椎腫瘍、骨盤内腫瘍がある。坐骨神経が障害されると、大腿二頭筋、半膜様筋、半腱様筋や脛骨神経と総腓骨神経支配筋の運動麻痺を生じることもある。

治療は、日常生活の指導、非ステロイド性消炎鎮痛薬の内服薬、筋弛緩薬、坐薬などの薬物療法、ホットパックなどの温熱治療、牽引治療などの理学療法、硬膜外ブロック・神経根ブロックなどのブロック注射、他の神経症状を合併する場合（歩行障害、麻痺）に手術などが行われる。

❏ **選択肢考察**

- A 殿部、大腿の後面、下腿の外側・後面、足背、足底に痛みが出現する。(○)
- B 坐骨神経の圧迫によって起こる。(○)
- C 高齢者では変形性腰椎症や腰部脊柱管狭窄症などの変形疾患が原因として多い。一方、腰椎椎間板ヘルニアや梨状筋症候群は、比較的若い人の坐骨神経痛の原因となる。(○)
- D 坐骨神経の障害により運動麻痺を合併することもある。(×)
- E 非ステロイド性消炎鎮痛薬の内服薬が有効である。(○)

解答：D

● core curriculum

Chapter
19

疾　患
⑦筋疾患

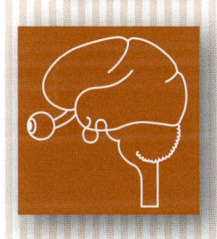

到達目標 1 重症筋無力症の病態、症候と診断を説明できる。

Point

- 重症筋無力症は神経筋接合部における抗アセチルコリン（ACh）受容体抗体の出現により刺激伝達が障害されることにより起こる。
- 外眼筋障害（眼瞼下垂、複視）が初発となることが多い。そのほか、嚥下障害や構語障害などがある。重症例では四肢筋力低下や呼吸筋麻痺を呈することがある。
- 症状は運動の反復で増悪し休息により回復する。日内変動（早朝より午後・夕方に症状悪化）を認める。
- 検査：エドロフォニウム（テンシロン）試験で筋無力症状の改善がみられる。
  誘発筋電図で振幅の減衰現象（waning）を認める。
  血中抗ACh受容体抗体が出現する（病勢を反映する。本症の80％に陽性となる）。
- 合併症として胸腺腫を約30％に認める。
- 治療：持続性抗コリンエステラーゼ薬（ネオスチグミン、ピリドスチグミン）の投与。胸腺腫合併例に対して胸腺摘出術が行われる。

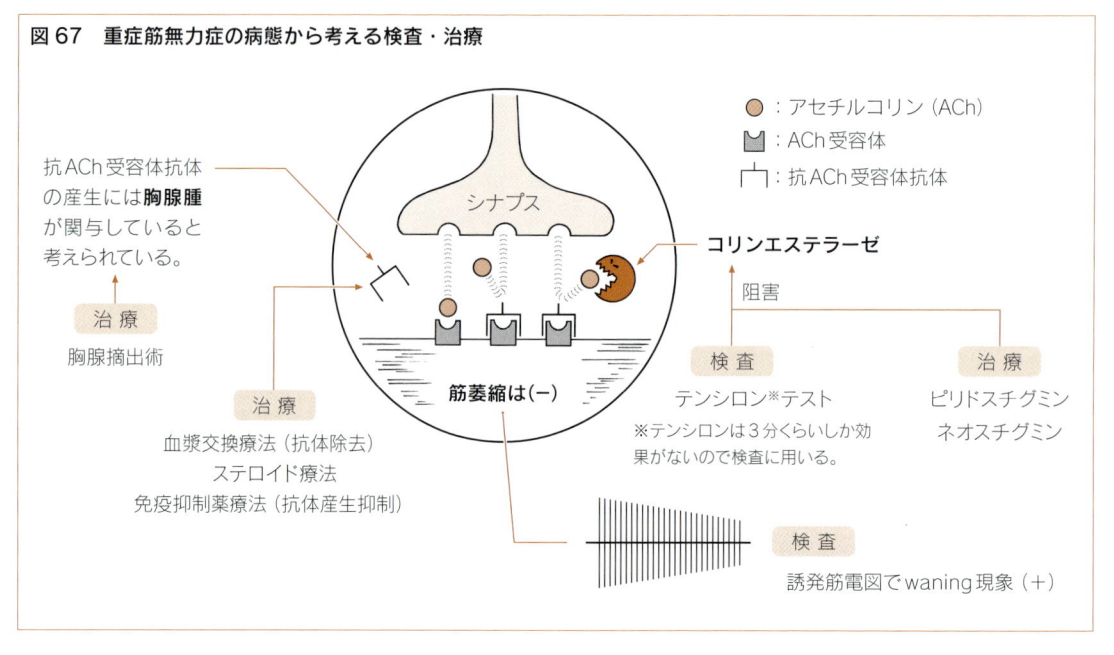

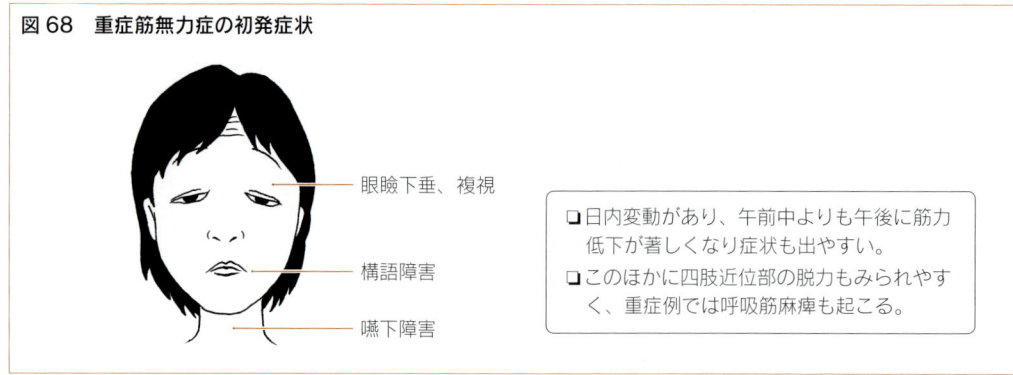

図67 重症筋無力症の病態から考える検査・治療

- ●：アセチルコリン（ACh）
- ：ACh受容体
- ：抗ACh受容体抗体

抗ACh受容体抗体の産生には**胸腺腫**が関与していると考えられている。

治療：胸腺摘出術

治療：血漿交換療法（抗体除去）／ステロイド療法／免疫抑制薬療法（抗体産生抑制）

筋萎縮は（−）

コリンエステラーゼ 阻害

検査：テンシロン※テスト
※テンシロンは3分くらいしか効果がないので検査に用いる。

治療：ピリドスチグミン／ネオスチグミン

検査：誘発筋電図でwaning現象（＋）

図68 重症筋無力症の初発症状

- 眼瞼下垂、複視
- 構語障害
- 嚥下障害

- 日内変動があり、午前中よりも午後に筋力低下が著しくなり症状も出やすい。
- このほかに四肢近位部の脱力もみられやすく、重症例では呼吸筋麻痺も起こる。

223

重症筋無力症について正しいのはどれか。

A 筋力が低下している筋に筋線維束性攣縮がみられる。
B 深部腱反射が消失する。
C 神経筋接合部の興奮伝達障害がある。
D 筋疲労時に散瞳がみられる。
E 遠位筋優位の筋萎縮がみられる。

解法ガイド　重症筋無力症は、神経筋接合部のACh受容体に対する自己抗体によって、神経筋接合部の興奮伝達が障害されて起こる疾患である。初発症状は眼瞼下垂や複視が多く、筋疲労が起こる午後から夕方にかけて症状が悪化するが、休息によって回復する。重症になると四肢の筋力低下や呼吸筋麻痺が起こることがある。自律神経系の異常はなく、瞳孔も正常である。骨格筋に筋線維束性攣縮や筋萎縮は生じない。深部腱反射も保たれる。診断は、エドロフォニウム（テンシロン）試験、血中の抗ACh受容体抗体測定、筋電図（10 Hz前後の反復刺激で振幅の漸減現象waningを認める）などで行われる。

選択肢考察
A 下位運動神経の障害ではないので筋線維束性攣縮はみられない。（×）
B 深部腱反射は正常である。（×）
C 抗ACh受容体抗体により神経筋接合部の興奮伝導が障害される。（○）
D 瞳孔異常はみられない。（×）
E 筋力低下はみられるが、筋萎縮を伴うことはまれである。（×）

解答：C（*iM* ④ 287）

224

重症筋無力症で**行われない**検査はどれか。

A 胸部CT
B 誘発筋電図
C 抗アセチルコリン受容体抗体価測定
D テンシロンテスト
E 筋生検

解法ガイド　重症筋無力症の検査にはエドロフォニウム（テンシロン）試験、血中の抗ACh受容体抗体測定、誘発筋電図などがある。エドロフォニウムを静注すると一過性に筋力低下の症状が改善する。これをエドロフォニウムテスト陽性という。誘発筋電図検査では低頻度刺激を筋に与えると、収縮振幅が徐々に小さくなってプラトーになる。これをwaningと呼ぶ。また、重症筋無力症では胸腺腫や胸腺過形成などの胸腺に異常を認めることが多く、胸部CT撮影が行われる。

選択肢考察
A 胸部CTで胸腺の異常が見つかることがある。（○）
B 誘発筋電図検査でwaningがみられる。（○）
C 抗ACh受容体抗体が陽性となる。（○）
D エドロフォニウム（テンシロン）テストが陽性となる。（○）
E 筋萎縮はみられず、筋生検は行われない。（×）

解答：E（*iM* ④ 289）

225 4歳の男児。1週前から夕方になると右眼瞼が落ちてきて眼をふさぐようになった。起床時には眼瞼の下垂はなく、午後から夕方になると下垂するため来院した。夕方の顔面写真（a⇒カラー口絵）を示す。眼瞼下垂はエドロフォニウムを静注すると改善した。尺骨神経の反復刺激（3回/秒）による誘発筋電図（b）を示す。

考えられるのはどれか。

A 動眼神経麻痺
B 顔面神経麻痺
C 重症筋無力症
D 麦粒腫
E ミトコンドリア脳筋症

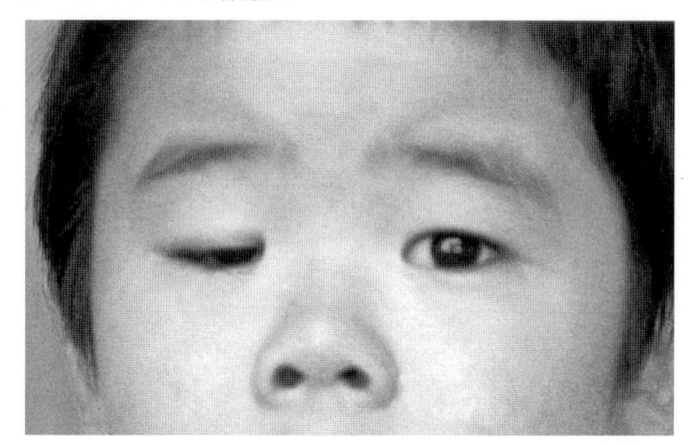

(a)

(b)

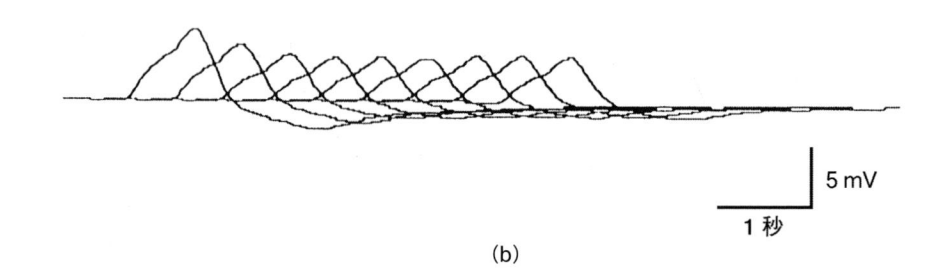

❑ **解法ガイド**　身体所見　#1　4歳の男児。1週前から夕方になると右眼瞼が落ちてきて眼をふさぐようになった⇒眼瞼下垂。

#2 起床時には眼瞼の下垂はなく、午後から夕方になると下垂するため来院した⇒夕方になると眼瞼下垂は著明になる。

画像所見　顔写真では、

#1 右眼瞼下垂を認める。
#2 眼瞼下垂はエドロフォニウムを静注すると改善した⇒エドロフォニウムテスト陽性であり、重症筋無力症を考える。

誘発筋電図では、

#3 振幅の漸減が認められる⇒waning現象であり、重症筋無力症と診断される。

右眼瞼下垂

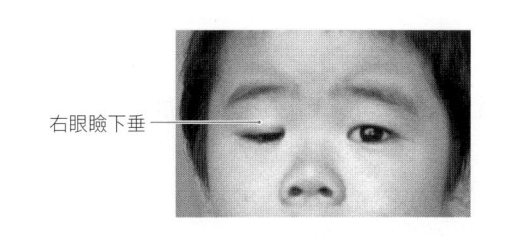

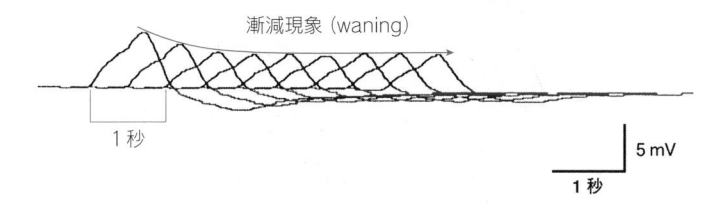

漸減現象（waning）

1秒

5 mV
1秒

- ❏ 診　　断　　重症筋無力症。
- ❏ 選択肢考察　　A　動眼神経麻痺では眼瞼下垂が起こるが、夕方に麻痺が強くなったりするなどの日内変動はない。またエドロフォニウムの静注で改善することもない。(×)
　　　　　　　　B　顔面神経麻痺では閉眼障害が起こるが、眼瞼下垂は起こらない。(×)
　　　　　　　　C　重症筋無力症が最も考えられる。(○)
　　　　　　　　D　麦粒腫は、いわゆる「ものもらい」のことで、眼瞼の発赤、腫脹、疼痛をきたす。(×)
　　　　　　　　E　ミトコンドリア脳筋症のKearns-Sayre症候群では、眼瞼下垂、網膜色素変性症、心伝導障害をみることがあり、鑑別を要することがあるが、エドロフォニウムテストで陽性となることはない。(×)

解答：C（*iM* ④ 289）

到達目標 2 進行性筋ジストロフィーの病因、分類、症候と診断を説明できる。

Point

- 進行性筋ジストロフィーとは骨格筋が進行性に変性する疾患をいい、Duchenne（ドゥシャンヌ）型、Becker（ベッカー）型、肢帯型、顔面・肩甲・上肢型がある。

[Duchenne型筋ジストロフィー]

- 伴性劣性遺伝。X染色体短腕上に存在するジストロフィン遺伝子の異常によって筋細胞膜のジストロフィンの欠損が生じることで生じる。
- 幼児期の男児（出生時は正常）が下肢帯筋の筋力低下で発症する。近位筋の筋力低下・筋萎縮が進行し、腓腹筋の仮性肥大、登はん性起立（Gowers（ガワーズ）徴候、p.317 イラスト参照）、ガチョウ歩行などを認める。10歳で歩行不能、20歳前後で寝たきりとなって死の転帰をとる。

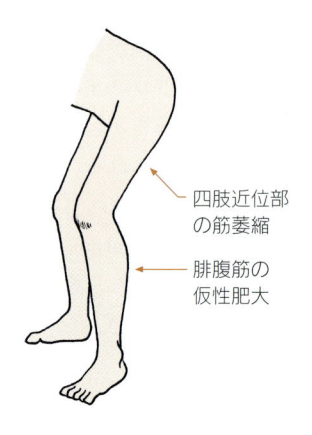

四肢近位部の筋萎縮
腓腹筋の仮性肥大

- 近位筋障害が中心なので、会話、嚥下、呼吸は保たれる。遠位筋は末期まで保たれる。時に心筋が障害される。
- 血清CKが著増する。血中および尿中のクレアチン増加、クレアチニン減少を認める。
- 筋電図検査で筋原性変化（short duration、low amplitude）を認める。
- 筋生検におけるジストロフィン蛋白の欠損で確定診断される。
- 特異的な治療法はない。

[Becker型筋ジストロフィー]

- Duchenne型と同様に伴性劣性遺伝するが、Duchenne型に比べ発病・進行とも遅く、予後は良好。

[肢帯型（limb-girdle型）筋ジストロフィー]

- 常染色体劣性遺伝、常染色体優性遺伝と孤発性とがある。肩甲帯や腰帯筋から始まる筋力低下・筋萎縮を特徴とする筋ジストロフィーである。

[顔面・肩甲・上肢型（facio-scapulo-humeral型）筋ジストロフィー]

- 常染色体優性遺伝。顔面・肩甲・上腕部の筋力低下・筋萎縮で発症する。上肢帯の筋力低下で翼状肩甲を示す。顔面筋の筋力低下は必発である。

図69 進行性筋ジストロフィーの3病型とその特徴

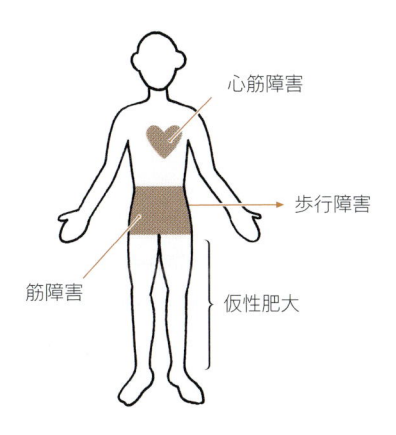

Duchenne型

伴性劣性遺伝
2〜4歳の男児に好発
進行早く10歳代で歩行不能
仮性肥大（＋）
心筋障害を併発することあり
血清CKは著しく高値

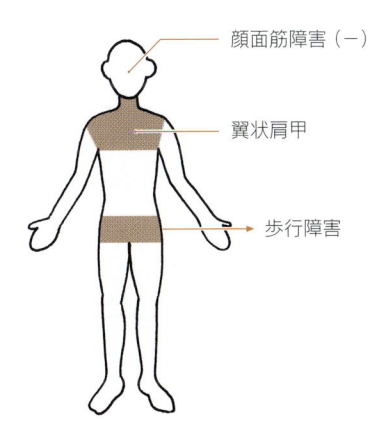

limb-girdle型（LG型）

常染色体劣性遺伝
20歳すぎに発症
数年〜10年以上かかって進行
顔面筋障害はなし
翼状肩甲のことあり
歩行障害あり
血清CKは高値

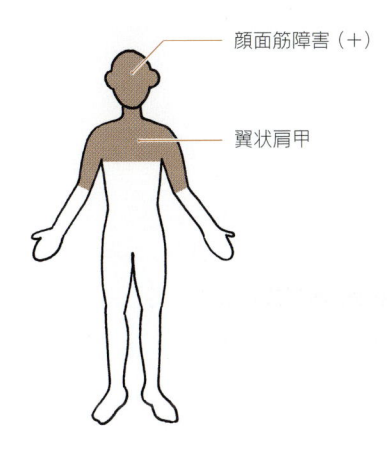

facio-scapulo-humeral型（FSH型）

常染色体優性遺伝
10〜30歳代で発症
親に同様の症状あり
進行は遅い（本人すら気がつかないこともある）
顔面筋の障害は必発
翼状肩甲のことあり
血清CKは軽度高値

226 Duchenne型筋ジストロフィーについて**誤っている**のはどれか。

A 処女歩行が遅れる。
B 腓腹筋に仮性肥大を認める。
C Gowers徴候がみられる。
D 筋生検でジストロフィン蛋白の増加を認める。
E 20歳までに死亡することが多い。

❏ **解法ガイド**　　Duchenne型筋ジストロフィーは2/3の症例で伴性劣性遺伝形式をとり、残り1/3は孤発例で、男児に多くみられる。一人歩きはやや遅れるものの大多数は1歳半ころまでに一度は歩行可能となる。歩行開始後、走れない、倒れやすい、階段の昇降がぎこちないなどの症状が出現し、5歳までには診断される。腓腹筋の仮性肥大は2歳ころより認められ、触れると硬い。床から立ち上がる際に両大腿部に手をつきながら、上半身を起こす登はん性起立（Gowers徴候）がみられ、動揺性歩行（両足を広げて、下腹部を前に突き出して起立姿勢を保ち、腰を振るようにして歩く歩き方）がみられる。登はん性起立も動揺性歩行も腰帯部の筋力低下による症状で筋ジストロフィーに特異的ではない。予後は悪く、20歳までに呼吸不全、心不全などで死亡する。筋生検では筋膜直下でジストロフィン蛋白が欠損していることが証明される。

❏ **選択肢考察**
A 一人歩きは遅れることが多い。（○）
B 腓腹筋の仮性肥大は2歳ころより認められ、触れると硬い。（○）
C 床から立ち上がる際に両大腿部に手をつきながら、上半身を起こすことをGowers徴候という。（○）
D 筋生検では筋膜直下でジストロフィン蛋白が欠損していることが証明される。（×）
E 20歳までに呼吸不全、心不全などで死亡する。（○）

解答：D（*iM* ④ 273）

□□ **227** 　5歳の男児。身長110 cm、体重20 kg。18か月で一人歩きを始めたが、2歳ころからよく転倒するようになった。3歳ころより走れない、ソファ程度の高さからも飛び降りることができないことに気付いた。4歳ころからは両足を広げて、下腹部を前に突き出して起立姿勢を保ち、腰を振るようにして歩くようになった。現在は階段の昇降もできない。床から物につかまらずに立つように命じると、下図のような立ち上がり方をする。
　本症の検査所見として**誤っている**のはどれか。

A　血清CK高値
B　筋電図で筋原性パターン
C　筋生検で群性筋萎縮
D　殿部CTで筋肉の脂肪化
E　ジストロフィン遺伝子検査で異常

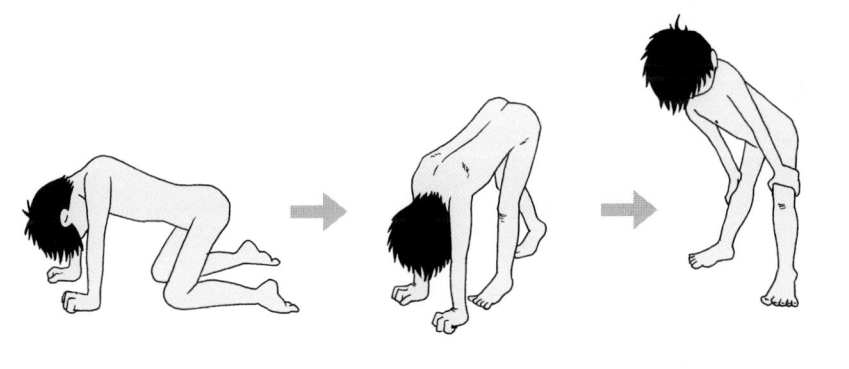

❏ **解法ガイド**　身体所見　#1　5歳の男児。身長110 cm、体重20 kg ⇒ Kaup指数16.5（= 体重g ÷ 身長^2 cm × 10、基準15〜19）で発育は正常。
　　　　　　　　　#2　18か月で一人歩きを始めた ⇒ 処女歩行の遅れがある。
　　　　　　　　　#3　2歳ころからよく転倒するようになった。3歳ころより走れない、ソファ程度の高さからも飛び降りることができないことに気付いた ⇒ 下肢筋力低下の徴候。
　　　　　　　　　#4　4歳ころからは両足を広げて、下腹部を前に突き出して起立姿勢を保ち、腰を振るようにして歩くようになった ⇒ 動揺性歩行。腰帯部の筋力低下による症状。
　　　　　　　　　#5　現在は階段の昇降もできない ⇒ 下肢の運動障害がさらに悪化。
　　　　　　画像所見　#1　起立する際に両大腿部に手をつきながら、足をよじ登るかのように、上半身を起こしている ⇒ 登はん性起立（Gowers徴候）である。

❏ **診　　断**　　　Duchenne型筋ジストロフィーの疑い。

❏ **解法サプリ**　　　臨床経過からDuchenne型筋ジストロフィーが最も疑われる。本症では、筋逸脱酵素の上昇がみられ、血清CK、AST、ALT、HBD（α-ヒドロキシ酪酸脱水素酵素）、LD（LDH）、アルドラーゼが高値となる。筋電図では低振幅短持続時間の筋原性パターンを示し、筋生検で孤発性筋萎縮がみられ、ジストロフィン染色でジストロフィンの欠損を認める。殿部CTでは殿筋の脂肪化がみられ、歩行不能になる年齢予測に役立つ。ジストロフィン遺伝子検査では遺伝子異常（遺伝子の部分欠失、または重複など）が検出

されることがある。

□ **選択肢考察**

A 血清CKは高値となる。(○)

B 筋電図では随意収縮時に振幅の低下と持続時間の短縮がみられ、筋原性パターンを示す。(○)

C 群性筋萎縮は神経原性筋萎縮の所見である。(×)

D 殿部CTでは殿筋の脂肪化がみられる。(○)

E ジストロフィン遺伝子検査では遺伝子異常がみられることがある。(○)

解答：C（*iM* ④ 273）

到達目標 3 周期性四肢麻痺を概説できる。

Point
- 周期的にみられる四肢筋の発作性脱力をきたす疾患である。筋細胞膜のイオンチャネルの異常で、四肢筋の興奮性が低下し、一過性の弛緩性麻痺を呈する。
- 血清カリウムとの関係が深く、低K性周期性四肢麻痺の頻度が高い。

[低K性周期性四肢麻痺]
- 低K性周期性四肢麻痺では、突然下肢から上行性に発作性の弛緩性麻痺が生じる。呼吸筋や脳神経の支配筋、自律神経の支配筋は障害しない。
- 麻痺は上肢よりも下肢に強く、四肢の近位部で強くみられる。発作は突然生じて数時間〜数日持続し、自然に回復する。
- 我が国では男性（20〜40歳）の甲状腺機能亢進症に合併するものが多い。そのほか、原発性アルドステロン症、尿細管性アシドーシス、Bartter症候群などの低K血症を伴うものに合併する。
- 脱力発作の誘因としてストレス、運動後、飲酒、炭水化物過食などがある。

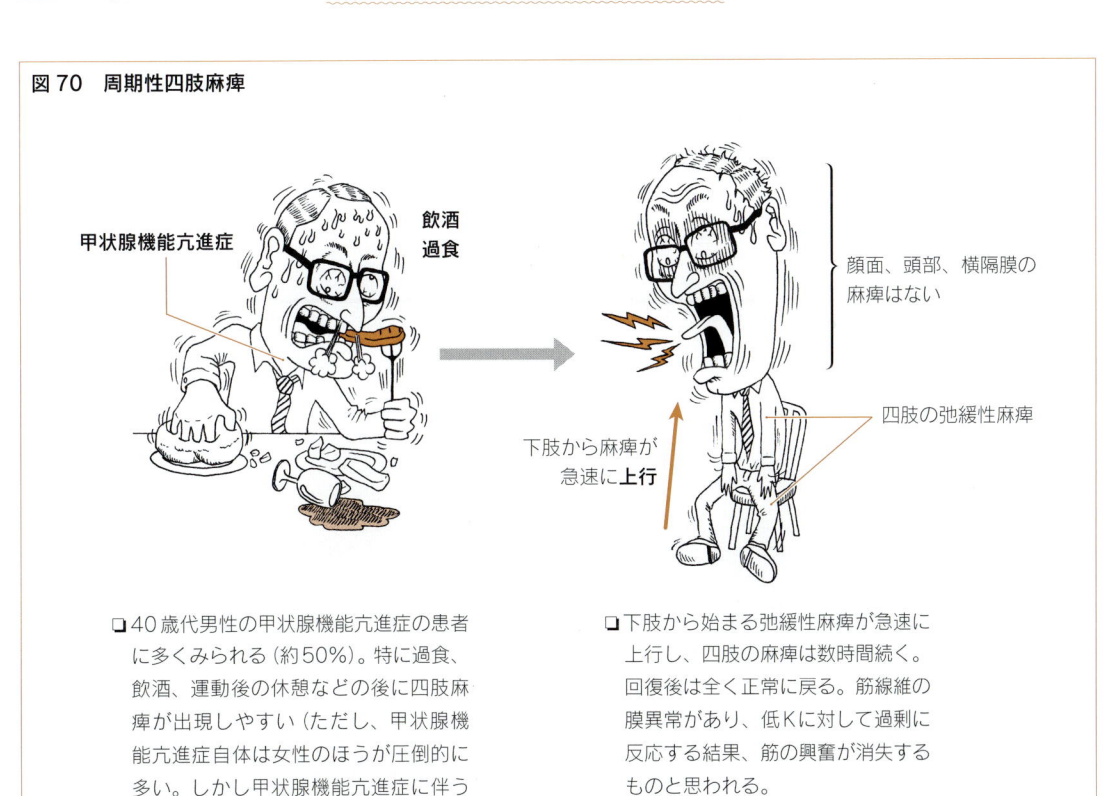

図70 周期性四肢麻痺

- 40歳代男性の甲状腺機能亢進症の患者に多くみられる（約50％）。特に過食、飲酒、運動後の休憩などの後に四肢麻痺が出現しやすい（ただし、甲状腺機能亢進症自体は女性のほうが圧倒的に多い。しかし甲状腺機能亢進症に伴う四肢麻痺は男性に多くみられる）。
- 下肢から始まる弛緩性麻痺が急速に上行し、四肢の麻痺は数時間続く。回復後は全く正常に戻る。筋線維の膜異常があり、低Kに対して過剰に反応する結果、筋の興奮が消失するものと思われる。

228 周期性四肢麻痺について**誤っている**のはどれか。

A 甲状腺機能亢進症でみられる。
B 顔面筋や呼吸筋に麻痺が生じる。
C 麻痺は数時間で回復する。
D 飲酒や炭水化物摂取後に起こりやすい。
E 発作時に低カリウム血症がみられる。

❏ 解法ガイド　　周期性四肢麻痺は周期的に起こる発作的な四肢の近位筋を中心とした弛緩性麻痺である。孤発性に起こることが多く、発作時に低K血症がみられることが多い。中年男性の甲状腺機能亢進症のほか、低K血症をきたす原発性アルドステロン症、利尿薬投与、Bartter症候群などにみられる。誘因としてストレス、運動後、飲酒、炭水化物の過剰摂取などがある。筋脱力は、呼吸筋、顔面筋、自律神経支配筋などには通常はみられない。発作は突然に生じ、数時間持続するが、後遺症は全く残さずに回復する。

❏ 選択肢考察
A 甲状腺機能亢進症でみられる。(○)
B 顔面筋や呼吸筋には通常、麻痺は生じない。(×)
C 麻痺は数時間で回復し、後遺症を残さない。(○)
D 運動後や、飲酒、炭水化物の過食後に起こりやすい。(○)
E 発作時に低K血症がみられることが多い。(○)

解答：B（*iM* ④ 281）

☐☐ **229** 40歳の男性。甲状腺機能亢進症で現在治療中である。昨夜宴会があり、普段よりも度が過ぎた飲酒と食事を摂った。朝目を覚ましたところ、手足が動かせないことに気が付いたため救急車で来院した。来院後、リンゲル液の点滴を行い、経過を観察していたところ、筋力低下は回復し、3時間後に独歩で帰宅した。3か月前にも同様の脱力発作があったという。

本疾患について正しいのはどれか。

A　男性よりも女性に多くみられる。
B　欧米人に多い。
C　腱反射は亢進する。
D　脱力は四肢近位筋優位にみられる。
E　血清クレアチンキナーゼ値が高値となる。

❏ **解法ガイド** 身体所見 #1 40歳の男性。甲状腺機能亢進症で現在治療中である⇒東洋人で中年男性の甲状腺機能亢進症に周期性四肢麻痺は多くみられる。

#2 昨夜宴会があり、普段よりも度が過ぎた飲酒と食事を摂った⇒飲酒と過食の既往は誘因となる。

#3 朝目を覚ましたところ、手足が動かせないことに気が付いた⇒安静後の四肢麻痺をきたしている。

検査所見 #1 来院後、リンゲル液の点滴を行い、経過を観察していたところ、筋力低下は回復し、3時間後に独歩で帰宅した⇒筋力低下は発作的であり、3時間で回復し、後遺症もない。リンゲル液にはカリウムが含まれており、血清カリウムの低下を補正する。

#2 3か月前に同様の脱力発作があった⇒周期的に発作を繰り返している可能性。

❏ **臨床診断**　周期性四肢麻痺。

❏ **解法サプリ**　甲状腺機能亢進症による周期性四肢麻痺は東洋人で中年男性に多くみられる。本問のように飲酒や過食が誘因となるほか、ストレスや運動後にも起こることがある。四肢の近位筋優位に弛緩性麻痺をきたす。骨間筋の破壊を伴うことはないので、血清中の筋逸脱酵素の上昇は認めない。

❏ **選択肢考察**　
A　Basedow病は若い女性に多くみられるが、甲状腺機能亢進症による周期性四肢麻痺は中年男性に多くみられる。(×)
B　東洋人に多い。(×)
C　錐体路障害はなく、腱反射が亢進することはない。(×)
D　脱力は四肢近位筋優位にみられる。(○)
E　血清クレアチンキナーゼ値が高値となることはない。(×)

解答：D（*iM* ④ 281）

到達目標 4 ミトコンドリア脳筋症を概説できる。

Point
- ミトコンドリア脳筋症とはミトコンドリアDNAの異常により脳や骨格筋の障害を生じる疾患で、種々の亜型がある。
- 慢性進行性外眼筋麻痺症候群（CPEO）、MELAS、MERRFがよく知られている。これら3疾患に共通する所見として、知能低下、筋力低下、高乳酸血症、筋生検でのragged-red fiberがあげられる。

［慢性進行性外眼筋麻痺症候群（CPEO）］（chronic progressive external ophthaloplegia）
- 非遺伝性で、ミトコンドリア脳筋症の中で最も多い。発症は20歳前後で、外眼筋麻痺、網膜色素変性症、心伝導障害を三主徴とする。

［MELAS］（mitochondrial myopathy, encephalopathy lactec acid and stroke-like episodes）
- 母系遺伝をする。小児期に発作性の頭痛・嘔吐で発症する。脳卒中様発作を繰り返し、低身長、筋萎縮、難聴、高乳酸血症などを伴う。

［MERRF］（myoclonus epilepsy associated with ragged-red fiber）
- 母系遺伝。頻度は低い。小児期の全身性てんかん発作やミオクローヌス、小脳性運動障害を主症状とする。

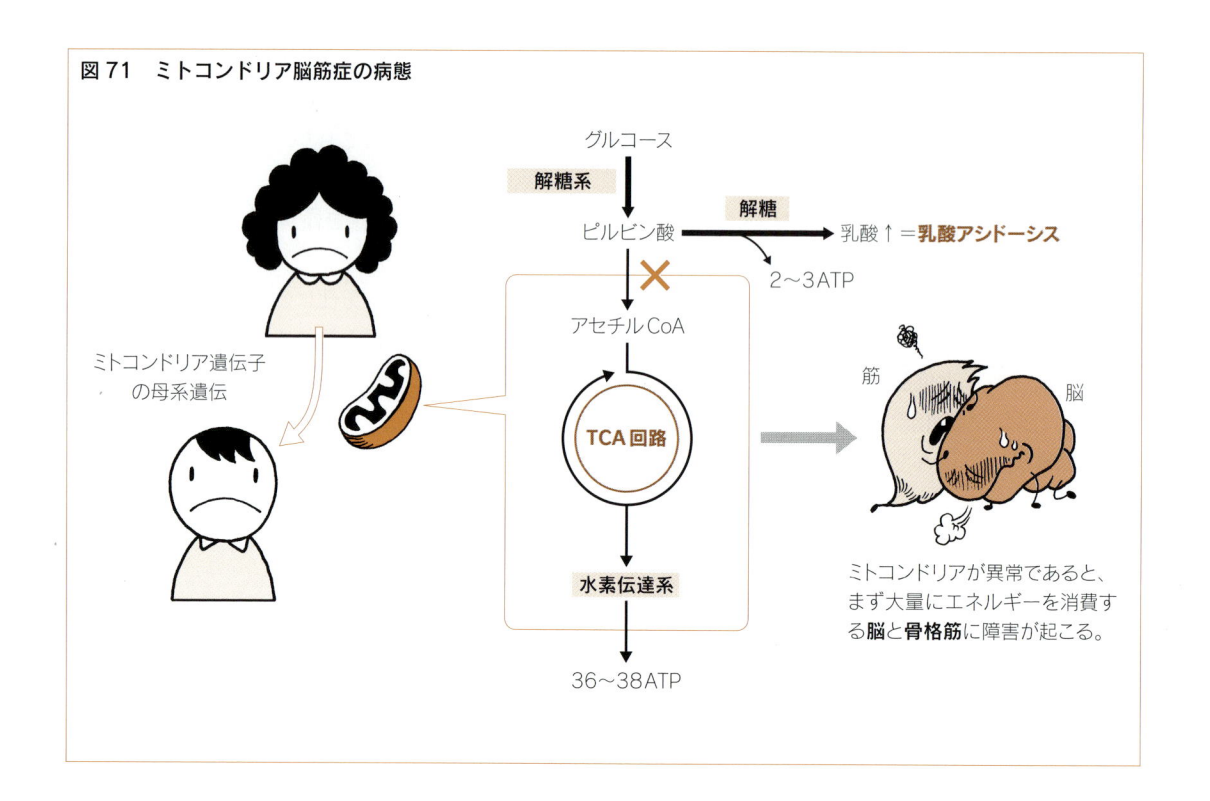

図71 ミトコンドリア脳筋症の病態

ミトコンドリアが異常であると、まず大量にエネルギーを消費する**脳**と**骨格筋**に障害が起こる。

表13 ミトコンドリア脳症3病型の比較

病型		CPEO	MELAS	MERRF
母系遺伝		−（まれに＋）	＋	＋
共通所見	知能低下 筋力低下	＋ ＋	＋ ＋	＋ ＋
脳卒中様症状	片麻痺 周期性嘔吐 けいれん	− − −	＋ ＋ ＋	− − ＋
小脳症状	小脳性運動障害	−	−	＋
眼症状	外眼筋麻痺 網膜色素変性症 眼瞼下垂	＋ ＋ ＋	− − −	− − −
検査所見	高乳酸血症 赤色ぼろ線維※	＋ ＋	＋ ＋	＋ ＋

※赤色ぼろ線維（ragged-red fiber）：
　ミトコンドリア脳筋症では骨格筋が障害されて、これは形態学的にも確認することができる。この骨格筋をGomoriトリクローム変法染色で染めると、筋線維は不均一に染まり、ボロボロした感じに染まるので、これを「赤色ぼろ線維」と呼んでいる。

230 ミトコンドリア脳筋症について**誤っている**のはどれか。

A 母系遺伝形式をとることがある。
B 知能低下がみられる。
C 高乳酸血症を認める。
D 筋肉細胞内のミトコンドリア数の減少をみる。
E けいれん発作をきたす。

❏ 解法ガイド

　ミトコンドリア脳筋症はミトコンドリアのエネルギー代謝異常によって骨格筋、脳、心筋といったエネルギー需要が大きな臓器に障害をきたす疾患である。易疲労感を訴え筋力低下をきたし、意識消失や手足の麻痺やけいれん、知能低下など、さまざまな症状を現す。

　精子内のミトコンドリアは受精の際に脱落し、卵子内のミトコンドリアのみが受精卵に残るため、個体のミトコンドリア遺伝子は母親由来である。ミトコンドリア遺伝子の挿入や欠失などの再配置を原因とするミトコンドリア脳筋症では、孤発例が多く遺伝しないが、ミトコンドリア遺伝子の点突然変異を原因とするミトコンドリア脳筋症では、母系遺伝することがある。まれに、核遺伝子の変異によって起こることがある。慢性進行性外眼筋麻痺症候群（CPEO）、MELASが代表的疾患である。

　検査では、高乳酸血症や高ピルビン酸血症、筋生検でragged-red fiber、ミトコンドリア遺伝子の異常が確認される。治療は、電子伝達系の機能を補うために、ユビキノンやコハク酸が投与されることがあるが、すべての患者に有効であるわけではない。

❏ 選択肢考察

A ミトコンドリア遺伝子の点突然変異を原因とするミトコンドリア脳筋症では、母系遺伝することがある。(○)
B 小児発症例では知能低下をみることが多い。(○)
C 高乳酸血症や高ピルビン酸血症が高頻度にみられる。(○)
D ミトコンドリアの機能低下があるため代償性にミトコンドリア数は増加する。(×)
E 中枢神経系の機能低下によってけいれん発作を起こす。(○)

解答：D（*iM* ④ 279）

231

9歳の女児。易疲労感を主訴に母親に連れられ来院した。1年前から食欲の低下、頻回の嘔吐、および運動後の激しい疲労があった。3か月前に左半身のけいれんが3回あり、けいれん後に一過性の片麻痺を認めた。来院時、低身長を認め、全身の骨格筋にやせと脱力があり、軽度の難聴がある。血液生化学所見：AST 65 IU/*l*（基準40以下）、ALT 50 IU/*l*（基準35以下）、CK 200 IU/*l*（基準10～40）、乳酸47 mg/d*l*（基準5～20）。母親も低身長であり、糖尿病の治療を受けている。

診断確定に最も有用な検査はどれか。

A　頭部CT　　　　　　B　脳波　　　　　　C　筋生検
D　末梢神経伝導速度測定　　　　E　脳脊髄液検査

□解法ガイド　身体所見　#1　9歳の女児。易疲労感⇒小児期に易疲労性を訴えていることから、エネルギー代謝系の異常を考える。
　　　　　　　　　　　#2　1年前から食欲の低下、頻回の嘔吐、運動後の激しい疲労があった⇒消化器症状を認める。
　　　　　　　　　　　#3　3か月前に左半身のけいれんが3回あり、けいれん後に一過性の片麻痺を認めた⇒脳症を示唆する症状。脳卒中様のエピソード。
　　　　　　　検査所見　#1　低身長を認める⇒成長障害がある。
　　　　　　　　　　　#2　全身の骨格筋にやせと脱力がある⇒筋疾患を考える。
　　　　　　　　　　　#3　軽度の難聴を認める⇒脳症による症状。
　　　　　　　　　　　#4　AST 65 IU/*l*、ALT 50 IU/*l*、CK 200 IU/*l*⇒筋肉の逸脱酵素の上昇。
　　　　　　　　　　　#5　乳酸47 mg/d*l*⇒ミトコンドリアの解糖系異常。
　　　　　　　　　　　#6　母親も低身長であり、糖尿病の治療を受けている⇒ミトコンドリア異常の母系遺伝の可能性を示唆している。

□診　断　　ミトコンドリア脳筋症（MELAS）。

□解法サプリ　易疲労性を主訴に来院し、全身のやせと筋力低下があり、難聴やけいれんなどの脳症を示唆する症状があり、さらに片麻痺などの脳卒中様のエピソードがあり、高乳酸血症をきたしていることから、ミトコンドリア脳筋症、特にMELASが考えられる。MELASは学童期にみられることが多く、発作性の嘔吐で発症することが多い。

□選択肢考察　A　ミトコンドリア脳筋症のLeigh脳症では、CTあるいはMRIで大脳基底核や脳幹の対称性の壊死性病変がみられることがある。しかし、ミトコンドリア脳筋症の確定診断に有用ではない。(×)
　　　　　　B　脳波はてんかん発作の診断に必要であるが、ミトコンドリア脳筋症の確定診断に有用ではない。(×)
　　　　　　C　筋生検でragged-red fiberの存在を証明すれば、確定診断につながる。また、得られた筋肉のサンプルでミトコンドリアの遺伝子異常を解析すれば原因についても言及できる。(○)
　　　　　　D　末梢神経障害の可能性は低く、診断の確定にも有用とはいえない。(×)
　　　　　　E　脳脊髄液中の乳酸高値、ピルビン酸高値を証明すれば、補助的診断にはなるが、確定診断には至らない。(×)

解答：C（*i*M ④ 279）

● core curriculum

Chapter 20

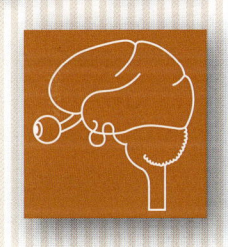

疾　患
⑧発作性疾患

到達目標 1 てんかん（小児を含む）の分類、診断と治療を説明できる。

Point
- てんかんは大脳の神経細胞の異常興奮によって生じる発作性・反復性疾患であり、けいれん、意識障害、行動異常などを伴う。

[てんかんの分類]
- てんかんは原因別に以下の2つに分けられる。
    ①真性（特発性）てんかん：原因不明である。
    ②続発性（症候性）てんかん：何らかの脳病変（脳腫瘍、脳血管障害、動静脈奇形、外傷など）による。
- てんかんの国際分類を**表14**に示す。

[小児に特有のてんかん]
- 小児に特有のてんかんに点頭てんかん（West症候群）とLennox-Gastaut症候群がある。

①点頭てんかん（West症候群）
- 6か月～2歳の乳児に好発する。
- 発作時には頭部の屈曲（点頭 nodding、うなずくように見える）と上肢の挙上がシリーズを形成してみられる。
- 精神発達遅延を合併し、予後不良のてんかんである。
- 脳波検査：間欠期にヒプスアリスミア（hypsarrhythmia）を認める。
- 治療：ACTH、ビタミンB_6、ニトラゼパムなど。

②Lennox-Gastaut症候群（非定型欠神）
- 2～8歳の幼児期に好発する。点頭てんかんからの移行が多い。
- 短時間の四肢のけいれん発作や欠神発作を生じる。精神発達遅延を認める。
- 脳波検査：2～3Hzの遅発性棘徐波複合（slow spike & wave complex）を認める。
- 難治性で予後不良である。

表14　てんかんおよびてんかん症候群の国際分類 (ILAE、1989年)

1. 局在関連性（焦点性、局所性、部分性）てんかんおよびてんかん症候群

- 1.1　特発性（年齢関連性に発症する）
  - 中心・側頭部に棘波をもつ良性小児てんかん
  - 後頭部に突発波をもつ小児てんかん
  - 原発性読書てんかん
- 1.2　症候性
  - 小児慢性進行性持続性部分てんかん
  - 特異な発作誘発様式をもつてんかん
  - 側頭葉てんかん
  - 前頭葉てんかん
  - 頭頂葉てんかん
  - 後頭葉てんかん
- 1.3　潜因性（症候性であるが病因不明のもの）

2. 全般てんかんおよびてんかん症候群

- 2.1　特発性（年齢関連性に発症するもので年齢順に列挙）
  - 良性家族性新生児けいれん
  - 良性新生児けいれん
  - 乳児期良性ミオクローヌスてんかん
  - 小児期欠神てんかん（ピクノレプシー）
  - 若年性欠神てんかん
  - 若年性ミオクローヌスてんかん（衝撃小発作）
  - 覚醒時大発作てんかん
  - 上記以外の特発性全般てんかん
  - 特異な発作誘発様式をもつてんかん
- 2.2　潜因性あるいは症候性（年齢順に列挙）
  - West症候群（infantile spasms、電撃・点頭・礼拝けいれん）
  - Lennox-Gastaut症候群
  - ミオクローヌス失立発作てんかん
  - ミオクローヌス欠神てんかん
- 2.3　症候性
- 2.3.1　非特異的病因
  - 早期ミオクローヌス脳症
  - suppression-burstを伴う早期乳児期てんかん性脳症
  - 上記以外の症候性全般てんかん
- 2.3.2　特異的症候群

3. 焦点性か全般性か決定できないてんかんおよびてんかん症候群

- 3.1　全般発作と焦点発作を併せもつてんかん
  - 新生児発作
  - 乳児期重症ミオクローヌスてんかん
  - 徐波睡眠中に持続性棘徐波をもつてんかん
  - 獲得性てんかん性失語症（Landau-Kleffner症候群）
  - 上記以外の未決定てんかん
- 3.2　全般性あるいは焦点性発作の明確な特徴をもたないてんかん

4. 特殊症候群

- 4.1　状況関連性発作（機会発作）
  - 熱性けいれん
  - 孤発性発作あるいは孤発性てんかん重積
  - アルコール、薬物、子癇、非ケトン性高グリシン血症などの急性代謝性あるいは中毒性障害のある場合にのみみられる発作

Point [てんかん発作の分類]（図72）

- てんかん発作は、①全身に症状が出現する全般発作と、②症状が体の一部に限局する部分発作（意識障害を伴わない単純部分発作、意識障害を伴う複雑部分発作がある）に大別される。以下に、小分類について概説する。

①強直-間代性発作（大発作）
- てんかんのうち最も多い。思春期に多い。
- 突然意識を失って倒れ、全身の強直性けいれん（体幹が棒のように固く突っ張る）を生じ、次第に間代性けいれん（全身の筋の強直と弛緩を繰り返す）に移り、数分で終了する。けいれん発作後は意識は消失したままで四肢は弛緩する。その後意識が回復する。発作中のことは覚えていない。
- 脳波検査：正常脳波を示す場合が少なくない。間欠期に不規則棘徐波複合がみられることがある。
- 治療：発作時に気道確保、ジアゼパムなど。非発作時に成人ではフェニトイン、カルバマゼピンが、小児ではフェノバルビタール、バルプロ酸が用いられる。

  cf. てんかん重積状態
    てんかん発作後の意識障害時に次のてんかん発作が重なった状態。早急にジアゼパムを静注する。

②欠神発作（小発作）
- 小児、特に5歳前後の女児に好発する。加齢とともに自然に消失する。
- 前兆なく突然生じる数秒間の意識消失発作で、1日に何回も反復する。動作や会話を中断して、一点を凝視したりする。しかし、けいれんを起こしたり転倒することはない。
- 脳波検査：過呼吸や睡眠により誘発される3Hzのspike & wave complexを特徴とする。
- 治療：エトスクシミド、バルプロ酸などが用いられる。

③ミオクローヌス発作
- 顔面、四肢、体幹などの筋肉に短時間のピクッとしたけいれんがみられ、同時に瞬間的な意識消失を伴う発作である。

④複雑部分発作（精神運動発作、側頭葉てんかん）
- 成人に多い。発作性に運動発作（自動症＝舌打ちしたり、つばを吐いたりするなど）と精神発作（幻臭、既視感など）の両方をきたす。
- 側頭葉に病変があることが多い。
- 脳波検査で側頭部の局所性棘波を証明する。
- 治療：カルバマゼピンなどが用いられる。

図72 てんかん発作の分類と臨床的特徴

症状の出現部位による大分類	症状の違いによる小分類	意識消失	臨床的特徴
部分発作	単純部分発作	(−)	Jacksonてんかん or 自律神経発作と6&14Hz陽性棘波
	複雑部分発作（側頭葉てんかん、精神運動発作）	(+)	側頭葉の障害による自動症と精神発作（幻覚、記憶障害など）
全般発作	欠神発作（小発作）	(+)	小児好発の数秒間の意識消失と3Hzのspike & wave
	ミオクローヌス発作	(−) or (+)	全身あるいは局所におけるごく短時間の筋けいれん（ミオクローヌス）
	間代性発作	(+)	四肢、体幹の筋肉が収縮と弛緩を繰り返すガタガタ震える発作
	強直性発作	(+)	四肢、体幹の筋肉が一斉につっぱり、弛緩を挟まない発作
	強直-間代性発作（大発作）	(+)	**てんかんで最も多い型**で、強直性発作と間代性発作を繰り返す
	脱力発作	(+)	筋肉の突然の脱力＋瞬間的な意識消失 頭部のみの脱力発作は「点頭てんかん」という

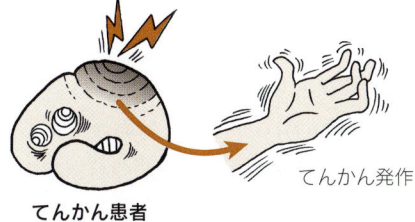

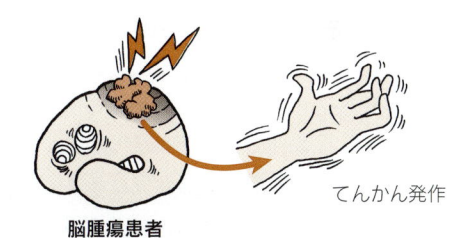

- 「てんかん」と「てんかん発作」は意味するところが違うことに注意する。
- てんかんというのは疾患の名前で**脳神経細胞の反復性で無秩序な興奮による発作（＝てんかん発作）を主徴とする疾患群**のことをいう。
- 一方、てんかん発作自体は症候名であるので、**てんかん患者でも脳腫瘍患者でもてんかん発作は起こりうる**。したがって、「てんかん患者だからてんかん発作を起こす」というのは正しいが、「てんかん発作があるからてんかん患者である」というのは間違っている。

てんかん患者 ─○→ てんかん発作
てんかん発作 ─×→ てんかん患者

232 神経疾患と脳波所見との組合せで**誤っている**のはどれか。

A 大発作 ――――――――― 不規則棘徐波複合
B 欠神発作 ――――――――― 両側同期性 3 Hz 棘徐波複合
C 点頭てんかん ――――――――― ヒプスアリスミア
D Lennox-Gastaut 症候群 ――――――――― 全般性遅棘徐波複合
E 精神運動発作 ――――――――― 一側性低電位

解法ガイド てんかん発作のタイプによって、検出される異常脳波のパターンも異なる。代表的なものについては覚えておきたい。

選択肢考察
A 大発作では、発作の間欠期に不規則な多棘徐波複合がみられる。(○)
B 欠神発作では、過呼吸による賦活で、両側性に同期してみられる 3 Hz の棘徐波複合が特徴的である。(○)
C 点頭てんかんでは、発作の間欠期にヒプスアリスミアがみられる。(○)
D Lennox-Gastaut 症候群では、全般性遅棘徐波複合がみられる。(○)
E 精神運動発作では、側頭部の局在性棘波がみられる。低電位はみられない。(×)

解答：E（*iM* ④ 295～297）

233 正しいのはどれか。

A 大発作は脳腫瘍に伴うものが多い。
B West 症候群の発作では頭部の屈曲と上肢の挙上がみられる。
C 小発作では 5 分程度の意識消失がみられる。
D 精神運動発作は発作後 Todd 麻痺を生じることが多い。
E 焦点運動発作では意識消失を伴う。

解法ガイド 大発作はてんかんのうち最も頻度が高い。症状としては強直-間代性の全身けいれんを生じ、意識障害を伴う。大発作の 80％は原因が明らかでない特発性である。小発作は 5 歳前後の女児に多く、発作は過換気によって誘発され、数秒間の意識消失がみられるが、けいれんはみられない。

選択肢考察
A 大発作の 80％は原因が明らかでない特発性である。(×)
B West 症候群では頭部の屈曲と上肢の挙上がシリーズを形成してみられる。(○)
C 小発作での意識消失は数秒～十数秒間である。(×)
D 精神運動発作の後に Todd 麻痺が生じることはない。Todd 麻痺は焦点運動発作の後に生じることが多い。(×)
E 発作が始まる脳部位のことを焦点といい、焦点発作とは部分発作と同じ意味である。焦点運動発作は発作に関与する脳部位が身体の運動を司る前頭葉運動野に限局している場合に起こる。身体の一部にけいれんが起こり、意識消失は伴わないので、発作中のことを覚えている。Jackson 発作はその例である。(×)

解答：B（*iM* ④ 295～297）

234 発作中のことを覚えているのはどれか。

A 欠神発作　　B 複雑部分発作　　C 強直-間代性発作
D ミオクローヌス発作　　E 自律神経発作

□解法ガイド　てんかん発作時には意識消失が起こることが多いが、焦点運動発作や自律神経発作のように意識消失が起こらず、発作時のことを覚えている発作もある。

□選択肢考察
A 欠神発作では数秒〜十数秒間の意識消失発作がみられる。(×)
B 複雑部分発作では発作時に自動症や舌打ち、ボタン外し、徘徊などがみられ、患者は発作時に行ったことを覚えてはいない。(×)
C 強直-間代性発作では意識消失を伴う。(×)
D ミオクローヌス発作では顔面、四肢、体幹などの筋肉に短時間のピクッとしたけいれんがみられ、同時に瞬間的な意識消失を伴う。(×)
E 自律神経発作では腹痛、下痢などの自律神経症状が発作的にみられ、患者は発作時のことを記憶している。(○)

解答：E（*iM* ④ 297）

---

235 5歳の男児。生後6か月のときにWest症候群と診断された。2歳のときに、発作は消失し脳波上も改善がみられたが、4歳ころから再びけいれん発作が現れた。現在の発作間欠期の脳波を示す。
　　本症について正しいのはどれか。

A 予後良好である。
B けいれん発作は強直性であることが多い。
C 精神遅滞を認めることはまれである。
D 脳波で3Hzの棘徐波複合が認められる。
E フェノバルビタールが有効である。

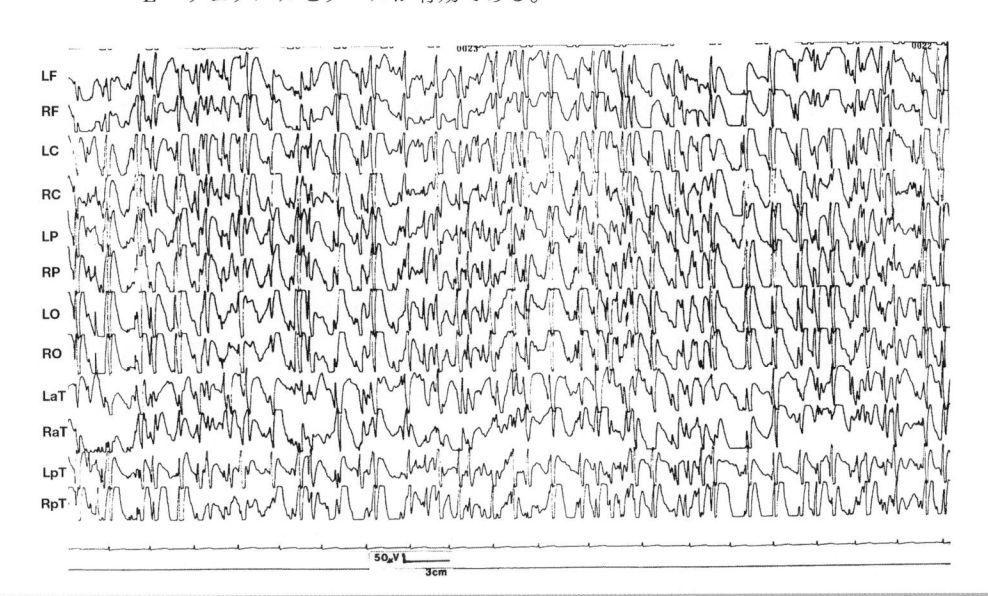

□ **解法ガイド** 身体所見 #1 生後6か月のときにWest症候群と診断された⇒West症候群の既往があることから、そこから移行するLennox‐Gastaut症候群の可能性を考える。

#2 2歳のときに、発作は消失し脳波上も改善がみられたが、4歳ころから再びけいれん発作が現れた⇒West症候群が一度改善した後に、Lennox‐Gastaut症候群が発症することがある。

画像所見 現在の発作間欠期の脳波では、

#1 不規則に1秒間に2～3Hzの遅棘徐波複合がみられる⇒Lennox‐Gastaut症候群を考える。

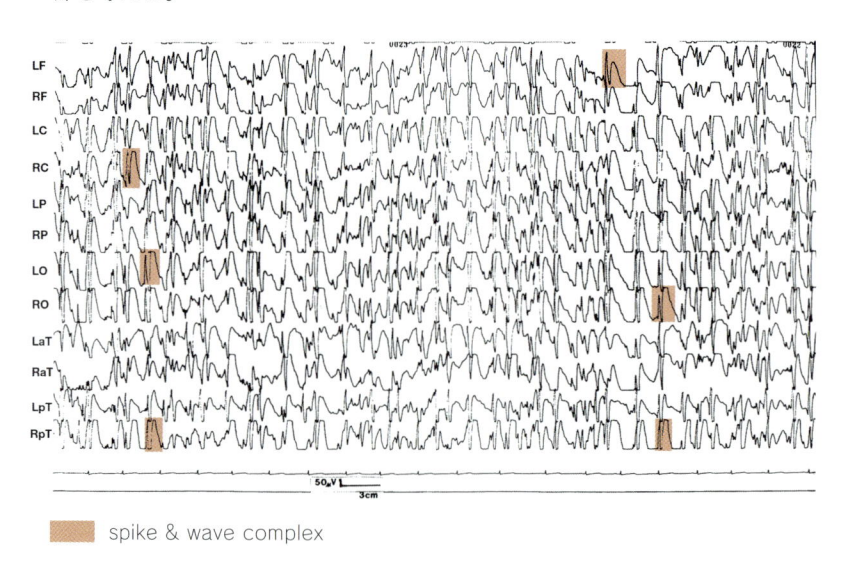

spike & wave complex

□ **診　　断**　　Lennox‐Gastaut症候群。

□ **解法サプリ**　　Lennox‐Gastaut症候群は、3～5歳の小児に発病する難治性のてんかんである。発作は、強直発作、脱力発作、非定型欠神発作が最も多く、ミオクロニー発作、全般性強直‐間代性発作、部分発作を伴うこともある。脳波検査では発作間欠期の覚醒時に2～3Hzの遅棘徐波複合がみられる。治療にはニトラゼパム、カルバマゼピン、バルプロ酸が有効であるが、予後は不良である。

□ **選択肢考察**　　A　発作は難治性で、神経心理学的予後も不良である。また10年以上の経過例で死亡率が約5％といわれる。(×)

B　けいれん発作は強直発作、脱力発作、非定型欠神発作が最も多い。(○)

C　人格障害を伴う精神遅滞を認めることが多い。(×)

D　脳波で2～3Hzの遅棘徐波複合がみられる。(×)

E　フェノバルビタールは無効であることが多い。(×)

解答：B（*iM* 4 297）

□□ **236**　18歳の男子。意識消失を伴う全身のけいれん発作が起こったため救急車で搬送された。来院時、意識は混濁しており、上下肢に間代性のけいれんを認める。体温37.5℃。呼吸数20/分。脈拍90/分、整。血圧130/70mmHg。診察中突然、強直-間代性けいれんが出現した。

行うべき処置として**誤っている**のはどれか。

　A　酸素投与　　　　　B　気道確保　　　　　C　ビタミンB₁投与
　D　ブドウ糖の静注　　E　ジアゼパムのワンショット静注

□ **解法ガイド**

身体所見 #1　18歳の男子。意識消失を伴う全身のけいれん発作が起こった⇒てんかん発作を考える。

検査所見 #1　来院時、意識は混濁しており、上下肢に間代性のけいれんを認める⇒大発作の場合、通常けいれん発作は数十秒から長くて数分でおさまる。救急車が現場に到着して患者を病院に搬送するまでには、短くとも10分以上は経っているはずである。到着後もけいれん発作が続いていた場合には、重積状態を考える。

#2　体温37.5℃⇒体温の上昇は、けいれんに伴う筋収縮による。

#3　呼吸数20/分。脈拍90/分、整。血圧130/70mmHg⇒バイタルサインは安定。

#4　診察中突然、強直-間代性けいれんが出現⇒てんかん重積状態の処置を要する。

□ **臨床診断**　てんかん重積状態。

□ **解法サプリ**　てんかん重積状態では、まずてんかん発作を止めることが重要である。発作を放置すると脳神経細胞が変性し死亡することがある。けいれん重積そのものの死亡率は8％といわれる。てんかん重積状態では実用的な治療時間表が提唱されている。

0〜5分	てんかん重積状態の診断をする。バイタルサインを測定する。静脈を確保する。酸素を投与する。
6〜9分	低血糖の有無が不明の場合には、成人ではビタミンB₁ 100mg静注した後に50％ブドウ糖50mL静注する。
10〜20分	ジアゼパム0.2mg/kgを5mg/分の速度で静注する。5分経過しても発作が止まらない場合には、ジアゼパムを再度同量静注する。
21〜60分	フェニトイン15〜20mg/kgを成人では50mg/分より遅い速度で静注する。その間心電図と血圧をモニタリングする。
60分〜	フェニトイン20mg/kgでてんかん重積状態が止まらない場合には、フェニトイン5mg/kgを追加投与し、それでも止まらない場合には、さらにフェニトイン5mg/kgを追加投与する。

□ **選択肢考察**

　A　酸素の投与を行い、低酸素脳症を防止する。(○)
　B　まず気道の確保を行う。(○)
　C　ビタミンB₁の静注を行う。(○)
　D　ブドウ糖の静注も行う。(○)
　E　ジアゼパム10mgを2分間の時間をかけて投与する。ワンショットで静注すると呼吸が停止することがある。(×)

解答：E（*iM* ④ 299）

| 到達目標 2 | **ナルコレプシーを概説できる。**

Point
- ナルコレプシーは突然の睡眠発作（10〜30分）を日中反復するのを特徴とする。
- REM睡眠が発作的に突然出現するREM attackである。
- 10〜30歳に好発する。
- 睡眠発作、入眠時幻覚、睡眠麻痺（いわゆる金縛り）、情動性脱力発作（カタプレキシー、すなわち感情的な興奮時に数秒間、脱力が生じるもの）をきたす。
- 治療：中枢神経刺激薬（メチルフェニデート）などが用いられる。

図73 ナルコレプシー

- ナルコレプシーとは脳幹網様体の機能障害による睡眠異常で、85％以上に遺伝的素因が認められる。
- **睡眠発作、カタプレキシー、入眠時幻覚、睡眠麻痺を4徴とする。**
- 治療は我が国では**塩酸メチルフェニデート**を用いている。

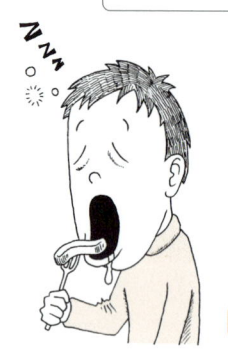

睡眠発作
- 突然、猛烈な睡魔に襲われ、ところかまわず数分間眠り込んでしまう発作。

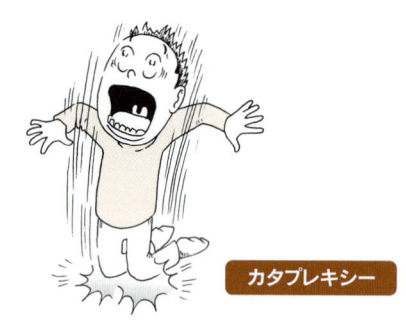

カタプレキシー
- 意識は清明だが、突然、筋の緊張が消失し、腰が抜けたように膝を落とすような発作。

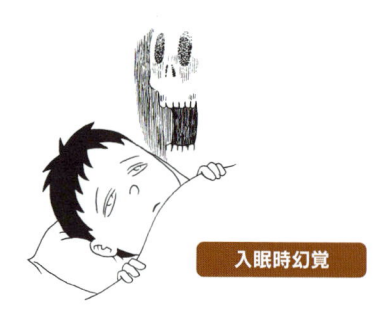

入眠時幻覚
- 入眠時に鮮明な幻覚をみる。入眠時REM睡眠と関連した現象と考えられる。

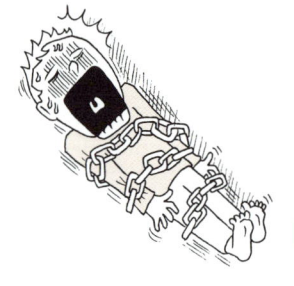

睡眠麻痺
- 覚醒起床時に意識は清明にもかかわらず身体は動かせない現象のことで、いわゆる「金縛り」の状態である。

237 ナルコレプシーについて**誤っている**のはどれか。

A 睡眠発作が生じる。
B 発作は数十分間持続する。
C 入眠時に幻覚をみることがある。
D 驚いたときに全身の脱力発作が起こる。
E 治療にエトスクシミドが投与される。

□ 解法ガイド　ナルコレプシーは睡眠発作、情動性脱力発作（カタプレキシー）、睡眠麻痺（金縛り）、入眠時幻覚を主徴とする疾患で、10〜30歳に好発する。睡眠発作の時間は10〜30分で、1日に数回程度みられることが多い。発作中の脳波はREM睡眠型を示し、悪夢をみることが多い。情動性脱力発作は本症に特異的であり、診断価値が高い。原因は明らかではないが後述（次頁）するように、HLAとの関連を指摘する報告がある。治療として、生活指導と薬物療法（メチルフェニデートや三環系抗うつ薬の投与）がなされる。

□ 選択肢考察
A 耐えがたい睡眠発作が生じる。(○)
B 発作は数十分間持続することが多く、醒めた後は爽快感を得ることが多い。(○)
C 入眠時に幻覚をみることがある。ただし、ナルコレプシーでも入眠時幻覚・睡眠麻痺が現れない場合が約20％ある。逆に正常者でも入眠時幻覚・睡眠麻痺は、20％が経験している現象だといわれる。(○)
D 情動性脱力発作のことである。これは、喜怒哀楽の感情が大きく変化したときに、姿勢筋の力が急に抜ける症状のことである。(○)
E 治療にメチルフェニデートや三環系抗うつ薬が投与される。エトスクシミドは抗てんかん薬である。(×)

解答：E（*iM* ④ 304）

238 30歳の男性。2年前から会社で勤務中に居眠りをすることがあり、上司から注意されることがあった。電車の中でも発作的に眠り込んでしまい、降り遅れることが頻繁にあった。昼間の眠気を訴えて来院した。最近、パチンコで大当たりしたときに、突然全身の力が抜けて倒れ込むことがあったという。身長168cm、体重65kg。血圧120/78mmHg、脈拍90/分、整。呼吸音・心音に異常を認めない。HLA検査でDR2/DR15/DRB1*1501が陽性であった。

本症の薬物治療として適切なのはどれか。

A リスペリドン　　B フェニトイン　　C カルバマゼピン
D メチルフェニデート　　E 炭酸リチウム

□解法ガイド　[身体所見] #1 30歳の男性。2年前から会社で勤務中に居眠りをすることがあり、上司から注意されることがあった⇒睡眠発作の既往。

#2 電車の中でも発作的に眠り込んでしまい、降り遅れることが頻繁にあった⇒睡眠発作の増悪。

#3 最近、パチンコで大当たりしたときに、突然全身の力が抜けて倒れ込むことがあったという⇒情動性脱力発作。この症状はナルコレプシーに特異的である。喜怒哀楽の感情が強く動いたときに、首、全身、膝、腰などの姿勢筋の力が急に抜ける症状である。

[検査所見] #1 身長168cm、体重65kg⇒肥満はない。睡眠時無呼吸症候群は否定的。

#2 血圧120/78mmHg、脈拍90/分、整。呼吸音・心音に異常を認めない⇒バイタルに問題はない。

#3 HLA検査でDR2/DR15が陽性で、DRB1*1501が陽性であった⇒ナルコレプシーを強く示唆する。ナルコレプシーではHLA（ヒト白血球抗原 human leucocyte antigen）のDR2という遺伝子が陽性であることが明らかになっているが、DR2は、さらにDR15とDR16とに分かれナルコレプシー患者は全員DR15が陽性である。また、さらにDR15は、DRB1*1501と1502などに分かれるが、ナルコレプシー患者はDRB1*1501が陽性である。

□診　断　ナルコレプシー。

□解法サプリ　睡眠発作があり情動性脱力発作（カタプレキシー）を認め、HLA検査で、HLA-DR2/DR15/DRB1*1501が陽性であったことから、ナルコレプシーが考えられる。治療は生活指導と薬物療法で、薬物療法には、夜間睡眠障害に対して、睡眠導入剤やクロルプロマジンを少量投与し、入眠時幻覚や睡眠麻痺には、クロミプラミン（三環系抗うつ薬）を眠前に投与する。日中の眠気にはメチルフェニデートを投与する。

□選択肢考察
A リスペリドンは非定型抗精神病薬であり、統合失調症に投与される。(×)
B フェニトインは抗てんかん薬である。(×)
C カルバマゼピンも抗てんかん薬である。(×)
D メチルフェニデートが精神賦活薬として投与される。(○)
E 炭酸リチウムは抗躁薬である。(×)

解答：D (*iM* 4 304)

● core curriculum

Chapter 21

疾　患
⑨先天性と周産期脳障害

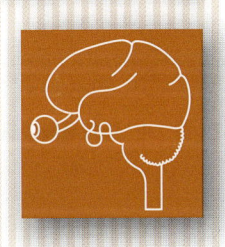

到達目標 1 脳性麻痺の病因、病型、症候とリハビリテーションを説明できる。

Point

- 脳性麻痺は胎生期・周産期・新生児期における脳神経の変性によって起こった非進行性の運動障害である。周産期障害が約 2/3 を占める。
- 分類：①痙直型　――――― 最も多い（75％）。錐体路障害で生じる（⇒痙性麻痺をきたす）。
  　　　②アテトーゼ型　―― 核黄疸などによるレンズ核の障害で生じる（⇒不随意運動をきたす）。
  　　　③混合型　――――― 上記 2 つが混合したもの。
  　　　④失調型　――――― 小脳性運動障害を主徴とする。
- 早期発見、早期治療が重要である。
- 機能訓練、コミュニケーションの確立、移動・移乗動作の獲得など、早期からリハビリテーションが必要となる。
- 成人に比べて複数の補装具を使うことが多い。

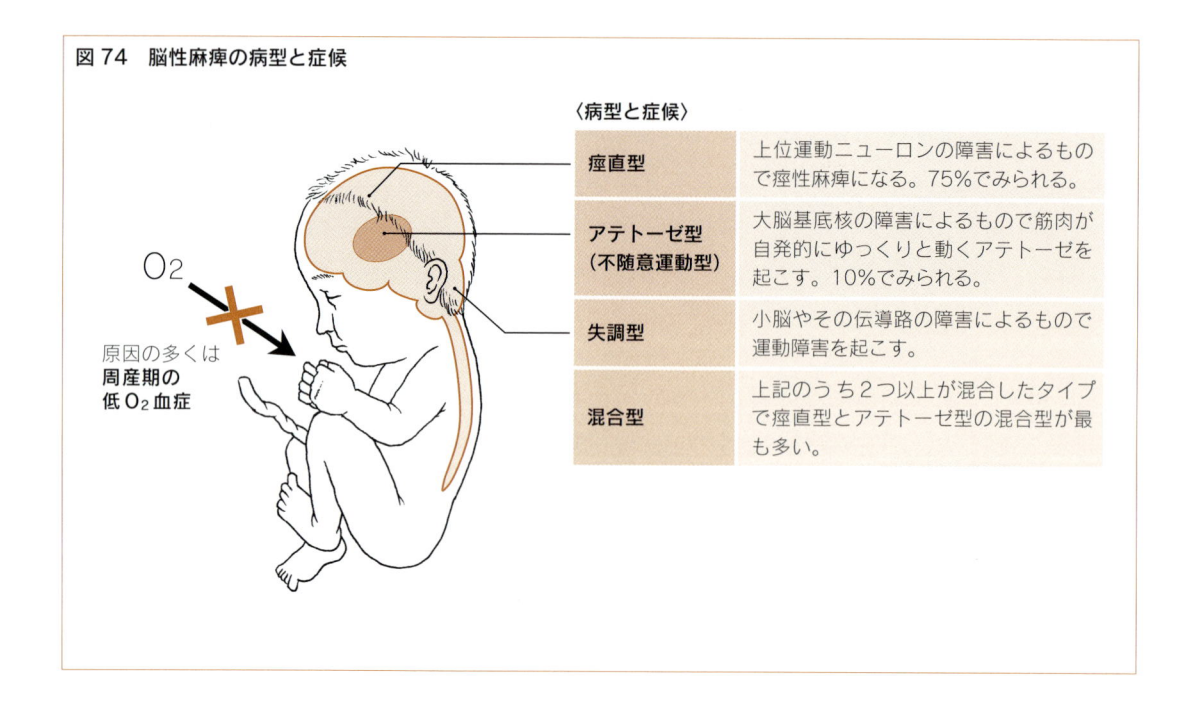

図 74　脳性麻痺の病型と症候

〈病型と症候〉

病型	症候
痙直型	上位運動ニューロンの障害によるもので痙性麻痺になる。75％でみられる。
アテトーゼ型（不随意運動型）	大脳基底核の障害によるもので筋肉が自発的にゆっくりと動くアテトーゼを起こす。10％でみられる。
失調型	小脳やその伝導路の障害によるもので運動障害を起こす。
混合型	上記のうち 2 つ以上が混合したタイプで痙直型とアテトーゼ型の混合型が最も多い。

原因の多くは周産期の低 O_2 血症

239 脳性麻痺について**誤っている**のはどれか。

A 臨床像は月齢が進むに従って変化する。
B 原因として分娩時仮死がある。
C 重症黄疸によるものはアテトーゼ型が多い。
D 痙直型ではてんかんの合併が多い。
E 知能障害の合併はアテトーゼ型に最も多い。

□解法ガイド　脳性麻痺とは胎生期から出生直後（4週まで）の間に起きた脳の病変による運動の異常である。脳病変は非進行性であるが、成長に伴って臨床症状は変化する。痙直型、アテトーゼ型、失調型、混合型などに分けられるが、痙直型が最も多くみられる。原因は周産期での障害が最も多く、新生児仮死で生まれた児に低酸素脳症が起こると、脳に不可逆的な損傷が発生し脳性麻痺が生じる。大脳皮質が障害されると、痙直型になりやすく、知能障害、てんかんを併発しやすい。一方、アテトーゼ型は核黄疸によることが多く、知能障害も軽い傾向がある。

□選択肢考察
A 脳病変は非進行性であるが、成長に伴って臨床症状は変化する。(○)
B 原因として分娩時の新生児仮死がある。(○)
C 重症黄疸で核黄疸が生じると、アテトーゼ型脳性麻痺が生じる。(○)
D てんかんの合併は脳性麻痺の20〜70％でみられるが、痙直型ではてんかんの合併が多い。(○)
E 脳性麻痺の約50％に知能障害がみられる。知能障害の合併は痙直型に最も多い。(×)

解答：E

240 脳性麻痺について正しいのはどれか。

A 対麻痺型では上肢障害が下肢障害より強い。
B アテトーゼ型では出生直後から不随意運動がみられる。
C アテトーゼ型では構音障害は起こらない。
D 混合型では痙直型とアテトーゼ型の合併が多い。
E リハビリテーションは1歳以降に行う。

□解法ガイド　脳性麻痺は麻痺が生じた部位によって、片麻痺型、対麻痺型、単麻痺型、四肢麻痺型に分けられる。また、脳性麻痺では、発症のリスク因子を負ったときから積極的にリハビリ治療を行う必要がある。

□選択肢考察
A 対麻痺型では下肢障害のほうが上肢の障害よりも強い。(×)
B アテトーゼ型では出生後1年くらいしてから不随意運動がみられる。(×)
C アテトーゼ型では発声運動の障害によって構音障害が起こる。(×)
D 混合型では、痙直型とアテトーゼ型の合併するタイプが多い。(○)
E リハビリテーションは出生直後から積極的に行う必要がある。(×)

解答：D

到達目標 2 水頭症の種類、症候と診断を説明できる。

Point

- 水頭症とは①髄液の産生過剰や②吸収障害、③通過障害（最も多い）により、脳脊髄液が過剰に貯留し、脳室系の拡大、脳実質の障害をきたしたものである。
- 脳室系とくも膜下腔との交通があるものを交通性水頭症、脳室系の狭窄・閉塞によって生じた水頭症を非交通性水頭症という。
- 産生過剰：髄液は脳室の脈絡叢で主に産生されるが、乳頭腫などができた場合に産生過剰となる。
  吸収障害：髄液は上矢状静脈洞のくも膜顆粒で吸収される。上矢状静脈洞の圧迫・閉塞で起こりうる。
  通過障害：最も多い。閉塞性水頭症あるいは非交通性水頭症と呼ばれる。

[乳児の水頭症]
- 先天性のもの（Luschka孔とMagendie孔の両方が閉塞するDandy-Walker症候群、二分脊椎など）と後天性（髄膜炎、腫瘍など）のものがある。
- 症状：頭囲の拡大、大泉門膨隆、透光性、眼球下方偏位（落陽現象）などを認める。
- 治療：脳室ドレナージやシャント手術が行われる。

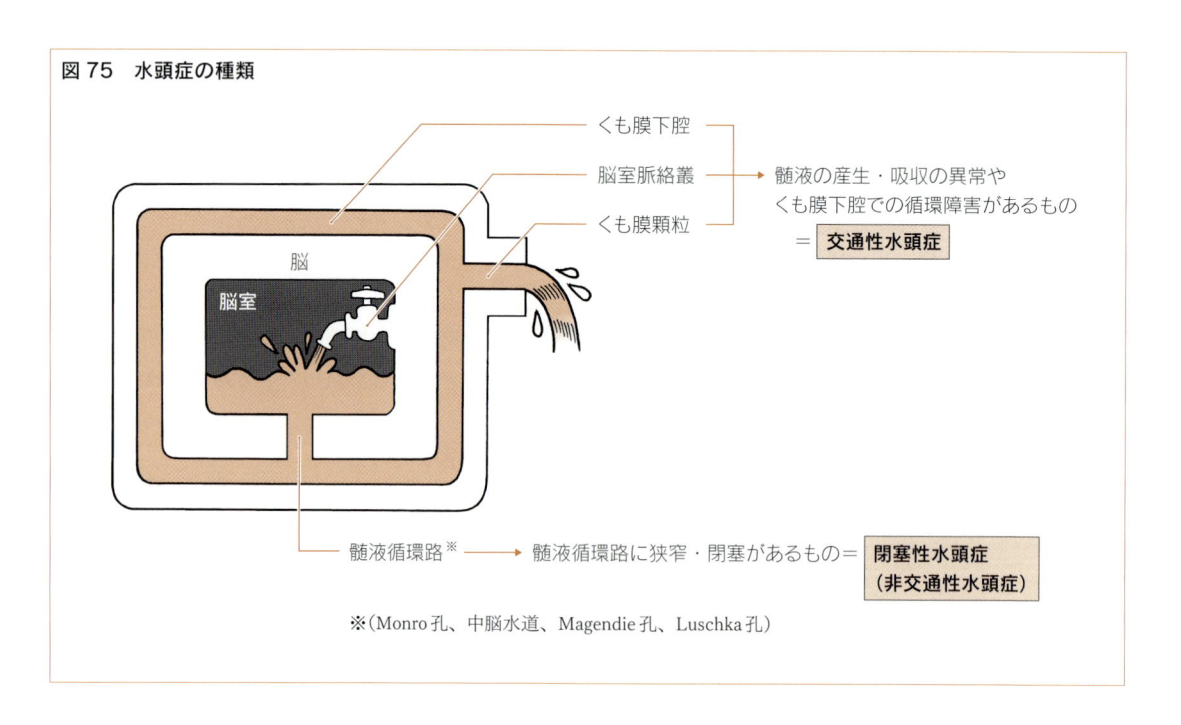

[正常圧水頭症]
- 正常圧水頭症は認知症、歩行障害、尿失禁を三主徴とする成人の水頭症である。髄液圧は基準範囲にあるにもかかわらず、脳室が拡大する。また、シャント術によって認知症が改善することからtreatable dementia（治療可能な認知症）ともいわれる。
- 特発性のものと、くも膜下出血などに合併する続発性のものがある。
- 検査：CT・MRIで左右対称の側脳室拡大を認める。
- 治療：脳室−腹腔シャント術を行う。

図75 水頭症の種類

髄液の産生・吸収の異常やくも膜下腔での循環障害があるもの ＝ **交通性水頭症**

髄液循環路※ → 髄液循環路に狭窄・閉塞があるもの＝ **閉塞性水頭症（非交通性水頭症）**

※（Monro孔、中脳水道、Magendie孔、Luschka孔）

図76　正常圧水頭症の三徴

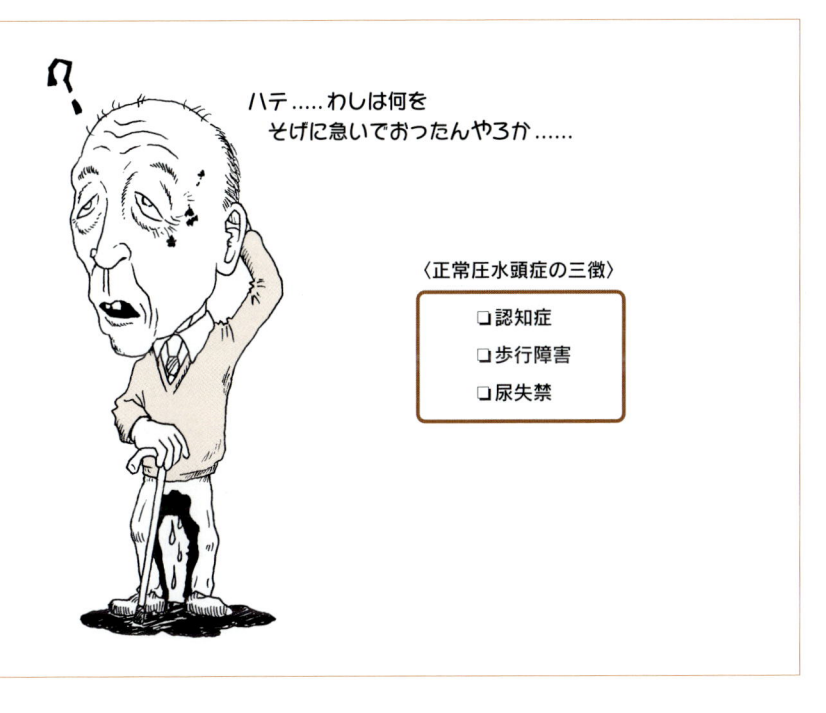

ハテ.....わしは何を
そげに急いでおったんやろか......

〈正常圧水頭症の三徴〉
☐ 認知症
☐ 歩行障害
☐ 尿失禁

☐☐ **241**　水頭症について正しいのはどれか。

A　脳脊髄圧の上昇は必発である。
B　脈絡叢乳頭腫は非交通性水頭症の原因となる。
C　くも膜下出血では中脳水道の閉鎖により生じる。
D　髄膜腫が原因でなることが多い。
E　乳児期では落陽現象がみられる。

❏**解法ガイド**　水頭症の原因には、①脳脊髄液の産生過剰による場合（脈絡叢乳頭腫など）、②吸収障害による場合（正常圧水頭症など）、③髄液路の閉鎖による場合（脳腫瘍など）に分けられる。①や②の髄液の産生と吸収のバランスが崩れて起こる水頭症は、髄液の通り道は正常なので交通性水頭症といわれる。③のように髄液の通り道が狭くなったり詰まって起こる水頭症は非交通性水頭症とか閉塞性水頭症といわれる。

❏**選択肢考察**
A　脳脊髄圧が正常な正常圧水頭症が起こることがある。水頭症において脳脊髄圧の上昇は必発ではない。(×)
B　脈絡叢に発生した乳頭腫は髄液産生過剰を生じ、水頭症を生じることがある。髄液路の閉鎖が原因ではないので、交通性水頭症をきたす。(×)
C　くも膜下出血では髄液吸収障害を生じ、正常圧水頭症の原因となることがある。(×)
D　髄膜腫は硬膜に付着してゆっくりと大きくなるため、脳部位の偏位を起こすことが少なく、脳脊髄液経路に閉塞を生じることはない。(×)
E　乳児期ではまだ大泉門が閉鎖していないため、頭囲の拡大がみられたり、眼球が下のほうに下がって、太陽が沈むかのようにみえる落陽現象がみられる。(○)

解答：E（*iM* ④ 153〜154）

□□ **242** 正常圧水頭症について**誤っている**のはどれか。

　A　記銘力低下がみられる。
　B　側脳室は開大する。
　C　交通性水頭症である。
　D　不随意運動がみられる。
　E　治療に脳室－腹腔シャント術が施行される。

❑ 解法ガイド　　正常圧水頭症は、くも膜顆粒での髄液吸収障害による交通性水頭症である。脳圧亢進症状を伴わずに脳室の拡大を生じる。症状は、認知症、尿失禁、歩行障害などを認めるが、脳室－腹腔シャント術を施行すると改善する。病因は脳出血、外傷、腫瘍などの器質性脳疾患によるが、原因が不明な場合も多い。

❑ 選択肢考察　　A　認知症がみられ、記銘力は低下する。(○)
　B　ゆっくりとした髄液の貯留により側脳室は開大する。(○)
　C　交通性水頭症である。(○)
　D　振戦、アテトーゼなどの不随意運動を呈することはない。(×)
　E　脳室－腹腔シャント術によって症状は改善する。(○)

解答：D（***iM*** ④ 154）

□□ **243**　3か月の乳児。新生児期よりミルクの飲みが悪く、時々嘔吐することがあった。体重増加の不良を主訴に来院した。帝王切開にて出生。Apgarスコア9点（1分）。出生時の体重は2,950g、頭囲は46cmであった。来院時の体重は4,750g、頭囲は48cmである。頭部単純CTを示す。
この疾患で**みられない**のはどれか。

　A　頭蓋骨縫合の離開　　B　落陽現象　　C　大泉門の拡大
　D　頭皮静脈の拡張　　　E　眼球の突出

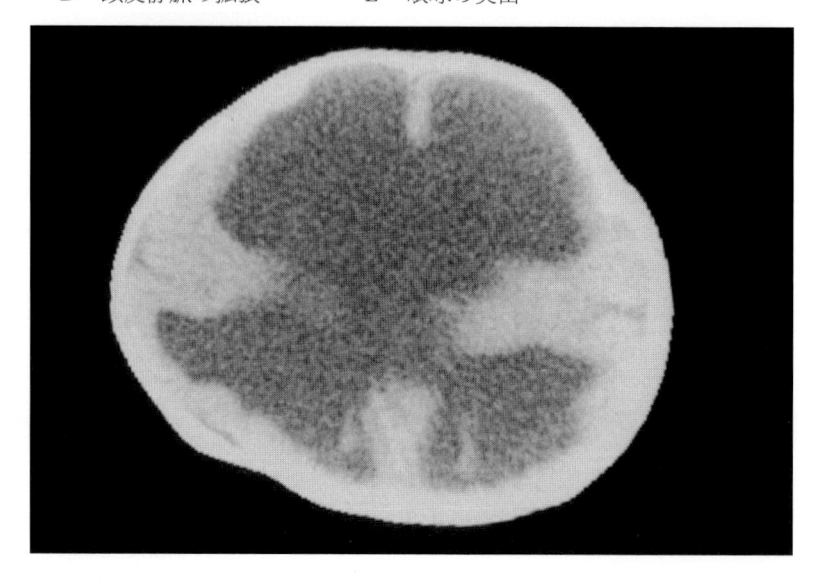

❏ 解法ガイド 　身体所見　#1　3か月の乳児。新生児期よりミルクの飲みが悪く、時々嘔吐することがあった
⇒哺乳力低下と嘔吐。
　　　　　　　　　　#2　体重増加の不良⇒哺乳力低下による体重増加の不良を示唆している。
　　　　　　検査所見　#1　帝王切開にて出生⇒正常分娩ができなかった。
　　　　　　　　　　#2　Apgarスコア9点（1分）⇒新生児仮死はなかった。
　　　　　　　　　　#3　出生時の体重は2,950g⇒出生体重は正常。
　　　　　　　　　　#4　頭囲は46cm⇒基準は約33cmなので、頭囲は異常に拡大している。この頭囲拡大が原因で帝王切開になったと考えられる。
　　　　　　　　　　#5　来院時の体重は4,750g、頭囲は48cm⇒体重増加は不良。頭囲の拡大は増悪している。
　　　　　　画像所見　頭部単純CTでは、
　　　　　　　　　　#1　両側の側脳室が著しく拡大⇒大脳皮質が圧迫され萎縮している。

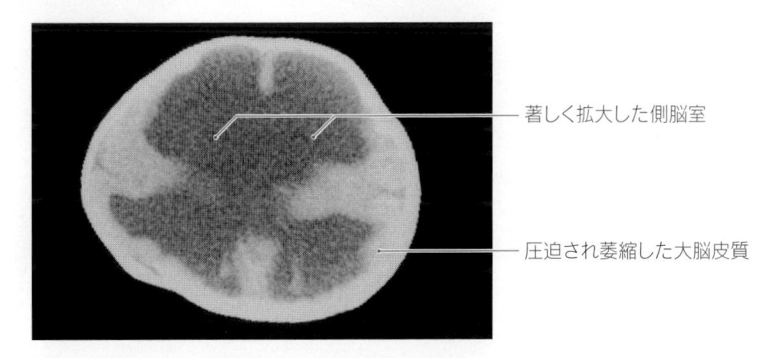

　　　　　　　　　　　　　　　　　　　　　　　　　　　　　著しく拡大した側脳室

　　　　　　　　　　　　　　　　　　　　　　　　　　　　　圧迫され萎縮した大脳皮質

❏ 臨床診断　　　　水頭症。
❏ 解法サプリ　　　新生児にみられる水頭症の原因としては、サイトメガロウイルスやトキソプラズマによる胎内感染症や、脳腫瘍による非交通性水頭症などがある。最近は、妊娠中に超音波断層法などにより胎児水頭症の早期発見も可能である。
❏ 選択肢考察　　　A　頭蓋内圧の亢進によって頭蓋骨縫合の離開が起こる。(○)
　　　　　　　　　B　落陽現象は眼球が下方に偏位して、太陽が沈むかのようにみえる現象で水頭症でみられる。(○)
　　　　　　　　　C　頭蓋骨縫合の離開と同じく、大泉門の拡大がみられる。(○)
　　　　　　　　　D　頭部の皮膚が引き伸ばされ、静脈が目立ってみえる。(○)
　　　　　　　　　E　髄液貯留によって頭蓋内圧が亢進しても、眼窩内圧力の上昇はきたさないので、眼球の突出はみられない。(×)

解答：E（*iM* ④ 153）

□□ **244** 70歳の女性。6か月前から計算力と記憶力の低下とを認めるようになった。3か月前から歩く動作がむずかしくなり、転ぶことが多くなった。最近は話す内容も意味が通じないことが多くなり、尿失禁をきたすようになったため来院した。来院時の頭部単純CTを示す。

診断はどれか。

A 松果体腫瘍
B Alzheimer型認知症
C 多発脳梗塞
D 慢性硬膜下血腫
E 正常圧水頭症

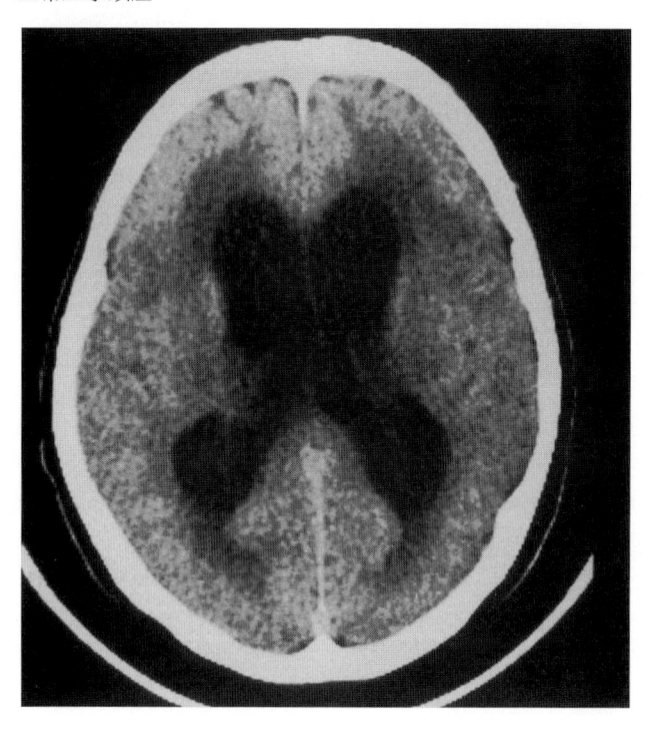

❏ **解法ガイド** 身体所見 #1 70歳の女性。6か月前から計算力と記憶力の低下を認める⇒認知症の症状。亜急性の経過である。

#2 3か月前から歩く動作がむずかしくなり、転ぶことが多くなった⇒歩行障害。

#3 最近は話す内容も意味が通じないことが多くなり、尿失禁をきたすようになった⇒認知症の増悪を認め、尿失禁もきたすようになった。

画像所見 来院時の頭部単純CTでは、

#1 両側側脳室の著明な拡大を認め、脳室周囲の低吸収域を認める⇒正常圧水頭症を示唆する。

両側側脳室の
著明な拡大

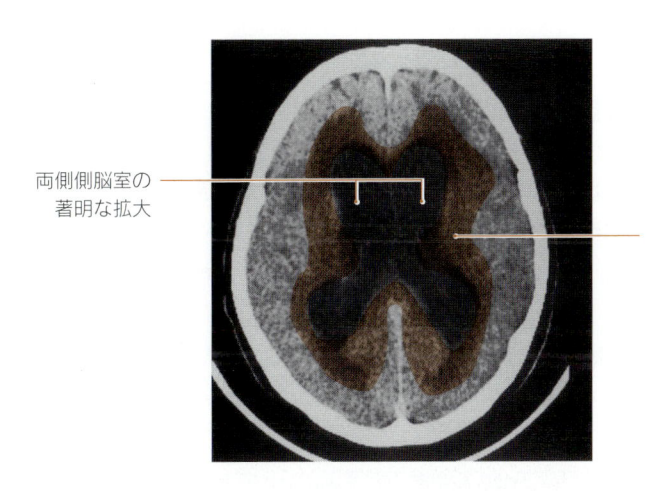

側脳室周囲の
低吸収域

- **臨床診断**　　正常圧水頭症。
- **解法サプリ**　正常圧水頭症の3大症状である、認知症、歩行障害、尿失禁がみられ、頭部CTで両側側脳室の拡大を認めることから、正常圧水頭症が最も考えられる。
- **選択肢考察**
  A　松果体腫瘍では中脳水道の閉塞により両側側脳室の拡大がみられることがある。しかし、認知症、歩行障害、尿失禁などの症状を呈することはない。(×)
  B　Alzheimer型認知症は認知症による症状をみるが症状の進行は年単位で緩徐であり、数か月で歩行障害をきたすようなことはない。CTでは大脳皮質の脳溝拡大や側脳室後角の拡大（＝海馬の萎縮）を認める。(×)
  C　多発脳梗塞ではまだら認知症が特徴的であり、階段状に悪化する。CTでは小さな低吸収域の多発がみられる。(×)
  D　慢性硬膜下血腫も認知症を呈することがあるが、CTでは血腫が大脳半球外側部の三日月状の等吸収域として認められる。(×)
  E　臨床症状とCT所見から、正常圧水頭症が最も考えられる。(○)

解答：E（*iM* 4 154）

到達目標 3 脊髄空洞症を概説できる。

Point
- 脊髄空洞症とは脊髄髄質内に髄液が貯留した空洞ができる疾患で、頸髄や延髄に好発する。
- 上肢の表在感覚（温痛覚）の障害で発症することが多い。いわゆる吊り鐘型（ハンガー型）の温痛覚障害をきたすが、深部覚は障害されないことが多く、これを解離性感覚障害と呼び、脊髄空洞症に特徴的である。
- 前角の障害により髄節性に筋力低下と筋萎縮がみられたり、胸髄側核の障害で自律神経症状（Horner症候群）がみられる。
- Arnold-Chiari奇形の合併が多い。
- 診断：MRI（特に矢状断像）で髄腔内の空洞が証明される。

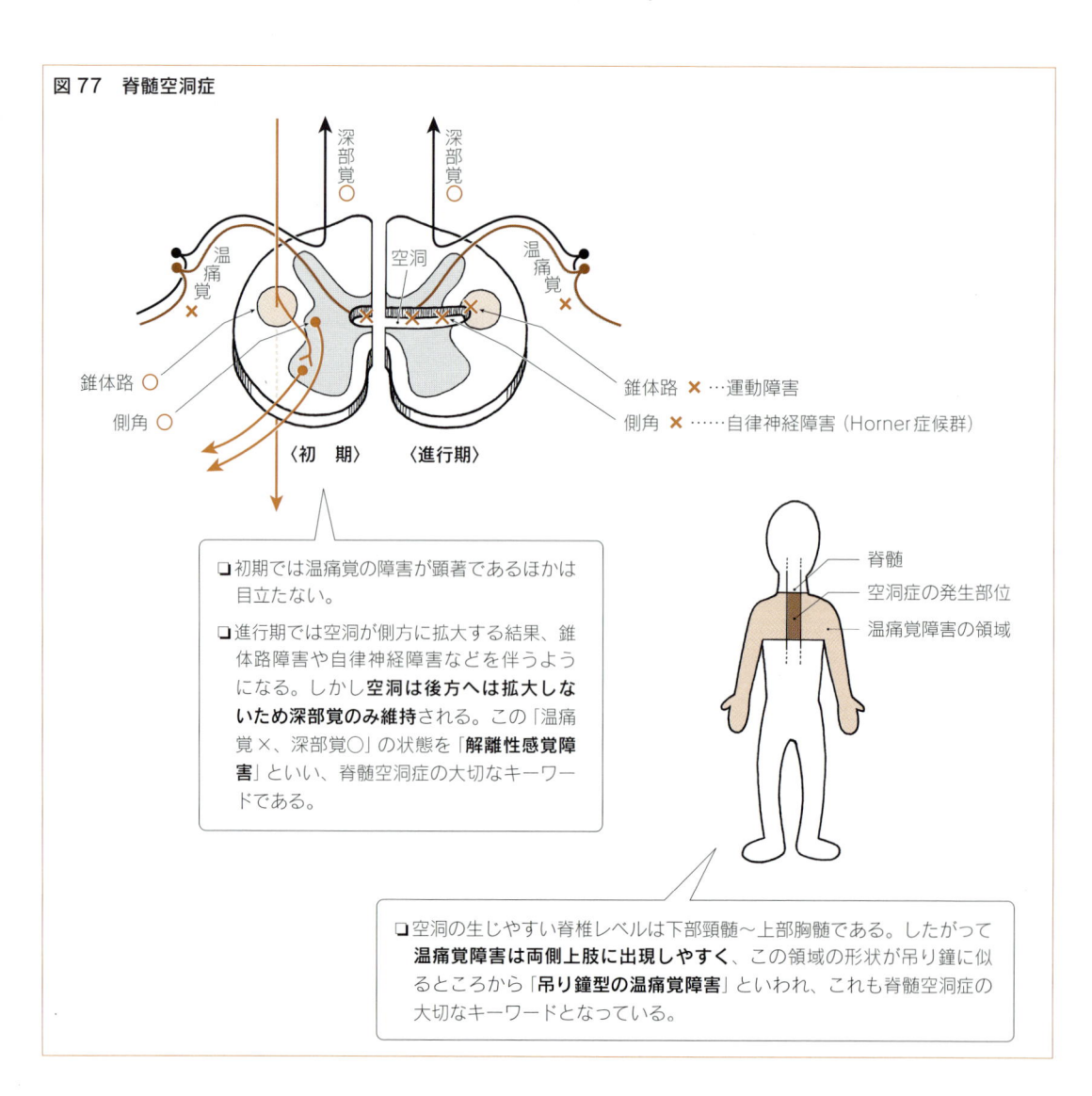

図77　脊髄空洞症

〈初期〉　〈進行期〉

錐体路 ○
側角 ○

錐体路 × …運動障害
側角 × ……自律神経障害（Horner症候群）

- 初期では温痛覚の障害が顕著であるほかは目立たない。
- 進行期では空洞が側方に拡大する結果、錐体路障害や自律神経障害などを伴うようになる。しかし**空洞は後方へは拡大しないため深部覚のみ維持**される。この「温痛覚×、深部覚○」の状態を「**解離性感覚障害**」といい、脊髄空洞症の大切なキーワードである。

脊髄
空洞症の発生部位
温痛覚障害の領域

- 空洞の生じやすい脊椎レベルは下部頸髄〜上部胸髄である。したがって**温痛覚障害は両側上肢に出現しやすく**、この領域の形状が吊り鐘に似るところから「**吊り鐘型の温痛覚障害**」といわれ、これも脊髄空洞症の大切なキーワードとなっている。

245 脊髄空洞症でみられない徴候はどれか。

A 不随意運動
B Horner症候群
C 下肢の腱反射亢進
D 上肢の筋萎縮
E 両上肢の温痛覚障害

□ 解法ガイド　　脊髄空洞症は頸髄下部から胸髄上部にかけて脊髄中心管の背側部で中心灰白質に空洞が形成される疾患である。空洞は前方から側方に広がることが多く、後方へは広がらない傾向がある。したがって、後索は保たれるため深部感覚は正常であることが多い。それに対して、温痛覚などの表在感覚は髄節性に障害されるため、解離性感覚障害が生じる。その他の症状には、前角の障害による髄節性に筋力低下と筋萎縮がみられたり、胸髄側核が障害されると、自律神経症状（Horner症候群）がみられる。

□ 選択肢考察
A 錐体外路系の障害はなく、不随意運動はみられない。(×)
B 胸髄側核（中間質外側核）の障害によってHorner症候群（眼瞼下垂、眼球陥凹、縮瞳、発汗低下）がみられることがある。(○)
C 側索にまで病変が及ぶと錐体路障害のため下肢の腱反射が亢進する。(○)
D 前角の障害により上肢の筋萎縮がみられる。(○)
E 後角から脊髄視床路へ向かう交叉性の神経が両側性に障害されるため、両上肢の温痛覚障害がみられる。(○)

解答：A（*iM* ④ 247）

246 25歳の女性。数年前から後頸部の痛みを自覚していた。最近、風呂に入ったときに手で暖かさが感じられないことに気付き来院した。頸椎MRIのT1強調矢状断像を示す。
この患者で**みられない**のはどれか。

A　縮　瞳
B　手指骨間筋の萎縮
C　両上肢の痛覚低下
D　膝蓋腱反射の亢進
E　下肢の振動覚低下

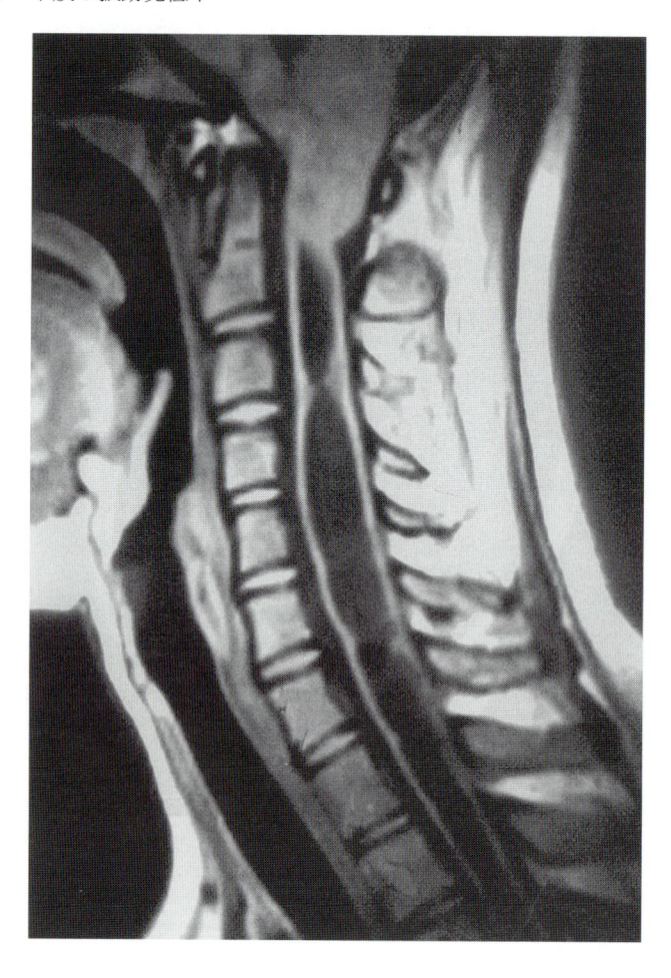

❏ **解法ガイド**　[身体所見] #1　25歳の女性。数年前から後頸部の痛みを自覚していた⇒緩徐な頸髄病変の可能性を示唆している。
#2　最近、風呂に入ったときに手で暖かさが感じられないことに気付き来院した⇒上肢の温痛覚障害。
[画像所見] 頸椎MRIのT1強調矢状断像では、
#1　頸髄下部から胸髄上部にかけて脊髄内に空洞病変を認める⇒脊髄空洞症。
#2　大後頭孔から下方へ小脳が嵌入している⇒Arnold-Chiari奇形。

— 小脳の嵌入

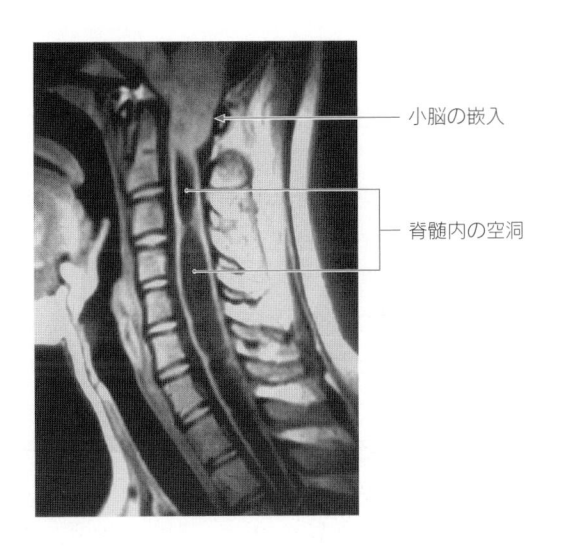

— 脊髄内の空洞

- ❏ 診　　断　　脊髄空洞症 ＋ Arnold‑Chiari 奇形。
- ❏ 選択肢考察
    A　Horner 症候群がみられれば、患側に縮瞳を生じる。(○)
    B　前角が障害されれば、上肢の遠位筋優位の筋力低下と筋萎縮がみられる。ちなみに、手指骨間筋は背側骨間筋、掌側骨間筋ともに尺骨神経（C_8〜Th_1）支配である。(○)
    C　両上肢の痛覚低下は必発である。(○)
    D　側索に病変が及べば膝蓋腱反射の亢進がみられる。(○)
    E　後索に病変が及べば下肢の振動覚低下もみられるが、脊髄空洞症では後索が障害されるのは末期であり、現在上肢の温覚障害がみられている段階では後索は保たれている可能性が大きい。(×)

解答：E（*iM* ④ 248）

到達目標 4 二分脊椎症を概説できる。

Point
- 二分脊椎症は妊娠早期の神経管形成期での発生異常により背部正中で脊柱が癒合しない疾患である。
- 髄膜や脊髄の脱出を伴わない潜在性二分脊椎と、脱出を伴う顕在性二分脊椎がある。
- 顕在性二分脊椎症には髄膜瘤と脊髄髄膜瘤があるが、脊髄髄膜瘤の頻度が高い。
- 潜在性二分脊椎症は椎骨の癒合が妨げられただけであり、髄膜の脱出はなく無症状のことが多いため、臨床上問題となることはあまりない。

図78 二分脊椎症

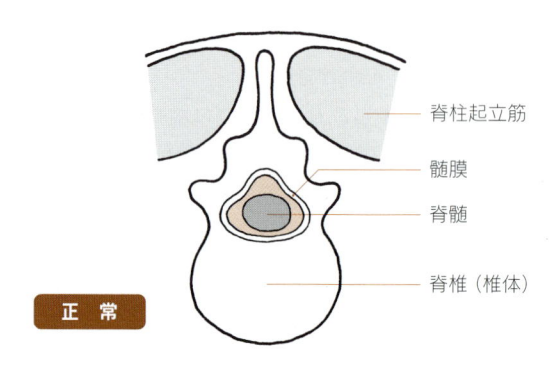

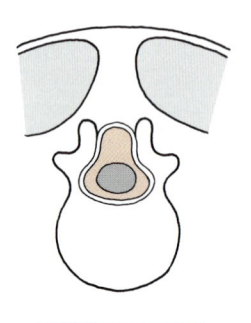

正常
- 脊柱起立筋
- 髄膜
- 脊髄
- 脊椎（椎体）

潜在性二分脊椎
- L5、S1にみられやすく成人では8〜15%に確認される。椎弓は癒合していないが、髄膜や脊髄の脱出はないので、臨床上は問題にならないことがほとんどである。

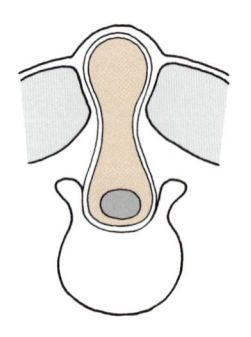

顕在性二分脊椎（髄膜瘤）
- 髄膜が背側に脱出しているが、脊髄などの神経組織は脱出していないものを髄膜瘤という。皮膚の欠損や神経障害はみられない。

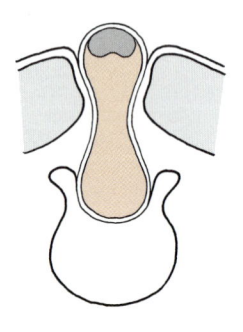

顕在性二分脊椎（脊髄髄膜瘤）
- 髄膜と脊髄がともに脱出しているものを脊髄髄膜瘤という。生下時より下肢麻痺を伴う。皮膚欠損を伴っていないものを閉鎖性脊髄髄膜瘤といい、皮膚欠損を伴うものを開放性脊髄髄膜瘤という。後者では**感染性脊髄髄膜炎**を発症するリスクが高く、**出生後直ちに閉鎖術**を行わなければならない。

247 二分脊椎症について**誤っている**のはどれか。

A　腰仙部に好発する。
B　膀胱直腸障害をきたす。
C　水頭症を合併する。
D　潜在性では皮膚に外観異常をみることがある。
E　神経症状は手術によって改善することが多い。

❏ 解法ガイド　　二分脊椎症は背部正中で脊柱が癒合しない疾患で、妊娠早期の神経管形成期での発生異常が原因である。二分脊椎は、髄膜や脊髄の脱出を伴わない潜在性二分脊椎と、脱出を伴う顕在性二分脊椎に分けられる。顕在性二分脊椎症は、髄膜だけ脱出し脊髄の脱出をみない髄膜瘤と脊髄の脱出も認める脊髄髄膜瘤に分けられるが、脊髄髄膜瘤の頻度が高い。

❏ 選択肢考察
A　腰仙部に起こることが最も多いが、頸胸部に起こることもある。(○)
B　下肢の運動麻痺や膀胱直腸障害を認める。(○)
C　約50％で水頭症を併発する。(○)
D　潜在性二分脊椎症はL_5、S_1にみられやすいが、無症状のため臨床的には問題とならない。しばしば、二分脊椎の存在部位の皮膚に異常な毛髪、血管腫などがみられる。(○)
E　すでに存在する神経症状は手術をしても改善しないことが多い。(×)

解答：E（*iM* ④ 148）

□□ **248** 2歳の男児。出生時より仙骨部に皮下腫瘤があり定期的に健康診査を受けている。今回、同部位の皮下腫瘤と皮膚陥凹とを主訴に来院した。身長80cm、体重11kg。頭囲48cm。ひとり歩き1歳3か月。言語発達に異常を認めない。腫瘤は径5cmの半球状で、正常な皮膚に覆われている。腰仙部MRIのT1強調正中矢状断像を示す。
診断はどれか。

A 上衣腫
B 骨軟骨腫
C 神経鞘腫
D 脊髄髄膜瘤
E 潜在性二分脊椎症

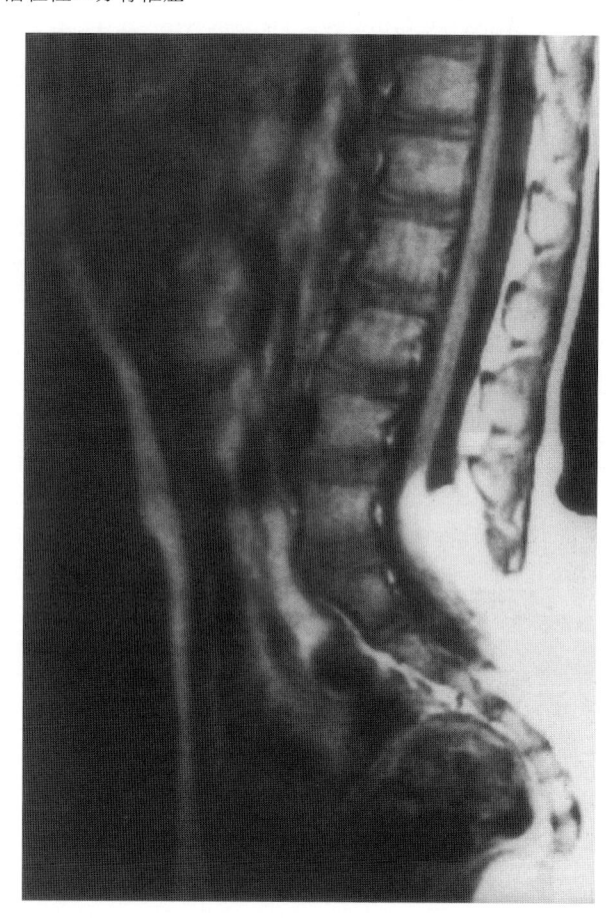

□ **解法ガイド** 身体所見 #1 2歳の男児。出生時より仙骨部に皮下腫瘤がある⇒先天的な皮下腫瘤。
#2 今回、同部位の皮下腫瘤と皮膚陥凹を主訴に来院した⇒皮下腫瘤は非進行性の病変である。
検査所見 #1 身長80cm、体重11kg。頭囲48cm。ひとり歩き1歳3か月。言語発達に異常を認めない⇒成長・発達は正常範囲内。
#2 腫瘤は径5cmの半球状で、正常な皮膚に覆われている⇒皮膚への浸潤はなく、悪性の可能性は低いと考えられる。

画像所見 腰仙部MRIのT1強調正中矢状断像では、

#1 第4、第5腰椎の椎弓部が描出されておらず、その部位から高信号域として描出されている腫瘤性病変が後方に突出している⇒皮下脂肪腫の可能性が考えられる。

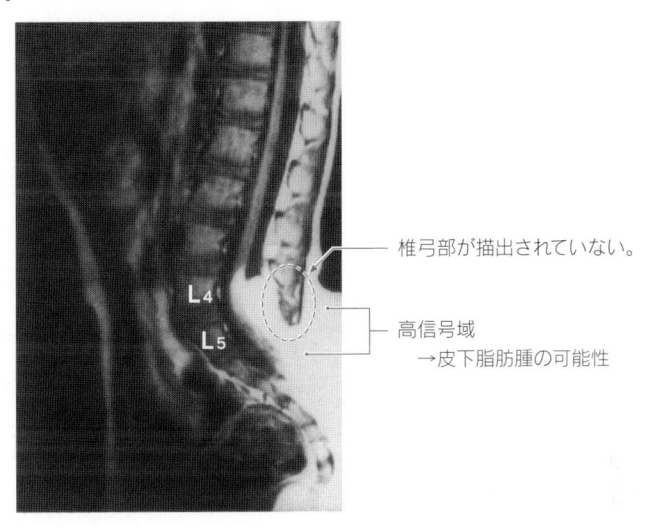

- 椎弓部が描出されていない。
- 高信号域 →皮下脂肪腫の可能性

❏ 診　　断　　潜在性二分脊椎症。

❏ 解法サプリ　椎弓が描出されていないことから、椎弓癒合不全をきたした二分脊椎症が考えられる。脊髄や髄膜の脱出を伴わない潜在性二分脊椎症では生下時はほとんどが無症状で、患部皮膚表面に皮膚陥凹、色素斑、皮下脂肪腫、皮下血管腫、皮膚洞を生じることが多い。一方、顕在性二分脊椎症では外見異常が明らかで容易に診断される。

❏ 選択肢考察
A　上衣腫は硬膜内髄内腫瘍であり、皮下腫瘤として触知されることはない。(×)
B　骨軟骨腫はMRIで軟骨と同じ等信号域として描出される。(×)
C　神経鞘腫は硬膜内髄外腫瘍である。皮下腫瘤として触知されることはない。(×)
D　脊髄髄膜瘤は顕在性二分脊椎症であり、脊髄と髄膜がともに脱出しているため、出生時から下肢の運動麻痺などの神経症状を呈する。(×)
E　椎弓の癒合不全があると考えられ、皮下脂肪腫を認めることから、潜在性二分脊椎症が最も考えられる。(○)

解答：E（*iM* ④ 148）

index

〔数字〕

Ⅰa求心性線維　27, **29**
Ⅰa抑制　30
14 & 6 Hz 陽性棘波　125
Ⅱ群線維　29
2〜3 Hz 遅発性棘徐波複合　328, **334**
3 Hz 棘徐波複合　**125**, 330, 332

〔A〕

α運動神経　29
α波　**122**, 123
ACh 受容体　311
ACTH 分泌増加　106
ADL　205
ALS　223
Alzheimer 型認知症　67, **213**
　──と脳血管性認知症の鑑別　213
　──の経過　216
　──の脳病理変化　214
Arnold-Chiari 奇形　19, **348**
autoregulation　11

〔B〕

β波　122
B群レンサ球菌　236
Babinski 徴候　253
　──陽性　85
Babinski 反射　44
Bartter 症候群　319
Becker 型筋ジストロフィー　314
Bell 麻痺　50, **301**, 303
　──の治療　304
Broca 失語　**161**, 167
Broca 中枢　**58**, 162, 166
Brodmann 分類　**58**, 166
Brunnstrom 法　201
Bunina 小体　223

〔C〕

Campylobacter jejuni　297

Charcot-Marie-Tooth 病　294, **295**
Chiari 奇形　19, **348**
Corti ラセン器　86
CPEO　322
Creutzfeldt-Jakob 病　**125**, 148
CT　110
Cushing 現象　**174**, 234

〔D〕

δ波　122
Dandy-Walker 症候群　342
Déjerine 症候群　141
Duchenne 型筋ジストロフィー　314, 316, 317

〔E〕

Edinger-Westphal 核　88

〔F〕

F波　129
Fallot 四徴症　250
flow void　135
Friedreich 失調症　141, **227**, 229

〔G〕

γ-アミノ酪酸　13, 14, 80
GABA　**13**, 14, 80, 97
Ganser 症候群　211
Glasgow Coma Scale　285
Golgi 腱器官　29
Gowers 徴候　314, 316, **317**
Grocott 染色標本　242
group atrophy　136
Guillain-Barré 症候群　294, 295, **297**, 299
　──の脳脊髄液所見　300

〔H〕

H波　130
HLA 検査　338
Horner 症候群　**348**, 349
Huntington 舞踏病　**149**, 212
hypsarrhythmia　328

〔I〕

IgG 増加　245

〔J〕

JCS (Japan Coma Scale)　203

〔K〕

Kaup 指数　317
Kernig 徴候　**235**, 239
Krause 小体　82

〔L〕

L-ドパ　**219**, 220
Lambert-Eaton 症候群　130
Lennox-Gastaut 症候群　**328**, 334
Lewy 小体　211, **214**, 218
locked-in 症候群　54
lucid interval　278
Luschka 孔　16

〔M〕

M波　129
Machado-Joseph 病　229
Magendie 孔　16
marching　218
MBP　247
MCV　**121**, 128
Meissner 小体　82
MELAS　**322**, 325
MERRF　322
MLF 症候群　249
Monro 孔　16
MRI　110
MUP　126

〔N〕

nidus　116
non-REM 睡眠　52

〔O〕

OPCA　227

P

Pacini 小体　82
Parkinson 症状　228
Parkinson 病　148, 154, 211, **218**, 220
　　――の三大徴候　218
PAS 染色標本　242
pH　11
Pick 病　212
Pick 嗜銀球　214
pin-point pupil　190
Purkinje 細胞　4

Q

θ 波　122

R

ragged-red fiber　322
Ramsay Hunt 症候群　301
REM attack　336
REM 睡眠　**52**, 54
ringed enhancement　**250**, 253, 270
Romberg 徴候　140
Ruffini 小体　82

S

Schwann 細胞　2, **4**, 297
Shy-Drager 症候群　229
slow spike & wave complex　328
Sylvius 溝　56

T

T1 強調像　110
T2 強調像　110
Todd 麻痺　332
Tolosa-Hunt 症候群　49

W

Wallenberg 症候群　92
waning　**121**, 310
waxing　**121**, 130
Wernicke 失語　161
Wernicke 中枢　**58**, 162, 166
Wernicke 脳症　148
West 症候群　125, **328**, 332, 333
Willis 動脈輪　**6**, 112

あ

アシクロビル　301
アストロサイト　2
アセチルコリン　**13**, 14, 80, 96, 97
アーチファクト　110
アテトーゼ　**78**, 148
　　――型　340
アテローム血栓性梗塞　**183**, 201
アドレナリン　97
アマンタジン　220
アミロイドアンギオパチー　189
アルファ波　122
アレルギー性鼻炎　92
亜急性髄膜炎　239
亜急性連合性脊髄変性症　**141**, 295
圧覚　82
荒木の分類　285
暗順応　88
安静時振戦　78, **144**, 148

い

Ⅰa 求心線維　27, 29
Ⅰa 抑制　30
インフルエンザ桿菌　236
胃酸分泌亢進　106
意識　52
意識障害　253
意識消失　332, 333
意識清明期　**277**, 280
位置覚　22, 82
遺伝性ニューロパチー　292
一次体性感覚野　**58**, 60
一過性黒内障　200
一過性脳虚血発作　184
一側性低電位　332
飲水調節　101
陰部大腿神経　36

う

うっ血乳頭　**174**, 271
うつ病　211
ウイルス性髄膜炎　234
運動の伝導路　22
運動ニューロン疾患　223
運動障害　**140**, 200
運動障害性構音障害　159

運動神経細胞　22
運動神経伝導速度　**121**, 128
　　――の低下　298
運動性言語野　**58**, 162
運動単位電位　126
運動野　58

え

エコーウイルス　237
エタノール　9
エドロフォニウム試験　**310**, 311
腋窩神経　32
円蓋部髄膜腫　268
嚥下障害　215, **224**
遠心性神経線維　29
遠心路　96
延髄　42
延髄内側症候群　141

お

オキシトシン　103
オリゴクローナルバンド　247
　　――の出現　245
オリゴデンドロサイト　2
オリーブ橋小脳萎縮症　212, **227**, 228, 230
横隔神経　34
嘔吐　174
　　――反射　160
黄斑回避　60
　　――を伴う同名半盲　60
温（度）覚　22, **82**
温痛覚障害　85, **348**, 349

か

カタプレキシー　**336**, 338
ガチョウ歩行　314
カテコラミン分泌増加　106
カルバマゼピン　306
カルビドパ　220
ガンマナイフ　306
下オリーブ核　48, 73, **76**
下位運動ニューロン　22
下位運動神経　14
下丘　42
下丘核　91
下肢の筋力低下　299
下肢の腱反射亢進　349

下肢帯筋の筋力低下　314
下小脳脚　73
下垂体後葉　103
下垂体腺腫　90, 256, 259, **263**
下垂体柄　112
下殿神経　32
蝸牛神経　86
　——核　91
架橋静脈　**277**, 278, 281
　——の破綻　282
過呼吸　135
過敏性腸症候群　108
仮性球麻痺　**158**, 160
仮面様顔貌　220
家族性アミロイドポリニューロパチー　295
家族性痙性対麻痺　229
顆粒細胞　4
開眼　123
開排現象　44
開放性損傷　274
外眼筋障害　310
外側溝　56
外側膝状体　88
外側脊髄視床路　24, 26, **82**
外側皮質脊髄路　22, 42, **70**
外側毛帯　43, 91
外転神経　**46**, 47
回転性めまい　190, **200**
回内回外反復運動　**142**, 193
海馬　**65**, 66
海綿静脈洞　49
灰白交連　25
灰白質　2
解離性感覚障害　348
解離性知覚障害　**207**, 208
踵膝試験　**142**, 193, 230
核黄疸　341
学習　66
覚醒（意識）中枢　52
片麻痺のADL指導　205
片麻痺歩行　152
滑車神経　**46**, 47
感覚の伝導路　22
感覚障害優位のニューロパチー　294
感覚神経伝導速度　121
感覚性運動障害　140

感覚性言語野　**58**, 162
感染性心内膜炎　250
眼球陥凹　349
眼球突出　289
眼瞼下垂　**310**, 312, 349
眼動脈　7
間欠性跛行　152
間質性脳浮腫　171
間脳　57
喚語障害　161
関節位置覚　25
杆体細胞　88
顔面・肩甲・上肢型筋ジストロフィー　314
顔面神経　5, **46**, 51, 87, 91, 98
　——核　47
　——障害　72
　——麻痺　**51**, 295, 303

【き】

記憶　65
　——障害　216
記憶力の低下　346
記銘　**65**, 67
記銘力　67
　——低下　344
疑核　**48**, 54
奇形腫　260
既視感　330
企図振戦　77, 142, **144**
希突起膠細胞　2
起立性低血圧　219
拮抗反射　30
嗅覚　56, 86, **92**
　——障害　92
　——野　58
嗅球　86, **92**
嗅溝部髄膜腫　93
嗅上皮細胞　86, **92**
嗅神経　46
嗅脳　56
球後性視神経炎　**245**, 249
球状核　75
球麻痺　**158**, 160, 224
　——症状　297
求心性線維　29
求心路　96
急性化膿性髄膜炎　234

急性間欠性ポルフィリン症　294
急性硬膜下血腫　111, **277**, 287
急性硬膜外血腫　111, **277**
急性出血性壊死性脳炎　236
急性頭蓋内圧亢進　203
　——症状　174
急性水頭症　172
橋　42
橋グリオーマ　**72**, 260
橋萎縮　231
橋核　**73**, 76
橋出血　**183**, 190
胸神経　5, **32**
胸髄核　76
胸腺腫　310
胸部CT　311
強直-間代性発作　330
強直発作　334
共同偏視　190
莢膜　242
近位筋の筋力低下　314
筋萎縮性側索硬化症　**222**, 226
筋原性パターン　317
筋原性萎縮　136
筋原性変化　314
筋固縮　219
筋生検　**136**, 322, 325
筋線維束攣縮　**223**, 299
筋電図　**120**, 126, 226, 317
筋皮神経　32, **35**
筋紡錘　29
筋力低下　299, **310**, 322
緊急開頭血腫除去術　277, **285**

【く】

くも膜　16
くも膜下腔　**16**, 342
くも膜下出血　111, 172, **184**, 190, 197
くも膜顆粒　**16**, 112, 342
グリオーシス　214, **245**
グリセオール投与　203
クリプトコッカス　242
　——性髄膜炎　240
グルタミン酸　**13**, 14
クロール増加　238
空間的見当識障害　215
空間的多発性　245

空間分解能　110
空腹中枢　**103**, 104
屈曲反射　31
群集萎縮　136
群性萎縮　136

【け】

けいれん発作　324, **328**, 333
脛骨神経　308
頸神経　5, **32**
　──叢　**32**, 34
頸椎椎間板ヘルニア　38
頸膨大部　22
鶏歩　**152**, 295
傾眠傾向　251
血圧上昇　97, 106
血液脳関門　**6**, 9
血管芽腫　**258**, 262
血管原性脳浮腫　171
血管透過性亢進　171
血管迷走神経性失神　100
血清CK高値　**314**, 317
血清カリウム　319
結核菌　243
結核性髄膜炎　**234**, 239, 244
楔状束　22
　──核　42, **82**
欠神発作　125, **330**
言語障害　158
言語野　58
肩甲上神経　35
顕在性二分脊椎　352
幻臭　330
原小脳　73
原発性アルドステロン症　319
減衰現象　310
見当識障害　216
健忘失語　165

【こ】

コクサッキーB群ウイルス　237
コリンエステラーゼ薬　310
誤嚥　193
語間代　217
小刻み歩行　220
呼吸筋麻痺　224, **297**
呼吸障害　224
呼吸性アルカローシス　135

呼吸中枢　52
呼称障害　161
鼓索神経　87
古小脳　73
古線条体　78
古皮質　56
孤束核　54
抗GM1ガングリオシド抗体　297
抗ACh受容体抗体　310
鉤ヘルニア　**176**, 178
構音障害　140, **158**, 215, 224
膠芽腫　256
後下小脳動脈　**8**, 132
後外側腹側核　83
後角　22
後交通動脈　6
後根　22
後索　**22**, 24, 26, **42**
　──路　42
後大脳動脈　6
後中間溝　22
後天性免疫不全症候群　212
後頭葉　**56**, 58, 60
後脈絡叢動脈　8
口角下垂　51, 301
口輪筋　51
　──の筋力低下　303
交感神経　2, **96**
　──活動亢進の症候　97
　──節後線維　14, **97**
　──節前線維　14
交通性水頭症　342
好気的代謝　10
高血圧　189
高脂血症　187
高乳酸血症　322
甲状腺機能亢進症　319
硬膜　16
硬膜外血腫　279
項部硬直　**235**, 239, 253
黒質　57
　──の変性　218
黒質線条体　218
黒質緻密部　15
黒内障　199

【さ】

3Hzの棘徐波複合　**125**, 330, 332
サブスタンスP　14
坐骨神経　**32**, 36, 37, 308
　──痛　**306**, 308
左房粘液腫　188
細菌性髄膜炎　234
細胞毒性脳浮腫　171
錯乱状態　251
三叉神経　**46**, 98
　──ブロック　306
　──第1枝　47
　──第2枝　306
　──主知覚核　48
　──脊髄路　43
　──痛　306
　──毛帯　43
三相性波　125
酸素　9
　──消費量　17
酸素分圧　11
　──の上昇　11
　──の低下　11

【し】

14＆6Hz陽性棘波　125
ジアゼパム　330
ジストニア　**147**, 148
ジストロフィン遺伝子検査　317
ジストロフィン蛋白の欠損　314
シータ波　122
シナプス　13
ジャルゴン　165
視覚　86
　──野　86
視交叉　88
視索上核　103
視索前核　103
視床　42, **56**, 57, 82
　──出血　**183**, 190
視床下部　101
　──外側野　**103**, 104
　──弓状核　15
　──症候群　102
　──内側視索前野　104
　──背内側核　104
　──腹内側核　103

視神経 46, **86**, 88
弛緩性麻痺 320
時間的多発性 245
四肢腱反射亢進 253
思春期早発症 261
歯状核 **75**, 76
歯状核赤核淡蒼球 Luys 体萎縮症 229
姿勢時振戦 **144**, 145, 148
肢帯型（limb-girdle 型）筋ジストロフィー 314
自動症 330
自由神経終末 82
自律神経 2, **96**
　──細胞 22
　──節 32
　──発作 333
刺入電位 126
指鼻試験 **77**, 142, 144
軸索の変性 138
膝蓋腱反射 27
　──の亢進 223, 351
　──の消失 207
失外套症候群 64
失語症 158
　──の分類 163
失調型 340
失調歩行 152
室頂核 75
室傍核 103
尺骨神経 **32**, 35
周期性四肢麻痺 **319**, 320
周期性同期性脳波異常 125
重症筋無力症 **310**, 312
縮瞳 **190**, 349, 350
出血性脳梗塞 191
書字障害 161
徐波 123
除皮質硬直 64
上位運動ニューロン **22**, 70
上衣腫 117, **256**, 258
上眼窩裂 47
上丘 42
上行する運動麻痺 298
上行性テント切痕ヘルニア 178
上肢の筋萎縮 349
上肢の痛覚低下 351
上肢機能の障害 224

上小脳脚 73
上神経幹 35
上殿神経 32
松果体 112
小膠細胞 2
小児のてんかん 328
小児脳腫瘍 260
小脳橋角部腫瘍 266
小脳性運動障害 77, **140**, 143, 228, 340
　──の所見 142
　──性歩行 142
小脳出血 **184**, 190, 195
小脳星細胞腫 **260**, 262
小脳半球 73
小脳皮質の萎縮 231
小発作 **330**, 332
焦点運動発作 332
情動 **65**, 101
　──失禁 160, 193, **214**
情動性脱力発作 **336**, 338
静脈洞 18
褥瘡 224
真菌性髄膜炎 234
真珠腫性中耳炎 251
神経因性膀胱 207
神経管 16
神経筋接合部 310
　──の興奮伝達障害 311
神経血管減圧術 306
神経原性萎縮 136
神経原性変化 223
神経原線維変化 214
神経膠芽腫 269
神経膠細胞 2
神経膠腫の種類 259
神経細胞 2
神経軸索 245
神経鞘腫 **256**, 258, 265
神経生検 136
神経節 32
神経痛 305
神経伝達物質 13, **97**
神経伝導速度 129
進行性筋ジストロフィー 154, **314**
新小脳 73
新生児の細菌性髄膜炎 236
新生児仮死 341

新線条体 78
新皮質 56
振戦 **144**, 219
振動覚 22, **82**
伸張反射 **27**, 29, 30
心拍数増加 97
心拍数低下 106
心房細動 188
深部感覚 22, 25, **82**
深部反射 29
　──亢進 85

【す】

すくみ足 220
ストレス 108
　──反応 **104**, 106
ストレッサー 105
頭蓋咽頭腫 **256**, 259, 262
頭蓋骨骨折 278
頭蓋内圧亢進 **174**, 250, 271
　──の三主徴 174
頭蓋内占拠性病変 174
頭痛 **174**, 190, 251
髄液の産生過剰 342
髄液圧測定 175
髄液瘻 287
髄芽腫 117, **256**
髄鞘 2
　──の障害 245
髄節性の筋力低下 348
髄膜 **16**, 234
　──刺激症状 234
髄膜炎 234
　──の髄液鑑別点 235
　──の症状 235
髄膜腫 93, **256**, 259, 262, 267
髄膜瘤 352
錐体 42
錐体外路 78
　──症状 **78**, 224, 228
錐体交叉 42
錐体細胞 4, **88**
錐体路 **22**, 24, 26, **42**, 43, 70
　──系 58
　──障害 72
水痘・帯状疱疹ウイルス 301
水頭症 19, **342**, 345, 353
錘内筋 29

睡眠 **52**, 123
　　――中枢　52
　　――脳波　124
　　――発作　336
　　――麻痺　336

【せ】

セロトニン　**13**, 80
　　――作動性神経　54
性格の変化　216
性器発育不全　102
性行動　65, 101, **107**
　　――中枢　104
性欲中枢　104, **107**
星細胞腫　**256**, 258
星状膠細胞　2
正常圧水頭症　190, **342**, 344, 346
　　――の三徴　343
正中神経　**32**, 35
成人の脊髄腫瘍　262
精神運動発作　125, **330**, 332
精神聾　60
青斑核　15, **52**, 54
生理的石灰化　112
赤核　15, 54, **57**, 76
脊髄　22
　　――の構造　22
脊髄空洞症　85, **348**
脊髄血管障害　206
脊髄後索　25
脊髄視床路　83
脊髄腫瘍　262
脊髄小脳変性症　**227**, 229
脊髄神経　2, **32**
脊髄髄膜瘤　352
脊髄性運動失調　140
脊髄側索　70
脊髄動脈　206
脊髄癆　141
脊柱管狭窄症　308
舌の萎縮　226
舌咽神経　**46**, 87, 91, 98
舌下神経　46
　　――麻痺　226
舌線維束攣縮　160
石灰化　**110**, 259
節後ニューロン　96
節性脱髄　297

節前ニューロン　96
摂食　65
　　――中枢　**101**, 104
　　――調節　101
前下小脳動脈　8
前角　**22**, 26
　　――の障害　348
前交通動脈　6, **7**
前根　22
前索　22
前障　78
前脊髄視床路　24
前脊髄動脈血栓症　206
前脊髄動脈症候群　**206**, 208
前大脳動脈　7
前庭機能障害　265
前庭神経　86
　　――核　48, **75**
前庭性運動障害　140
前頭葉　22, 56, **58**, 60
前頭連合野　58
前皮質脊髄路　22, **42**, 70
前脈絡叢動脈　7
仙骨神経　5, **32**
　　――叢　32
潜在性二分脊椎症　**352**, 354
潜時　129
栓状核　75
線条体　15
線条体黒質変性症　211
線分2等分試験　63
全身適応症候群　105
全般性遅棘徐波複合　332
漸増現象　130
穿通枝　**183**, 188
穿頭洗浄術　**281**, 285
浅橈骨神経　138

【そ】

組織分解能　110
造影剤　112
想起　65
巣症状　250
相反神経支配　30
総腓骨神経　308
僧帽細胞　86, **92**
側角　**22**, 96
側核　26

側索　22
側頭葉　56, **58**, 91
　　――てんかん　330
側頭連合野　58
側脳室　16
　　――の著明な拡大　346
　　――脈絡叢　18
粟粒結核　244

【た】

多シナプス性神経回路　31
多シナプス性反射　27
多核球増加　238
多棘徐波複合　125
多形性神経膠芽腫　180
多系統萎縮症　227
多発梗塞性認知症　214
多発神経障害　292
多発性ニューロパチーの症候　294
多発性筋炎　137
多発性硬化症　245
多発性神経炎　248
多発単神経障害　292
多発脳梗塞　194, 212, **214**
体温調節　101
　　――中枢　102
体性感覚　82
　　――野　58
大球性貧血　295
大孔ヘルニア　176
大後頭孔　22
大泉門の拡大　344
大腿筋膜張筋　37
大腿神経　**32**, 36
大腿二頭筋　37
大内転筋　37
大脳　56
　　――の構造　56
大脳鎌　112
　　――髄膜腫　267
大脳基底核　78
大脳脚　42
大脳縦裂　56
大脳髄質　56
大脳半球　56
大脳皮質　42, **56**
　　――の機能局在　58
大脳皮質下出血　189

大脳辺縁系　56, **65**
　　──の機能　66
大発作　125, **330**
対光反射　88
第三脳室　16
代謝性ニューロパチー　292
帯状回　65
　　──ヘルニア　176
苔状線維　43, 73, **76**
脱髄　138, **245**
　　──性疾患　245
　　──斑　245
脱力発作　319
単シナプス性反射　**27**, 29
単核球増加　**234**, 238, 247
単純ヘルペスウイルス　236
単純ヘルペス脳炎　236
単神経障害　292
短期記憶　67
短母指屈筋　35
淡蒼球　**56**, 57, 78, 112
断綴性言語　140, **142**
蛋白細胞解離　**297**, 300

【ち】

知覚障害　224
　　──細胞　22
知覚性神経節　32
知能障害　341
知能低下　322
着衣失行　63
中間質外側核　24, **96**
中間質外側部　22
中硬膜動脈　277
中耳炎　250
中小脳脚　43, **73**
中心管　22
中心溝　56
中心後回　25
中心前回　**58**, 71
中枢神経　2
中枢性麻痺　51
中大脳動脈　**7**, 113
中毒性ニューロパチー　292
中脳　42
中脳水道　16
中脳網様体　53
宙吊り型の温痛覚障害　85

虫部　73
聴覚　86
　　──の伝導路　91
　　──野　**58**, 86
聴神経鞘腫　265
腸骨鼠径神経　36
超皮質性運動性失語　165

【つ】

つま先歩き　155
椎骨動脈　**6**, 131
　　──造影　132
椎骨脳底動脈系　6
　　──TIA　185
対麻痺　**206**, 207, 341
痛覚　22, **82**
吊り鐘型の温痛覚障害　348

【て】

てんかん　**328**, 341
　　──の分類　328
　　──重積状態　**330**, 335
てんかん発作　251, **330**
　　──の分類　330
デルタ波　122
デルマトーム　**32**, 36
テンシロン試験　310
テント切痕ヘルニア　**176**, 179
手袋靴下型感覚障害　294
低K血症　320
低K性周期性四肢麻痺　319
低血糖　99, 123
低酸素血症　123
低酸素脳症　341
転移性脳腫瘍　**256**, 271
点頭てんかん　328
伝導失語　165

【と】

ドパミン　**13**, 14, 80, 97, **219**
　　──作動性ニューロン　218
トルコ鞍　263
閉じ込め症候群　54
登はん性起立　314, 316, **317**
登上線維　73, 76
兎眼　51, **301**
動眼神経　5, **46**, 47, 98
動眼神経の障害　**48**, 49

動眼神経麻痺　190, 249
動揺性歩行　**152**, 316, 317
糖減少　238
糖尿病性ニューロパチー　295
瞳孔散大　97
橈骨神経　**32**, 35
頭頂後頭溝　56
頭頂葉　56, **58**, 60
頭頂連合野　58
頭部外傷　274
　　──の緊急手術　287
　　──の治療　285
同名半盲　63, 178, 190, **200**
特発性三叉神経痛　306
凸レンズ型の血腫　**277**, 280

【な】

ナルコレプシー　336
鉛中毒　294
内頸動脈　**6**, 7, 131
　　──海綿静脈洞瘻　288
内頸動脈系　6
　　──TIA　185
内耳神経　46
内側視索前野　107
内側膝状体　91
内側毛帯　24, 42, 43, **82**
内包後脚　70
内包障害　154
難聴　265
軟膜　16

【に】

Ⅱ群線維　29
2〜3Hz遅発性棘徐波複合　328, **334**
ニコチン受容体　98
ニューログリア　2
ニューロパチー　138, **292**
　　──の分類　292
ニューロン　2
二酸化炭素　9
二酸化炭素分圧　11
　　──の上昇　11
　　──の低下　11
二重支配　96
二分脊椎症　342, **352**
日内変動　310

乳児の水頭症　342
乳頭体　65
乳頭浮腫　261
入眠時幻覚　336
尿細管性アシドーシス　319
尿失禁　344
尿崩症　102, **261**
認知症　**210**, 344
　――の原因　210
　――の症状　346
　――様症状　281

ね

ネオスチグミン　310

の

ノルアドレナリン　13, 14, 80, **96**, 97
　――受容体　98
脳のエネルギー代謝　10
脳ヘルニア　**176**, 277
　――と嵌入部位　177
脳圧亢進症状　234
脳炎　236
脳幹　**42**, 52, 56
　――反射　52
脳血管の拡張　11
脳血管の収縮　11
脳血管障害　182
　――のリハビリテーション　201
脳血管造影　131
脳血管攣縮　190
脳血栓症　187
脳血流量　17
脳溝　58
脳梗塞　113, 167, **183**
　――急性期　111
脳挫傷　274, **275**
脳死判定基準　53
脳室　342
脳室－腹腔シャント術　344
脳室上衣細胞　18
脳室上衣腫　259
脳腫瘍　92, **256**
　――と随伴する症候　261
　――の好発部位　257
　――の分類　257
脳出血　**183**, 189, 201

　――と脳梗塞の主な鑑別点　182
　――急性期　111
脳神経　**2**, 45
　――の分布　45
脳振盪　287
脳性麻痺　340
脳脊髄圧　343
脳脊髄液　16
　――圧　17
　――産生量　18
　――所見　238
脳塞栓症　114, **183**, 188, 201
脳卒中　205
脳底動脈　6
脳動静脈奇形　115
脳動脈瘤　133
脳内ドパミン作動性神経　15
脳内出血　183
　――の分類と症状　196
脳内神経伝達物質　13
脳膿瘍　**250**, 252
脳波　119
脳浮腫　170
脳梁　65

は

はさみ足歩行　152
バソプレシン　103
バリスム　78, **148**
ハンガー型の温痛覚障害　348
把握反射　60
胚細胞腫　**256**, 260
排尿障害　208
白質　2, 56
薄束　22
　――核　42, **82**
拍動性の眼球突出　289
麦粒腫　312
発汗過多　97
発汗低下　349
発語失行　63
発声障害　161
発動性低下　60
針筋電図　**120**, 127
半腱様筋　37
半側空間無視　**60**, 63
半膜様筋　37
反衝損傷　275

伴性劣性遺伝　316
晩発性皮質性小脳萎縮症　141

ひ

びまん性 Lewy 小体病　211
びまん性軸索損傷　287
ヒプスアリスミア　**328**, 332
ピリドスチグミン　310
皮下腫瘤　354
皮質核路　22, **70**
皮質性小脳萎縮症　227
皮質動静脈　277
皮膚の感覚受容器　83
皮膚分節　32
被殻　78
　――出血　**183**, 190
非交通性水頭症　342
非定型欠神　328
尾骨神経　32
尾状核　**56**, 78
腓骨神経麻痺　154
腓腹筋の仮性肥大　**314**, 316
腓腹神経　138
鼻唇溝浅化　301
砒素中毒　294
肥満　102
表在感覚　22, 25, **82**
病識欠如　216
病態失認　63
額の皺寄せ　**50**, **301**, 302
貧血　261
頻脈　97

ふ

ブドウ糖　6, 9, **10**
プレドニゾロン　304
ブロモクリプチン　220
不規則棘徐波複合　**330**, 332
不随意運動　**148**, 340
不全四肢麻痺　253
舞踏運動　78, **147**, 148
副交感神経　2, **96**, 98
　――系　96
　――節後線維　14
　――節前線維　14
副神経　46
副腎皮質ステロイド薬　301
副鼻腔炎　250

複雑部分発作 330
複視 **200**, 310
復唱障害 161
腹内側核 104
分回し歩行 152

【へ】

ベータ波 122
平衡覚 86
平衡障害 228
閉鎖神経 32, **36**
閉鎖性損傷 274
閉塞性水頭症 117, 171, **342**
扁桃体 **65**, 78
片葉小節葉 73

【ほ】

ホメオスターシス 96
ポリニューロパチー 292
ホルモン 101
母系遺伝 324
母指球筋の萎縮 226
歩行障害 **152**, 228, 344, 346
補装具 340
傍鞍部腫瘍 264
傍矢状洞髄膜腫 268
膀胱直腸障害 353
紡錘波 124
縫線核 54
乏突起膠細胞 2, **4**
乏突起膠腫 **256**, 258, 259
墨汁染色 242
発作性脱力 319
本態性振戦 **145**, 148
本能的欲求 66

【ま】

まだら認知症 188, 193, **214**
末梢神経 2
　　──障害 **292**, 296
　　──髄鞘 297
　　──生検 138
　　──伝導速度 **121**, 297
末梢性顔面神経麻痺 **50**, 304
末梢性麻痺 51
慢性硬膜下血腫 **281**, 283
慢性進行性外眼筋麻痺症候群 322
慢性頭蓋内圧亢進症状 174

慢性副鼻腔炎 92
満腹中枢 **101**, 103, 104

【み】

ミエリン 2
　　──塩基性蛋白 **245**, 247
ミオクローヌス 78, **147**, 148
　　──発作 330
ミクログリア 2
ミトコンドリア 322
　　──脳筋症 312, **322**, 325
三日月型の血腫 **277**, 281
味覚 87
　　──低下 51
　　──野 58
右半球損傷 63
脈絡叢 **18**, 112, 342
　　──乳頭腫 343

【む】

ムスカリン受容体 98
ムスカリン性 96
無菌性髄膜炎 234
　　──の原因 237
無月経 261
無髄神経 129

【め】

メチルフェニデート **336**, 338
明順応 88
迷走神経 **46**, 98
　　──背側運動核 48

【も】

もやもや病 134
盲中心暗点 245
網膜 88
毛様体神経節 88

【や】

やせ 102
夜間せん妄 **188**, 193

【ゆ】

優位半球 **58**, 63, 162
有髄神経 129
有髄線維 56
有毛細胞 86

誘発筋電図 **311**, 312

【よ】

ヨドプシン 88
幼児期の細菌性髄膜炎 236
腰神経 32
　　──叢 **32**, 36
腰椎穿刺 175
腰椎椎間板ヘルニア 306
腰膨大部 22
抑うつ傾向 219
抑制性神経伝達物質 14

【ら】

ラクナ梗塞 **183**, 188
落陽現象 **343**, 344

【り】

リハビリテーション 340
瘤波 124
両耳側半盲 90
両上肢の温痛覚障害 349
両側同期性3Hz棘徐波複合 332
輪状増強効果 250

【る】

類上皮腫 262

【れ】

レスピレータによる呼吸管理 297
レンズ核 **78**, 79
　　──線条体動脈 8
劣位半球 63
連合野 **58**, 60
痙性斜頸 148
痙性対麻痺 154
　　──歩行 152
痙性麻痺 340
痙直型 340

【ろ】

漏斗核 103
肋間神経 307
　　──痛 306, **307**

【わ】

腕神経叢 32

●イラスト

永井　恒志（ながい・ひさし）
昭和52年、東京生まれ。
金沢医科大学医学部卒業後、東京大学、東京女子医科大学を経て
現在、東京大学大学院医学系研究科法医学講座に所属。

共用試験対策シリーズ
3. 神　経【NetCBTアクセス権付】

2005年 4 月25日　　第 1 版
2006年11月15日　　第 2 版
2011年11月 1 日　　第 3 版

編　集	リブロ・サイエンス編集部
イラスト	永井 恒志
発行者	稲田 誠二
発行所	株式会社 リブロ・サイエンス
	〒163-8510　東京都新宿区西新宿2-3-3
	KDDIビル アネックス2階
	電話 (03) 5326-9788
	www.libroscience.com
印　刷	株式会社 ルナテック
表紙デザイン	伊藤 康広（松生庵文庫）

©LibroScience, 2006
ISBN978-4-902496-38-3
Printed in Japan

落丁・乱丁は小社宛にお送り下さい。
送料小社負担にてお取り替えいたします。
定価はカバーに表示してあります。